串解金匮四十讲

张再良　编著

科学出版社
北　京

内 容 简 介

本书以口语讲解的形式，把《金匮要略》的内容编排成四十讲，主要按照病证方药的内容，以原文的叙述为依据，以临床的治疗为立场，注意从历史进展的角度，对相关的知识贯通，在讲解中插入四个话题，对整个中医临床的经典——《伤寒论》、《金匮要略》、《温病学》的相关内容作一个疏通。同时注意经方、时方的关联，将现代临床知识包括作者的临床经验与《金匮要略》的病证方药融合，尽量做到讲解的通俗易懂及临床的简便实用，给读者提供认识问题的视野和解决问题的方法。本书适合正在学习中医或者已经从事中医临床工作的医生参考使用。

图书在版编目(CIP)数据

串解金匮四十讲/ 张再良编著. —北京：科学出版社，2016.1

ISBN 978-7-03-046198-8

Ⅰ. ①串… Ⅱ. ①张… Ⅲ. ①《金匮要略方论》—研究 Ⅳ. ①R222.39

中国版本图书馆 CIP 数据核字(2015)第 262048 号

责任编辑：潘志坚 黄金花

责任印制：谭宏宇 / 封面设计：殷 靓

科学出版社 出版

北京东黄城根北街 16 号

邮政编码：100717

http://www.sciencep.com

南京展望文化发展有限公司排版

广东虎彩云印刷有限公司印刷

科学出版社发行 各地新华书店经销

*

2016 年 1 月第 一 版 开本：B5(720×1000)

2025 年 1 月第十三次印刷 印张：20

字数：384 000

定价：80.00 元

(如有印装质量问题，我社负责调换)

前言

2013年，国家中医药管理局人事教育司为了搞好临床医生的继续教育，决定要制作中医四大经典的视频教育片，用串讲的形式，每门经典40学时，《金匮要略》的讲授由我承担。2014年的寒暑假我主要进行了其备课工作，构思教案，设计话题，列出提纲，分配课时，同时完成了40学时的PPT课件。2015年3月，面对着摄像机的镜头，花了整整5天的时间，完成了拍摄任务，同时也完成了这本《串解金匮四十讲》。尽管事先准备好的PPT课件对我的授课有一定的引导和约束，但时不时总会有些发挥，不由自主受到既定看法的影响，个人见解油然而出。所以讲授带有一定的随意性，没有过多考虑正确错误的问题，本着交流的目的，不怕讲错，这一点希望能够得到读者的见谅。

本书中我用串讲的方式，把我在镜头下对《金匮要略》的讲述如实记录，原来备课的内容另外成册出版(《金匮要略杂病解》)，有原文分析、引申发挥及临床治验，读者如果两者对照阅读和使用会更方便些。两者各有长短，放在一起，可以互相弥补。为了迎合拍摄的40学时的节拍，我尽量注意到内容上与课时合拍。在PPT的准备上宁多勿少，有备无患，但是在具体拍摄过程中，必然会受到时间的约束。在这个过程中挂一漏万，详此略彼，在所难免。在这个意义上，讲课或者拍摄也是一件遗憾的事情，一锤定音，无法更改和修补，事后只能任人评说。想到底，毕竟世上没有十全十美的事情，充其量只是我个人相当有限的见解而已。

三年一轮，有幸连续多次为国家中医药管理局举办的“全国中医临床优秀人才研修项目”讲解《金匮要略》。2013年的讲授，领导指定我花一天半的时间，为学员们作《金匮要略》的串讲，希望用较短的时间，把《金匮要略》的内容比较浓缩相对完整地讲一遍。既往我是打乱原来的篇章，按照热病、卒病、难病三个部分展开话题的，于是我一仍其旧，坚持我的个性，同时留出适当的时间扩展，作为插入的话题若干，诸如伤寒六经证治原理、伤寒病与流行性出血热、《金匮要略》杂病与《伤寒论》热病的关联、经方中的证治规律和诊疗体系等，在讲座中都可能简单介绍给大家了。我想，提出的见解尽管不一定成熟，但是作为学术探讨，大家可做参考。

对于如何做好中医经典的串讲，国家中医药管理局的领导曾经提出过具体的要求，希望在讲授中注意做到以下四点：① 对院校教育能够起到补充作用；② 对临床实践能够起到指导作用；③ 对病证讲解能够突出专题；④ 对原文诠释能够增加听众趣味。很明显，串讲定位于本科的应试教育以后，面对的是临床医生，强调的是实践，注重的是知识的贯通。

于是我在讲解中尽量朝这个方向努力，具体体现在以下四点：① 通过对原文的分析和引申，在教材的基础上努力拓展，举一反三，适当提供个人见解；② 通过插入的治验举自己的临证经验案例，使讲解生动实用，具有针对性，力戒空泛虚浮；③ 通过插入的几个话题，谈自己的读书感悟，借题发挥，贯穿临床治疗的古今中西，联系实际，体现学术的与时俱进；④ 通过病证的概述和结语，在原文的分析中，提出问题，突出主题，留下思考。

30多年前，我进入《金匮要略》教研室从教，开始接触讲授《金匮要略》的工作。无数次照本宣科，对原文的内容得以不断熟悉，但是真正要能够理解，仅凭熟练还不够，必须质疑、思索。以此为追求，就必须广泛阅读。尽管我的立场始终在《金匮要略》，但打开视野，见多识广以后，看问题的感受就完全不一样了。人生苦短，30多年弹指一挥间。可以宽慰的是，在这并不算太长的岁月里，我竟然由《金匮要略》到《伤寒论》，再由《伤寒论》到金元医家相关学说、到温病学说，最终形成了自己对中医病证治法方药一线贯穿的基本看法。事实上在学习和思索的过程中，看法总是在不断变化，一切都是暂时的，有限的。尽管可能是不成熟的东西，但作为交流切磋，提供给大家，希望得到批评指正。所以哪怕只是一己之得，不应自私，但终究还是一孔之见，故也不敢过于自信。

最后要感谢国家中医药管理局相关领导对金匮串讲工作的指导，感谢上海中医药大学胡鸿毅、何文宗、陆玲娟等领导对本书出版的支持，感谢出版社同志认真负责的工作。

上海中医药大学　张再良

2015年6月

目录

第一章　绪　言

串讲1　《金匮要略》的沿革与版本、内容与特色、学习与研究

【提纲】

1. 沿革与版本
(1) 汉末张仲景撰著《伤寒杂病论》
(2) 西晋王叔和编次《伤寒论》
(3) 北宋王洙发现《金匮玉函要略方》
(4) 北宋林亿等校订《金匮要略方》
(5) 元代邓珍刊印《新编金匮方论》
(6) 明代赵开美翻刻《金匮要略方论》
2. 内容与特色
(1) 具体病证
(2) 论治特色
(3) 证治规律
3. 学习与研究
(1) 以经解经
(2) 以精解经
(3) 以心解经
(4) 以新解经
4. 参考书目
(1)《金匮要略心典》
(2)《医宗金鉴·金匮要略注》
(3)《金匮发微》
(4)《金匮要略今释》

【串讲】

我给大家讲《金匮要略》，先讲一下绪言。通过讲解，我们要了解《金匮要略》的沿革和版本，它的内容和特色以及我们如何研究和学习这本书。

第一个问题，我们来看一下《金匮要略》的沿革和版本。作为历史的流传，《金匮要略》是怎样产生和流传的？第一步我们看一下，它是首载在汉末张仲景的《伤寒杂病论》中。那么《伤寒杂病论》作为一本离我们现在有 1 800 多年的著作，已经无法直接地看到了。第二步，我们看一下，在西晋这个时代，王叔和（一个说法是魏太医令）对张仲景的书《伤寒杂病论》做了编次。当时因为没有印刷，书籍的流传主要靠传抄，所以非常不方便。王叔和在当时做了这样的工作，我们叫编次。把张仲景的东西收集起来，然后呢，做了一些改编，编成了这样形式的书籍流传给后代。比较可靠的是《伤寒论》，这一部分是王叔和的编次，大家都很熟悉。那么《金匮要略》杂病部分的，作为一个单行的流传的版本，我们也是看不到的。所以一般从《伤寒论》的角度，我们必须提一下王叔和在历史上的作用。对他的作用，我们有时候会有一些褒贬，有的人说，王叔和你做的工作太好了，没有你的话，我们看不到张仲景的东西。也有人说，都是你王叔和，你一编次，原来张仲景的东西全打乱了，变成你的东西了。

从王叔和编次以后，张仲景的东西一下子要跳到北宋。北宋相对是一个稳定的局面，北宋对医学书籍的流传比较重视，所以当时就成立了校正医书局。由政府出面，对医学书籍做了一些整理、出版。宋代和汉末那个时代最大的一个区别在哪里呢？作为文字的流传，在北宋已经可以印刷了，我们讲的叫雕版印刷，后来有活字印刷。印刷术的产生或者推广应用以后，对书籍的流传起了一个巨大的推动作用。我们现在看到的很多的医学书籍，包括《黄帝内经》、《难经》、《备急千金要方》、《外台秘要》，这样的一些所谓的典籍，包括王叔和的《脉经》，都是北宋时期印刷的，没有他们校订出版的工作，我们今天研究起来可能会有很大的困难。这里看一下，北宋的校正医书局对《伤寒杂病论》杂病的内容，校订成《金匮要略方》，作为一个年代，我这里提出来是在 1066 年，我们还要注意一下在 1065 年的《伤寒论》校订，它在《金匮要略》的前面完成。也就是《金匮要略》的刊行，是在《伤寒论》校订之后。

然后我们再看一下，下面有元代的邓珍本。作为一个版本比较早，比较靠近宋代，那么它的一个名称，我们注意一下，叫做《新编金匮方论》。前面有两个字“新编”。这样我们一看，王叔和他是编次，林亿他们是校订，而到了元代，邓珍他有一个新编两个字进去。一个说法，在宋代的时候，原来也有可能金匮前面有新编两个字。那么到最后，我们看一下明代的赵开美，赵开美是江苏离上海不远的常熟人。当时在明代，也有这个需要，印刷刊行了《仲景全书》，那么里面的一部分《金匮要略》，这个内容就叫做《金匮要略方论》。所以我们现在用的版本，基本上是赵开美本，这个人民卫生出版社也有出版。现在有新的版本，邓珍本也有出版，我把这样的过程给大家简单地提一下，《金匮要略》在整个历史的流传过程中间，已经和1 800年前的原籍不是一个原貌了。

我们也许现在已经无法了解原来张仲景写的，到底是什么样的一个内容形式。所以我们应该有这样的清醒意识，我们现在读的《金匮要略》，是一个宋定本。大概可以换一个这样的形式来表示一下，从张仲景到王叔和，再到北宋王洙发现《金匮玉函要略方》，然后校订刊行，然后有不同的版本，元代版、明代版。那么我们看一下，赵开美本是1599年，所以如果是1599年的话，宋代把它定下来的版本，我们现在直接也看不到，我们也是一个间接的，通过赵开美本，或者通过邓珍本，来了解《金匮要略》的内容的，这个是简单的《金匮要略》的沿革过程。

讲到这里，我们稍微停下来考虑一下，《金匮要略方论》它是一本书，金匮是什么意思？金匮是一个柜子。匮，可以通我们现在讲的柜台的柜，那么换成现在通俗的话讲，金匮是用金属做的一个箱子或者柜子。过去讲金匮，类似的有石室，或者玉函这样的表达，都是存放重要文件的，所谓古帝王藏书之器，因为非常宝贵的东西我们才存放在这中间。金匮两个字，一般的人如果不是学中医的，大概搞不明白。我一直教《金匮要略》，经常要给别人讲解。他问你是教什么的？我说我教《金匮要略》。"金匮"是什么？我要说了，金匮是一个保险箱，我们现在放钱了，古代是放书的。"金匮"，说明这一本书，非常重要。"要略"两个字，要是扼要，略是简略。我们可以想象，在古代哪怕是有了印刷，要雕版，很费工夫，不像现在电脑一打，洋洋万言。尽量要言简意明，把扼要简明的东西表达出来。这样的一个意思，就有点像我们现在讲的手册。方论两个字点到要害，这一本书，你光看《金匮要略》，还不知道。看了后面两个字，你知道了。方，方剂、方药。论，论述。我这本书是专门论述临床上怎么用方，怎么用药的，这是《金匮要略》的本意。如果联系最初的《伤寒杂病论》的书名，杂病两个字可推测后期伤寒和金匮杂病的内容分开，伤寒单行了，杂病的部分，也要另外组成一本书，名字改掉了。如果我们讲，你这个叫《伤寒论》，我那个叫《杂病论》，倒也清清楚楚。因为这是一个历史过程，由不得我们。用今天的通俗的话讲，《金匮要略》是什么呢？我们一般的讲法，就是最早的内科书，专门讲临床上怎么遣方用药的。所以《金匮要略》的书名及其来龙去脉，我们大概可以做这样的把握。

然后我下面要讲，你不是讲《金匮要略》是方论，论药物怎么用的吗？在临床上怎么用药，我们现在提经方，我们要回过来看一下经方两个字，《汉书·艺文志·方技略》中间有医经、经方、房中、神仙这样的一个提法。那么经方是什么呢？它这里讲："经方者，本草石之寒温，量疾病之浅深，假药味之滋，因气感之宜，辨五苦六辛，致水火之剂，以通闭解结，反之于平。"来达到一个什么目的呢？这八个字：通闭解结，反之于平。我们通过药物的运用，方剂的运用，要使生病的人恢复到正常的状态，反之于平。我们再看下去的话，后面接着说，“失其宜者”，你没有处理好的话，“以热益热，以寒增寒，精气内伤，不见于外，是所独失也”。这个是一个批评，是一个警告。如果你没有掌握好这个技巧，你不懂，你乱来的话，本来是一个热证，你还用了热药，是个寒证，你反而用了寒凉的药物，人体会受伤，疾病反而会加重。所以最后有一句话，也是八个字：“有病不治，常得中医”。这个中医，不是我们现在讲的中医，是中等水平的医生，上工、中工、下工。如果是误治的话，你把它避免掉，也许这个人体自己会恢复的，你不要添乱了，大概是这个意思。所以我们再来琢磨一下，药物是有性味，是有升降浮沉，是有具体的功效的。那么疾病呢，它也是有具体表现的，是通过人体表现出来的，它有一个浅深轻重的问题。我们现在归纳，比如表里、寒热、虚实都可以，或者再往深里走。通过水火之剂，我们这里简单地理解，水剂，火剂，水是寒凉，火是温热的。药物的性味，能够达到通闭解结，人体的障碍，通过药物可以作一个调整，达到治疗的目的，我让它们可以恢复于平静。同时如果误治的话不如不治，因为人体本身具备一定的自愈能力，这个是我们运用药物的基础。

那么我们可以看一下当时的提法，《汉书·艺文志·方技略》中：医经、经方、神仙、房中。当时的经方有很多，作为书籍，有很多家，也许有流派。但是现在流传下来的几乎很少很少，我们都不了解。我们现在讲经方，主要是《伤寒论》、《金匮要略》的内容，毫无疑问。如果打开一点的话，经方是治疗疾病的。医经呢，也许和针灸相关，医经还承担了医学理论方面的一些阐述，我们习惯把它和《黄帝内经》联系起来。那么，另外像房中、神仙，我们现在可以讲是养生家，怎么延年益寿，它也和药物有关。《汉书·艺文志·方技略》讲的一二三四，实际上我们现在看一下，还是在我们现实的生活中。我们现在讲，医学要有医学理论的，中医有中医的理论基础，西医有西医的理论基础。那么药物治疗，在临床上是一个主要的部分，我们现在发展的比较多得是，药物不能解决的问题，我们现在有很尖端的手术，或者其他的一些疗法参与进来了。那么生活中也就缺少不了保健，所以中医讲养生，西医讲预防。

我们再看一下，汉以前的临床治疗，有针灸，有药物。现在临床也是这样，相对我们可以体会到，针灸的范围相对地缩小，药物的范围呢相应地扩张了。所以在整个历史的过程中，我们可以这样去看，在春秋战国这个时代，百家争鸣，诸子百家比较活跃，我们整个中华文化的奠定是在那个时代，我们很多国学的书籍都在那个时代产生，在这样的文化背景下然后才会有医学的产生。先秦战国那个时代，经过秦汉，我们可以注意到，汉代相对的是比较长，约400年，分为西汉和东汉。春秋战国以后，文化基本奠定，社会基本稳定。在医学方面，我们可以注意到是在汉代的末年，张仲景的书出来了，专门讲药物治疗了。我们也可以注意到，那个时代，针灸的书——《针灸甲乙经》，药物的书——《神农本草经》，在汉末这个时代，从医学的角度去看，临床上结出了很多硕果，很多东西都是在那个时代成熟起来的，一直接着往后走。所以我们讲，医经和经方有互相分离，互相融合，互相促进的作用。我刚才讲的张仲景、华佗稍微早一点，皇甫谧稍微晚一点，再往后走一点，比如养生方面，葛洪、陶弘景，我们大家都很熟悉，都是那个时代的著名医学家。

我们可以这样讲，就是张仲景的东西离现在有1 800多年，也许我们会这样想下去，1 800年前有什么东西呢？药物治疗的经验是怎么积累的？我这里要引用一下皇甫谧《针灸甲乙经》序文中讲到的，我们看这里归纳出来一二三，比较方便。皇甫谧的序文中间议论到药物方面，一个临床经验的积累呢，有这样一二三，首先提到的是神农本草，我们讲的《神农本草经》，然后是伊尹《汤液经》，然后走到张仲景，我前面提的叫做《伤寒杂病论》，它这里讲的叫做张仲景遗论，那个时代也没有提《伤寒杂病论》。但是张仲景的东西已经客观存在了，有相当的影响，这里也提到王叔和，都是那个时代的。所以作为药物治疗，我们可以看一下《神农本草经》，一味药一味药，这个经验是一个基础。《汤液经》，伊尹，做成方剂就是药物和药物真正怎么组配起来，配伍起来，在临床上有更好的疗效。然后到《伤寒杂病论》，你光讲药光讲方还不行，这个方药我怎么用到临床上治疗具体的疾病，人生病了以后有什么问题？应该用什么方？我们现在叫方证相对，这个问题我刚才提到，《金匮要略方论》，就是论这个方药怎么用的。药物是一个基础，临床上的疾病，我们对它怎么认识，怎么把握，也是一个基础。然后需要我们人在这个中间，动脑筋把它对应起来，做一个串联贯通。所以我们可以简单看一下，从本草到汤液，药物方面看我下面的最后一行，㕮咀、煮散、饮片，我们现在都叫饮片，过去叫汤液、醪醴，我们现在叫煎剂，水剂为主了。可以说，经方来自我们人体对药物的直接体验的漫长过程中，不是我们今天实验室里搞出来的，是我们数百年、数千年在人体上面反复经验，最后把它记载下来的，这个就是经方。

这里我们可以看一下，药物的一个基础性的东西是其性味，药物的临床的效应，有能够止痛的，有能够止呕的，有能够止泻的，对这些症状能够缓解的，这个经验我们要积累。然后我们往后走，药物和脏腑经络的一个匹配，我们后来有药物的归经，我们现在有一个脏腑理论，脏腑辨证，什么证候用什么方，现在走得很细。它的一个形成，我们也是要了解的。

这里还可以提一下，方剂的最初，就是在张仲景前面的方剂我们也是要了解的。热病，我这里只提热病，发热性的疾病。张仲景《伤寒论》中的六经，那么我们可以通过《辅行诀五脏用药法要》这样的文字记载了解一点。大概有这样的一个基础，在《伤寒杂病论》的前面，我们是通过陶弘景的一个表述，有阳旦、阴旦，我想我们搞中医的都不会陌生，青龙、白虎、朱雀我们现在不大提了，玄武我们现在叫真武。这些名称它最初是怎么样的？是用什么药？用什么方的？在这里我们做一个归纳，一二三四五六七八，最初是六，后来我们把它添加两个成为八。最后我们就看到经方中我们都很熟悉的青龙汤、白虎汤、黄连阿胶汤、真武汤、桂枝汤、小柴胡汤、承气汤、理中汤八个方，这些方是经方的最基本的东西，也可以说，也许在张仲景之前就已经有定下来的东西，张仲景把它拿过来，用在疾病中间，怎么来取胜。我换成一个图表，大概是这样的一个意思，那么和四面八方，和季节，和它的一个作用，和阴阳，和五行这些方面，我们都可以做一些联系。这是我们经方中最初的，也是最基本的东西，给张仲景《伤寒杂病论》提供了基础的东西。

我们再回顾一下，从《伤寒杂病论》到《伤寒论》，到北宋校订的《伤寒论》，然后到《金匮要略》，这样的一个过程。我们现在提宋定本《伤寒论》方面，有成无已的版本，《金匮要略》一般提邓珍本是比较早的。邓珍本呢，曾经有过研究，我们国内大概唯一的一本，存放在北京大学图书馆，应该是一个孤本。现在人民卫生出版社有一个版本，是我们浙江的何任老师校对的。这个版本，我们如果有兴趣可以去看一下，现在呢也有了印刷重新出版，过去我们用的是赵开美本比较多。

在这里我又要做一些停顿和展开，我们还是要从历史的角度来看一下《伤寒论》、《金匮要略》。张仲景的年代，它的一个位置，我用这样的一个图表表示一下，大家注意有三个竖线。在历史上汉末魏晋是第一次，第一个波，那个年代，整个气候有变化，我们现在讲叫寒冷期，这个历史上正好也是一个动乱的时期，这个动乱也许和寒冷有关，这个动乱会产生人口的移动，南北的迁移，比如北方受灾了，或者没有收成了，或者北方我们讲的是一个草原，过去是匈奴，少数民族在那个地方，游牧生活。如果一冷的话，牲口都冻死了，你生活怎么办？他要往南移，往中原地带过来，中原地带是一个农耕的区域，和游牧民族可能会发生一些冲突，那么我们讲就要发生战争了。这个战争会造成军队的移动，人口的移动，在这个移动的过程中间，毫无疑问，疾病会发生。这个疾病，我们今天可以讲是传染病，中医讲外感热病。所以《伤寒杂病论》中“伤寒”两个字，要注意，我们一般讲“伤于寒邪，发为热病”，有高热的。这个患者，你怎么应对他？医家要动脑筋，现实逼迫着你一定要想出一个办法来应对这个问题。所以是在这样的一个现实中间，汉末魏晋，我们看一下，应该现在也是讲叫传染病，背景是战乱、气候问题。

那么对张仲景《伤寒杂病论》的产生，它的时间、位置一定要把握好，是公元200年前后。实际上张仲景遇到的这个疾病，往后还有，魏晋南北，一直到隋唐才大体上平息下来。那么它的地理位置，也要注意一下，不是在江南，而是在中原地区。张仲景是什么地方的人，我问这句话，大家都知道，张仲景，河南南阳，黄河流域，靠近黄河的地方。那么一个说法，张仲景到湖南长沙，长沙太守嘛，长沙那个地方可能跟中原有点不同，但是张仲景尽管去过长沙，他的家族他的一个大本营还在中原地区。所以他的序言里面讲，十年中间整个家族由于遭遇了伤寒以后，人口的丧亡，他有这样的一个感触，所以就写下了《伤寒杂病论》，要治病救人。

然后我们看第二个波峰，第二根竖线。在金元时期，宋以后，实际上宋代已经有，因为和宋代并列的，北方有辽，后来有金，金把北宋给灭了，然后宋室南移，到南宋，那么形成南北的一个对峙。那个年代战争频发，人口移动。我们非常熟悉的金元四大家，其中两人有刘河间、李东垣，这两个人我后面还会提到的。他们面对的也是一个热病的问题，怎么应对？是原封未动用张仲景的东西？还是另外有一些具体的办法，需要做一些变更才能对付它？因为金元时期遇到了这样的问题，所以医家各有创造，各有发明，所以我们现在才会感受到刘河间、李东垣的用药各不同。

然后走到第三根竖线，明清这个时期，又遇到问题，又有战乱，人口又要移动。那么明清时候我们很熟悉的是温病学说。大概是在那个时代，明末清初，吴又可著《温疫论》。然后到18世纪中叶，叶天士、吴鞠通给我们留下了《温热论》、《温病条辨》。所以我们现在整个中医的一个课程中间，或者是作为一个整体的知识体系中，就是讲伤寒，必须要讲温病，我们注意到伤寒在前，温病在后，金匮在中间。我们要注意到，怎么把经方（伤寒金匮）和后面的东西，做一些贯通和串联，那么整个临床的一条脉络，就可以理得非常清楚，中医的内容不是各个朝代各管各的，作为一个治疗实际上是一脉贯通的。

所以我这里可以稍微省力一点，刚才讲到的南北交战，战争问题，我们现在历史学家也会思考这个问题，游牧民族，农耕民族，历史上三次大规模的游牧民族往南走，发生战争。如果有兴趣大家可以关心一下，我们现在有很多书籍，有很多专家，在这方面会做一些描述。我这里提到第一次，这个从西晋的话是在张仲景的后面，这个持续的时间比较长。第二次到金元、到南宋，第三次是清代。这个过程，我们一定要把握好，是我们医学的背景，不能忽略，否则很多内容就不能理解。这里三次这样的南北交争，不断地人口的移动，在这个过程中间产生疾病的问题，各个时代医家都得出来面对，都给我们留下一定的医著，留下一定的方药，这里我要把话题打住，回到《金匮要略》。

我们也可以注意到《伤寒杂病论》，《金匮要略》主要讲的是杂病部分，《金匮要略》和《伤寒论》的内容本来是在一起的，原来是一本书，是应对热病的问题。因为我们现在讲内伤杂病，好像《金匮要略》讲的这个杂病，是我们今天或者生活中，临床上遇到的一个慢性病。这个伤寒呢，是一个急性的外感热病，大概有这样的一个概念了。从历史上去看的话，不是这样的，伤寒和金匮原来都走在一起，是面对外感热病的，我们可以看一下《伤寒论》的一个结构，我们因为从学习的方便的角度，《伤寒论》大概是三阴三阳、六经的这样的一个病证为主，实际上它后面还有一部分内容，前面也有一部分内容，可汗、可下、可吐，或者不可汗、不可吐、不可下，这个可与不可的问题，在最后做一个归纳，提示给大家，我们后面还会讲这个问题。

这里我们可以稍微提一下的，就是《伤寒杂病论》在隋唐时期的一个流传怎么样？因为当时可能是传抄不太方便，所以如果我们用一句话来表述的话，在隋唐时期，张仲景的东西怎么样？四个字：时隐时现。有的时候出现了，有的时候没有。

我们现在通过隋唐时期的一些医学典籍，多少也可以了解到一点《金匮要略》的内容，《诸病源候论》、《备急千金要方》、《外台秘要》这些书中也有一些反映。下面的一句话，我们很有感触的，就是孙思邈讲的，江南诸师秘仲景要方不传，就连孙思邈这样的一个唐代的大家，他要得到张仲景的东西，好像也不是那么方便的。所以，《伤寒杂病论》原来是一本书，杂病的内容即金匮的内容，是以伤寒的内容为前提的。那么在这个历史的流传过程中间，多多少少会产生一些问题。所以我们要注意文字的讹脱衍倒，有的错了，有的脱漏了，有的添加进去了，也有的次序颠倒了。因此我们要旁开一些学问，我们要研究中医典籍的话。我们教材中也会注意到的，就是版本的问题、校勘的问题等，就是我们尽量要用比较靠谱的接近原貌的东西，作为我们学习研究的一个底本，这样才比较牢靠。话必须说两头，如果我们现在拿的东西，你讲的也不一定全是张仲景的了，不要紧。因为文字的一个流传，经过那么漫长的年月，如果能够流传下来，一般是有价值的。它会有一些淘汰，无关紧要的不要了，特别重要的，有的也许不是张仲景的，我也把它放进去，所以《金匮要略》中会有附方，宋代在校对的时候，觉得这几张方跟这几个病很有关联，很有参考，那么就放进去了。所以《金匮要略》的特色，很明显会有后人补充的痕迹，附方上我们可以做一些体会。那么从我们临床医生的角度来讲，无关紧要的事在哪里呢？就是治病是我们的本职工作，我们并不是专门研究《金匮要略》的，我们从临床的角度出发，是不是张仲景的也许不太重要了，只要对我们临床有价值，有指导，有参考，不就行了吗？我们就可以拿在手里多看看。所以在历史的沿革中，会产生一些遗憾。像我们搞《金匮要略》研究的人，觉得最好是有张仲景的原貌出现的那一天，从地下挖出来，我们很高兴。但是从临床的角度来看，就无关紧要了，这个呢我们作为一个参考，会有启发就可以。上面我讲的是第一个问题，可能展开比较多。

下面我简单地提一下《金匮要略》的内容和特色，它讲了哪些病证啊？它的论治的特色是什么？我们可以总结一些什么规律性的东西？《金匮要略》的具体病证以内科为主，后面还有妇人病三篇，稍微也带了一点外科的内容，所以如果讲内容的一个篇幅的大小，毫无疑问，这个内科是主要的，占了百分之八九十，那么稍微兼带一点妇科，这个也有时代的特色，外科的比较少一点。作为一本书发行呢，前面我们注意到《金匮要略》内容和《伤寒论》内容分开了，那前面有一个总论，我这次给大家讲就把总论放在最后，我们作为一个总结、回顾，我们从病证的这一头，直接进去。那么最后呢，金匮内容还有杂疗方、饮食禁忌方面的一些问题，也附在后面。所以大概的篇幅是这样，25 篇，具体的病证呢，我们大家手上有书，大家都可以看的，这个病证，有的是一个病一个病展开，有的是几个病合在一起的，内科的病证是一个大头，我们看一下，罗列起来大概有 40 种。

作为论治的特色，《金匮要略》论治杂病的一个治疗，它的特色在什么地方？我们过去都会讲整体观、辨证论治。好像还不够具体，作为《金匮要略》这一本书，它到底和其他的书籍不同在哪里？我们要考虑。因为它是在汉末，那个年代，王叔和有《脉经》，所以我们必须提到，第一点，肯定是在临床的诊疗中间特别重视脉，原文的表述中间，脉的内容就比较多，也可以说是我们今天阅读原文理解原文的一个比较大的障碍。有时候不理解，为什么说这个话，这个脉到底是什么东西？后面我们慢慢地会讲到。脉和症，我们讲脉症合参，或者四诊合参，但是在那个年代对脉诊毫无疑问是非常重视。另外我们可以提一下辨病辨证、鉴别诊断。另外我们可以提一下药物的煮服法。所以我在这里举一点脉象的问题，像历节病的这个脉象呢，以脉论病，通过脉象讲一讲它的病机，后面我们不知道它用什么方，不要紧的，在整体上它是作为一个强调。比如作为一个具体的病，阳明病脉迟，这个大概是在临床上具体遇到的一个脉象，迟和数相对的，这个脉跳得比较慢，现在我们这么认识，叫迟，它在临床上和哪一些症状是合在一起认识的，是提示了一个什么问题呢？然后胸痹这样的一个病，它的脉象描述得比较具体，是临床所见。有的脉象是指导治疗的，黄疸要用吐法，或要用下法，哪个优先？我们看一下脉象，叫做脉浮者先吐之，沉弦者先下之，它和治疗的方法的选择有关。和预后相关，如水肿的病，叫做"水病脉出者死"，应该是一个沉脉，它现在这个脉是浮上来，这样的一个问题，那么预后可能就是有问题了。

辨病和辨证相结合，是我们现在的一个提法。这个辨病、辨证我们要注意一下，有时代的一个局限，中医讲的病和我们现在西医的疾病的诊断，还是有一些距离的，那么这个是时代的问题，但是古人已经有这样的意思了。病和证不一样，比较容易误诊的需要鉴别诊断的。一般在篇名中我们是可以体会的，比如肺痿、肺痈、咳嗽上气，比如腹满、寒疝、宿食，书中都已经把它罗列在一起了，我们在临床上要注意它的一个区别，在病因病机治疗上面，应该做一些什么考虑。

后面我们都会讲到煮服法，药物怎么取效？和煮服法直接相关。你这个方剂是开对了，但是你的服法不对，效果没有达到预定的理想的那么样的一个期望值，你要检讨，你要重新考虑了，那么作为原文它都有交代。所以煮服法呢，也是原文的一部分，也需要注意。在煮服法中，甚至会交代吃了药以后，会出现什么反应，然后有什么问题，你怎么加减，怎么应对，都是有价值的。所以我们最后总结一下的话，总的指导思想，疾病的预防或者发病，或者病因病机，或者临床辨证，或者是临床的思维，就这样的五点可以作为一个完整的体系，在《金匮要略》中都有。作为一个证治归类，前面有了伤寒六经，金匮呢，它要做一些补充。我刚才讲的辨病，病的问题要怎么应对？还有对症状的问题怎么缓解？那么辨病有一个通用的方，对症有一个常用的药，这个问题在金匮中会更加明显一点。

最后我们看第三个问题，对于《金匮要略》的学习和研究，我们应该怎么看。过去呢，我在括号里面打一个注释，在古代，我们学习研究金匮，都是通过原文的理解，通过注文的理解，很多医家在这方面下了很大的工夫。张仲景的原文，我们称为经文。明清时期,特别在清代,有很多医家出现了,那么这些医家,他们学习原文,研究原文以后的一个心得体会,都是通过注本流传给我们的。所以我们现在学习《伤寒论》、《金匮要略》原文的话呢,我们一般会这么讲,先不要去看后人的注文,你要看原文,我们叫白文,你就读白文,产生自己的体会,这是第一。

第二,要提一下我们在阅读的中间,要注意《金匮要略》和其他医学典籍的相关性,最密切的关联肯定是《伤寒论》,那么《金匮要略》、《伤寒论》的原文,有时候是会重复的,《伤寒论》中有的,《金匮要略》中也有了,为什么?你要思考这个问题。因为金匮内容在后面即杂病内容在后面,伤寒内容在前面,如果伤寒内容跑到金匮里了,一般都走得比较简略,有不懂的,可以回过头去要去看看《伤寒论》。所以作为一个学习过程,一般是这样的,第一步,学习张仲景的东西先学《伤寒论》,第二步再看《金匮要略》,不能够颠倒过来。你第一步去看《金匮要略》了,把《伤寒论》搁在一边不看,这个呢就有缺憾的。除了《伤寒论》之外,我们还要看看《黄帝内经》,还要看看《神农本草经》,还要看看后面的,我刚才提了金元时期那些医家,他们也了解金匮的,了解伤寒的,这些内容他们怎么发挥的,他们怎么变化的,包括明清,包括今天的临床。我们都有很多中医的大家,他们也都是从经典中学习过来的,他们对于经典,比如说金匮的方,有些老师特别爱用,他是怎么用的?用在哪里的?他对金匮内容是怎么理解的?这些都是我们必须要参考的。这样的话,我们对金匮的学习把握才会比较完整。

对金匮的原文如何理解?我这里提出四点,供大家参考。第一,以经解经。这个以经解经,我们看一下,这里我要提的是《金匮要略》的注本,以经解经,比较典型的,大家有兴趣的,可以看看尤在泾的《金匮要略心典》,用我们现在通俗的话讲,我用一般的中医的理论来阐述张仲景的原文,用《黄帝内经》这样的一些说法、论述,我们来看看张仲景的原文的意思。以经解经,在清代很多的注本,基本上走的是这一条路。第二,以精解经。精是精华,就是我要看那么多的注本,我没空,那么有人做这个工作了,我来做一下吧,我把这些注家中间最精华的东西集中起来,我们叫做集注,不要一本一本地看,这一条原文,这个注家讲得好,我把它选出来,我们现在很多教材也是这么走的。精,最精要,最精华的,把它选出来,我这里提一下清代《医宗金鉴》的做法,大概有点靠近这样的。现代比如南京吴考槃的《金匮要略五十家注》,我们有的可能比较陌生,那个年代比较早,民国时期,那么离我们比较近的,湖北的有《金匮集释》,我们最近出版的《金匮要略品鉴》,都可以提供参考。第三,以心解经。心,在自己身上,就是你对《金匮要略》的理解体会。这个原文,这个方,这个病,怎么理解?你讲讲看你的经验,所以这个要思考了,相对难度大一点。一般呢你要有相当的临床经验,或者文字功底,很有把握,这个地方应该怎么理解,是别出心裁的。那么我这里提一下的是民国时期上海曹颖甫的《金匮发微》,有兴趣的可以去看一下。第四,以新解经。新旧的新,因为我们每个时代都会有进展,作为医学的临床，作为人的认识，我们现在有现代医学，有西医进来了，我们不能够停留在古代了。《金匮要略》中讲的这个问题，临床上描述的这样的一种状态，是今天的怎么一回事？你试试看，讲讲看，民国时期，有陆渊雷的《金匮要略今释》，可以做一个参考。当然民国时期留下来的书，它对疾病的认识、知识，今天一看，有限了，也许讲得不太对，但是我们要注意，这样的一个精神、指导思想是对的。我们今天，我们这一代的人也要去做这个努力。所以作为学习，要读原文，要注意《金匮要略》和其他书籍的联系，作为研究来讲，我们现在有文献研究、临床研究、实验研究等各个方面。

这里我们可以提一下明代方有执的话，张仲景的东西是什么呢，方法俱备，有方有法。它前面讲的，张仲景前是有法无方，张仲景后是有方无法。方太多，你也不行，找也找不到，《备急千金要方》《外台秘要》这样的书，你带在手边，你也不方便，作为教材也不方便。张仲景之前，都是一些医论啊什么，没有具体的方药的，比如说《黄帝内经》中间，方药的内容就比较少。所以它最后提到，方法俱备者，惟仲景此书。所以我们今天强调临床医生要看张仲景的书，要重视经方，道理在这里，它是一个范本，能够给你一个最基础的东西。

陆九芝，清代医家，他讲到："学医从《伤寒论》入手，始则难，既而易。"反过来，你学医如果从后世分类书入手的话，一开始是方便的，一看就懂了。继则大难矣，接下去你就犯难了，你进不去啊。陆九芝是一个清代医家，不是我们现代的人，讲了这样的话，当时讲的学医，毫无疑问，还没有西医，你从《伤寒论》入手，你花一点工夫，哪怕难一点，一年两年，你不能贯通，但是你持之以恒，你搞懂了，一通百通，你后半辈子不发愁了，原来临床就是这样。这个话我也有体会，过去我也不懂伤寒，伤寒的东西搞懂了，以后看金匮的内容，看其他的东西很方便，看今天的临床也很方便。我把这一段话给大家提出来，我刚才提到的，也是陆九芝的，《黄帝内经》的话，《伤寒论》的东西，我们不是搞专门研究的，你不要管它是真的假的，我们只要能参考就行。徐灵胎也讲过这个问题，徐灵胎也是一个饱学之士啊，他讲的话很有分量，非常到位的，对张仲景的议论，我这里不去继续了。

我们这里看一下，《金匮要略》在整个历史的过程中间能够流传下来，作为我们的一个经典，我们今天拿在手上，我们要理解它。我们要充分地能够把它理解，掌握以后，运用在自己的现实中去。后面的作为参考书目呢，可以提一下，前面也提到的，尤在泾的，吴谦的，曹颖甫的，陆渊雷的。

绪言我就讲到这里，最后总结几句，《金匮要略》文本的历史沿革是我们在学习中必须要了解的。然后《金匮要略》和《伤寒论》的关系一定要搞明白，它的一个时代，它的一个位置，它的临床背景、社会背景均应了解。然后我们要了解杂病和外感，《金匮要略》是讲内伤杂病，《伤寒论》是讲外感，好像是分离的。你听了我的绪言以后，你要知道不能分，原来是在一起的。然后我们要知道《金匮要略》不是一本内科书吗？那么和今天的内科，或者《金匮要略》的学习和我们中医内科学的学习有什么不一样？有什么联系？我们这方面要加以注意。最后对《金匮要略》原文的学习，我刚才提到第一步你就看白文，先不要去看注本，产生了你的理解认识以后，你再感兴趣，再去看看人家是怎么说的，一定会有进步。

我要提一下的，是我整个《金匮要略》的一个串讲的问题。我的串讲打破了《金匮要略》原来的篇章的顺序，为了便于大家学习，也便于我的讲解，那么我用热病、卒病、难病这样几个主要的板块，把《金匮要略》中间的病证做一些归纳，做一些区分，然后把话题打开，那么不要紧的。因为《金匮要略》和《伤寒论》不一样的地方在这里，《金匮要略》走的是病，《伤寒论》是走的六经，六经必须有个顺序，你不能先讲厥阴病。那么《金匮要略》不要紧，比如我把后面的病也提到前面来，我们可以把相近的病集中在一起议论一下，因为它每个病都独立成为一个体系，所以在这个上面应该不会有太大的问题，我们也可以对照原来的顺序，均可以，所以我大概是这样区分的。热病有这样的一些内容，卒病内容比较多一些，难病相应的少一些，最后有一个妇人病和总论。大家注意在每个板块之后，我有一个插话，为了便于联系现代，为了便于打开讲一些探讨性的东西，提供给大家作为学习的参考。

最后要强调一下，我讲《金匮要略》是我讲，不是教材讲，我个人的见解提供给大家，也许对，也许不对。我不怕批评，我们可以议论，大家如果通过我哪怕是错的见解，可以让读者有了正确的看法，这就是我的收获，我满足了。大家在这里得到一点启发，又能够前进了，是这样的。所以我讲课，我是本着交流这样的一个态度，我怎么想的我就怎么讲，大家批评也不要紧，我们一起来推动学术的进步。

第二章　热　病

串讲 2　痉病、暍病

【痉病提纲】

主症：颈项强急，口噤不开，甚者角弓反张。

病机：外感风寒，邪阻经脉；素体津亏，筋脉失养。

治法：发汗散邪，急下存阴(祛邪兼顾津液)。

1. 脉症

(1) 痉分刚柔

太阳病，发热无汗，反恶寒者，名曰刚痉。(一)

太阳病，发热汗出，而不恶寒，名曰柔痉。(二)

(2) 痉病热化

病者，身热足寒，颈项强急，恶寒，时头热，面赤，目赤，独头动摇，卒口噤，背反张者，痉病也。若发其汗者，寒湿相得，其表益虚，即恶寒甚。发其汗已，其脉如蛇。一云其脉浛。(七)

(3) 主脉

夫痉脉，按之紧如弦，直上下行。一作筑筑而弦。《脉经》云：痉家其脉伏坚，直上下。(九)

(4) 预后

太阳病，发热，脉沉而细者，名曰痉，为难治。(三)

暴腹胀大者，为欲解。脉如故，反伏弦者，痉。(八)

痉病有灸疮，难治。(十)

2. 证治

(1) 柔痉

太阳病，其证备，身体强，几几然，脉反沉迟，此为痉，栝蒌桂枝汤主之。(十一)

(2) 刚痉

太阳病，无汗而小便反少，气上冲胸，口噤不得语，欲作刚痉，葛根汤主之。（十二）

（3）里热成痉

痉为病，一本痉字上有刚字。胸满口噤，卧不着席，脚挛急，必龂齿，可与大承气汤。（十三）

3. 误治成痉

太阳病，发汗太多，因致痉。（四）

夫风病，下之则痉，复发汗，必拘急。（五）

疮家，虽身疼痛，不可发汗，汗出则痉。（六）

【暍病提纲】

主症：发热自汗，烦渴溺赤，少气脉虚。

病机：外感暑热，兼挟暑湿。

治法：清暑益气养阴。

1. 主症及治禁

太阳中暍，发热恶寒，身重而疼痛，其脉弦细芤迟，小便已洒洒然毛耸，手足逆冷，小有劳，身即热，口开前板齿燥。若发其汗，则其恶寒甚；加温针，则发热甚；数下之，则淋甚。（二十五）

2. 证治

（1）热盛

太阳中热者，暍是也。汗出、恶寒，身热而渴，白虎加人参汤主之。（二十六）

（2）湿重

太阳中暍，身热，疼重，而脉微弱，此以夏月伤冷水，水行皮中所致也，一物瓜蒂汤主之。（二十七）

【串讲】

《金匮要略》的痉病和暍病，在原来的篇名中是痉、湿、暍这样排列的。这里为了讲解方便，另暍病的内容又少，所以合作一个课时进行介绍。我们先看一下痉病的主症、病机、治法。在表述上，主症，颈项强急，口噤不开，严重的会有角弓反张。而病机的认识，一个外部的原因，感受到外邪，一个是内部的原因，津液亏耗，不能够滋养经脉，内和外是相对的。外是有邪，停留在经脉，作为治法，强调用发汗的方法和急下的方法来解决。

我们可以先看一下痉病的原文，一个是临床表现的描述，我们讲脉症，一个是具体的治疗，最后有一个讨论，叫误治成痉。作为教学呢，这个痉病的主症我们要把握它的病因病机、治法方药。原文中间提到的刚痉、柔痉、里热成痉，汗下可以治疗痉病，误治可以导致痉病。这样的一些问题，我们在学习中做一个重点来讨论，有一些疑难的地方，我们适当地做一些展开。

我们先看一下痉病的痉，这个痉呢，是一个表现。《说文解字》中间，痉，强急也。强，发硬了。急，拘急。用我们今天通俗的话讲呢，外表看上去这个患者某一个部位，颈项这个地方，或者脸面这个地方，肌肉的活动，受到了影响，不能够灵活活动了。那么这样的一个问题，我们在热病的过程中，就是《金匮要略》这里讲的一个痉。它有一个前提，外感热病，在这个过程中出现的，是我们原文讨论的对象。我们按照一般的认识，这个病位主要在筋脉，筋脉的活动受到影响了。我们刚才讲的一个外邪，一个内部因素，津液亏耗，不能够营养、滋养筋脉，这个都和治疗有关。我们在后来讨论的《金匮要略》的痉，它有一个前提，叫外感痉病，那么也就是说，它有一个感受外邪，和表证有关的，它会进展的，那么用汗和下，是针对的这样的一个情况。和我们后来讨论的内科中间，现在临床上见到的有一些问题呢，可能范围更加广泛一些，这些要注意区别一下，所以《金匮要略》中，出方主要是三张，一个栝蒌桂枝汤，一个葛根汤，一个大承气汤。

下面我们来看原文，首先是脉症方面有一个刚痉、柔痉的提法。原文第一、第二条，太阳病，发热无汗，反恶寒，名曰刚痉。太阳病，如果是发热汗出，不恶寒的呢，这个叫做柔痉。所以刚痉、柔痉这两个名称，我们读过《金匮要略》的，一定会留下一点印象，这个和太阳病相关的，我刚才讲的，它有一个前提，和表证外感有关的，和感受外邪相关。那么，太阳病它有一定的表现和治法，所以太阳病的三个字，应该紧扣在《伤寒论》六经病的这个上面。我们理解呢，这个太阳病提示我们，它是从外感开始的，有具体的所谓表证的表现，有恶寒、头痛、身痛、有汗、无汗等。另外，治疗上要考虑用发汗的方法，比如太阳伤寒的话，我们用麻黄汤，太阳中风用桂枝汤，这个都是常识。那么原文中间的文字，可能我们会有一些疑问，就是它提到太阳病，反恶寒这个反，好像不应该恶寒了，你现在恶寒了。文字上做一些疏通，反，我们理解成又也可以。就是太阳病，又恶寒，这样把它理顺了，没有这个字也不要紧，太阳病本来就恶寒。从临床的角度，我们再看一下，发热、恶寒、无汗，这样的情况，我们讲是属于腠理肌表关闭了。没有汗出来了，那么寒象比较重，感受到寒邪，或者是肌表有这样的一个叫做紧缩感。这样的一个情况，我们原文称为刚痉。既然称为痉，刚痉，一个理解呢，就是这个地方也许已经做了一些省略，我们后面的原文会有一些补充。你不会是太阳病就叫痉病啊，太阳病再加上颈项强急、口噤不开，这样的一些问题出现了，我们可以叫做痉病了。第二条原文的一个不恶寒，我们也要做一些疏通，在《脉经》中没有不这个字，也是恶寒，太阳病本来就是恶寒的。那么刚痉、柔痉，我们看以前的注家丹波元简有一个讲法，从虚实来理解，可以参考。比如太阳伤寒是一个表实证，太阳中风我们有时候归结为表虚证，这个都是相对的，我们这样理解呢，也没问题。但是要注意刚痉、柔痉的一个临床的鉴别点主要是在汗，没有汗叫刚痉，有汗的叫柔痉，为什么呢，这个直接关系到我们用什么方。

然后我们看一下其他的描述，原文第七条呢，痉病的热化。热化，毫无疑问，就不是在太阳了，热走阳明了，不在表了，入里了。这个正好对应了伤寒六经的传变，就是一开始是在太阳，第二天、第三天，也许高热了，它走进去了，也许出现阳明的一些症状。我们看一下原文的描述，“病者身热足寒，颈项强急，恶寒，时头热，面赤目赤，独头动摇，卒口噤，背反张者，痉病也。”我就念到这里，那么后面的拖下来的一些文字呢，在解释上可能争议比较大，我在这儿作为一个存疑，我们先放一下。我们先看它的一个主要的表现，阳明热化有什么表现呢？很明显，身热，整个身体，或者我们现在讲发热，高热。很明显的有一些热的征象，头热，面赤，目赤。痉的征象呢，颈项强急，独头动摇，卒口噤，背反张。这个都是一些极端的情况，这个情况，毫无疑问比刚痉、柔痉要厉害，你必须要及时处理。

我们从病机上可以理解，邪郁入里，化热化燥，热要耗伤津液，津液受损，不能够滋养经脉。我们有时候讲热极动风，这个在温病中间有更多的发挥，我们也要养阴，要清热，要平肝，要息风，大概是这样。那么你看在《金匮要略》中，它已经提到痉的这个热化的问题。所以这个热往上，热和寒不一样，热是炎上，它往上走的表现多，所以上半身的表现特别明显，头面部，那么这一条提示痉病的一个发病，前面是太阳，这里是阳明，它的传变很快。我们在临床上要注意，对痉病的一个证候描述，这一段比较全面。我们一开始的那个概念，颈项强急，口噤不开，角弓反张，基本上在这个第七条都出来了。那么后来的有一些著作，比如说《医宗金鉴》，它解释《金匮要略》，他把这个第七条放在第一条了，说这个是最能代表痉病的，我们放在第一条吧，以醒耳目，让人一看就明白。那么这里要补充一句，我们有时候说，阅读《伤寒论》、《金匮要略》，你不要打乱，你还是按照原文的顺序走比较好，有一个什么好处？也许在这个地方，不打乱更加符合临床，它原来是从太阳开始的，你何必把阳明放在第一？痉病的一个来龙去脉，我们通过原文的一个顺序，多少有一个把握。我们作为一个理解呢，《医宗金鉴》可以参考，但是原文的一个顺序也不要无视。

痉病主要的脉象，痉脉。《金匮要略》是重视脉象描述的。痉病的脉象怎么样呢？我们用一个字表述，弦。现在我们讲弦脉，那么原文第九条的一个描述是，按之紧如弦，直上下行，可能有一些费解。这个弦字是出来了，直上下行，是补充紧如弦。如，我们作为一个而字来解释，就是紧而弦。上下呢，我们这样理解，就是寸关尺，寸是上，尺是下，上下，从头到尾，那么提示紧而弦的脉象，你这个手指按脉象时，整个寸关尺都是那样。大概是这个意思，即寸关尺三部，都能呈现出比较弦的这样的一个脉象，这样也对应了其他的一些症状，你不是整个筋脉，或者颈项强急，整个筋脉都强急了吗？那么脉象上大概也是个这样的感觉。所以脉象的把握上，我们要做一些理解，它是作为单独的一个重点来强调。

作为预后，我们可以稍微提几句，就是痉在临床上，在外感热病中常见，容易出现，那么紧而弦的，问题大概还不是太大。那么我们根据脉象来看，它这里第三条提出，脉沉而细者，名曰痉，为难治。痉的这样的一些患者，如果脉象不是弦的，而是沉细的，你要注意了，就是预后不太好了，我们临床上讲，马上要采取措施了，不能把它忽略掉了。第八条讲，暴腹胀大为欲解，脉如故，反伏弦者痉。最后讲到脉象的话，如果是出现沉伏而弦的，还是有可能要发生痉的问题。前面讲的暴腹胀大为欲解呢，我们也可以稍微把它放过去一点，这个地方的解释可能也是见仁见智，有一些不一样，在临床上我们可以不要太多地纠缠它，从脉象上做一些理解就可以了。那么痉病的一个灸疮，我们提一下，它是很难治的。因为在外感热病的一个治疗过程中间，有时候用针、灸的方法，做了这样治疗，它的表皮如果有一些溃烂的话，或者发生一些问题。我们一般理解呢，也许灸疮，这个疮也许有一些渗出，那么会损耗人体的津液，阴血不足了，不能够滋养筋脉了，这样的一个问题就比较严重，是这样理解的。所以对于预后呢，我们可以做一个这样简单的展开和理解。

我们来重点讨论一下痉病的治法。第一个是柔痉，这个原文第十一条呢，是专门讲柔痉的一个方证。太阳病，其证备。太阳病，作为它的一个各种各样的表现，在这个地方都可能出现，其证备呢，好像是一个简约之词，我这里不啰唆了，前面《伤寒论》交代了，那么重点强调的是身体强，几几然，有的叫几几然，这个念法上可能有一些不一样。它是一个形容词，形容身体的强硬，活动不能够自如这样的一种状态。脉反而沉迟，那么这样的一个情况叫痉，提出的一张方呢，栝蒌桂枝汤，方药的组成，它的一个煮服法。所以我们看一下原文，它所提出的一个问题，柔痉，和前面的第一、第二条对应的，是一个太阳病。太阳病，有发热，有恶寒，有头痛，然后有痉的表现。身体强，也许是颈项强急。几几然，不能够自如的活动了。这个时候要注意了，这是痉的问题了，是柔痉了。所以我们根据它的一个用方，栝蒌桂枝汤，是桂枝汤的一个加减，反过来做一些推测呢，也许这个柔痉，这里提的栝蒌桂枝汤，应该是一个有汗的，腠理比较疏松了，那么太阳病出现恶风。脉呢，应该按照前面《伤寒论》的讲法呢，脉象是浮缓的。现在脉象出现了一个很大的差异，叫沉迟，所以我们也可以理解，这个地方的一个太阳痉病，已经不是一般的太阳表证。外感表证再加体内的津液不足，那么脉象也许会出现沉和迟的一种表现，不能够滋养筋脉，再加上外邪阻碍了筋脉，营卫的通畅度受到影响，营卫不利，那么考虑要用桂枝汤的加减来处理，这个地方的沉迟，也许和前面的脉象联系起来考虑呢，沉迟的中间也许带有弦紧的意思。这个沉迟呢，和我们一般讲的虚寒证的沉迟，或者沉而无力的、细而无力的这样的一个脉象，肯定是不一样的。

我们也可以注意到，这个地方的太阳病，出现的颈项强急这样的一个情况呢，在《伤寒论》中间也有相应处理，比如我们举出桂枝加葛根汤这样的一个处理，也是身体强，几几然，证候上也许有轻重缓急的区别，但是大体上用药还是靠在一起的，一个是桂枝汤加了瓜蒌根，一个是桂枝汤要加葛根，都是为了舒缓筋脉的紧张。所以我们看一下，这个地方用桂枝汤，是来调和营卫，这是和解太阳的中风，调和营卫用的，那么瓜蒌根呢，我们要注意在《金匮要略》中瓜蒌有两个用法，这个地方用的是瓜蒌根，瓜蒌根，我们现在讲叫天花粉，药性偏于凉的，我们一般讲是清热生津，生津呢可以滋养筋脉，所以煮服法中还是强调这个服用了以后，微微地有一些出汗，实际上还是在汗法的范围中。

那么关于这条原文，我们适当地做一些引申，就是桂枝汤，桂枝汤的加减。桂枝汤是伤寒第一方，第一个出现在《伤寒论》的是桂枝汤，它是六经证治的基本的主要的方剂之一。我们都很熟悉，桂枝汤调和营卫。注意，叫调和，我们有时候讲和解也可以啊，注意它是一个和。也就是说，桂枝汤它本身具备了两个方向的变化，可以左右移动，可以内外移动，可以上下移动。所以在《伤寒论》、《金匮要略》中，桂枝汤的一个加减应用，可以说是最多的。那么这个地方的一个栝蒌桂枝汤，是桂枝汤的变化之一。

桂枝汤，以桂枝、芍药为主，桂枝辛温，辛温的药向上向外，芍药酸苦寒，苦寒的药向内向下。所以从这两味药，我们很容易理解，这一张方它可以向上向外，也可以向内向下，它带有一个像双向调节的意思在里面，是一张比较平和的方子，它的适应面是比较大的，看你要用在哪里，然后你在哪个方向要加权。我在这里加瓜蒌根，天花粉是偏凉的，我们在这里注意到，这个份量是加在芍药上面的，它的一个寒凉的份量加重了那么，它会向里走。我们要注意它为什么要加瓜蒌，不是加重在桂枝的那个方向上，我前面提到，从太阳会走到阳明，痉病由太阳表寒，到后面的阳明热化，它有这样的一个走向，所以我们在用药的时候要预先地做一些考虑。我想，栝蒌桂枝汤大概具备了这样的一个意思，就是我要提早的适当地用一些寒凉的药，那么我前面提到的桂枝加葛根汤，大概也是这个意思，我们平时大概对桂枝汤有一些顾虑的，因为我们一般是把桂枝汤和麻黄汤并列在一起，作为一个辛温发汗剂。我这里要提一下的，就是桂枝汤和麻黄汤还是有一些区别的，它没有麻黄汤那么辛温，温散的力量没有那么大。所以过去我们有一句话，桂枝下咽，阳盛则毙。我们很恐惧啊，桂枝汤有这么厉害的副反应，所以大家有时候不大敢用桂枝汤，我们在这里需要注意，桂枝汤在古代，或许也有不同的版本，比如我们讲靠近宋代，宋代的《太平圣惠方》，桂枝汤中有一个用法，这个桂枝汤里面有麻黄，有附子，那么它的发汗的力量大一点，那么你就更要注意一点，它是不是有副反应？你用起来要谨慎一点。

如果我们看到的是《伤寒论》、《金匮要略》中这样的一张桂枝汤呢，我在临床上用得也很多，基本上不会有什么副反应，不需要有顾虑的，关键是我们在临证中要做一些变化，可以加，可以减，作为太阳病的一个治疗，麻黄汤、桂枝汤、越婢汤，过去我们《伤寒论》对太阳也有一个提法，就是三纲鼎立。作为太阳表证的一个处理，在一开始我们要有这样的一个考虑，不是一张方，而是三张方。它们有一些区别，它们的方向作用有一些不一样。那么我们看一下桂枝汤是居中，在中间，如果桂枝汤去掉了芍药，加重了桂枝这一边辛温的力量，毫无疑问，它就往麻黄汤靠过去，如果在桂枝汤中间加重了芍药的分量，加黄芩，加一些苦寒药，那么毫无疑问，就是往麻黄石膏越婢汤那个方向走过去，甚至于靠到阳明那个方向去，所以栝蒌桂枝汤给我们提出了这样的一个临床的方向变化。

刚痉，我们看一下原文第十二条。"太阳病，无汗而小便反少，气上冲胸，口噤不得语。"太阳病，有汗或者无汗，这个地方强调无汗。太阳病，那么靠到刚痉，这个是对的，所以后面的一句话，欲作刚痉。没有汗，一般应该小便多，出汗的患者小便少可以理解，那么现在小便反而也少，同时出现气机的一个紊乱，这是由于外邪的作用，气机紊乱，好像气往上冲，这样的一个感觉。口噤不得语，是一个刚痉，痉病的一个表现。那么它同时还可以看到胸满，所以原文中用了一个反字，我前面也提到，这个反字，我们这里作为一个反而的反呢，也可以了。这个地方应该是小便多的，现在反而少了，也不要紧，或者我们作为一个又来理解。那么小便少，就是津液有一些亏耗。痉的症状，这里强调口噤不得语，那么也许也有颈项强急，也许是一个痉病的先兆呢，后面会出现更加严重的症状呢，那么停留在太阳的话，说明还没有到阳明，所以在治法上还是要走太阳。太阳这里选择的是用葛根汤，葛根汤能够开发腠理，葛根汤有麻黄桂枝的用法，能够发汗散邪，葛根能够滋养津液，舒缓筋脉，所以葛根作为一个主要的药物，葛根有生津止渴的作用。那么整个方剂有麻桂的相配，有芍药和葛根的一个相配，所以这一张方，我们换一个角度可以从桂枝汤来看。前面讲的桂枝汤，桂枝这个地方我加了麻黄，芍药这个地方我加了葛根，葛根不是一个温性的药，偏凉一点。《伤寒论》中对葛根汤的一个描述，太阳病，项背强几几，没有汗，恶风的。这个地方和葛根汤的应用没有矛盾的，所以呢这个葛根汤，我们也可以认为是调和表里的这样的一个方剂。下面我们看柔痉和刚痉，都是太阳痉病，有痉的表现，又有太阳病的表现。重点呢是在表，所以治疗也是以汗法解表为主，在解表的过程中，要注意津液不足的问题，如果将这部分内容稍微展开，可以认识太阳病的治疗和痉病的用药，太阳病的用药我前面提到的麻黄汤、桂枝汤、越婢汤。有温散，辛温发汗；有凉泄，也叫辛凉解表；另外还有一个调和营卫的桂枝汤。如果符合以上三点，就可用于太阳病的治疗。

我们再看一下痉病有化热的倾向，在太阳病中已经有所体现，接下来我们看它化热是一个什么样的表现？原文第十三条："痉为病，胸满口噤，卧不着席，脚挛急，必龂齿。"痉这样的一个病证，我们现在看到的是什么？"胸满口噤"，脸面的肌肉有一些僵硬，或者嘴巴开张不自如。"卧不着席"，就是患者平躺，腰背碰不到席子。那么换一个表述，有一点像背反张，颈项强急，腰背部的一个筋脉、肌肉也是拘急，不能够自如地活动。“脚挛急”，小腿和下肢的伸和缩，也受到影响，不自如。必齘齿，齘齿就是上下牙切切有声，整个脸面的肌肉也有一些抽搐。这些症状已经不是太阳病了，治疗时要用阳明的方法，叫可与大承气汤。注意“可与”这两个字，似乎带有一点商榷的意思。大承气汤，我们很熟悉。用在阳明，在治疗阳明病的三承气汤中，一般大承气汤比较典型，一般我们用承气汤会比较谨慎，先用小承气汤或调胃承气汤，而不是第一步就用大承气汤。但是在治疗痉病时要注意，要考虑大承气汤。我们回到《伤寒论》中去想一想，承气有三急下，阳明三急下，少阴三急下。既要谨慎，又要在临床上遇到特殊的、紧急的情况时当机立断，不能犹豫。这个是一件事情的两个方面，我们在治疗痉病时，可以体会到大承气汤的用法。而后面要表述的，就是急下存阴，体现的是承气汤的通腑泄热，在这个时候不要犹豫，要马上出手。我刚才分析过这一条原文的叙述，是扣在阳明病这个位置上，已经从太阳走到里面来了，阳明是一种实热证，阳明是热，这个热会造成痉，热会耗伤津液。这种情况比较危急、比较危重，所以在处理上，需要赶快缓解它的。我们用方选药时，出手一定要重一点。

对于大承气汤的急下，我们可以提一下吴又可(《温疫论》的作者)，对临床上遇到的一些问题，他用大承气汤、用大黄，他有体会，我们经常提到吴又可讲的一句话：承气本为逐邪而设，非专为结粪而设也。意思是不要以为承气汤就是通一下大便的问题，而是为了逐邪，邪由表入里到阳明，是一个实邪，造成高热，造成痉。这个时候用承气汤，就不要有顾虑，有没有便秘都不要紧，赶快通便，或者排便的次数增加，患者痉的症状，或者高热的症状、阳明的症状，有时候很快就缓解了。所以《医宗金鉴》也提到：承气直攻其热，非攻阳明之实。我觉得这个观点在临床上应该记取，阳明是热盛化燥动风，用下法是治疗方法之一，也许后来我们会有一些其他的考虑，会有其他的一些方和药的应对。但是下法始终是一个基本的方法，在《伤寒论》与《金匮要略》中是经常应用的方法，所以原文最后“可与大承气汤”，大概含有这个意思：斟酌一下，承气汤行不行啊？那么在煮服法中，这个得下止服，这也是很要紧的，不要反复地用，大便通下后，先观察一下，症状缓解还是没有缓解，然后再考虑下一步的治疗方案。

承气汤在热病中的应用，我们要记取。《伤寒论》、《金匮要略》告诉我们，在热病中，它是基本方法。痉，可以用大承气汤，阳明病的一个应对，承气汤的内容更多，我刚才举了吴又可的一些认识，也是后人的应用。后人的一些理解可以帮助我们，我们这里讲痉病运用下法，也是一个主要的方法。下法针对阳明病，阳明病表现为高热，下法可以退热。我记得有一个学生曾告诉我，他来读研究生之前在基层工作，碰到过这样的患者，住在西医病房里面，高热持续一两个星期不退，用了很多抗生素，也找不到其他的原因。这个学生找中医会诊，跑到患者那里一问，大便一个多星期没有解了，于是就用大承气汤。也真是承气汤一用，大便一通，高热就退了。西医觉得不可思议，这么简单，几味药就拿下来了。

这里再举一个病案，是我的经历。一位86岁的老人住院，查出肺部感染，于是用较好的抗生素应对，用了两天也不见好转。这个患者是我的一个亲属，我一直要去看她的，住在龙华医院，也是我比较熟悉的，管病床的是我的学生，主管医生是我的同学，他说你来开个中药方吧。患者年纪比较大，也是大便好几天没有下来，腹部的症状不是那么明显，我给她开了这样的一张方：承气汤，厚朴、枳实、生大黄，没有芒硝，是小承气汤。另外考虑到她的发热症状，下午体温明显上升，上午会有一些下降，时有反复，又是年龄比较大的，我考虑柴胡汤的底子，阳明也有，另外一张方就用白虎汤，石膏、知母。因为提示有肺部感染，那么再适当地用了一些清热解毒药，仍是考虑年龄比较大，用一点附子吧，扶扶正气，温温阳吧。因为这张方是一张复杂方，经方和后来的一些药物结合在一起用。下午服用了药物以后，第二天即肠鸣解便，咳痰比较爽快了。第二天下午，体温有一点升高，但不是高热了。再过段时间，体温正常，再换方，养阴的、清热的、通便的药物仍适当的用一点。用药以后，体温没有再上升，所以病房中的一些西医，还有一些学生，他们都觉得奇怪，中医居然有这么好的效果。我说中医就是这样的，有机会就要用。所以我们可以了解到，在临床上对高热，对这种痉病的治疗，下法始终是一个基本的方法，应该考虑到。上面讲了痉病的主要的方证，一个是表证的，是发汗的，栝蒌桂枝汤、葛根汤，走太阳；大承气汤，走阳明。这三张方正好代表了两个方法，这是痉病的主要内容。

下面有几条原文讲到误治成痉，我们有时候也把它列为痉病的病因病机的首条，我们看一下痉病是由什么造成的，我们注意到，原文第四、第五、第六条是连在一起的。太阳病，发汗太多会导致痉病。一般理解为发汗，汗多，耗伤了津液，津液不能滋养筋脉，导致痉病，这叫误汗。风病，下之则痉，如果错误地或者过早地运用了承气汤也不行，再用发汗的方法，也会出现痉的状态，叫病拘急。最后讲的疮家，虽身疼痛，不可发汗，汗出则痉。就是疮家，津血已经亏耗了，再用发汗的方法，也容易导致痉病。这个误治成痉，我们应适当地了解一下。此处可以稍微展开一点，我们有这样的认识，在古代我们是临床观察，临床的现象一般我们会这样去推理，叫前因后果。因为用过汗下，所以后面出现的痉，后面出现的问题，可以归咎于前面的治法。但是今天我们去考虑的话就未必了，也许和误治有关，也许和误治没有关系，这个病本身会造成痉的问题，哪怕没有误治，它也要发展到那一阶段的。所以除了误治之外，我们可能还要考虑疾病本身的问题，考虑患者的体质问题，我们想问题，要更加复杂一些，不要那么简单。

最后我们把痉病归纳一下，正如前文所说，《黄帝内经》中也有一些描述，病机方面，诸痉项强，皆属于湿，强调湿。《金匮要略》强调太阳，风寒。诸暴强直，皆属于风，风的问题等，《五十二病方》中也有记载。那么我们把这个方面展开一点看的话，痉是一个临床的症状，关联的地方很多，和很多疾病相关。我们现在可能会说，颈项强急，口噤不开，甚者角弓反张，不是破伤风吗？那么，我们读过原文之后可以理解到，《金匮要略》讲的痉，不是破伤风，破伤风有另外的治疗方法。金元时期以后的医家，对痉的病因病机的讨论，更活跃一点，内容也更多一点，如《景岳全书》中张景岳就提出和津血，和筋脉有关，之后的王清任及《温病条辨》，都对这方面有一些议论。从现代医学的角度来考虑，我们也很清楚，如果痉是一个症状的话，就要考虑后续的问题，如临床急诊中，看到小孩子发热，颈项强急，头颈发硬，我们应考虑做一些其他的鉴别与诊断，做一些适当的检查等。一般我们会考虑到，高热会造成这样的痉的问题，有的和脑膜刺激征和颅内压增高等有关的，因此在治疗上有不同的应对也是对的，所以后来有一些医家会对《金匮要略》中的痉病做一些议论，比如民国时期的一些医家，讲到《金匮要略》描述的症状和治疗有一些不相符合，症状很重，但是用的治法、方药，好像太少、太轻。我们认为从临床上看，因为它涉及的面比较宽，所以可以从很多方面考虑，但是《金匮要略》对它的一个定位，我们也应该有所把握，不足的方面要参考后世。其实在《金匮要略》中提到痉的地方也很多，比如在第一篇中，其目正圆者痉不治，说明问题比较严重，难以治疗。《金匮要略》中的产后病中也有痉病，如产后三大证。《伤寒论》中也会提到痉，如下面的一段描述："结胸者项亦强，如柔痉状，下之则和。"和是正常，结胸的患者，头颈发硬，用下的方法，也有相应的效果，用的是大陷胸丸。我们这里做一些联想的话，大概会对《金匮要略》的痉有更深的理解。那么请思考一下，对痉病的病因病机，如果从中医的角度去把握的话，认识为什么会有很多？或者有的医家强调这个，有的医家强调那个，再后来有很多补充，又是为什么？我们也可以联系到温病的一些治法。我现在举的，比如明清时期的做法，羚羊钩藤汤、大定风珠，后来的玉真散、五虎追风散等，都是对痉的临床上的处理，我们可以做一个参考，痉的问题就议论到这里。

下面还有一个暍病，我们简单地看一下。这个暍病，我们现在比较生疏，临床上也不这么提了。但是，在《伤寒论》中有痉、湿、暍，《金匮要略》一开始也写到痉、湿、暍，这个暍是和痉病罗列在一起的。我们可以看一下《说文解字》，《伤寒论》的伤寒，寒，冬天；暍，是伤暑，从季节来讲，夏天。也就是说，暍发生在夏天。夏暑，暑是热，感受到暑邪，有时候叫暑病。所以夏天如果出现太阳，或者表证，可以从暍的角度来做一些理解。但要注意，中暍的中，中受暑邪，中受暍邪。中暑两个字的概念，和我们日常生活中讲的中暑是不一样的。高温下劳作，大汗以后，或者体液亏耗，一下子倒在地上，中暑了，是要急救的。而我们这里讲的中受暑邪，还是属于太阳证的一个范围，所以可以看到，《金匮要略》中相关的原文不太多，主要有两条。

我们看一下原文第二十五条的描述："太阳中暍，发热恶寒，身重而疼痛，其脉弦细芤迟，小便已，洒洒然毛耸，手足逆冷，小有劳，身即热，口开，前板齿燥。若发其汗，恶寒甚。加温针，则发热甚。数下之，则淋甚。"后半部分强调治疗，不能够用汗法，不能够用温针，不能够用下法，和痉病就不一样了。那么我们看看前面的描述，感受暑邪以后，原文有一个“太阳”两个字，还把它限定在表证，和太阳的一个表现有点不一样，它是往热这方面走。暑热之邪，正如叶天士讲的，暑必兼湿，这点我们应该重视。夏天，或者是在中原地区，或者是在江南地区，暑热之外，还要考虑到暑湿，就是湿邪会影响到人的气机，造成人体的困重感，造成肢体关节的疼痛，阳气被损耗，会发热，会恶寒。所以脉象的描述比较仔细，弦细芤迟，我们理解为一个虚脉。因为暑热之邪伤了气，耗了津，所以气阴不足，在脉象上弦细芤迟了。《黄帝内经》中有一种讲法，叫做脉虚身热，得之伤暑，夏天就容易见到这样的情况。既然气阴不足，在治法上就要注意，不能够简单地用治太阳病的方法即发汗攻下的方法，需要改变，这条原文中没有处方，如果要出一张方的话，我们也许会想到后世的清暑益气法。有两张方可以参考，《脾胃论》中李东垣的清暑益气汤，以及《温热经纬》中王孟英的清暑益气汤。这两张清暑益气汤，用药有些不一样，李东垣的偏于温燥，王孟英的偏于凉润，都是清暑益气，但是方向有所不同，在临床上可以做一个把握和选择。

作为一种治疗方法，《金匮要略》中提到两张方，一个出于热盛，太阳中热者，暍是也。在表证，在疾病的初期，是中受了暑热之邪，出现高热的情况比较明显，具体症状为汗出恶寒，身热而渴，用白虎加人参汤。学过《伤寒论》的人大概都知道白虎加人参，不是太阳病的首选治法应该是治阳明病的，是白虎汤的一个变化，就是里热比较亢盛的时候，高热比较严重的时候，要考虑用白虎汤来解决。那么此处不是简单的一张白虎汤，而是白虎加人参汤。原文第二十六条的描述，可能应该这样理解，身热而渴是主要的，发热很明显，口渴很明显。有汗出，这个恶寒不要理解为太阳表证，而是汗出以后，腠理空疏，一时性的会有怕冷的感觉，这个不要紧，还是考虑用白虎汤。但要注意，白虎汤加人参，因为汗出，因为津液不足，因为津液耗损，加人参益气生津，顾护正气，这个和暍病的治疗应该是合拍的。所以在暍病的治疗上，把伤寒中阳明病的治法，白虎加人参汤，给提过来了。我们可以稍微展开一点来理解，白虎汤主要是石膏、知母，后来主要在温病中应用，吴鞠通将白虎加人参这样的一个治法拉到太阳病上，就在表证的时候，用白虎做一个辛凉剂，寒凉药用在表证也可以，这是用得比较重的，后来就有一种说法，叫做辛凉重剂。辛凉的方法我们都会想到桑菊饮、银翘散等。在经方中，实际上辛凉的做法在后文中还会提到，《金匮要略》里也有应用，如麻黄、石膏的配伍，有一张叫越婢汤。在外感热病的治疗中，很多医家对石膏的运用有补充的临床经验，比如我们熟悉的清瘟败毒饮，张锡纯《医学衷中参西录》中的阿司匹林石膏汤，这个方名也很有意思。所以白虎加人参汤，代表了这样的一个做法，在太阳病在暍病中，都有这样的做法。然后我们可以联系到后世的金元时期的医家、明清时期的医家，这样一路看下来，整个暍病的问题会理解得比较全面。

那么另外原文第二十七条，是用一物瓜蒂汤。我们把它归为湿气较重的一种治法，现在临床上用得比较少，一般了解就可以了。那么《金匮要略》中不足的地方，我们要注意从后世来做一些补充。比如偏于湿重的，可以考虑《太平惠民和剂局方》中的大顺散，用温燥药，我们比较熟悉运用香薷饮，用扁豆、厚朴，至少提示我们，同样是太阳病，出现的季节不同，需要变通。如果对这方面有兴趣的话，可以看看张凤奎的《增订叶评伤暑全书》。

从热病的角度，不同的季节、不同的病名、不同的应对，这是中医的特点。比如温病中很多病名遵循季节，如风温、春温，夏天如暑湿、暑温，秋天的秋燥、伏暑，冬天的冬温等。就是伤寒本身也遵循季节，冬天发生得比较多。这个是中医临床上认识疾病的基本立场，要注意的是，和疾病的临床上的应对——治疗方药直接有关。

最后我们进行一些总结，可以看到《金匮要略》暍病，点到为止，没有太多的展开，如果不联系后世的一些内容，就会以为《金匮要略》只有两三条原文，不值得一看。但我们今天把它前后联系起来，进行了一些理解，我们中医的临床是一步一步走过来的，它最初是这样的，后来有发展和补充，所以《金匮要略》中不足的地方，如果看看后世的内容，就会觉得很有意思。

我们可以看一下思考题，痉病的主症、病机与治法方药，它提出了一些什么？在症状，在病机上怎么认识的？治法方药上有什么特点？第二个问题，为什么汗下可以治疗痉病？这个汗下有时候又可以导致痉病？这很有意思，请大家思考思考。还有暍病为什么内容那么少？这么少的内容对我们的工作有什么帮助？有什么启发？我们应该记取什么东西？

串讲 3　湿病

【提纲】

主症：发热身重，关节疼烦。
病机：感受湿邪，兼风挟寒。
治法：祛风散寒，除湿止痛(微发其汗，顾护阳气)。

1. 主症及治法

(1) 湿痹

太阳病，关节疼痛而烦，脉沉而细，一作缓者，此名湿痹。《玉函》云：中湿。湿痹之候，小便不利，大便反快，但当利其小便。(十四)

(2) 湿郁发黄

湿家之为病，一身尽疼。一云疼烦。发热，身色如熏黄也。(十五)

(3) 治当微汗

风湿相搏,一身尽疼痛,法当汗出而解。值天阴雨不止,医云此可发汗,汗之病不愈者,何也?盖发其汗,汗大出者,但风气去,湿气在,是故不愈也。若治风湿者,发其汗,但微微似欲出汗者,风湿俱去也。(十八)

(4) 误下变证

湿家,其人但头汗出,背强,欲得被覆向火。若下之早则哕,或胸满,小便不利一云利,舌上如胎者,以丹田有热,胸上有寒,渴欲得饮而不能饮,则口燥烦也。(十六)

湿家下之,额上汗出,微喘,小便利一云不利者,死;若下利不止者,亦死。(十七)

2. 证治

(1) 头中寒湿

湿家病身疼发热,面黄而喘,头痛鼻塞而烦,其脉大,自能饮食,腹中和无病,病在头中塞湿,故鼻塞,内药鼻中则愈。《脉经》云:病人喘。而无湿家病以下至而喘十一字。(十九)

(2) 寒湿在表

湿家身烦疼,可与麻黄加术汤发其汗为宜,慎不可以火攻之。(二十)

(3) 风湿袭表

病者一身尽疼,发热,日晡所剧者,名风湿。此病伤于汗出当风,或久伤取冷所致也,可与麻黄杏仁薏苡甘草汤。(二十一)

(4) 风湿兼表气虚

风湿,脉浮,身重,汗出恶风者,防己黄芪汤主之。(二十二)

(5) 风湿兼表阳虚

伤寒八九日,风湿相搏,身体疼烦,不能自转侧,不呕不渴,脉浮虚而涩者,桂枝附子汤主之。若大便坚,小便自利者,去桂加白术汤主之。(二十三)

(6) 风湿兼表里阳气俱虚

风湿相搏,骨节疼烦,掣痛,不得屈伸,近之则痛剧,汗出短气,小便不利,恶风不欲去衣,或身微肿者,甘草附子汤主之。(二十四)

【串讲】

《金匮要略》中的湿病,排列在痉、湿、暍中,那么湿病的内容,相对会比痉病与暍病要多一点,方药、原文也多一点,是这篇的重点。我们可以看一下原文的一个表述,首先有一些一般的论述、主症、治法,另外有一些具体的方证,而重点就在方证。湿病的主症、病机、治法,我们可以进行简单的归纳:湿病有一个前提——外感,叫外感湿病。所以一开始也是太阳病,有发热身重、关节疼烦,在外感病中,湿邪停留在关节部位,造成关节肿痛,屈伸不利。这样的症状,我们称为湿病。湿病在《伤寒论》中也有,即痉、湿、暍。另外,相关的条文在《伤寒论》的太阳病中也出现过。既然是感受湿邪,那么它会兼风挟寒,在治疗上,基本上因为定位在太阳病,在体表，所以汗法仍然是主要治疗方法，在湿病中比较强调要用微汗的方法，要考虑到阳气。

我们看一下原文第十四条，是一般的论述。首先提出湿痹，原文一开始，也是太阳病。这里的太阳病和前面的痉、病、暍病可以一起理解，是在疾病的初期，有发热、恶寒、身痛，治疗上要考虑汗法，那么湿病的一个特点，有关节疼痛而烦。其脉象有一些变化，是沉而细，这和湿有关。一个说法因为湿停留在局部，阻碍了阳气，脉象表现为比较沉、比较细。但我们在临床上不要太拘泥于此。原文讲："湿痹之候，小便不利，大便反快，但当利其小便。"此处，"痹"字出现了。我们现在遇到关节疼痛，会比较自然想到痹证。痹证，《黄帝内经》中间讲的所谓"风寒湿三气杂至，合而为痹"，这个是一般的概念。那么我们可以思考，《金匮要略》中，或者张仲景的原文中，不直接用这个病名提出痹证，而是用湿，叫湿病，强调所谓湿邪停留在关节，原文中作为一个展开内容，湿痹的地方有关节疼痛。另外文中补充"小便不利，大便反快"，因为湿邪阻碍了阳气，阳气不能够通畅，所以往内走，小便不利，大便反快。膀胱的气化受到影响，小便不太通利，排尿的量少。大便反快，快是指爽快，即排便没有什么问题。一般在这个地方，我们有时候会理解为这个"快"是不是大便太通利了，小便量少，大便排泄又多，有点像泄泻了。这是湿邪停留在内，治疗上，按原文中讲到的最后一句话，"但当利其小便"。湿痹的这种情况，我们可以考虑，既有外湿、关节的疼烦、发热，又有内湿、小便不利、大便反快。

那么在处理上，为什么不直接提出用发汗的方法，而要利其小便？利小便，可以考虑五苓散。五苓散通达阳气，通阳化气，有化湿、通利小便的作用，是从内走的，当然，我们有时候讲五苓散表里分消，用了以后也会微微出一点汗，但主要是往里走的多，所以五苓是通利小便的方法，可化内湿。对这样的一个处理，我们在临床上怎么来理解呢？这里可以举例，尤在泾曾讲到，平日土德不及，湿动于中。因为气化不速，湿侵于外，停留在肌表的湿，有时候和内部的阳气有关，那么如果内外都有问题，可先走一步内，让里面的阳气通达，那么体表的、外部的湿邪容易祛除。如果从脾胃的角度来考虑，是否也是我们平时强调的脾胃优先。内湿外湿都有的话，先走一步把内湿除掉，让里面的阳气能够蒸腾，那么在体表的湿邪就容易祛除了。因此，关于具体的处方，如曹颖甫主张用五苓散是对的，但桂枝的量是不是可以加倍，加重一点，让里面的阳气通达更加爽快，这也可以作为参考。

原文第十五条，临床上可以见到湿邪停滞，郁而发黄，此处没有处方，作为一个议论，或者临床上的一个表现，这个黄，也许我们可以和后面的黄疸，"黄家所得，从湿得之"联系。原文是从湿这个角度进行强调的，也是外感病过程中出现，有发热，有身痛，有体表的一些症状，但是也可以见到黄疸了。此处也没有处方，我们后面与黄疸病进行一些联系，此处就简略提一下。

对湿病的治疗，强调要微汗。原文第十八条讲得非常通俗："风湿相搏，一身尽疼痛,法当汗出而解。”这个是对的,湿邪停留在肌表,一出汗,把这个湿邪蒸发掉了,祛除了,那么整个身体轻快了。但是如果值天阴雨不止,医生说可以发汗,但是用了发汗的方法,为什么这个患者没有痊愈呢?这是什么道理呢?张仲景也回答了,说“盖发其汗,汗大出者,但风气去,湿气在,是故不愈也”。你考虑到湿要发汗,是对的。但是发汗的力量太强的话,这个风容易祛除,而湿比较纠缠,比较缠绵,不是一下子就能够去除的。我们平时讲欲速则不达,就是这个意思。你要有耐心,不要操之过急,治疗要慢慢地来。所以最后的这句话是一个总结:“若治风湿者,发其汗但微微似欲出汗者,风湿俱去也。”治疗湿病强调发汗是对的,但是要注意发汗不能过猛,过猛反而伤正。对原文进行分析,是指在阴雨天,身痛和风湿相关,应该用发汗,但是在发汗的方法上,还要注意不能够过汗,不能够操之过急,禁用大汗的方法。外界的气候要考虑,湿邪的特点也要重视。所以此处我们做一些引申,对表里合病,或者表湿的治法,对阳气要重视,要顾护阳气,要微汗。前文中讲的脾胃也要注意,脾胃优先,用五苓散,首先要通阳化气。

湿病有时候会误下,原文有两条,第十六、第十七条,可以作为一个参考,这里也不作展开了,误下以后产生变证,为什么会误下?为什么会有变证?我们应从整个伤寒、金匮的角度、从整个外感热病的角度、从临床做一些理解,也可以适当参考一些后世的解说。

我们来看一下具体的证治,这是湿病的一个重点。原文第十九条没有处方,主要是讲头中寒湿。原文说道:“湿家病身疼,发热,面黄而喘。”前面有原文也提到黄,而现在是一个喘的问题,呼吸比较急促了,或者呼吸有一些困难。头痛,鼻塞而烦,头痛很厉害,鼻子也塞住了。脉大,如果是大而有力,大则病进。这个大,也是提示机体的一个反抗。“自能饮食,腹中和无病”,是这样的一种表现。头中寒湿主要是头痛,鼻塞,有发热,或许有黄,或许有喘,但是消化道的问题不大,没有腹部症状,饮食也不要紧。原文最后做一个总结,叫病在头中寒湿,故鼻塞,纳药鼻中则愈。从一开始到最后的结束,我们注意到原文强调的一个症状——鼻塞。它是怎么处理的呢?叫“纳药鼻中则愈”。那么我们会问:纳什么药?原文没有讲。所以我这里可以提供一个参考,比如后世的方子辛夷散。辛夷花有通窍的功效,这个我们大家都知道。作为一个外用方,患鼻炎或者是什么问题引起的鼻窍不通,可以试试看用辛夷。其中辛夷散中具体的用药,我们也可以做一个参考。

再往下看,寒湿在表。原文第二十条提出,“湿家身烦疼”,这个是主症。湿家,有湿病的人,这个湿病前面提到过,可能有太阳表证,有发热,有身痛,那么这里都简略了。“湿家身疼烦,可与麻黄加术汤”。这里要注意,书中提出的一个方药——麻黄加术。后面的一句话,“发其汗为宜,慎不可以火攻之”。你要谨慎,不要用火攻的方法来取汗。火攻的方法,在《伤寒论》原文中是比较禁忌的,我们现在理解的火攻、火劫,是一个物理性的发汗方法。到北方去过的人大概有体会,就像炕。过去在地面铺上柴火烧热，然后把柴火拿掉，铺上褥子，盖上被子，这样的一个方法也是能够取汗的。但取汗要注意，前面讲的要微汗，如果用火攻的方法取汗，容易造成大汗淋漓，伤了阳气，容易发生变证。所以我们注意到，对于火攻的问题，在《伤寒论》中有提醒，在《金匮要略》湿病的治疗中又提醒，不能够乱用。麻黄汤，我们很熟悉，太阳伤寒，没有汗的，麻黄有八证，强调身痛，没有汗，恶寒，一派寒象，是一个温散，是辛温发汗的方法。那么把麻黄汤用在湿病的治疗上，一定要注意，麻黄要加术。这里的术，指的是白术，有人可能要问，我们现在临床上有苍术，有白术，你用哪个术？我们临床上如果变通一下的话，苍术、白术用在外湿、内湿，都可以参考。但是作为对原文的理解，这个术一般我们还是认为是白术。白术除湿，所以麻黄和白术的一个相配是这一张方的特点。我们可以注意到，过去的注家有一个讲法，麻黄得术，汗就不会过汗了，那么白术得到了麻黄，它可以并行表里之湿。这是寒湿的一个发汗的方法，因此，在《金匮要略》中，提出了麻黄加术汤。

然后我们再看一张方，是偏于风湿的。原文第二十一条："病者一身尽疼，发热，日晡所剧者，名风湿。"原文很明确地提了"风湿"两个字，发热的一个特点。日晡，我们一般理解为傍晚的时候，这个和阳明病有关，那么也提示有可能太阳往阳明这个地方移动。那么原文提出的病情是，"伤于汗出当风，或久伤取冷"，出汗以后吹了风，或者你这人经常取冷，比如饮冷，或者是经常贪凉，这样也会导致这个问题。在治疗上，用麻黄杏仁薏苡甘草汤（简称麻杏薏甘汤）这一张方，这和麻黄加术汤有点不一样。我们要注意，这里仅做一般的表述，清轻宣化，解表祛湿，和前面的辛温，温散，也有点不一样。

那么我们可以把这两张方并列在一起进行理解。在外感病的过程中，如果出现关节的疼痛为主，或者是湿病，那么在治疗上，还是脱离不开太阳病的基础，所以还是要用麻黄桂枝，或者用麻黄，但是要变通。即麻黄汤可以考虑，但是麻黄汤必须变化，那么这两张方提示了两个方向，一个是温散，一个是凉散或者叫凉泄，如果我们和前面痉病联系起来的话，大概也可以做这样相关的思考。治疗痉病，用桂枝汤时要加一些偏凉的药物，那么对于湿病，麻黄汤要变化，麻黄可以用，杏仁、甘草也可以用，但是要放薏苡仁，薏苡仁稍微偏凉一点，至少是一味平性的药。对这两张方从临床的角度做一些延伸，麻桂同用的方剂辛温，是温散；麻黄和石膏同用，则偏于凉泄。麻黄加术汤，提示的是一个温散的用法，麻杏薏甘汤提示的是一个凉泄的用法。如果继续延伸，就有很多方剂可以带出来。后面讲到关节疼痛的时候，我们还会做一些关联性的分析。

我们再看下去，原文第二十二条，风湿兼有表气虚。话题换了，前面的温散、凉泄，是偏于表实证，这个地方表气虚弱。原文提到"风湿脉浮身重，汗出恶风"，这样很简单地把一个主症提示出来，还是靠在太阳病上，脉是浮的，体表症状。但是这个患者已经有汗出了，汗出以后恶风很明显。我们一般的理解，是从表卫的阳气不能够固摄，汗出比较多，怕冷比较明显，这样去联想。此处我们可以再看一下用方——防己黄芪汤，防己是利水，黄芪益气固表，其中还有白术，白术化湿。所以主要的药，益气的，利水的，化湿的，这些药就放在一起，作为临床上的一张常用方。这张方我们在临床上也是用得比较多的，不一定有发热，患者如果是这个关节肿痛，或者没有疼痛，关节下肢有一些浮肿的话，我们都可以参考。这一张方在后面的水气病中也出现，它换了一个名称叫风水。风水，很明显是一种水肿，在这里是一个风湿，风湿主要引起关节的肿胀，那么原理都是一样的。所以我们在临床上运用的时候，像这样的一种益气利水的方，防己黄芪汤，有时候可以和苓桂术甘汤、五苓散一起使用，力量不够有时候会加一些附子什么的通阳化气，益气利水，临床上我们常用在所谓的功能性水肿，就是查下来没什么大问题，但是这个身体早上起来，脸面有一点浮，到了下午，下肢有一点肿，一般是四五十岁的女同志比较多见，那么这样的一些患者也会来找中医，我想这时候《金匮要略》的防己黄芪汤就是一张基本方，我们要学会应用，并随症加减变化。

然后我们往下看，风湿兼表阳虚，原文第二十三条。表阳虚和表气虚有点不一样，好像口气重了。阳虚，前面的防己黄芪汤强调气虚，阳气不足，内寒就容易产生。所以我们看原文的一个表述，伤寒八九日，风湿相搏，身体疼烦，不能自转侧。关节疼痛，身体的活动都受到限制了，好像比前面的身体沉重脉浮，这样的一个情况要严重一点。伤寒八九日提示，还是在体表，这个太阳伤寒，我们可以理解为表也可以。那么原文继续有一个展开，就不呕不渴，没有呕，也没有口渴。如果我们把呕理解为少阳，把口渴理解为阳明，那么就它的位置还是在太阳，在体表，没有往里走。但是脉象浮虚而涩，这个时候我们可以考虑用桂枝附子汤。接下来，若大便坚，小便自利。如果这个患者大便坚，坚是硬的意思，所以这个地方的大便坚，会产生不同的理解，有的人认为是便秘，有的认为文字上会有一些问题，是不是搞错了，应该是这个前面讲的大便反快，有点像腹泻了。小便自利，那么小便自利，是小便多，小便通畅，小便没问题。那么有的人会说，和大便多对应的，小便应该是不利。那么我们看一下它用的方，去桂枝加白术，我们习惯上称，前面的那张桂枝附子汤，那么这一张叫白术附子汤，后面还有一张甘草附子汤。这个三附子汤，在这个地方，第二十三条是作为一个基本的描述，把它提出来的，还是在太阳，要用走表的方法，用桂枝，用白术，用附子，这样的一个方法来处理。那么这个第二十三条讲的，不呕，不渴，大便坚，小便自利，如果我们从整体上来看，那么有的提出，不呕，不渴和大便坚，小便自利作一个联系，这个地方作为一个互文，前面讲的不呕不渴，也有大便坚小便自利，后面讲的大便坚小便自利，也有不呕不渴，总的提示里面没有大问题，问题在体表，是一个湿病。

以上的两张方就是治疗的两条路，那么我这里要做一个展开，在临床上大家会比较关心药物的用法，前面提到大便坚，小便自利，有一个叫白术附子汤。白术通便，那么我这里来简单做一个介绍，临床上我有过这样的一个经验，这个病案是一个心脏病的患者，动过手术，用了西药造成了便秘，一直要用一些通便的药。有一次找我门诊，想试试看还有什么方法？我看他个子比较高，比较瘦，好像有一些中气不足的样子。那么开的一个处方，补中益气汤加减，开过以后，隔了几个月患者来告诉我，说效果很好，便秘的问题，基本上解决了，不吃泻药了。那么我开始留意这个问题，在以后在临床上会注意将补中益气汤用在便秘的治疗。那么因为《金匮要略》书中确实有这样的一个原文的提示，大便坚用白术的，此后我注意到白术在治疗便秘时要重用，有的老师用到六十、八十克，重的甚至超过一百克。用得重，药房会担心，他说张医生你来盖个章，我说好，我来盖个章，应该没问题。所以临床上我们可以参考白术的这样的一个用法。临床上因为便秘的来找中医治疗的很多，那么我这里可以举一例，有一个年纪大的人，冬天来开膏方的，无意中提到平时的便秘，70 多岁了，那么我也是这样的一个处方给她，蛮理想的，用了以后能够一直保持大便通畅。所以我的一个临床的一个用法，提供给大家参考，可以试试看。

湿病的最后，原文第二十四条，甘草附子汤。甘草附子汤，一般我们从文字上，可以体会症状是比较严重的，骨节疼烦，掣痛，不得屈伸。关节肿痛活动都受限，碰也不能碰，碰了就痛。阳气不足，叫汗出短气，小便不利，恶风不欲去衣，甚至于身体有微微的肿胀。所以甘草附子汤，我们可以说在三附子汤中，从临床表现来讲是治疗比较重的病情，甘草附子汤的用药我们可以看一下，桂枝、白术，桂枝、白术、附子，全部都用在一起。所以这个三附子汤可以作为一个代表，我们讲的风寒湿，祛风、散寒、除湿，附子本身可以温阳，本身可以止痛。助阳可以散寒，附子有通达的作用。所以关节的疼痛，我们用附子还是比较多，原文的分析大体上到这里。

下面可以总结一下，湿病在《金匮要略》中，是一个外感病，是跟在伤寒后面的。那么原文中提到有湿痹、风湿，这样的一些名称，《金匮要略》其他的篇章还称风痹。《黄帝内经》中直接称痹。那么《金匮要略》后面的有一些篇章，和痹相关的，和关节疼痛肿大相关的还有，所以我们要注意到它的互相的一个关联性。后世的《巢源》、《备急千金要方》、《外台秘要》，在这方面都有大量的补充，我们现在临床上可能会作为一个专门的领域来展开。在宋代还另外立了一个热痹，实际上在《金匮要略》中都有一些开端了。然后我前面讲的麻杏薏甘汤，偏于凉的一个走法，所以在古代社会中关节疼痛是一个临床上经常遇到的问题，医生必须要面对。那么在《金匮要略》的湿病中，强调用汗法，是因为它和太阳有关，和热病有关的，我们如果从《金匮要略》的其他内容看一下的话，比如像疟病中的白虎加桂枝，血痹病中的黄芪桂枝五物汤，寒疝中的乌头桂枝汤等，包括痰饮病中的木防己汤，都可以一起作为一个参考，治法方药我们一起来考虑。所以《金匮要略》在具体的描述上，在原文这个地方也许没有彻底的打开，我们自己要去做这个工作，做一些关联性思考，包括联系后世的有一些治法。我们现在临床上常用的独活寄生汤，《温病条辨》的宣痹汤，后来的什么三妙散、蠲痹汤，包括《医林改错》中的方子等，它必然都有一定的内在联系，有相关性，但是它又有很多不同的地方。这样的一个思考关联，一定会帮助我们把临床上的思路打开，不要仅局限在《金匮要略》的方子之中。

最后我们可以提几个思考的问题，湿病的治疗大法微汗，为什么这么提？为什么要强调这个问题？麻黄加术汤和防己黄芪汤这个证治，你做一些对比试试看，还有三附子汤的一个证治，为什么在《伤寒论》的太阳病的最后它也会出现？在《金匮要略》这个地方它又出现？反复强调的一个内涵到底是什么？我们课后大家可以做一些展开，去思考一下。

串讲 4　百合病

【提纲】

主症：神志恍惚不定，口苦，小便赤，脉微数。

病机：热病之后，余热未尽；情志不遂，郁而化火。心肺阴虚内热。

治法：清热养阴。

1. 病机、主症及预后

论曰：百合病者，百脉一宗，悉致其病也。意欲食，复不能食，常默默，欲卧不能卧，欲行不能行。欲饮食或有美时，或有不用闻食臭时。如寒无寒；如热无热。口苦、小便赤，诸药不能治，得药则剧吐利。如有神灵者，身形如和，其脉微数。

每溺时头痛者，六十日乃愈；若溺时头不痛，淅然者，四十日愈；若尿快然，但头眩者，二十日愈。

其证或未病而预见；或病四五日而出；或病二十日，或一月微见者。各随证治之。(一)

2. 治则

百合病，见于阴者，以阳法救之；见于阳者，以阴法救之。见阳攻阴，复发其汗，此为逆；见阴攻阳，乃复下之，此亦为逆。(九)

3. 证治

(1) 正治

百合病，不经吐下发汗，病形如初者，百合地黄汤主之。(五)

(2) 权变

1) 变渴

百合病，一月不解，变成渴者，百合洗方主之。(六)

2) 渴甚

百合病，渴不差者，栝蒌牡蛎散方主之。（七）

3）发热

百合病，变发热者一作发寒热，百合滑石散主之。（八）

（3）救误

1）汗后

百合病，发汗后者，百合知母汤主之。（二）

2）下后

百合病，下之后者，滑石代赭汤主之。（三）

3）吐后

百合病，吐之后者，百合鸡子汤主之。（四）

【串讲】

百合病这个病名，学过《金匮要略》的，估计都不会忘记，这个病名很有特色。我们把百合病主症、病机、治法归纳一下的话，这个主症的表现要分两种，一个是神志恍惚不定，这在临床上的表现比较多样话，一个人好像不太稳定，不太安定那样。所以现在有的书中，或者有的专家，就把百合病放到情志病中间去讲。那么原文中作为一个主症强调的，比如口苦，小便赤，脉微数，这个是固定的，这个一二三，强调的一个目的，我们看到后面的治疗就明白，它为什么要这么强调。然后从病机的一个角度，前面还是有一个热病，我后面还会提到，其他医书中在这方面也有一个强调。不是我们今天现实中所见的百合病就是情志病，和它关联起来了。在古代这个百合病前面有个热病，或者有伤寒两个字。

那么在热病之后，所谓的余邪未清，余热未清，另外一个，前面讲的有一些不安定的表现症状，我们从临床的角度，和情志也确实有关，那么我们讲，情志不遂，郁而化火。但是你注意，这个病机的最后一个落点，心肺阴虚内热，和后面的一个治疗，治法方药是相扣的。后面要出方了，要养阴清热的话，用什么呢，百合地黄汤。所以我们看一下的话，能够明白，这个主症、病机、治法，一直到方药，是一气贯穿，这个是百合病的要点。我们可以看一下它的一个原文，有一般的描述，有治则治法方面的一个强调展开，然后有具体的证治。我们注意一下，一个所谓证治，有基本方，有代表方，然后有一个变化，一个叫权变，万一在临床上它的症状偏向这一边，那一边了，我们应该做一些什么应对。然后呢，有一个救误，因为是热病，在治疗的过程中也许会有失误，也许和失误没有关系，但是和那个治法有关，所以在百合病中有一二三，所谓救误的方法，以上是百合病的一个大概的情况。

在历史上对百合病的一个解释，我们这里稍微展开一点的讲，比如《诸病源候论》，百合病者，谓无经络，百脉一宗，悉致其病。强调悉致其病，全身各个地方，症状百出，它的一个牵扯的面比较大。我们这里可以看到百合，有一个理解暗藏在里面。百脉，分开是百脉，合起来是一宗。那么有的人认为，从这个角度我们也能够理解百合病了。实际上我们考虑一下，临床上有一味药叫百合，在《金匮要略》这个原文中，作为一个具体的治疗，百合地黄汤、百合知母汤，这样的一些用法都离不开百合。所以后来的注家，比如清代注家，怎么会叫百合病的呢？他说，因百合一味而疗此疾，固得名也。因为百合是治疗这样的一种状态的主要药物，那么我们叫百合病吧。这个也是一个说法，可以供我们参考。历史上我这里还举一下，我们现在也不大用的，比如有的医书中间提到的河白病，河白，河白草，退肿的，因为这一味药能够治疗水肿，那么水肿的病，有的就叫河白病。当然这样的一个做法不是太普遍，但是我们可以做一个参考。

另外要提一下的，是《备急千金要方》中提到的百合病，皆因伤寒虚劳大病以后不平复，变成斯证。热病的高峰已经过了，伤寒是一个病，它有发热，高热的这样的一个过程已经结束了，换用我们现在的一个通俗的讲法，那是在热病的后期、晚期，或者恢复期，出现的身体这方面那方面的一些不舒服的感觉。因为高热容易伤阴，容易耗津，我们习惯上讲气阴两虚，阴液亏耗。所以温病后来会特别重视这个问题，我们要用增液汤，要用养阴的方法，来帮助患者尽快地恢复。那么我们可以从下面的原文注意到这个问题，为什么百合病中会有这样的一些药应对？它原来的一个前提我们不要忘记，热病和伤寒。后来作为一个补充和展开，比如像《医宗金鉴》会从情志方面做一些强调，包括我们现在的做法，这个不要紧。原来我们在热病的晚期，或者恢复期运用的一些方药，今天我们用来治疗某一些情志方面的疾病，应该也是对的，可以参考，可以借用，互相并不矛盾。那么我因为是讲《金匮要略》，所以在这个地方，要把它原来的样子是什么给大家做一个交代。

我们下面看原文第一条，百合病的这一条比较长，也特别重要。论曰，它说百合病者，百脉一宗，悉致其病也。百脉一宗，这个脉，我们想到血脉，这个脉，我们会想到肺朝百脉，心和肺的问题啊，心肺在上焦，是一个血脉。那么合起来是一宗，是心肺都会产生一些问题了。那么什么问题呢？它下面展开，意欲食复不能食，消化的症状，想要吃，吃不下，消化道的功能还没有完全恢复。常默默，人呢少言寡语，也许比较疲惫，不愿意多讲话，体力比较消耗，欲卧不能卧，想要睡又睡不着。欲行不能行，想要去走走，又走不动。欲饮食或有美时，有时候饮食倒是蛮好的，或有不用闻食臭时，有时候又反过来了，闻到食物的味道都觉得讨厌，没有食欲。如寒无寒，如热无热，寒热方面，一会怕冷，一会好像又有点热感来了，像发热那样。患者的身上，有这么多的这样那样的一些所谓不舒服。那么下面讲的口苦，小便赤，最后讲的脉微数，我们把它连起来看看，这个比较重点的是提示阴虚内热，这个一二三比较固定。那么我们可以说，前面你举的这样那样的不稳定的症状，不太恒定的。口苦，小便赤，是比较固定的。那么原文又讲了，诸药不能治，得药则剧吐利。我想尽办法，我用了很多药物，但是有时候效果都不太理想，相反的有时候服用了药物，反而会造成很厉害的呕吐和腹泻。这样的一些问题作为一个原文提出来，我们来思考，那么它下面有一句话叫，如有神灵者，身形如和。也是一个提示，这个患者的一个表现，有点捉摸不透，好像有神灵附在他的身上了。你也不知道他将来会有什么变化，那么外表上提示身形如和，外观上一看，这个患者基本上马马虎虎，没有太大的问题，不像我们想象中的这种恶液质，高热以后，非常消瘦羸弱，动也不能动了在床上，还不是那回事。外观上大体上还可以的，这是第一条，给我们的一个描述，我们认识、理解百合病，以它作为一个依据。

这条原文后面接着讲的一些问题，相对次要一点，我们可以了解一下。原文讲每溺时头痛，六十日乃愈。排尿的时候头不痛，淅然者，身体好像抖了一抖，有点怕冷的，四十日愈。若溺快然，排尿没问题了，但是排尿以后呢，或者伴随着有一些头眩的，二十日愈。我们在原文的一个理解过程中间，这是一个障碍，比较难的。我们现在临床上碰到情志病的患者，大概不会碰到这种情况，和排尿有关，我来判断。所以我前面提到，百合病前面一定要加上一个前提，是热病，是伤寒。这样可能我们容易理解，我后面还会提到，它在热病的过程中间到最后，这个热病它的愈后，它的恢复期比较长。它的一个轻重缓急表现不一样，有的重，有的轻。所以我们看一下，六十天的话，两个月了，二十日的话三个星期，所以快的两三周好了，慢的要两个月、三个月才能彻底恢复呢，都有可能。所以我们可能要从现代疾病的角度，对过去的原文进行一些思考，用我们今天认识的，我们掌握的一些医学知识来看看《金匮要略》这个地方讲的，大概是怎么一回事。那么这个问题在我后面的一些话题中还会展开。

我们还是回到原文，其证或未病而预见，或病四五日出，或病二十日，或一月微见者，各随证治之。前面讲的百合病的各种各样的表现，这个也许和热病没有关系，或者没有那么明显的关联，它就出现了呢，或者有的时间比较短，四五天，有的时间比较长，要二十天、一个月才出现呢。这个问题，我们从临床上，可能太抽象，也不好理解的。我们后面会结合一些具体的病来考虑，那么最后的一句话说对了，各随证治之。《伤寒论》中的话也是这么讲，观其脉证，知犯何逆，随证治之。这个随证治之，我们今天从辨证论治的角度也可以理解。这个证，是一个证候，是一个状态，患者出现什么状态，或者出现什么主症，我相应的采取什么方法来应对它。所以我们可以总结一下的话，归纳起来看一下的话，百脉一宗，悉知其病，这八个字是一个纲领那样的，把百合病的病因病机给点到位。它的临床表现，消化道方面的，饮食方面的，睡眠方面的，体力方面的，寒热方面的等都会有，然后它比较多见的口苦，小便赤，脉微数。这样的一些问题，我们注意到有这样的一些理解，比如诸药不能治，得药则剧吐利。诸药不能治，那么你百合病中，不是还有百合地黄汤、百合知母汤这一类的方治，有效还是没有效呢？我们现在从情志病的角度也可以这样去理解，诸药不能治，就是说药物治疗有限，那么你对患者是不是要进行一些心理疏导？因为他是情志病，你要做一些思想工作，说服工作，解释工作。我想这样的一个理解，从现在的临床出发，应该也有它合理的地方。我们作为一个临床的应对的话，如果遇到这样的一些问题，我们医生应该想得比较复杂一点，各方面都去努力，不是单纯的一个药物的问题。反过来理解，诸药不能治，本身它的一个恢复，是要一个过程的，比如一个月、两个月，药物可以有帮助，但是你尽管用了药，它的这个过程可以缩短一点，但是还得有一个时间的过程，可以这样理解。所以百合病中容易出现误治，大概也是这个问题。有的医生可能用了各种各样的其他的一些方法，有时反而添乱。这个时候可能特别要注意，在用药上做一些检点，所以我们讲这个第一条的原文，我们从病因病机方面，从临床表现方面做一些理解，这条原文把百合病的一个基本的情况奠定了。

下面我们看一下原文第九条，作为第一条的补充，强调了治则治法。百合病见于阴者，以阳法救之。见于阳者，以阴法救之。是作为一个治疗原则提出来。阴阳比较抽象，那么我们把它具体化一点，见于阳，阳是热证。阳热，用阴法来治疗，偏于寒凉的方药。反过来了，见于阴者，偏寒的，那么你要用阳法，阳法，要用温热剂来治疗。这个我想不光是百合病，所有的治疗，临床这个阴阳是一个总纲。所以我们可以看一下，它后面的半段，这个第九条讲治则的，如果见阳攻阴，或者见阴攻阳，叫此为逆，此亦为逆。就是说你不要治反了，你不要添乱，就要把握住阴阳，知道该用凉还是用温？如果结合前面第一条强调的，阴虚内热，那么阴虚内热很自然啊，我们要用甘寒剂，要用养阴清热的方法。你怎么这个第九条又提出来阴阳的问题呢？这里呢我们讲，第九条讲的是一个大道理，相对抽象的，原则性的，你知道热病的后期，伤阴的，伤津的比较多，要用养阴是对的，但不是绝对的。所以第九条的这样的一个强调，是作为了一个补充，你思路要打开一点，你不要把它僵化，就知道养阴清热，这个不行。因为在恢复期中间，也许有阳气不足，有功能性的低下，你要用辛温药，温热药物，要帮助他，提升他，也有可能的。那么我不用百合地黄、百合知母可以吧？从这个角度去理解也可以了，思路一定要打开。

在这个地方如果做一些延伸的话呢，那么百合病是跟在伤寒后面的，我们可以讲它是伤寒最后的阶段，也许是晚期，也许是一个恢复期，现在我们要在这里停一下看看，伤寒中的这个百合病，百合作为伤寒这样的一个病的一个过程中出现的问题，那么也许是晚期，也许是恢复期这个过程也比较长，在这个过程中花样百出，各种各样的症状都会出现，那么我们怎么应对？所以在《金匮要略》中提出的有一些应对的方药也只是其中之一，或者作为一个主要的参考，也不一定是全部的。那么我刚才讲了这个百合病，我们如果放到情志病中，也许这个范围更加大了呢，你光用《金匮要略》的这些方药也许更加不够的，所以我们学习原文的时候，第一要把它的一个原点把握住，原来是什么？它为什么是这样？然后我们稍微展开一点的话，看看汉唐时期的，隋唐的，比如隋代有《诸病源候论》，唐代有《备急千金要方》、《外台秘要》，我们会注意到百合前面都有伤寒两个字，因为《金匮要略》作为单独的一本书发行的话，这个百合、狐惑、阴阳毒，前面就省略掉了热病的这样的一个前提。

百合病的具体治疗，我们可以把它分成三块。第一个是正治，这个正治我刚才讲是一个基本的，是一个代表的，原文第五条，百合病不经吐下发汗，就是没有经过你的误治。病形如初，原来，比如第一条原文描述的那样，我在临床上见到了，大体上就是那样的。那么这个时候的一个治疗，百合地黄汤。百合我们很熟悉，北方我不大了解，我们南方江南地区，一般的家庭都知道，都会用，到了夏秋之交或者夏天，家里买一点百合，放一点绿豆，我们叫百合绿豆汤。百合，药食两用，我们家庭也可以用，大家都知道是清火，是败火的，因为夏天热。那么我们看一下在《金匮要略》中间，这个地方一个百合，另外加了一个地黄，这个地黄的用法，我们要理解，生地黄汁，我们今天不可能用了，药房里不备。新鲜的地黄，过去在民国时期，大概我们上海地区还有，药房的柜台上，每天会备一点新鲜的地黄，放在那里。派什么用呢？给发热的患者用，像我们后来用的犀角地黄汤等，温病中也许更加重视新鲜地黄的运用，我们讲的凉血清热，出现斑疹的时候用得比较多。那么在《金匮要略》百合病中，百合和新鲜的地黄，放在一起用。最后煮服法中有一个交代，中病勿更服，大便当如漆。如果缓解了，那么要注意，不要继续地服用了，因为什么？新鲜的地黄比较寒凉，不要长期服用，那么后面你要注意变化。如果在地黄的过程中，大便有点发黑了，不要紧，别担心，那个是药物的关系，跟地黄有关。那么我们现在了解到，在热病的后期，或者恢复期，也许用新鲜的地黄相对比较少一点了，但是在这个病的过程中，伤寒走到最后，在《金匮要略》百合病中，还是提出了这样的一个具体的方药，我们可以作为一个理解，那么这个方药我们可以和现代的临床联系起来看，有甘寒剂。高热以后，你怎么用？我们比较熟悉的是增液汤，我们比较熟悉的也许还有《伤寒论》中的黄连阿胶汤，大家很熟悉，这个是养阴的，这个是补阴的，也有清热作用的。在古代，在热病的晚期、恢复期，对这样的一些方药的运用，比较重视。什么道理？我们现在如果发热，或者有一些急性的病症，都会走急诊，马上打吊针，有输液。在古代没有，或者患者高热以后没有喝水，消耗很大，那么到最后你一看，它的舌质是红绛的，整个身体好像消耗比较大，甚至于比较消瘦，因为饮食也不好，后者有一些轻度的会有一些脱水，水分不够，嘴巴比较干，这个时候我们要注意，要用一些甘寒养阴的方法，来缓解它，那么这一条路，我们可以一直通到温病，在热病的后期，更加强调要用这个方法。

然后我们看一下，另外提出的一个权变。权变，即你要根据临床上见到的一些症状，做一些变通。那么一个提出百合病一个月不解，变成渴的用百合洗方。这个洗方是外洗，就是我们现在讲的洗澡，用百合浸水然后洗。一个说法，叫洗其外而通其内。第二个嘴巴干，渴不差者，用后方。后方，栝蒌牡蛎散。瓜蒌根养阴生津清热，用牡蛎，牡蛎也是重镇，往下走的。那么一个讲法，像这样的一个用法，也许这个患者会伴有一些别的症状像津液亏耗，把瓜蒌根用在这个地方，我们前面讲痉病的时候大家有体会，栝蒌桂枝汤也是这个意思，养阴生津的。然后有发热的，照理说到后期，没有发热了，是一个恢复阶段了。那么这个地方出现发热，百合滑石散，百合还是用，滑石是通利的，利小便，那么通过通利小便的方法，让热有一个出路。所以这个权变法，我们注意一下，它提出来的一二三，这样几个选择。

然后我们看一下救误，发汗以后伤了津液，里面的内热也许更加重了，那么百合、知母汤，就用了百合、知母，和前面的百合、地黄有点不一样了。然后我们再看一下，这个用了攻下的方法之后，滑石代赭汤，攻下以后容易伤中，伤阳气，那么伤了阳气以后呢，也许会出现腹泻，出现什么，那么用滑石代赭，有一点和胃降逆，清热利尿这样的一个意思。然后呢，用了吐法之后，用后方，百合鸡子汤，伤了胃气，那么用鸡子黄，有和胃养阴的作用，百合还是照用。

所以我们看一下，百合病的一个基本的治法，在前面提出来的，百合地黄汤，在临床上，我们现在用在情志病方面尤其多，因为知母在《金匮要略》的很多方中会有应用。那么我们做一点引申的话，你一定要去思考，百合病为什么临床上变化这么多？百合病为什么容易误治？这个问题，我们要做一些思考。

原文大概就是以上这些，主要的方，我们也做了一些探讨。最后我们如果做一个总结的话，这个百合病，在《金匮要略》中是一个首出，在前面的《黄帝内经》中，也没有这样的一个提法。那么后面的一些医书中，我们可以找到痕迹，一直走到现在。我们对百合病的一个认识，对百合病的一个探讨，到明清、到民国，到我们今天都会很热闹。大家都来议论这个问题。我们可以看一下，汉唐时期对本病的一个认识，或者它的一个位置在哪里？后来有一些什么变化？我们临床上在具体的运用这些方药的时候，又做了一些什么变通？这个是我们学习《金匮要略》百合病应该注意的。那么我认为，百合病在热病的恢复期，百合地黄汤如果变通一下的话，它提出了一个治疗的大法，就是甘寒养阴的方法。我们要特别注意，这个方法是一个开路的，开了后来温病中间的热病的恢复期、晚期的一些治疗的方法，这样就会跟出很多具体的方药。

我们通过百合病的一个学习以后，大概要注意把握好百合病原来是治疗什么的？后来治疗中有什么变化？它的治法方药对我们临床上有什么启发？后来有什么变通？我以前接触过的一个老先生，我们龙华医院专门看情志病的，他喜欢用《金匮要略》的方，他用什么呢？有我这里提的百合地黄汤、百合知母汤，然后《金匮要略》中的甘麦大枣汤，后来的生脉散、生脉饮，这样的一些小方合在一起，基本一般见到的神经官能症，或者轻度的精神分裂等，均能够取到一定的效果。所以我们这里可以举一点，比如经验方和《金匮要略》的方药有关的，都有百合、生地、知母、滑石。我们可以看到经典方药在我们今天临床上的应用情况。

最后我们可以提一下思考题，百合病的一个概念，百合病的一个主症、病机，我们要注意熟悉和掌握什么？百合病的一个基本治则是什么？为什么这么说？百合病证治提出来的一些具体方药在今天临床上的价值，我们要去思考。

串讲 5　狐惑、阴阳毒

【狐惑提纲】

主症：咽喉、二阴溃烂，目赤。
病机：湿热内蕴，虫毒内扰。
治法：清热利湿，解毒杀虫。

1. 主症及治法
(1) 内服
狐惑之为病，状如伤寒，默默欲眠，目不得闭，卧起不安。蚀于喉为惑，蚀于阴为狐。不欲饮食，恶闻食臭，其面目乍赤乍黑乍白。蚀于上部则声喝一作嗄，甘草泻心汤主之。（十）
(2) 外洗
蚀于下部则咽干，苦参汤洗之。（十一）
(3) 外熏
蚀于肛者，雄黄熏之。（十二）
2. 酿脓证治
病者脉数，无热，微烦，默默但欲卧，汗出，初得之三四日，目赤如鸠眼；七八日，目四眥一本此有黄字黑，若能食者，脓已成也，赤豆当归散主之。（十三）

【阴阳毒提纲】

主症：发斑，咽痛。
病机：感受疫毒。
治法：清热解毒，活血化瘀。

1. 阳毒
阳毒之为病，面赤斑斑如锦纹，咽喉痛，唾脓血。五日可治，七日不可治。升麻鳖甲汤主之。（十四）
2. 阴毒
阴毒之为病，面目青，身痛如被杖，咽喉痛。五日可治，七日不可治。升麻鳖甲汤去雄黄蜀椒主之。（十五）

【串讲】

现在给大家讲一下《金匮要略》中的狐惑病和阴阳毒，我们先看狐惑病。狐惑病这样的一个病名，也比较特殊，原来百合、狐惑、阴阳毒，这三个病是排列在一起，作为一个篇章的。那么前面讲过百合病，我们现在看一下狐惑。这个狐惑，我们现在是一个困惑的惑，是一个心字底。有一个说法，这个惑下面不是心，是一个虫。为什么会有这样的一个分歧，这个和它的病因病机有关系，和当时的认识有关系。那么狐惑这样的一个病证，它的主症是什么？我们看这里举出来的，咽喉、二阴溃烂。咽喉和二阴，都是黏膜比较丰富的地方，都发生问题了。然后呢，眼睛，我这里举了目赤，等一下从原文我们看到，还有其他的一些变化，目赤如鸠眼。眼部也是黏膜比较丰富的地方，也发生了病变。这三个症状罗列起来，我们讲临床上主要见到这样的症状，我们大概可以判断是狐惑了。所以从临床表现来看，从现代医学的角度去思考它们，有的就把《金匮要略》的狐惑病和我们现代医学讲的白塞综合征联系在一起。我们又称口—眼—生殖器三联症，那么二者到底是否可以应对？我们慢慢地看下去就了解了。

作为狐惑，和百合一样的，前面也有一个前提，伤寒。它也是在热病的过程中出现的一个疾病，在治疗上，或者是我们在理解它的时候，大概也不能够脱离掉伤寒两个字。那么从病机的角度看一下，因为黏膜的部位比较湿润，湿郁而化热。所以我们一般认为是湿热内蕴。我刚才提到惑下面是一个虫字底，是和虫毒内扰有关，在治法上应清热利湿，解毒杀虫。我们可以看一下《金匮要略》的原文，内容不太多，主要的方药有甘草泻心汤，再出一张赤小豆当归散，另外呢有一些外用的方药。所以我刚才提到，狐惑病也许从古人的角度不大能够理解，会和感染，感受虫毒关联在一起，所以有一个提法，像清代医家提到的，狐惑，虫病。这个虫也许肉眼看不到，凭我们大脑的一个推测，在《诸病源候论》中间用一个䘌，匿名信的匿，下面加一个虫字底，古医书中有这样的提法，也反映了当时的一个认识。和治疗关联起来，那么也对，它有外用的方法，所谓能够杀虫。我们从现代的理解上，如果是我刚才讲了白塞综合征这样的一些病症，也许你不能够理解。这完全是和虫没有关系的，所以我们看古书的时候，古代医家的一些理解，一些描述，我们要能够看到它的一个原因，在古代它也有一定的前提，也有一定的局限。

我们来看原文第十条，狐惑之为病，这样的一个病，状如伤寒，伤寒是一个病。它有点靠近它，有点类似它，也许有发热，一开始或者也伴有发热。这个患者默默欲眠，体力跟不上了，整个身体倦乏了，想睡觉了，目不得闭，但是又睡不好，卧起不安，有一些好像是坐立不安的样子。原文强调了蚀于喉为惑，蚀于阴为狐。狐和惑两个字出来了，作为文字的理解，我们这个地方大概要做一些贯通。蚀于喉为惑，蚀于阴为狐，要把它作为一个互文，就是喉和阴受到影响，出现症状，这样我们可以叫做狐惑病了，不是说还有一个狐病，还有一个惑病。作为一个症状，不欲饮食，恶闻食臭。消化道症状蛮明显的，饮食方面有影响，其面目乍赤，乍黑，乍白。面和目，面是面孔，脸的颜色，目是眼睛。如果从脸部的颜色来理解，一会红，一会黑，一会白，好像在临床上也不是那回事，不会像那样说变就变的。所以我们有的解释就换了一个方法，面目呢，我们重点理解为目，眼睛的变化。这个乍，不是突然，有的时候是这样，有的时候是那样，也许它顺着病程的进展，或者一开始是红，往后是黑，或者是有点白了，这样的一个过程中的变化。那么从这个狐惑病的临床的角度，这样容易理解了。所以最后出一张方，蚀于上部则声喝，就是说在咽喉部受到影响的话，讲话的声音会受到一个影响，比较沙哑，那么甘草泻心汤作为一个选择。

我们可以看一下甘草泻心汤，甘草泻心汤是泻心汤中的一种，我们大家很熟悉，在《伤寒论》的太阳病中，会出现五个泻心汤，甘草泻心、干姜泻心、半夏泻心，还有大黄黄连泻心汤，有附子泻心汤。这五个泻心汤，在《金匮要略》这个地方，狐惑病提出一个甘草泻心汤。这个甘草泻心汤，我们要注意一下，它和狐惑病的一个关联怎么样？狐惑病主要是一个咽喉部有肿痛，我们联系《伤寒论》，《伤寒论》中间也有少阴咽痛的，如果我们从现在，我刚才提到像白塞综合征啊，或者我们现在在临床上比较多的是，看到的口腔溃疡，也不一定是古代的狐惑病，也不一定是我们现在讲的白塞综合征。口腔溃疡，找中医了，我们看到想到什么呢？就是这个地方甘草泻心汤所体现的一个治法。甘草泻心汤里面呢，要用苦寒药，要用辛温药，要用甘补的药。我们一般提半夏泻心汤作为一个代表方，那么既有辛温药，又有苦寒药，中医的表述上可以这样讲，叫辛开苦降，辛温药是往上往外，苦寒药是向下向内的，它对身体有一个调整作用。我们知道，泻心汤在《伤寒论》中是痞证，胃肠道症状，心下痞，这个时候我们用辛开苦降甘补的方法，会使这个患者得到一定的缓解调整，这个症状容易消失。那么在狐惑病中，用这样的一个方法，我们注意也有一些伴随的消化道症状。然后它是有湿热的问题，湿热内蕴，湿偏于阴，要用温，热偏于阳，要用寒。所以这张方作为一张基本方提出来，针对湿热造成的狐惑这样的状态、病证呢，应该是可以作为一个代表方来理解的。也可以理解伤寒方应用到金匮杂病中，也有较好疗效。

我们再往下看的话，一个是外洗的方法，苦参汤。一般理解为前阴，阴部有溃烂，有不舒服的感觉，那么苦参外洗。我们现在临床上可能不是只用一味苦参，我们可以加一些清热化湿的黄柏，或者加一些地肤子、白鲜皮，或者加一些收敛止痒的。也许我们妇科会用这样的一些方法来缓解症状，这是外用的一个方法。另外提出一张，雄黄，熏。这个是针对后阴，肛门部溃烂的话，用雄黄。那么我们现在在临床上，雄黄的用法倒是几乎很少，我觉得苦参汤还是用，我们作为一个了解，就是当时古代，对狐惑这样的一个病证，它既有内服，也有外用。

我们可以看一下原文第十三条，在治疗方面再做一个补充。病者，这个我们可以理解，因为这个地方没有明确狐惑两个字，我们把它靠在狐惑上。无热，发热的问题已经解决。微烦，稍微有一点烦躁，那么内热余邪还没有完全清除。默默但欲卧，这个患者的体力不行了，有汗出。接下去的描述，初得之三四日，目赤如鸠眼。这样很形象地描述了一个眼部的变化，如果我们靠在白塞综合征来理解的话，这个目赤如鸠眼，有点像我们现在眼科讲的虹膜睫状体炎，我们仅是提供一个参考。如果不是白塞综合征，这个目赤，也许是眼睛的整个结膜发炎呢？那么我们过去呢，如果把它和白塞综合征对应呢，往往否定掉红眼睛，我们讲的结膜炎，红眼睛，这个像游泳池里面的感染了，整个眼睛红红的，或者有点肿肿的这样的一种状态，我们把它排除了。那么我们思考一下，如果是整个热病过程中，和伤寒有关的，也许它的一个范围比较大，《金匮要略》讨论的这个狐惑，倒并不一定就能够那么恰如其分的对应白塞综合征。这样的理解我不反对，比如我现在用甘草泻心汤，我用到狐惑，现在讲的白塞综合征中去试试看，也可以的。平时我们习惯上讲的同病异治，异病同治，在临床上灵活得很，我们都可以参考。

我们继续看原文，七八日目，四眦黑。前面是红，后面是黑，眼睛的眼角，或者我们讲的大一点，整个眼圈有点发黑。这个状态，我们现在在热病过程中，可以看到这样的一种状态比较少，所以往往我们比较难以理解，怎么一会儿是红的，一会儿是黑的。最后的一句话，若能食者，脓已成也。脓成，作为一个问题就来了，脓在什么地方？在眼睛还是其他什么地方？因为赤豆当归散在惊悸吐衄下血的这个篇章治疗近血，近血也用赤豆当归散。有的提出也许这个脓，是存在于肛门的那个地方。那么如果这个原文强调的是眼睛，脓是不是在眼睛这个地方？或者和白塞综合征相关的话，是不是眼部什么地方有脓呢？我们从现在来考虑的话，也许我们眼科方面会描述到，什么前房积脓啊这样的表述，也可以作为一个参考。作为这样的一张方，我们注意一下，提出了一个治疗的方法，赤小豆当归散，能够活血化瘀，能够清热化湿，能够解毒排脓，两味药比较少，但是作为一个方法提出来我们后世有什么参考呢，有什么药我们可以加进去治疗呢？所以这个关于狐惑病的一个理解和认识，我们按照原文，把原文作为一个依据的话，那么《金匮要略》中有这样的一些认识，提出这样的一些方药。

然后我们做一个简单的总结，《诸病源候论》中把狐惑病归纳在伤寒病诸候中，强调湿毒气所为也。一开始讲，状如伤寒，和伤寒有关，或者因伤寒而变成斯疾。那么，用一句话说，狐惑病我们也可以理解为在伤寒这个热病的过程中出现的。至于后来比如《医宗金鉴》中的一个看法，也比较独特，认为这是牙疳、下疳等疮毒的古名，可作为参考，但不一定对的。那么古人他有这样的一个认识，可能他也有这样的一个经历，临床上看到一个现象，他会做一些联想，没有关系的。我们作为一个思路，我们作为一个联想，也是可以的。在治疗的一个方法方药上面，我们可能针对具体的情况，也要注意打开。

《金匮要略》对狐惑的治疗有一张方，提示了一个主要的方法，是对的。但是不要刻板，只知道《金匮要略》的这样的一张方，不行。比如说，如果不是伤寒病了，我们现在针对白塞综合征，那么就也有很多变化了，有的说用龙胆泻肝汤、黄连解毒汤，或者从身体的角度考虑用温补脾肾都可以的。所以在临床上的一个变化，方药比较多。我以前认识的台湾的一个口腔内科医生，他接触得比较多的当然是口腔溃疡，也有白塞综合征。因为他是一个西医，他也不懂中医的辨证论治、中医的古方。他来问我说，张老师你们用什么方？这方面他是用黄芪、枸杞子、大枣，这些比较靠近药食两用，比较安全的，临床上多少也有一些帮助。那么我提示他，大概比较能够长期服用的，就是《金匮要略》的甘草泻心汤，如果这个药物太温燥，或者太苦寒、寒凉的，一般长期服用应该注意的，有时候用了一段时间会出现一些问题，我们马上要做一些调整。所以我这里举一点，狐惑病的治疗，后世的有一些方子，我们也可以作为一个参考。《备急千金要方》中的，《小儿药证直诀》中的，包括我们现在临床中有一些老师的经验方，都可以参考。所以狐惑病把它打开的话，看病往哪里走，如果靠近白塞综合征也可以的，但是我们学《金匮要略》的话，第一步你要明白它原来是在什么位置。

下面我们来看阴阳毒，阴阳毒这个病名，我们现在用得少。阴毒、阳毒，毒这个文字，印象非常深刻。毒是病毒、邪毒、热毒，比较厉害的一个致病因素，我们现在会想到传染病。那么它在临床上会产生一些什么问题呢？我们这里讲的主症是斑疹，很明显这个患者发热了，身上皮肤出现红斑了，有斑和疹的问题了。同时又有咽喉疼痛，《金匮要略》讲的阴阳毒是这样的。我们后来给它一个表述，这个阴阳毒，这个毒叫疫毒，疫是疫病，我们现在讲传染病，而且比较重。所以在治法上，针对阴阳毒，毫无疑问应该清热解毒，活血凉血化瘀。《金匮要略》的内容相对比较少一点，两条原文一张方。阴毒和阳毒，有一张升麻鳖甲汤，做一点加减。我们可以看一下这个地方对阴阳毒的把握，我这里举了赵献可，是一个后世的医家，他的一句话，阴阳二毒是感天地疫疠非常之气，沿家传染。很明显，后世我们对它的一个把握，都是从传染病的角度，而且这个传染病，不是一般的轻微，比较厉害。我们可以联想，我们现在温病中对这种发斑性的传染病，我们可能换了一个表述，不用阴阳毒，叫疫疹。

我们看一下具体的内容，原文第十四、第十五条，关于阳毒和阴毒的证治。“阳毒之为病，面赤斑斑如锦文，咽喉痛，唾脓血。五日可治，七日不可治，升麻鳖甲汤主之。”阴阳毒我们把它分开议论的话，阳毒是怎么表现的呢？脸是发红的，斑是红的，斑是比较有光彩的。这样的一个斑，我们有时候叫做赤斑，或者阳斑。表明身体的一个抵抗，对病邪是有一定的抵抗能力的，一般病情是比较顺的，是这样的理解。那么它补充的，除了斑另外一个什么呢？咽喉痛，咽喉是一个黏膜的部位，也许和前面的狐惑也有一些关联了，咽喉部会发生一些问题，严重的会有出血，后面讲的五日可治，七日不可治，也是讲的比较严重的。就是你在治疗上，如果放过了，也许过了几天他出了大问题了，一般强调要尽快地治疗，用升麻鳖甲汤。

阴毒的一个描述，“阴毒之为病，面目青。”前面是赤，这个地方强调青，青是青紫，身痛如被杖。就是这个病很明显，身体关节痛得不得了，痛得像被人家用木棒打过那样。也有咽喉痛，一样的也是五日可治，七日不可治。出的一张方，升麻鳖甲汤去雄黄蜀椒主之。这个地方我们可以做一个议论，升麻鳖甲汤在阴毒为什么要去雄黄、蜀椒？雄黄偏温，蜀椒也是偏温一点。这个地方会有一些分歧，有的人说，这个阴毒比较重，所以我们在用药上不妨轻一点，不要下手用药用得太重了，这是一个说法，一个理解。那么第二个，他提出反面意见了，说这个地方一定是搞错了，雄黄蜀椒拿掉的应该针对阳毒，阴毒应该用。这个问题我们暂时放一下，往后看，《金匮要略》的阴毒阳毒，这个升麻鳖甲汤，给我们做了一个什么提示？升麻是一味什么药？升麻是解毒，因为我们受到补中益气汤的影响，升麻和柴胡用在一起，我们说是升阳啊，升提啊，这样的一个认识比较普遍了。那么我们可以看当时的一些医方中间，升麻是起一个什么作用？在阴阳毒中间它是针对邪毒的。解毒为主，升麻；鳖甲，散瘀。后来我们温病中间，叶天士提到要凉血，要散血，一个要用活血凉血的方法，要用解毒的方法、清热的方法，另外要用活血化瘀的方法，那么鳖甲大概是在这个地方起到了这样的作用。

用在阴阳毒这个传染病中间，解毒的方子，我们这里再做一些展开的话，做一些引申，疫毒造成发斑，发斑性的传染病，为什么要从阴阳两个角度来把握？阳和阴，在临床上应该具体化，那么应该是寒热，应该是虚实，应该是表里。阴毒的话，一般这个患者的身体可能会有一些问题，就是出的斑是青紫的。中医在临床上特别重视，要托他的正气，要扶他的正气。那么阳毒的话，面赤斑斑如锦纹，可能这种患者体质，整个身体比较强壮，反应比较好一点，一般我们在临床上，比较多的直接用清热解毒的药物比较多。那么我们联系后世的一些方，我们可以看到，《诸病源候论》中的一个认识，阴阳毒。《三因极一病证方论》中有认识，也是阴阳毒，比《金匮要略》的描述更加详细一点。然后它的一个治疗，阳毒用升麻汤，我刚才讲的升麻，用栀子仁汤，栀子苦寒药，清热药。阴毒呢，后来提出的方子，附子散，返阴丹。用的药，你看附子、桂心、当归，这个都是偏于温燥的药，半夏、干姜，在用药上的一个差距很大。

阴毒和阳毒在临床上的把握很重要，为什么呢？因为用药完全不一样的。所以我们还可以看一下后来有一些方，温病中的方药如增损双解散、化斑汤、清营汤、清瘟败毒饮，这些方大家都很熟悉，我们可以串联起来一起看。从《金匮要略》的阴阳毒的升麻鳖甲汤，一路走下来，你看到了什么？它怎么在临床上不断地扩展，不断地被补充，然后在临床上如何应对更多的问题。所以这个地方我们把阴阳毒做一个简单的总结，阴阳毒是什么病？有的时候是不是有点像猩红热？猩红热，温病中大概有一个烂喉痧这样的一个表述，这个是后来的事情了。

实际上百合、狐惑、阴阳毒它的前面都有伤寒两个字，我们都可以从伤寒这个病的角度把它展开来想，表现不一样，阴阳毒，我们看到的咽喉痛，唾脓血，身上有斑疹，这样的一个问题比较明显的话，那么我们就叫阴阳毒。在治疗上《金匮要略》中这个升麻鳖甲汤的治法，后来的一些医家有一些什么补充？这个方药上有一些什么变化？这个话题打开内容非常多，所以我们有兴趣的可以查找一些相关的医籍看一下，包括温病中的一些描述。这样的话我们可以把握住《金匮要略》的一个论述，因为《金匮要略》的年代比较早，《金匮要略》的一个针对性比较强，所以往往经方是为我们临床开路的，它的这样的一个立场，一个立点给我们了。但是很多具体的内容，我们一定要做关联。

最后我提几个思考题，一个呢请大家归纳考虑一下狐惑病具体的证治，阴阳毒的一个具体的证治，然后我们联系今天的临床，今天对疾病的认识，我们可以做一些什么关联？倒不一定绝对的划一个等号，这样我们在临床上就会受到一些启发。

串讲 6　疟病

【提纲】

主症：寒热往来，休作有时。

病因病机：感受疟邪，邪在少阳。

证治特点：根据寒热多少分为瘅疟、温疟、牝疟，疟母为转归。

治法有汗、吐、下、温、清等。

1. 病机和治则

师曰：疟脉自弦。弦数者多热，弦迟者多寒，弦小紧者下之差，弦迟者可温之，弦紧者可发汗针灸也，浮大者可吐之，弦数者风发也，以饮食消息止之。（一）

2. 证治

（1）疟母

病疟以月一日发，当以十五日愈。设不差，当月尽解。如其不差，当云何？师曰：此结为癥瘕，名曰疟母，急治之，宜鳖甲煎丸。（二）

（2）瘅疟

师曰：阴气孤绝，阳气独发，则热而少气，烦冤，手足热而欲呕，名曰瘅疟。若但热不寒者，邪气内藏于心，外舍分肉之间，令人消铄脱肉。（三）

（3）温疟

温疟者，其脉如平，身无寒，但热，骨节疼烦，时呕，白虎加桂枝汤主之。（四）

（4）牝疟

疟多寒者，名曰牝疟，蜀漆散主之。（五）

【串讲】

下面我给大家讲一下《金匮要略》中的疟病。现在讲的疟疾是一种传染病，是一种很古老的疾病，在文献中经常出现，历史比较悠长。那么《金匮要略》中的疟强调了一些什么？出了一些什么方？我们通过学习来了解一下。《金匮要略》的主要的原文内容，我们看一下，不太多，五条原文。但是有一些方很有名，比如鳖甲煎丸、蜀漆散。特别是鳖甲煎丸，大家很熟悉，出现在《金匮要略》中。作为一个病，它有主症，寒热往来，寒热休作，这样的一个临床表现。那么我们看到这样的表现，也许会产生一些疑问，这个问题，我们放在后面讨论。病因病机，你要注意疟病这一个地方，有一个特殊的强调。你注意到我们文字上叫做感受疟邪，邪在少阳，部位在少阳。少阳，因为寒热往来。这个疟邪提的很有意思，后面还要议论，为什么这么提？在治法上有汗吐下，温法清法等，前面讲的邪在少阳，但是在治法上，你怎么能考虑用汗吐下这样的一些方法？这个也是一个问题。所以我们带着问题，一边看原文，一边分析和理解。

疟，按照《说文》的一个讲法，叫寒热休作病。寒热休作和寒热往来，有什么区别呢？好像从字面上临床上理解，大体上差不多，那么如果是差不多的话，你在《伤寒论》中的少阳，已经有所交代，在《金匮要略》中，为什么要独立出一个病名？在有的医书中，比如说《诸病源候论》里面，疟字前面，也加上了伤寒两个字，伤寒疟病。这样的做法，我们怎么理解？这里我们可以提一下，这个疟字，有另外的理解，我们讲的疟，叫酷疟，它的意思引申为比较残暴，比较厉害。这个病对人体的损害特别大，让人产生了恐惧。也许我们没有得过疟病，我们直接的感受没有。这个疟病，我们如果从疟疾去考虑，我们有的地方还是很厉害，作为我们医疗也有一个面对，你用什么方法去应对它？像我们《黄帝内经》中间，我这里举的是《素问·疟论》中间："疟之始发也，先发于毫毛，伸欠乃做，寒栗鼓颔，腰背俱痛，寒去则内外皆热，头痛如破"等。这样的一些描述，在《金匮要略》之前，在一些医书典籍中间早有论述了，文字上有记载。《金匮要略》的一个特点，就是对疟病会做一些分类，这个分类有三，瘅疟、温疟、牝疟，然后另外提出一个疟母，作为疟病的转归，也要处理。根据疟病的脉象，在《金匮要略》中有一些议论，就是用什么方法，临床上应该怎么把握，怎么考虑，这个是我们要注意的。

我们现在看一下原文第一条，论述疟病的病机和治疗原则。原文开始说，疟脉自弦。这个弦的概念，我们前面讲过痉病，弦紧。弦是比较有力的，对一般人来讲，这个弦脉是一个好的脉象。那么下面我们看一下，弦数者多热，弦迟者多寒，你要从寒热的角度考虑。弦小紧者下之差，这个弦脉有时候我们可以用下的方法。弦迟者要温之，弦紧者可以发汗、针灸，发汗的方法也可以。浮大有力的，甚至可以用吐法。弦数者，这里又回到前面讲的，我们可以考虑用饮食消食来调整它，叫弦数者风发也。

这段文字，它没有具体的方药出现，做一个泛论，从脉象角度联系到治法，联系到病因病机，我们要做一些考虑。前面提到过寒热往来，寒热休作，和少阳有关，我们马上就想到小柴胡汤，换句话说，我们用《伤寒论》用小柴胡汤治疗疟病怎么样？应该是有效还是没有效？那么为什么在六经中有少阳的寒热往来，到了《金匮要略》中，还要举出一个疟病。这个疟病，比如前面是加上伤寒两个字，是作为伤寒的表现？还是应该和伤寒做一个鉴别诊断？这个问题应该进一步考虑。原文告诉我们的，和《伤寒论》的少阳不同的，就是少阳，我们很熟悉，是禁止，不能用汗吐下，要用小柴胡汤和解的。这个地方的原文的论述，我们注意到它没有这个规矩了，它可以用吐，可以用汗，可以用下的方法，可以温，可以清，好像一个变化的余地很大。这样我们可以注意到《金匮要略》提出疟病，有它的道理，有它的临床价值，你在临床上应该注意到，如果是这个问题，你不要受到六经的拘限，你的思路，你的认识，你的做法应该打开，你可以在临床上做一些变通。所以在治疗上的一个治疗禁忌，没有像少阳那么去强调，在临床上可以用各种各样的方法都可以了。那么我前面提到的，伤寒伤于寒邪，这个地方是一个疟邪，疟病的针对性很强，疟邪，这个邪是造成寒热往来的一个特殊的邪，比如我这里括弧打一个，认识到疟病的特殊性，这个是病的问题了。如果我们联系今天的疟疾，古代大体上隐隐约约也能做一些区别，但是有时候又没有办法把握，大概有这样的一个问题，既然是一个特殊的邪，造成的特殊的表现，在治疗上毫无疑问，你要有特殊的方法，在《金匮要略》中，疟病的治疗不只走小柴胡汤，那么我们看一下它是怎么走的。

原文第二条，讲了疟母。病疟以月一日发，当以十五日愈，设不差，当月尽解。如其不差，当云何？原文提出的一个问题很有意思，说你得了疟病，是这个月的一号发生的，到十五号应该好了。如果还没好，那么一个月你总该好了。还是没有好，这是怎么回事？老师说，这样一直不好的话，可能成为一个癥瘕。癥瘕，我们有一个概念，好像是有肿块了，我们讲得过分一点，现在讲的肿瘤，腹部有肿块了。这个地方原文说，名曰疟母。这个时候可以讲，是疟母这样的病名。你也不可随它去，不要放过它，你赶快考虑用什么方法治疗，这里我出一张方，鳖甲煎丸。所以第二条的原文，我们注意一下，它是议论疟病反复的不愈，成为疟母以后用什么方法应对。这个原文的前半，我们注意一下，它讲这个疟病，月一日发，十五日愈，我们现在解释它，理解它，有点困难，为什么这样？我们从季节的转换，节气的转换，来讲人体的正气的变化，也是人体随着季节的转化，它的内部的阳气、正气有所增强的话，这个疟也有可能自然而愈。这个疟病很厉害，但是你要注意，这个疟病有时候不治，也可以自己好，有一部分可以自愈的。大概原文的前半，是指这个问题。

如果没有痊愈，这个患者继续走下去，反复发作了，会形成一个什么问题？我们讲的叫疟母。这个疟母我们看，给它的表述，这个一般都能够接受的，疟母是怎么造成的？叫久疟不愈，疟邪假血依痰，结于胁下，成为痞块。

如果从疟疾的角度来理解的话，这个痞块应该理解为慢性疟疾而导致的脾脏的肿大。这里我们用痞块两个字，原文叫癥瘕。这个肿块，手感比较柔软，是一个脾脏的肿大，我们现在因为没有疟疾，临床上看不到，几乎没有这个临床经验。我记得很清楚，我以前大学实习的时候，在龙华医院，那个时候偶然还会有疟疾的患者过来住在病房，医学上叫巨脾症，痞块，这个痞块大到什么程度，脐下三指，这个脾脏非常增大，这样的情况，大概我们从《金匮要略》原文的角度理解，应该叫疟母。那么它提供的一张方，鳖甲煎丸。这个方我们可以看一下，用的药比较多，主要是活血化瘀，软坚消积作用的药物。它是一张大复方，一共有二十三味药，这些药物，我们现在处方中，大概开方用这样的药比较少。临床上我们可以注意，一般是有成药的，我们上海地区，有时候叫人参鳖甲煎丸，只要开了以后，到外面的药房里面去买就可以。这个药我们在临床上，不是用在疟疾了，腹腔有一些肿块，或者一些腹部肿瘤患者，我们除了开药方之外，我们可以另外加上鳖甲煎丸，放在一起用，那么在临床上可以增强一些疗效，这个是鳖甲煎丸的条文。

原文第三条，讲的是一个瘅疟。原文没有处方，没有方药，是一个议论。“阴气孤绝，阳气独发，则热而少气烦冤，手足热，欲呕”。这样的一个情况叫瘅疟，这个瘅，是热。瘅疟，是热得厉害，发热很明显，或者我们讲分类上有但热不寒、热多寒少、寒多热少，瘅疟是但热不寒。《金匮要略》中有这样的一个分类，称呼瘅疟是偏向热，这里就是热，没有寒的。原文讲得很有意思，它的病机作为一个探讨，邪气内藏于心，外舍分肉之间。这个邪是疟邪，我们现在会考虑到，比如是疟疾的话，是感染疟原虫造成的。这个疟原虫的发现比较靠后，也是在近代，古代的话是用一个推测的方法，这个疟病为什么会这么厉害，也许是这个邪气走到里面去了，内藏于心。那么跑到外面来了，外舍分肉之间。高热会造成人体的一个消瘦，消烁脱肉，因为没有处方，我们可以做一些推测判断，这样的一个情况我们用什么方药治疗比较好，那么毫无疑问，高热是靠在阳明，阳明病的话是用白虎汤，或者用白虎加人参汤。那么也有的提出用竹叶石膏汤这样的思路，也可以参考。临床上作为一个随证的变化，我们在这里也可以把思路打开，原则上毫无疑问，应该用白虎汤清热。

然后我们往下走一步，有一个温疟。原文第四条讲得比较清楚，温疟有方出现。“温疟者，其脉如平”。这个脉象有争议，什么叫其脉如平，平脉的话，正常的脉，这个患者是温疟，脉没有变化，好像道理讲不通。那么一个自圆其说呢，这个脉象我们还是和前面讲的，疟脉自弦，是一个疟病中间常见的脉象，这样理解也可以。所以这个脉象的问题，可以把它放过去一点。我们来考虑它的一个症状，“无寒但热”，跟前面的瘅疟，有点靠近。热明显，寒象不明显，但是多少还有一个寒象，骨节疼烦，关节比较疼痛，有时候有一些呕吐，这个和阳明有关了，所以要考虑用白虎汤。但是白虎汤，要做一些变化，加桂枝。为什么要加桂枝？我们注意到原文的一些描述，有“骨节疼烦”，如果我们从桂枝走表这个角度理解的话，桂枝温通的，是向外，那么它能够通达体表的阳气，桂枝针对骨节疼烦，白虎汤来应对它的一个无寒但热，这样理解也可以。所以用白虎加桂枝汤，原则上是清热。清热，生津止呕，解表，这样的一个做法，所以温疟和瘅疟比较靠近，都是白虎汤的一个加减。

最后我们看一下原文第五条，讲的是牝疟。牝这个字，我们比较陌生，相对的是一个牡，牡丹的牡。牝，是指雌性的禽兽，这个地方，牝，我们可以对应于阴，阴阳的阴。阴是寒，所以我们换一个字来表述，这个地方的牝疟，应该叫寒疟，以寒为主的。所以原文中讲，“疟多寒者，名曰牝疟”。前面讲的瘅疟，温疟，都是偏于热的，我现在看到的疟，是寒象比较明显的。就是怕冷，寒战，这样的情况怎样应对呢？蜀漆散，蜀漆是一味中药，蜀漆是什么？我们现在治疗疟疾的话，大概我们学过中医的，都不会忘记叫截疟的，叫常山草果。蜀漆是常山的苗，应该是一类的同类的药，一个说法呢，用蜀漆也许它的副反应小一点。常山，我们知道对于消化道有刺激，会造成呕吐，所以常山往往要配一个草果，草果是一个温燥的药，用草果抵消常山的副反应，对胃肠道的刺激。这里用蜀漆，我们可以看一下，另外配的是什么药，云母、龙骨。一个说法有助阳扶正，镇惊安神这样的作用，主要我们记住应该是蜀漆。蜀漆在这个地方的用法我们记住，煮服法中，这样的药方，这样的药物，我把它搞成粉末状的散，事先要准备好，未发前以浆水服半钱。这个疟病还没有发作的时候，要注意事先要服药，临发时，等到就要发了，你赶快还要服药。这样的一个服药方法，我们会想到现在对疟疾的治疗，大同小异，我们也是这样。我们现在到疟病容易发生的地区去的话，我们会事先服用一些药物，然后在疟病发生的时候，我们要加强，另外再服用的一些药。所以从服药的方法上去考虑的话，我们现在大概可以推断，这个蜀漆散，针对性很强，主要是针对疟疾的，换句话说，也可以讲是一张专病专方。《金匮要略》讲的病，有独到的地方，和《伤寒论》中这个少阳病宽泛的概念就不一样了。所以这个是《金匮要略》中的一个特点，那么下面我们如果适当地做一些展开的话可以，我们可以考虑一下这个问题，叫截疟。截是截断，对于疟疾这样的一个古老的病证，我们在临床上，几百年几千年，我们积累了什么样的经验？我们大体上可以把握，它和一般的热病会有一些区别？我们在应对上也会寻找一些特效的药，那么对它的发生，对它的治疗，我们现在很了解的，我们现在后来搞了青蒿素，北京的一些专家，经过了多少年几十年。

讲到这个地方我们可以做一些引申，把话题打开一下。关于截疟，很有针对性的，对疟病的一个治疗，怎么样？如果这里我把视野打开一点的话，这个疟病不光是我们这里，整个地球上，整个世界都会遇到这个问题，对它的治疗，对它的认识。疟，疟疾，我们从外语的一个表达上，Malaria，它原来是什么意思？这里提出，这个词汇指的是恶气这样的意思。这跟我们古代认识是相近的，我们讲的瘴岚之气，雾岚之气，就是水塘比较多的地方，比较潮湿的地方，森林里面蚊子比较多的地方，我们讲的云贵那些地方，毫无疑问是一个高疟区。过去我们北方人跑到那里去，很恐惧，弄得不好回不来了，生这个病是要命的。我们也不知道它的病原，你看西方人也认为是不是沼泽地里面有毒气，让你得了这样的一个病。这样的说法直到近代，有了科学研究以后才得到纠正。我们看一下，1880 年法国的一个军医，通过部队里面的士兵，发高热了，用显微镜观察，看到了疟原虫。问题还没有这么简单，你看到了病原就可以把握它？还不行，你没有药。我这里提的这个传染病，它有一个过程，它通过媒介蚊子来传播，后来我们了解了这一点，灭蚊，军队一住下来，往水塘里把农药一洒，这个蚊子全杀光，这个病也控制了。所以这个提示我们，在临床上有一些特殊的问题，你必须用特殊的方法去解决。“寒热往来”，并不是所有的问题都用小柴胡汤可以解决，那么你看《金匮要略》了不起，它有蜀漆散，它还有鳖甲煎丸，慢性化了，脾肿大了，它也有药物出来，有药方。所以后来世界上作为抗疟，东方西方大概有类似的地方。后来传教士把这些药物传给我们了，金鸡纳，后来提炼出奎宁什么的。那么我们这里值得一提的是，青蒿素，我们中医对世界对人类的一个贡献，出处在《肘后备急方》，不是在《金匮要略》。青蒿一握，绞取汁。就是说青蒿不耐高温，你要用新鲜的，把它的汁水挤出来服用，有效。那么我们现在做成了药片这样的现代化的东西，以后走向世界，在临床上取得很好的效果，这个也是中医，对社会的一个贡献。

我们还可以看一下张仲景以后对疟病的治疗，大家很熟悉的有吴又可的达原饮，大家也很熟悉的常山草果，后来还有一些其他的药方，叫截疟七宝饮，截疟两个字吸引人，我觉得用得也蛮好，你这个药有没有效果，用了以后立竿见影，疟疾能够得到控制的，我们给它一个名称叫做截疟，所以在临床上有的地方要走专病专药，有的地方要搞辨证论治，所有的方法，具体解决问题的方法，我们作为临床医生，都应该意识到它有一定的针对性，没有一种方法是万能的，所有问题我只用一个方法解决，不可能。所以我们医生要动脑筋。

最后我们把疟病总结一下的话，这样的古老的疾病，据说在甲骨文中已经有记载，《黄帝内经》中，毫无疑问对它的描述很多。那么《金匮要略》，它的功劳在哪里？《金匮要略》把它临床化，因为《金匮要略》主要是走药物治疗，过去你用针灸，打针灸也许在临床上有一定的效果，那么你除了针灸之外，我们还有药物。这个药物怎么用法？在《金匮要略》中应该是首创的。《金匮要略》中把疟病放在热病后面提出来，和六经做一些区别，有它的独到的地方，我们通过简单的《金匮要略》比较少的原文的描述，我们理解，这样的几张方，对我们临床上无论是看病还是搞科研，应该都会有一定的启发和帮助。

最后我们看一下思考题，《金匮要略》中这个疟病的脉象，为什么这么描述？怎么描述的？和临床有什么关联？然后为什么叫疟母？为什么这么称呼它？是怎么形成的？疟病为什么要分类？分类以后，在治疗上有什么区别？有什么一样和不一样的地方等。因为时间的关系，疟病的内容非常庞杂，后来的描述很多，有兴趣的话可以继续查找一些文献，进行一些思考。

串讲7　肺痈、肠痈

【肺痈提纲】

主症：咳吐脓血，胸痛，脉滑数。

病机：感受风热邪毒，热毒聚肺，血肉腐溃，蓄结痈脓。

治法：清热解毒，活血排脓。

1. 不同阶段的表现及病机

问曰：病咳逆，脉之何以知此为肺痈？当有脓血，吐之则死，其脉何类？师曰：寸口脉微而数，微则为风，数则为热；微则汗出，数则恶寒。风中于卫，呼气不入；热过于营，吸而不出。风伤皮毛，热伤血脉。风舍于肺，其人则咳，口干，喘满，咽燥不渴，多唾浊沫，时时振寒。热之所过，血为之凝滞，蓄结痈脓，吐如米粥。始萌可救，脓成则死。（二）

2. 证治

（1）脓成

咳而胸满，振寒脉数，咽干不渴，时出浊唾腥臭，久久吐脓如米粥者，为肺痈，桔梗汤主之。（十二）

（2）附方：《千金》苇茎汤

《千金》苇茎汤：治咳有微热，烦满，胸中甲错，是为肺痈。

（3）喘甚

肺痈，喘不得卧，葶苈大枣泻肺汤主之。（十一）

肺痈，胸满胀，一身面目浮肿；鼻塞清涕出，不闻香臭酸辛，咳逆上气，喘鸣迫塞，葶苈大枣泻肺汤主之。方见上，三日一剂，可至三四剂。此先服小青龙汤一剂乃进。小青龙汤方见咳嗽门中。（十五）

【肠痈提纲】

主症：寒热，腹痛，下利脓血。

病机：热毒壅聚于肠，结为痈脓。

治法：清热泻下，活血排脓。

1. 脓已成

肠痈之为病，其身甲错，腹皮急，按之濡，如肿状，腹无积聚，身无热，脉数，此为肠内有痈脓，薏苡附子败酱散主之。（三）

2. 脓未成

肠痈者，小腹肿痞，按之即痛如淋，小便自调，时时发热，自汗出，复恶寒，其脉迟紧者，脓未成，可下之，当有血。脉洪数者，脓已成，不可下也。大黄牡丹汤主之。（四）

【串讲】

这节课讲《金匮要略》中的肺痈和肠痈。这两个病原来是分开的，但由于它们是有一些关联的，所以我把它们合在一起作为一个课时给大家介绍。肺痈的肺，是指肺这个内脏有痈。这个痈，我们一般在体表叫外痈，在内脏，叫内痈。所以肺痈、肠痈，都是在里面，我们可以叫内痈。这个痈在肺的话，会造成一些什么样的临床表现？总结出来有咳吐脓血，胸痛，脉滑数。病机上的表述，感受到的是风热邪毒。伤寒，我们理解是伤于寒邪，寒是风寒。那么这个地方肺痈是由于风热邪毒蕴结。这个邪毒、热毒往里走，停留在肺，那么肺会产生什么问题呢？这个痈，我们讲血肉腐溃，蓄结痈脓。治疗宜清热解毒，活血排脓。又因为有痈，我们得把它排出来，所以这个也应该是基础的认识。

《金匮要略》这个肺痈，内容不是太多，是和肺痿、咳嗽上气排在一起的。这个原文的方药。也相对比较少一点。那么我们可以把这个作为一个依据，来理解一下，在《金匮要略》中肺痈是怎么认识和处理的？《黄帝内经》中可以找到一些类似的讲法，我这里举一下尤在泾的解释。痈者，壅也。壅滞的壅，是肺部这个地方，有东西壅滞在那里。那么是尤在泾讲的，热聚而肺溃，热毒停留在，壅滞在肺的话，会造成肺的局部的溃烂，痈脓会停留下来，古代医家有这样的一个认识。然后就会造成一些临床的表现，我们在治疗上会做一些应对。从我们现在的角度去理解，一般的《金匮要略》讲的肺痈，讲的是肺脓疡，或者讲的再宽泛一点，应该是肺部感染。那么肺部感染，我们比较多碰到的是大叶性肺炎，这个临床上有时比较重，要住院，还不是一般的上呼吸道的感染。病情比较重，有胸痛，有咳吐脓血这样的一个问题，属于肺痈。

原文的第二条，文字很长，花这么多文字是要说明一个什么问题？这里讲，“问曰，病咳逆，脉之何以知此为肺痈？”就是有一个人有咳嗽气喘，你这个医生通过一个脉诊，通过一个诊断，如何知道他是肺痈？后面又说了，当有脓血。这个咳喘，不是一般的咳喘，它会咳吐脓血。然后说，吐之则死。你如果用了错误的治疗方法，用了吐法的话，这个患者受不了，有危险。也有一个说法，就是等到吐脓血的话，那么预后就较差，吐之则死。然后，“其脉何类？”就是说，它的临床表现，临床的进展怎么样？老师对这样的一个问题做了一个展开，通过脉象。“寸口脉微而数，微则为风，数则为热，微则汗出，数则恶寒”。这个地方有一个文字注意一下，微，脉微，按照文字理解，微是微弱，脉象是一个虚脉。但是好像《医宗金鉴》提出问题，认为这个地方有误，不是脉微，临床上这个应该是初期的阶段，这个脉应该是浮。我想，这样的理解应该从临床的角度可以理解。那么它是一个浮，浮数的脉象，比较常见。这个浮的脉象作为症状，因为热，有汗出，因为是表，所以恶寒。

然后它后面的一个论述，“风中于卫，呼气不入；热过于营，吸而不出”。又引出了卫和营的概念，卫比较表浅，营比较深入。我们现在马上会想到温病中间的卫气营血了，所以我记得以前有个山东的金匮老师，他写过文章，发表过意见，说卫气营血已经在《金匮要略》原文中提到了。而且是在肺痈这篇中。作为一个症状的表现，呼气不入，吸而不出，呼吸受到了一定的影响。风伤皮毛，热伤血脉，皮毛表浅，血脉比较深入，所以这个都是从病机角度做的一个理解和展开。那么再往下看，“风舍于肺，其人则咳，口干，喘满，咽燥不渴，多唾浊沫，时时振寒。”到这个地方，你注意是临床的表现，原文是从临床上所见到的这些症状，做一些重点的强调。它有咳嗽，有呼吸困难，有咽喉干燥，有浊唾涎沫，痰比较多，这个地方强调的是振寒，身体抖动，不是一般的感觉上的恶寒了。那么最后讲的热之所过，血为之凝滞，蓄结痈脓，吐如米粥。这是最后的阶段，痈脓吐出来像米粥。所以最后又总结，叫“始萌可救，脓成则死”。

第二条文字比较长，可以把它分成几段。比如肺痈现在分三个期，一个是表证期，一个是酿脓期，一个叫溃脓期。表证期，在原文提到发热恶寒，这个是偏于表证的，那么和太阳不同的是可能这个表证期，更多的是偏于风热。没有处方，我们可以想象，这个表证期，也许我们用温病的方法，银翘散，这个比较合适一些。如果要考虑经方中的方药的话，我想麻杏甘石汤、越婢汤这一类加减变化都可以。然后是酿脓期，这个我们注意，它有一个特点是时时振寒，很容易区别，恶寒跑到振寒。这个振寒，我们从现代的临床上去理解它，大概这个患者感染了以后，有点像菌血症，再严重叫败血症，寒战，身体不由自主地抖动起来，然后接下去会有高热什么的，这样的一种状态。这个时候是在酿脓。病邪深入了，有咳喘，呼吸受到影响了，排出的分泌物也多了。再往下走是一个溃脓期，很明显的吐脓，吐脓如米粥，热伤血脉，蓄结痈脓。所以这一条原文，我们把它仔细地分析一下，从现代临床的角度，分期的角度，也可以理解。在《金匮要略》的文字中，对这方面的一些问题已经有所见解。换一句话，这里做一个引申的话，热病的一个阶段性的把握，我们可以体会。这个热病在一开始，在中间阶段，在最后阶段，如果我们联系卫气营血的话，我们和温病的有关的一些治法方药又可以联系起来，那么《金匮要略》中因为没有处方，所以我们从这个认识上，暂且做这样的一些归纳，这样的一些把握。

然后看一下原文第十二条，肺痈的治疗。“咳而胸满，振寒脉数，咽干不渴，时出浊唾腥臭，久久吐脓如米粥者，为肺痈，桔梗汤主之”。用桔梗汤治疗肺痈，桔梗汤只有两味药，桔梗、甘草。它后面讲，用了这个方法，吐脓血，原文讲的吐如米粥，那么我们在南方生活，大概会理解为这个米粥的话，一般是白米做的粥，稀饭颜色是白的，脓也是白的。可能我们到中原地区，到北方的话，没有大米。这个米，应该理解为小米，小米粥是什么颜色？小米粥应该是偏于黄色的。所以我们现在可以理解，这个原文的描述，大概是肺痈这个患者，吐出来的痰颜色比较黄，比较稠，或者我们现代医学讲的铁锈色痰等。这里我们要注意这样的一个问题，浊唾，原文的描述，浊唾腥臭。这个比较稠厚的痰，比较清稀的痰，在原文中是做一些区别的，那么浊唾是稠厚的，清稀的叫涎沫，我们后面还会提到。所以这个桔梗汤，尽管只有两味药，但是它提出一个治疗的方法，要排脓，要解毒，这个甘草，如果我们理解为生甘草的话。当然我们现在不会只用两味药，我们现在如果用的话，一定会做一些调整，做一些扩展，要加一些药。所以我们这里提一下《外台秘要》有一张桔梗汤，有地黄、当归、白术、败酱草、桑白皮、薏苡仁，现在临床上没问题的。光用两味药呢，我们作为一个方法来理解。

我们再看下去的话，肺痈在这里有一个旁开，原文第十一条，肺痈喘得厉害，喘不得卧，葶苈大枣泻肺汤。还有一个描述，就是葶苈大枣泻肺汤，“肺痈，胸满胀，一身面目浮肿；鼻塞清涕出，不闻香臭酸辛，咳逆上气，喘鸣迫塞，葶苈大枣泻肺汤主之。”在肺痈中，应该是桔梗汤，作为一个基本的治疗方法提出来。那么为什么这个地方又提出肺痈要用葶苈大枣泻肺汤？这是一个比较疑难的问题，看法会有一些分歧，理解会有一些不同。那么我们这里看一下原文对这一张方葶苈大枣泻肺汤的描述，肺痈，喘不得卧。喘不得卧，是气喘不能够平卧。用今天的话讲，应该是呼吸困难。那么除了呼吸困难，还要注意什么？原文第十五条做了补充，肺痈还有什么呢？“胸满胀，一身面目浮肿”，这个患者头面部、身体会出现浮肿。原文中的这个，鼻塞清涕出，不闻香臭酸辛，好像有一些外感表证，鼻子塞住了。下面讲的咳逆上气，喘鸣迫塞。这个患者呼吸困难，会咳会喘，会发出声音来。那么这个时候，我们又提到葶苈大枣泻肺汤，我们看一下葶苈大枣泻肺汤的药，主要是葶苈子、大枣两味。这个大枣，把它做成一个汤药，然后把葶苈子放进去，再煮一下，然后一下子服下去。那么我们今天会想，这个葶苈大枣泻肺汤也治疗肺痈，那么它这个肺痈和我们前面讲的，如桔梗汤的肺痈，有什么不一样？

葶苈大枣泻肺汤的肺痈，强调呼吸困难，这个呼吸困难是怎么造成的？我们不妨看看民国时候的医家，我前面也提到的陆渊雷，泻肺汤都有肺痈两个字，但是没有强调吐脓血，没有强调像胸痛，发热，对感染的这些情况好像没有做太多的描述，主要是呼吸困难。他当时也发生疑问，这个葶苈不是排脓的，它是逐水的、利水的。这样的话，我们根据药物的治疗可以推断，这个葶苈治疗的肺痈，应该和肺部的感染和肺脓疡会有一些距离了，主要是什么呢？民国时期的陆渊雷提到这样的一些问题，肺炎、支气管炎，由于水毒结聚。这个原文中，如果不提肺痈，提肺胀更加合适。

这个思路，这个认识，从临床上去想，我觉得是符合我们现在的实际。肺部的感染和肺部的水湿痰湿壅滞处理的方法不一样，尽管都是肺痈。那么有的医生，或者有的老师会说，我也碰到过临床上肺部感染，用葶苈大枣泻肺汤效果好。我觉得需注意你用的葶苈大枣泻肺汤里面有什么药物，如果仔细一看，它会有很多清热解毒的药物进去。那么大家可以想一想，原来葶苈大枣泻肺汤，主要一味药，葶苈子，如果你加进去十几味其他的药物，离开了它的本意，这个不能看作是葶苈大枣泻肺汤的应用了，最多是其他的药物中你加了一个葶苈子。这里把它展开一点可以这么讲，对葶苈子我们要有一个认识，它解决什么问题？肺里面有水有痰，影响到呼吸。今天我们会想，这个也许是肺部的一个壅滞，是什么造成的呢？肺要跑到心脏，心脏的回流有问题，心脏有问题，造成肺部的壅滞，我们通俗一点讲是叫肺水肿，心力衰竭。那么我们西医毫无疑问，心衰的话，要利尿，要强心。我们再仔细研究，葶苈子的现代药理就是强心利尿。古代和今天不谋而合。古人是这么讲的，我泻肺，把肺里面的水泻掉，实际上是通利小便，小便出来了，患者轻快了。所以在治疗上，在《金匮要略》中，或者我们临床上有一些药物，我们现在会做一些研究，我想这对我们临床的医生是有启发的，对我们理解经典也有帮助。所以理解经典，我们一定要把思路打开一点，把知识面扩展一下，那么整个知识的来龙去脉，中医西医，在临床上，有的就容易沟通了，有利于我们在临床上去处理问题。

再往下看《金匮要略》治疗肺痈有一张方必须要提到，大家也都要熟悉，千金苇茎汤。作为一个附方，好像是从《备急千金要方》过来的，所以前面给它一个帽子，叫千金苇茎汤。苇茎，我们现在几乎不用，在临床上用的芦根。苇茎和芦根，还是有一些区别，芦根，在整个比如说肺部感染，肺痈特别是很厉害的，病重药轻，不够。你光用苇茎、芦根，这一味药好像不够。那么苇茎汤它还有桃仁、薏苡仁，还有瓜瓣，它代表的一个治法，清热清肺化痰，活血排脓。它针对的一个症状，有咳嗽，有发热，有烦满。胸中甲错，不大好理解的，这个胸中，如果我们理解为胸里面的话，胸中你看不到。一般我们或者理解为外表，胸部皮肤，你可以注意一下，等一下肠痈也会讲到这个问题，凡是有痈这样的表述的原文，大概都会提到甲错。那么我们现在很习惯，甲错，肌肤甲错，瘀血。这样去理解的，当然肺痈也有瘀，这个也对。我们也要用活血化瘀的方法，也对。问题是临床上，这个甲错为什么出现？这是大家要思考的。就是《金匮要略》中，有一些什么样的病证？什么样的原文它会提到甲错？用什么方法应对呢，我们埋一个伏笔，后面我们还会提到。那么千金苇茎汤，我前面提到，作为一个治疗的大法提出来，但是作为一个药物好像不到位，如果我们今天运用的话，你要注意，你要加重清热解毒的药。通俗一点讲，我们现在中医在门诊上处理这样的一个肺部感染是比较少的，这种患者一般会住院，会用西医处理。第一步用抗生素，进行对症处理，中医过去没有这样的深入的观察，那么一般是怎么用药的？我们凭经验，看到肺痈的一个临床情况，我们用清热解毒，要用的重一点，在临床上也有一定的效果。所以千金苇茎汤，我们要注意我们后来会加很多比如说金银花、连翘、鱼腥草、蒲公英、紫花地丁这一类，黄芩、黄连、桑白皮这些药都可以，要看患者的耐受程度，有的重一点，有的用得轻一点。

肺痈作为一个肺部感染的疾病，在千金苇茎汤的论述后面，我补充一个病案，以探讨临床上怎么面对？这个也是我的经历。患者56岁，男性，肺部感染，用西药治疗了1个多月，没有太好的效果，还是低烧、咳嗽，痰不太多，人感到疲乏，看舌和脉，好像有热象。肺部的检查，肺纹理增粗，虽然他从来不抽烟，但是这个肺部的感觉不是太好。那么我们看看当时我给他开的，是这样的一些药，柴胡、黄芩、青蒿、石膏、姜半夏、桑白皮、蒲公英，清热解毒再加一些化痰的，一些行气的，就这样组成一张方。当然和千金苇茎汤的差距比较大，那么应该说我们中医在临床上的治疗，对肺部感染，不可局限于千金苇茎汤提出来的一个方法。应该从整个经方中想，他一个多月都没好，我首先想到的是小柴胡汤，柴胡汤的黄芩、半夏要用，反复地还有发热，石膏要用，体力已经有点下降，但是还不是那么明显，不急于马上用扶正的药，但是有一些健脾的药要用，整个治疗的过程大概几次，最后调养一下，将近1个月左右，身体康复。这个我们在临床上如果碰到了一般肺痈成肺部感染者，也许没有条文讲得那么严重，吐脓血，胸痛，但是可作为一种治疗的基本方法进行运用。另外我们还可以参考后来的一些方，银翘散、如意解毒散、加味桔梗汤、桔梗杏仁煎等。所以《金匮要略》的肺痈内容不太多，但是有两个方法要明白，主要是一个肺部感染，千金苇茎汤，是胸痛，发热，咳吐脓血的。另外有一个方法，就是这个肺痈是肺部的痰湿，水停滞了，原文也叫肺痈，用的方法针对性很强，葶苈子，我们也可以理解有点是对症用药，对症用药往往是立竿见影，用得好，用得对，症状马上缓解。

下面看看肠痈。肠痈更加简单一点，两张方。这个肠痈，现在大家比较认可的是对应我们现在讲的阑尾炎，一般的认识都是这样，肠痈，阑尾炎。阑尾炎，有的是慢性，反复发作以后，阑尾出现一个脓肿包块。那么我们原文讲的两张方，一个是薏苡附子败酱散，一个是大黄牡丹汤。如果分别对应，比如大黄牡丹汤应用于偏于肠痈的阑尾炎急性期，那么薏苡附子败酱散应用于慢性期。这样的一个对应呢，对不对？从症状上理解，它是跟在伤寒后面的，是在《金匮要略》中的，是在汉代，是在一个热病的发展过程中出现的，也许是阑尾炎，也许不是阑尾炎，都有可能。当然我们现在把这两张方用在外科这个阑尾炎的治疗上，效果很好，这个也无可非议，这个也对。

我们看一下原文第三条，先出薏苡附子败酱散。“肠痈之为病，其身甲错”，我们刚才讲肺痈的时候，胸中甲错。这个地方，其身甲错。我的理解甲错两个字，提示疾病的过程已经漫长了，这个患者的身体有所亏耗，整个营养状态低下了，表现在皮肤上，比较粗糙，没有光泽，未必我们一定要和我们现在讲的肌肤甲错瘀血联系起来。它提示是一个慢性疾病过程，时间比较长。“腹皮急”，腹皮，腹壁，用手去碰的话它有一个拘急感。按之濡，手按下去的话，倒不是那么硬。如肿状，好像里面有一个肿块那样。腹无积聚，就是它不是癥瘕积聚摸上去那么硬，有那么厉害的疼痛。它是一个比较柔软的，是一个痞块状的东西。后面补充，“身无热，脉数”。脉象跳得比较快了。这个数，未必是一个实证，也许整个身体的状态比较低下。跳得快，但是脉的力度不够。最后有一个总结，此为肠内有痈脓，那么要用薏苡附子败酱散治疗。所以整个条文描述的是一个肠痈，痈脓已经形成的这样的一个证治，外表是肌肤失养，里面是一个痈脓的停留，整个身体的阳气已经有所不足。所以它的治疗，用薏苡附子败酱散，排脓消痈，振奋阳气。它的一个特点是用了附子，振奋阳气，附子是辛温、辛热，是散结的，用得不要太重。败酱是破瘀，是排脓，是清热的，所以我们现在临床上败酱草，有的时候和红藤合在一起用的也比较多。或者是你不用，那么你用其他的一些清热解毒药也可以，所以这个方子提示我们的是一个相对已经慢性化的疾病过程的一个治疗，我们要注意鼓舞振奋阳气。

我们再看原文第四条，肠痈的另外一张方大黄牡丹汤。原文说“肠痈，小腹肿痞”。这个痞，有时候理解为痛，有时候可以理解为痞块，有时候理解为闷。这个地方小腹肿痞，我们不妨理解为肿痛，所以你用手去按的话，即痛如淋，这个痛像个淋病。淋，我们后面还会讲，是一个小便的问题。那么它紧接着马上做一个鉴别，小便自调。很有意思，我们古人在临床上观察非常仔细，比如按下去有腹痛的话，可能怀疑是淋的话，那么就要注意一下小便。这个患者小便是没有问题的。淋，我们知道排尿会有异样的感觉，排尿淋漓涩痛，排尿不太爽快了。这个地方没问题，它是肠痈。时时发热，会有汗出，会有怕冷，脉是迟紧。这里有一个判断，这个时候脓未成，可以用下的方法。下了以后，应该有脓血排出来。所以大黄牡丹汤主之，大概原文应该把它提到中间去，可下之，大黄牡丹汤。然后，后面有一个脉洪数者，脓已成，不可下也。这里提示使用下法要注意，如果真的是阑尾炎的话，比如阑尾脓已经成了，用现代的医学解释，过分剧烈的一个攻下的方法，如果肠子的蠕动加快，也许这个包块会产生一个破溃，破了以后就是腹膜炎，后果很严重。所以我们可以从这个地方去体会，古代医家也有这方面的经验，所以会提示下方如何用。那么大黄牡丹汤的用药，是清热解毒，消痈排脓。它用大黄、芒硝、丹皮、桃仁、瓜子。前面我们讲过肺痈，肺痈用千金苇茎汤，千金苇茎汤用的药跟它不一样，一个在肺，一个在肠。肠偏于下，用大黄芒硝，是承气的用法。阳明，要通下，让邪有出路。丹皮偏凉，我们讲活血凉血，瓜子排脓，桃仁活血化瘀。那么我们还是要注意，如果今天面对一个真的是阑尾炎，腹部真的是这样的一个情况，使用大黄牡丹汤时也要做一些调整，做一些加减。就是光用下法为主的可以，但是因为是一个痈，或者是一个炎症，也要适当地考虑用一些清热解毒的方法，这个方法呢，我们外科方面有一些比较固定的通用的方子，可以用来借鉴。刚才讲到的，“按之即痛如淋”，我们把淋的这一条原文拿过来看一下的话，就是鉴别诊断，淋，也会有腹痛，叫痛引脐中。

然后我们看一下肠痈的治疗方法，我们临床上要注意脓成脓未成，可下不可下。所以我们这样的一个治法，大黄牡丹汤、薏苡附子败酱，我有时候在临床上把它合在一起用也可以，我们把它分开用，做一个区别，急性、慢性分开用也可以，要根据患者自身的体质情况来决定。如果身体有问题，这个病程比较长了，那么适当地我们要偏向于用薏苡附子败酱散，如果整个身体的情况比较好，疾病在一个初期，体质比较强壮，那么我们多用一些苦寒的清热解毒的药可参考大家很熟悉的仙方活命饮。再如我曾经用肠痈方用到妇科的盆腔炎、卵巢囊肿治疗，效果也是蛮好的。《金匮要略》这样的一些方，做一些加减变化，我们在临床上用来治疗的不光是一个阑尾炎，妇科方面引用过去也可以治疗，有的是前列腺炎，我们把桂枝茯苓丸、大黄牡丹汤这样的方剂合在一起用效果也很好。我记得有一个小青年，是在西医医院做的阑尾手术后，经常有腹痛，后前来求诊，我给他处方了，基本上是肠痈的方做一些加减变化，效果也很好，也是非常理想。所以最后我们总结一下，肺痈和肠痈可以放在一起做一些对比，做一些对举，都是痈，都要清热解毒，都要活血排脓。但是在处理上有一些不一样，肠痈的方和肺痈的方我们可以做一些比较。

最后我们提出一些具体的问题进一步进行思考，这个肺痈是怎么一回事？它的病因病机为什么是这样认识？《金匮要略》对肺痈的治疗在诊断上根据什么判断？肺痈有脓，在治疗上为什么提出三张方？然后肠痈这两张方我们临床上也很常用，它在什么情况下可以合起来用？在什么情况下我们要分开用？这些问题我们留在课后进一步思考。

串讲 8　黄疸

【提纲】

以目黄、身黄、小便黄赤为主症。

有谷疸、酒疸、女劳疸之分，黑疸为诸疸之转归。

以湿热黄疸为主要内容，湿热内蕴，治疗以清利为主。

另外有女劳发黄、火劫发黄、燥结发黄、寒湿发黄、虚黄之说。

治疗有汗、吐、下、和、温、清、消、补，可谓八法俱备。

1. 病机（湿热黄疸）

寸口脉浮而缓，浮则为风，缓则为痹，痹非中风。四肢苦烦，脾色必黄，瘀热以行。（一）

2. 分类与主症

(1) 谷疸、酒疸、女劳疸

趺阳脉紧而数，数则为热，热则消谷，紧则为寒，食即为满。尺脉浮为伤肾，趺阳脉紧为伤脾。风寒相搏，食谷即眩，谷气不消，胃中苦浊，浊气下流，小便不通，阴被其寒，热流膀胱，身体尽黄，名曰谷疸。

额上黑，微汗出，手足中热，薄暮即发，膀胱急，小便自利，名曰女劳疸；腹如水状不治。

心中懊侬而热，不能食，时欲吐，名曰酒疸。（二）

夫病酒黄疸，必小便不利，其候心中热，足下热，是其证也。（四）

酒黄疸者，或无热，靖言了了，腹满欲吐，鼻燥。其脉浮者先吐之，沉弦者先下之。（五）

酒疸，心中热，欲吐者，吐之愈。（六）

（2）寒湿与湿热

阳明病，脉迟者，食难用饱，饱则发烦头眩，小便必难，此欲作谷疸。虽下之，腹满如故，所以然者，脉迟故也。（三）

脉沉，渴欲饮水，小便不利者，皆发黄。（九）

腹满，舌痿黄，躁不得睡，属黄家。舌痿疑作身痿。（十）

3．证治

（1）湿热黄疸

1）湿热俱盛

谷疸之为病。寒热不食，食即头眩，心胸不安，久久发黄，为谷疸。茵陈蒿汤主之。（十三）

2）热盛

热郁于上

酒黄疸，心中懊侬或热痛，栀子大黄汤主之。（十五）

里实于下

黄疸腹满，小便不利而赤，自汗出，此为表和里实，当下之，宜大黄硝石汤。（十九）

3）湿盛

黄疸病，茵陈五苓散主之。一本云茵陈汤及五苓散并主之。（十八）

（2）女劳疸挟瘀

黄家日晡所发热，而反恶寒，此为女劳得之。膀胱急，少腹满，身尽黄，额上黑，足下热，因作黑疸。其腹胀如水状，大便必黑，时溏，此女劳之病，非水也。腹满者难治。硝石矾石散主之。（十四）

（3）虚黄

男子黄，小便自利，当与虚劳小建中汤。方见虚劳中。（二十二）

（4）其他治法

1）发表

诸病黄家，但利其小便；假令脉浮，当以汗解之，宜桂枝加黄芪汤主之。方见水气

病中。（十六）

2）润燥

诸黄，猪膏发煎主之。（十七）

3）和解

诸黄，腹痛而呕者，宜柴胡汤。必小柴胡汤，方见呕吐中。（二十一）

4. 误治变证

（1）黑疸

酒疸下之，久久为黑疸，目青面黑，心中如啖蒜齑状，大便正黑，皮肤爪之不仁，其脉浮弱，虽黑微黄，故知之。（七）

（2）热盛

师曰：病黄疸，发热烦喘，胸满口燥者，以病发时，火劫其汗，两热所得。然黄家所得，从湿得之。一身尽发热而黄，肚热，热在里，当下之。（八）

（3）呃逆

黄疸病，小便色不变，欲自利，腹满而喘，不可除热，除热必哕。哕者，小半夏汤主之。方见痰饮中。（二十）

5. 预后

黄疸之病，当以十八日为期，治之十日以上瘥，反剧者，为难治。（十一）

疸而渴者，其疸难治；疸而不渴者，其疸可治。发于阴部，其人必呕；阳部，其人振寒而发热也。（十二）

【串讲】

《金匮要略》中的黄疸病，内容比较多，我们把它分成两个课时来讲，我们可以先看一下黄疸病条文的内容。黄疸在《金匮要略》中相对的原文比较多，也许临床上确实碰到的也比较多些，在《伤寒论》中没有太多的展开，在《金匮要略》中做了专门的集中论述。作为黄疸病的主症，有时候我们不讲黄疸，讲身黄。肉眼一看，这个患者皮肤、身体黄了。这个时候呢，我们会考虑这个是黄病，身黄了。在《伤寒论》中也有这样的描述，叫身黄，一般提阳明发黄。那么在《金匮要略》中，很明确的，黄疸两个字作为一个病名定下来。那么我们可能会从这个角度，做一些延伸，做一些归纳，我们如果从内科的角度，会强调一些规律性的东西，比如一定要有目黄、身黄、小便黄赤，所谓三黄都具备了，那么我们才可以判断是黄疸了。

我们在阅读原文，学习《金匮要略》这一篇时，可以带着这样的问题，就是《金匮要略》的黄疸，或者张仲景描述的这个黄，和我们现代医学的黄疸概念，有没有什么不一样的地方？或者是有没有关联性？如果有，应该是怎么关联的？然后我们要注意《金匮要略》对黄疸的在论述上，在临床上是怎么把握的？我们可以看一下《金匮要略》黄疸病论治的一个特点，它有分类，黄疸作为一个总的病因，然后分类有三，谷疸、酒疸、女劳疸。然后带出一个黑疸，这个黑疸，作为黄疸的一个转归，到最后的阶段，身体看上去黄中带黑了，就有黑疸这样的一个说法。这样的一个分类，我们现在在临床上大概不会这么沿用。作为一个古病名，它的具体症状是存在的，治疗的方药也是存在的，我们可以做一些思考。那么我们习惯是从病机的角度来考虑的，黄疸，一般是湿热内蕴，由湿热造成的比较多。在临床上要用清热利湿的方法，一般我们都会想到茵陈蒿汤等方剂，《伤寒论》、《金匮要略》在这个地方是贯通的。另外，从黄疸的发病上，我们也可以考虑到，女劳疸女劳发黄，火劫发黄，燥结发黄，寒湿发黄，还有虚黄等，这个相关的条文会做一些描述。最后呢，黄疸病中提出了一些治法，好像各方面比较全，可以说八法俱备，汗、吐、下、温、清、消、补、和等，这样的一些方法都有应用。所以黄疸病的一个展开，内容比较多，我们要注意到这样的问题。

《黄帝内经》中也有对黄疸的一些描述，很多篇章都涉及黄的问题。《说文》对黄疸的解释，疸，黄病。那么在《金匮要略》中它的开创性在哪里？把黄疸作为一个病归纳在一起，集中在一起，展开论述，来讨论它的临床有什么表现？我们怎么把握？怎么治疗？这是《金匮要略》的一个特点。那么因为范围比较宽泛，所以我们有时候会涉及一点现代医学的知识。我们今天来讨论一下临床上的这些证和治的问题。《金匮要略》对黄疸的一个论述，我们如果用一个简单的归纳，把它的特点、要点表述出来的话，比如第一个范围比较宽泛，范围广；第二个分类，好像是走病因，从病因的角度来考虑分类；然后第三个，这个湿热的问题是重点，那么这里也要理解，因为伤寒是一个热病，在热病的过程中出现的黄疸，身黄，这样的问题，毫无疑问，需要比较多的笔墨来描述记录的；最后一个特点，对黄疸的治法也相当多。以上四点可以看作《金匮要略》治黄疸病证的特点。

下面我们看原文的第一条，首先议论病机。这个病机，我打一个括弧，湿热黄疸，即它也有针对性。原文说，“寸口脉浮而缓，浮则为风，缓则为痹，痹非中风，四肢苦烦，脾色必黄，瘀热以行”。文字不是太复杂，从脉象开始，浮而缓的脉象，我们如果想到中风，那么应该是伤寒六经病中的太阳中风。太阳中风的话，我们马上想到桂枝汤证。那么这个地方呢有一个否定，浮而缓的脉象，缓则为痹。风，我们可以理解为外邪。缓，这个地方是一个痹。那么这个痹，是一个痹阻的意思，不通。那么是什么东西造成的不通呢？这个痹呢，不是太阳中风，和桂枝汤证这样的表述，有区别。这个痹，如果结合湿热黄疸来看的话，什么东西造成了痹阻呢？主要是湿。湿邪内滞，外面又受到风，所以它表现出来的一个症状，原文讲的“四肢苦烦”。我们现在对症状的描述，大概不会用这四个字的，四肢苦烦是什么意思？这个患者有一些不自在，不舒服，手脚不知道怎么放才好，身体的一个违和感。同时它和外邪有关，里面又有湿，这个湿，对应于里面是脾。脾的运化，大概受到了障碍，所以是一个痹。那么原文讲的，脾湿必黄。这个黄疸，这个身黄，原来和里面的脾胃的运化有关,湿停留了,郁阻在那里了,湿化为热,进而造成黄疸。

原文最后的四个字,“瘀热以行”。这个瘀,我们很快就会想到现在讲的瘀血。那么原文这个地方,这个瘀,是不是瘀血呢?我们也要思考。瘀后面跟一个热,那么是热,这个热从哪里来?从湿。湿瘀阻以后产生热,湿热停留在那里。以我的理解,这个地方的这个热,是和前面的这个痹,和这个脾有关。这个瘀呢,倒不一定我们马上就去思考是瘀血的问题,实际上是一个停滞的意思。所以这条原文比较经典,在《金匮要略》的黄疸病的一开始,它首先交代了这样的一个情况。我这里举唐容川对于此处注释的一句话:“一个瘀字便见黄皆发于血分,凡气分之热不得称瘀。”那么这个是清代的唐容川后来的一个理解,这个瘀和血连在一起,那么我们现在临床上也有很多医生,就把这个黄疸和血分有热联系在一起,在治疗上,我们会提出用一些凉血活血的药。我想这样的一个理解,也对。我们从临床上,从这里得到一些启发,我们做一些疏通,做一些联系。这个瘀,我们考虑到血分,然后我们在用药上,在经方的中间做一些变革,没有什么不可以的。我记得北京的关幼波,专门看肝病的,他对这方面也有发挥,给我们留下一些方药的。那么我想,至少这个也是经典给后人的启示。

另外我们要注意这一条描述的,主要是湿热黄疸。湿热黄疸这个地方和我们现在的理解有点不一样。脾色必黄,这个黄是和脾胃有关的,我们现在临床上怎么去理解?我们现在不是说肝胆吗?湿热熏蒸肝胆,胆汁外溢,发为黄疸了吗?这个好像也靠谱。这样和现代医学也有了联系。我是这样想的,我们通过原文的学习,可以认识到中医在临床上对问题的认识,大概是有一个过程的。最直接的,毫无疑问,是从临床的症状上做一些把握,然后做一些推断。这个湿,停留在里面,和脾做一些关联,那么我们现在讲的,这种身黄,有黄疸的患者,毫无疑问,脾胃的运化,消化的症状比较明显,后面我们会做一些展开。

第一条议论黄疸的病机,那么下面的原文呢,对黄疸的分类、主症做了一些论述,原文也没有出方。我们看一下,黄疸病分为谷疸、酒疸、女劳疸三类,原文是怎么交代的呢?是怎么论述的呢?这里第一段讲谷疸,这个谷呢,我们可以理解为谷物,或者饮食。如果从病因的角度去理解呢,这个谷疸好像是通过饮食,或者是消化道传染造成的,我们很容易会联想到现代医学肝炎这样的问题了,也许不一定的,只做探讨。这个地方的谷疸,原文描述着重强调了消化道的症状,和饮食有关的:“趺阳脉紧而数,数则为热,热则消谷。”胃热,能够消谷善饥。紧则为寒,食即为满。消化道症状来了,那么这个紧呢,是个问题。紧是寒,寒是什么呢?食即为满,走在脾,是太阴,消化道的症状出来了,吃下去,腹部胀满。这里插一句话,叫“尺脉浮为伤肾,趺阳脉紧为伤脾”。我们现在暂时不讲伤肾的尺脉浮,这个是针对女劳疸的。趺阳脉紧为伤脾,前面讲的紧则为寒,有谷疸的,脾的运化有问题。风寒相搏,食谷即眩。食谷即眩,吃了东西以后头要眩,身体不舒服。谷气不消,饮食在体内没有消化。胃中苦浊，化为湿邪、浊邪，浊气下流，小便不通。这个都是理论方面的一个论述，说理的。这个说理，带有一定的推测性，小便不通怎么一回事呢？是因为湿停留在里面，湿浊往下走了，影响到膀胱，阴被其寒，热流膀胱，身体尽黄，名曰谷疸。所以这个地方我们把它总结一下的话，谷疸是见到什么呢？有黄疸了，身体尽黄，小便不通，小便的量少了。另外有什么呢？食即为满，食谷即眩，消化道的症状比较明显，所以这样的一个问题，这样的一种状态，我们在这里给它一个说法，叫谷疸。病机主要和脾和胃有关，中焦的运化有问题，与前面第一条强调的湿热相呼应。

然后我们看下去，“额上黑，微汗出，手足中热，薄暮即发，膀胱急，小便自利，名曰女劳疸”。女劳疸两个字，疸是黄疸的话，女劳我们一般理解为房室过度，性生活太过了。那么问题就来了，房室过度也会造成黄疸吗？你这里讲的湿热黄疸是重点，你这里讲的黄疸前面有一个热，有伤寒。那么这个地方，为什么要强调女劳？我的理解，女劳，主要是强调肾虚，你前面讲的湿热黄疸，对的，湿热可以造成黄疸。那么在整个黄疸过程中间，是不是有时候你可以看到这样的一些情况，即这个患者的整体情况比较差，我们讲的肾亏，那么它原文描述的额上黑，可能我们也不理解，患者这个脸，怎么额头上就是黑的，其他地方不黑吗？这个地方我们从临床的角度大概要打开一点，未必就是额上那一块地方黑，整个脸色，我们叫黧黑、黯黑。我们现在去想的话，这种患者一般在临床上是慢性肝病的患者比较多，有时候我们说肝病面容。有一些患者来了一看他的脸色，我就能够有一些把握，这个人可能肝脏有一些问题，再一问诊确实如此。所以女劳疸，我们换一个理解，这个黄疸出现肾亏的症状，比较明显，色黑为劳，劳是虚劳。这样去理解，那么这个患者，另外有一些什么症状呢？有汗出，手足中热。这个手足中热，我们有时候理解为阴虚内热，手心脚心都有一些热感，那么到了傍晚的时候，这样的情况更加明显了。膀胱这个地方，下腹部有一些拘急，但是小便通利，这个叫女劳疸，后面跟一句话，“腹如水状不治”。后面我们还有女劳疸，它出方的时候我们还可以看，腹如水状呢，我们在临床上一般理解为这个肚子里面有水了，或许是我们现在讲的腹水，那么如果出现腹水的话，不治，愈后比较差。我们对比一下的话，谷疸比较靠前，女劳疸比较靠后，谷疸的治疗方药比较多，女劳疸比较难治。

原文最后提到酒疸，“心中懊侬而热，不能食，时欲吐，名曰酒疸”。这个酒疸，也是很自然的，我们会想到饮酒，我们现在喝酒太多，也要伤肝。那么古代张仲景的时代也有酒，这个酒喝多了是不是也伤身，造成肝脏的问题，出现黄疸了呢？下面我们进行展开。那么原文描述的心中懊侬而热，心中是心窝部，他有一个特殊的感觉，心窝部这个地方热，也就是烧灼，懊侬，难以名状的不舒服。那么可能我们会想到，在《伤寒论》中间懊侬，专门作为一个病证的名称提出来，用的一张栀子豉汤，也是苦寒药，清热的，那么这个地方的酒疸，我们可以和它前面讲的谷疸放在一起来理解，基本上都是要用清热化湿，苦寒泻下的方法，来通利它，治疗它，那么一般都是湿热黄疸。所以我们把它归纳一下的话，通过脉象议论谷疸的问题，女劳疸的具体临床表现，还有酒疸的临床见症等。

再往下看原文第四、第五、第六条，仍然是接着前面的原文做一些补充。前面不是议论过酒疸了吗？那么酒疸还有一些什么要说的呢？这里讲的"酒黄疸，小便不利，其候心中热，足下热，是其证也"。酒疸的小便不利，我们从湿热可以理解，心中热前面已经交代过。第五条酒黄疸者，或无热，也许发热的问题没有了，靖言了了，靖，是比较安静的意思。言是讲话，了了，比较清楚，有条有理。这样的一个症状，这样的一个交代，好像是一个阴性症状。他讲话清楚，讲话安静，这个不是很正常的吗？为什么这个地方要做一个交代呢？我想我们理解原文，有时候要把它反过来想。就是酒黄疸的患者，也许有时会讲话不清楚，讲话乱套了，这个患者烦躁了，那么现在呢，没问题，也没有发热的感觉。腹满，有的想要呕吐，鼻燥，鼻子感觉上比较干燥。这个也是一个热的问题。这条原文最后提出的，有一个治法供你参考，脉浮的要用吐，沉弦的可以用下。那么如果是湿热的话，我们可以理解，湿热黄疸，茵陈蒿汤，后面会提到栀子大黄汤，这样的一些苦寒药，通利的药，清热的药，应该没问题的。你怎么又提出用吐和下的方法呢？酒疸，仍然和饮食、饮酒有关，所以我们不妨联系到《金匮要略》腹满寒疝宿食病这个地方，宿食有停滞，当时怎么处理呢？一个吐，一个下。这个吐下，是缓解症状，是一个权宜之计，我们暂时不妨也可以用一下，那么对它的一个腹满欲吐的情况，也许会有一个缓解。缓解后再用清热利湿的药。所以第六条仍然提这个问题，酒疸心中热，欲吐，吐后能够痊愈。这个痊愈是指缓解，症状的缓解。所以这三条，我们罗列在一起呢，可以说是对黄疸的一个补充，对谷疸、酒疸、女劳疸做了一个大概的整体上的描述。

原文转换了一个话题，第三条我们这里看一下，湿热和寒湿的发黄，我们怎么把握？这条原文《伤寒论》中也有。它说，"阳明病，脉迟者，食难用饱，饱则发烦头眩，小便必难，此欲作谷疸"。谷疸又出现了，什么问题呢？食难用饱，吃饭不能吃得太饱，吃得多一点，人要不舒服，要烦啊，头眩。同时这个患者小便有问题，小便必难。这个小便必难，即小便不利，我们可以连起来看，大概是排尿的量减少。那么原文的后半句提出，虽下之，我尽管用了下的方法，腹满如故。所以然者，最后讲了一个原因，说脉迟故也。我们注意到，这个原文的一开始，阳明病，脉迟。最后说，所以然者，脉迟故也。为什么要强调脉迟？阳明病，腹满，我们用下的方法，理所当然，本来就是这样的，可以用承气汤。但是黄疸比较特殊，你用了下法，它腹胀还是那样，腹满如故。那么作为一个推断，就在条文中强调这个脉迟，我们往往这个脉迟就从寒湿这个角度去理解了，迟，是阳虚寒湿内滞的问题了，这样的理解可以。因为一般的情况下，我们在看门诊，一般的人脉数、脉迟我们会注意到，脉数是有内热，有热。脉迟是一个寒象，我们要用温药了。黄疸中有特殊，它这个病，脉象迟的比较多见，尽管是阳明，是一个热证，有时候脉象也迟，所以尽管原文它强调了脉迟，但是我们联系一点现代医学认识，比如这个黄疸是胆汁外溢，胆色素的问题，跑到血液中间来了。那么有一个说法，这个胆汁外溢，跑到血液中间以后，对迷走神经有一个刺激，迷走神经的张力一高，就脉迟。但是你从整体来看，如果这个患者还是一个阳明里热的话，毫无疑问，承气汤可以用的。所以有时候这个阳明病的原文，也会议论到脉迟的，这个沉迟有力的脉象，我们不要完全把它从阳明这个角度排除开，有时候我们承气汤的应用，还是可以考虑的。

那么这个寒湿的一个发黄，我们要做一些对举的话还有两条原文。第九、第十条，也是没有方，只是一个议论。“脉沉，渴欲饮水，小便不利者，皆发黄”。我们要注意，强调小便不利，一般我们现在中医都会知道，湿热发黄，小便不利。这个小便不利，究竟是怎么一回事？我们要去做一些思考，要去做一些联系，当然我们从湿热的角度考虑也没有问题。第十条“腹满，舌痿黄，躁不得睡，属黄家”。我们把它作为一个对举的话呢，这个第十条呢，好像是从寒湿的角度去理解的多。这个舌痿黄呢，有时候我们把它换一个字，舌换成身，身痿黄，痿黄，黄疸的颜色比较灰黯，晦暗，没有光泽，那么相对阳明的发黄，像橘子皮比较光亮，比较鲜明的，是一个反差对比，这样的理解也可以。但是就从临床的角度你要注意，躁不得睡，这个患者烦躁，他失眠，不能够安静下来，不能够睡眠。这个也许我们有时候从阴躁、阳躁理解。阳热造成的烦躁，阳躁。阴寒，阴盛，有时候也会躁。那么我们有时候从阴阳的角度做一些思考，但是我们联系前面酒疸讲的靖言了了，你这个患者也许是一个热证，也许问题比较重的呢？他有烦躁，有不得眠的，有不安定的这样的一个情况的，病情更加严重。所以我们看一下条文最后，属黄家，也是这个意思。你也要从黄疸的这个角度做一些把握，一般这样的情况，预后比较差一点。那么作为病机上的理解，第三、第九、第十条，我们做一个比较，一个是湿热一个是寒湿，但是从临床的角度呢，我们可以做一些展开，黄疸病的一般的议论就到这个地方。

下面我们看一下具体的治疗，首先是湿热黄疸，茵陈蒿汤。原文第十三条，《伤寒论》中也出现过相似的内容。我们看看这里原文，“谷疸之为病，寒热不食，食即头眩，心胸不安，久久发黄，为谷疸”。有谷疸，凡是提到谷疸的地方，和饮食有关，吃了东西以后有难受，头眩，心胸不安，这个地方讲的久久发黄，不一定理解这个过程很长，相对热病的初期太阳，也许需要一些时段，它会出现发黄。寒热不食，寒热也许和发热有关，所以茵陈蒿汤我们注意一下，它的煮服法，小便当利，尿如皂角汁状。用了这样的清热通利的方法以后呢，小便的颜色有点像酱油，比较黑，比较暗，比较浓的，色正赤，这个赤是红，也许有的患者很明显排尿的颜色发红，这个在临床上，我们现在去想的话，也是一个极端的情况。一宿腹减，黄从小便去也。用了茵陈蒿汤以后，腹满有所缓解，这个黄疸有所消退，那么随着小便的通利，黄疸也逐渐地缓解了。所以茵陈蒿汤，《伤寒论》中也有，是一张黄疸的经典方。这一张方，毫无疑问，我们现在通过实验的研究，也是无可非议，茵陈、栀子、大黄，这三味药都有利胆退黄的作用。但是这三味药合在一起用，作为一张方出来，它的作用不是相加，是相乘，退黄效果特别好。所以我们以前传统的成药，茵陈蒿汤，作为冲剂，作为一般的成药也在广泛的应用。这是临床的一张基础方。那么《伤寒论》中的一些描述，或者我们有兴趣的可以回过去看一下，在《金匮要略》中，原文提到的一个谷疸，实际上针对的主要还是湿热黄疸，和前面的瘀热以行相呼应的话，这个湿热呢，要入血分才会发黄，一般的湿热不一定会黄的，这样的理解也可以。那么茵陈蒿汤中的大黄，有的提出来也是走血分的，这样去思考也对，就是大黄是一味主要的药物。

茵陈蒿汤是一张基本方，湿和热并重的。如果热偏盛的，原文第十五条，“酒黄疸，心中懊侬或热痛，栀子大黄汤主之”。栀子大黄汤呢，大黄还是用，大黄在黄疸的治疗中间，是主要的药物。那么它用了栀子，栀子豉汤中另外加了一味枳实，因为局部的症状很明显，懊侬同时有热痛，枳实呢，我们知道它是行气消痞，对这样的症状，毫无疑问能够缓解，所以栀子大黄汤，在茵陈蒿汤的基础上提出来，也可以看作是茵陈蒿汤的加减。

我们再看下去，原文第十九条，也是偏于热盛的，那么这个地方再出一张方，大黄硝石汤。“黄疸腹满，小便不利而赤”，前面茵陈蒿汤提到的煮服法方中间，小便正赤，这个地方又提到小便不利而赤，排尿比较少，颜色比较红了，这个时候又见到自汗出，有表和里实。太阳的问题没有了，主要在阳明，阳明腑实，那么当下之，要用攻下的方法。攻下的方法用大黄硝石汤，大黄、硝石、黄柏、栀子，黄柏和栀子是苦寒药，那么可能我们这里又要提一个问题，大黄、硝石。硝石是什么？我们现在在临床上这个硝石用的很少，我看到有一些医家在用这一张方的时候，大黄硝石，硝石就用芒硝。那么我们是否做一些变通，一个讲法过去用硝石，硝石入血分，这样讲法也对。那么我们现在用芒硝，大黄、芒硝，承气汤。加强通利的力量，前面光用大黄，也许泻下的作用不够，那么这里原文讲的表和里实，也许是更加靠近阳明腑实证，大便闭结，那么这个时候我要用大黄，同时用要芒硝或者硝石这样的一类加强它通下的力量，所以大黄硝石汤是攻下的方法，前面举的栀子大黄汤是苦寒清热的方法。热偏盛有两个走向，一个用苦寒药，一个用泻下药。

我们再看湿热黄疸，湿偏盛的时候，原文第十八条给出一张方。“黄疸病，茵陈五苓散主之”。茵陈五苓散，五苓散加一个茵陈而已。那么五苓散我们很熟悉，五苓散是通阳化气利水的。利小便的，它用药稍微偏温一点，里面有桂枝，化湿有白术、茯苓、猪苓、泽泻，这些都是利湿的药，那么茵陈蒿加上去，我们现在临床上大家都会想到，黄疸也要用茵陈蒿，这个有一些像对症的专用药那样。茵陈本身也可以清热，也可以通利。那么这样的话，五苓散加上茵陈蒿，它的走向偏于湿。湿偏盛，我们要用这样的变通方法，化气利湿利水来退黄。那么可以做一些补充，就湿偏盛的，你在临床上可以见到什么呢？也可能有一些寒热，形寒发热，那么湿偏盛，一般消化道症状更加明显一点，小便不利的情况更加明显一点，这个患者的舌象，我想至少不是很红绛的，舌苔不是很黄腻的，稍微偏白、偏腻，舌头偏淡一点，也许这个大便是比较偏溏一点的，肚子也有胀满的，因为脾虚湿盛的，阳气不能够运化的，那么这个时候要做一些变通，茵陈我们可以用，大黄、芒硝不要用了，苦寒药我们也要把它减下来了，那么反过来我们要用五苓散，通阳化气。这个五苓散，我理解，它应该走在太阴的这个位置上，偏于温，用温通的方法，在黄疸病中湿气偏盛的时候，我们可以把它用上去。那么湿热黄疸，我们主要就是这样四张方，茵陈蒿汤是一张基础方，它的变化有两头，一个朝阳明走，热偏盛，或者用苦寒清热，或者用攻下的方法。不是阳明，它偏到太阴那个方向去了，那么我们要用五苓散，或者用一些温燥药，来振奋它的阳气，来温通它的阳气，来通利它的小便，把这个湿邪化掉，黄疸即可消除。黄疸病呢，我们分为两节课讲，那么今天先讲到这个地方。

我留下一些思考题，比如我们怎么来理解原文中讲的脾色必黄，瘀热以行？有没有自己的一些见解可以发挥一下的？我们怎么来理解黄家所得，从湿得之，这样的说法？为什么病黄疸要利其小便？这种黄疸病中的一些议论的话，可能在后面的原文中间出现，我们做一些思考、理解和发挥。最后《金匮要略》中提到的谷疸、酒疸、女劳疸的主症、病机，它们之间有一些什么关联？或者有一些什么不一样的地方？为什么要这样去强调等，和我们今天的临床会有一些什么关联？包括谷疸、酒疸的治疗，湿热黄疸方面提出的这四张方，作为我们的一个重点，希望大家能够有所把握。

串讲9　黄疸

【串讲】

这节课我们继续讲黄疸病，黄疸在《金匮要略》的整个篇章中是大篇。上节课我们讲了黄疸的一般内容，黄疸的分类，然后讲了湿热黄疸的治疗，有四张方，湿热黄疸在《金匮要略》中是重点内容。那么这几张方，在临床上也是常用的，关键我们要理解，然后自己在临床上会去加减变化，也可以了解后世在黄疸的治疗上有一些什么发展。

今天我们接着讲黄疸，从女劳疸开始。女劳疸这个病名，我们上一次议论过，比较特殊，今天在临床上也很少用，作为一个古病名，我们解释了为什么叫女劳，这个和肾有关。原文提示了它的临床具体的表现。现在我们来看一下原文第十四条，它是讲女劳疸的治疗。我们注意一下它的一个标题，女劳疸夹瘀。瘀，有瘀血，如果女劳疸没有瘀血，我们想一下，它的治疗我们怎么考虑？《金匮要略》中没有出方。

我们先看一下原文第十四条，讲的一张具体的方。“黄家，日晡所发热”。黄，黄疸。到傍晚的时候，这个有一点发热，患者有恶寒。那么这样的话，原文说，此为女劳得之。好像从文字上去考证，女劳成了一个原因，这个是由于女劳产生的问题。那么从发热恶寒，日晡所好像和阳明也有关系，又是一个黄疸，那么《金匮要略》的前提是《伤寒论》，是一个热病。在这方面，我们可以做一些联想。原文讲的，“膀胱急，少腹满，身尽黄，额上黑”。原文又强调额上黑。足下热，因作黑疸，话题又旁开到黑疸，因而我们可以把它作为黑疸来看了，也可以理解为因而这个时候你要注意了，女劳疸和黑疸要做一个鉴别。这样的两种理解，我们都可以参考。接下去讲，“其腹胀如水状”，这个患者很明显的肚子胀满，腹如水状。前面的原文讲过，女劳疸，不治，在临床上很难治疗了。接下去的描述，症状是大便必黑，这个黑是颜色，我们现在讲黑便。黑便的话，它的出血部位在消化道上方，不是在肛门附近。那么《金匮要略》后面，专门有下血的议论，叫远血、近血，我们也可以一起联想，做一些思考，后面也有方。那么大便时溏，排便比较稀，有点像腹泻那样，大便不成形了。那么最后的总结，此女劳之病，非水也。是女劳造成的疾病，它主要的是见到黄。非水也，水，我们这里会想到《金匮要略》中间的水气病，水肿。那么水肿和黄疸，和这里的女劳有什么联系呢？后面我们会看到水气病中，有五脏水，也有腹满，我们现在讲的腹水的问题，也许在水肿的过程中也会出现。那么这里女劳，它也会出现腹如水状，我们今天是否可以理解为古代的医家也非常注意的，在临床上要做鉴别，这个鉴别目的是为什么？也许和治疗有关，所以它后面讲的一句话，“腹满者难治”，腹满，腹胀如水状的，前面讲不治，这里讲难治，是预后的判断。

女劳疸，出现腹水了，这样的情况我们要注意了，在治疗和预后上，要做一个把握。那么原文尽管强调了难治，不治，但是还是出了一张方，硝石矾石散。所以这个我们作为女劳疸的治疗，是有一个前提的，叫女劳疸夹有瘀血，这个瘀血从哪里知道的？大便必黑。这和黑疸也相关，黑疸我们后面会议论。那么我们看一下，这个硝石矾石散的药物，都是石药，硝石和矾石。它后面有一个交代，服了这个药以后，叫病随大小便去，这个药通利二便，小便正黄，大便正黑，是候也，会出现这样的一个情况。

我们把它归结一下的话，这一条原文是对女劳疸证治的描述。膀胱急，少腹满，有黄疸，整个脸面比较黧黑了，身上或者下肢、脚底、脚心会有一个热感。需要和黑疸做一些关联性的理解，最后讲在预后判断上的问题。原文第十四条，是唯一的提出女劳疸治疗的。在临床上需要考虑，需要鉴别，需要注意。那么这个硝石矾石散，我们可以注意一下的，这个在我们临床上，后世用的相对比较少一点。在20世纪50年代的时候，上海曙光医院的老中医曾经有过运用硝石矾石散治疗肝硬化。我们现在在临床上用得少。所以对女劳疸的认识，如果我们要做一些把握呢，在临床上偏于肾虚，瘀血的症状不明显的，那么毫无疑问，我们从肾，补肾的这个角度考虑，那么像地黄丸、左归丸、右归丸，这一类都可以考虑。如果到了我们现在讲的，女劳疸和黑疸靠在一起了，有一点像我们现在讲的肝硬化腹水的这种状态，治疗比较复杂，所以女劳疸又要和前面的湿热黄疸做一些联系，清利湿热的药物也许继续要用，然后这个患者因为病程比较长了，整个身体的状态有所下降，我们讲的脾肾两亏，或者肝肾两亏，那么在治疗上要用一些调补的方法，健脾补肾，在慢性肝病的过程中，比如我们上海有一些专门治疗肝病的，像曙光医院肝病科比较注意在慢性肝病中运用中医补肾的这些方药，相对效果也比较好。所以这个地方思路打开，我们做一些联系以后，在临床治疗上不光是一个健脾化湿的问题，还有一个补肾的问题，那么真的出现瘀的情况，在清利湿热，调补脾肾，这样的一个基础上，我们又可插用一些化瘀的药，像活血化瘀，软坚散结，有时我们把《金匮要略》的疟母鳖甲煎丸也拿过来用了，肝硬化，脾肿大，这个临床上大家都应该了解。

所以硝石矾石散，两味药，尽管现在不用，但是你要注意，经方中的两味药，像前面肺痈中桔梗汤也是两味药，是开路的，奠基的，我们不能停留在两味药上面，一般要打开，要学会加减，要根据后世医家的一些补充，在临床上进行加减变化。那么我在这里提出的是肝硬化腹水与女劳疸的问题，腹如水状。从现代医学的角度，我们有的也提出，认为女劳疸不是腹水的问题，就是脸黑，皮肤黑，色黑为劳嘛。虚劳，肾亏，这样我们会联想到现代医学中间讲的阿狄森病，肾上腺皮质激素减退症，所以这个病有时候，我们也从女劳的角度去考虑，如果是这个病，可能我们现在临床上大概主要是补肾，像清利湿热，或者是活血化瘀，这样的一些方药的穿插，可以稍微减轻一点。所以中医讲辨证论治，我们在临床上要具体病情具体分析。

接下去我们看虚黄的问题。原文第二十二条，提出“男子黄，小便自利”，应该给它用虚劳中的小建中汤。虚劳病，有小建中汤的应用。小建中汤在《伤寒论》中也有运用，大家非常熟悉，是桂枝汤的一个加减变化。那么这里的问题来了，这个与原文讲的男子黄，后面拖了一个主要的症状，小便自利。小便自利，小便也许多。小便自利，我们一般理解为小便正常。那么这个地方你要去对照，对照什么地方呢？湿热黄疸，强调小便不利，这里是小便自利。这样一比较，我们可以这样理解了，就是说，这个地方讲的男子黄不是身黄的问题，小便是通利，小便通利照理不会发黄，因为湿热有出路了。那么不是湿热发黄的话，你怎么考虑呢？该怎么处理呢？所以这个就要注意，原文提出身黄的治疗，可以考虑小建中汤。这个虚黄呢，我们可以从虚劳小建中来推理，要想到在《金匮要略》中是用小建中汤治疗虚劳的。所以前面用了两个字，男子。那么这个地方，我们又要考虑这个问题，这个虚黄从现在怎么认识？这个黄是不是黄疸，可以有两个理解。一个我们可以排除，这个人不过是皮肤、脸色看上去黄，不一定真的是黄疸，所以我这里提出来有一个认为呢，可能这个是钩虫病引起的，也有的称呼黄胖病。钩虫病，我们现在比较陌生，是一种寄生虫病，钩虫寄生在你的肠道中，把你的肠道黏膜咬破，那么你肠道出血，慢性的出血，我们现在讲贫血，贫血的患者一般皮肤比较黄，营养状态不太好，整个身体偏虚的，脸有一些浮，我们叫黄胖。这个时候从中医辨证的话应该用小建中汤调理，从中焦入手，要健脾，要补气的，那么这是一种理解。另外一种理解呢，这个也许真的是黄疸，在临床上有时候也会遇到，那么这个黄疸，我们和溶血性黄疸联系起来，有时候我们小建中汤也用在这种疾病的治疗。所以从西医的角度，这个黄疸我们可以去推导，它有肝细胞或者是什么阻塞性，或者其他一些原因。中医在临床上，从治疗的角度也要做一些把握，这个我们从《金匮要略》的这个黄疸病小建中汤可以理解。黄疸的病机主要是湿热，但是湿热不是唯一的，还有其他的一些原因，所以治法我们可以旁开。

上面的议论以湿热黄疸为主，接着有个女劳疸，然后有虚黄。下面还有一些其他的治法，我们要做一些交代的。原文第十六条，"诸病黄家，但利其小便，假令脉浮，当以汗解之"。利小便的方法可以治疗黄疸，我们能够理解，这个主要是身黄，茵陈蒿汤，不光利小便，通利大便也可以的，所以要用大黄通利的方法治黄。第二条原文假设了，假令脉浮。很简单，我们要引申，这个脉浮两个字，提示这个患者发黄，也许有表证，不是在阳明，你怎么处理呢？当以汗解之。这个也是实事求是，你用茵陈蒿汤也许对，也许不对。你更加到位一点，你先不用阳明的方法，提出一张桂枝加黄芪汤，这一张方仅供参考，不是唯一的。我们联系《伤寒论》的话，麻黄连翘赤小豆汤，这样的一些做法也有的。临床上要变通，但是这里我们可以理解这样的一个问题，如果真的是黄疸的话，在现代临床做了一些检查，不仅仅是肉眼的观察，或者确实我们检查是肝脏这个地方发生了问题了，它有一些寒热，或者有一些表证，那么我们临床上会过早的，或者及时地去用阳明的一些方法，用清利，清热解毒的一些方法，可以这么做。但是我们在古代肉眼观察的条件下，没把握的时候，我想古人提出这个黄疸，要用汗法来治疗，有它一定到位的地方，但是也有它一定的局限，这个桂枝加黄芪汤仅供参考。我们要做一个灵活的把握，这个从治法上补充了一个汗法。

然后第二个补充，润燥的方法。原文第十七条讲的，"诸黄，猪膏发煎主之"。我估计我们现在在临床上，几乎没有用这样的方法来治疗黄疸了。那么我们会疑问，就这个诸黄，从文字上讲，诸，各种各样，临床上真的各种各样的黄疸，都可以用猪膏发煎吗？猪膏发煎，我们看一下它的组成，猪膏、乱发。猪膏，我们现在通俗地讲，猪油。乱发，我们现在叫血余炭，这个是化瘀的，我们一般也非常了解。那么猪膏是润，乱发是化瘀软坚，这两个合在一起。最后在煮服法中讲，病从小便出，又有疑问了，你不是润燥吗？走肠道，那么怎么从小便出呢？所以有的医家提出来，这个字可能有问题了，应该病从大便出，我想如果从临床上理解，问题不大，但是文字是这样。那么有的提出，用了猪膏发煎，小便也通利了，这样的理解也可以。那么猪膏发煎我们根据它的用药呢，可以做一些反推，我们看一下《神农本草经》中，《本草纲目》中，它对这个有一些议论的。猪膏、乱发，是消瘀通利的，那么这样回过去一想呢，应该是在黄疸病这个过程中，如果出现大便干结，那么你要临时用一下或者缓解一下。或许这个黄疸不是湿热黄疸，是其他问题造成的黄疸，那么我们更加可靠一点了，这个我们用猪膏发煎试试呢，问题不大的。一般像湿热黄疸，舌苔比较厚腻，肚子比较胀满，大便比较溏薄的，我想我们都有这个常识，临床上一般不会用猪膏发煎的。所以从这个治疗的一个方法来讲呢，它是被你参考，这个猪膏发煎，我们看一下的话，在妇人杂病的阴吹中间也有运用，叫谷气之实。这两方面联系起来一看的话，谷气之实，我们现在讲叫腑行不畅，便秘，它有阴吹了，我们后面会议论的，这时候用猪膏发煎比较合适。

原文第二十一条，提出了一个和解的方法，也是用了诸黄两个字。和猪膏发煎一样，诸黄，各种各样的黄疸，腹痛而呕。那么我们在临床上怎么去理解呢？要和方药联系，后面说宜柴胡汤，它也没有讲是大柴胡还是小柴胡。后面有小字说，必小柴胡汤，这是后人添加的。那么我们这样一看的话，第一个前提是用柴胡汤来解决这个问题，或许是大，或许是小，那么从症状上第一个是有黄疸，第二是有腹痛，第三个是有呕吐。那么我们要决定了，你在临床上遇到黄疸有腹痛，有呕吐的，你是用大还是用小？小柴胡汤我们很熟悉，原文有一个非常简略的表述，呕而发热。我们后面还会议论到的，小柴胡汤和解少阳，是解少阳邪热，那么一般发热是第一个症状提出来的。如果是大柴胡的话，《金匮要略》腹满病篇中讲，“按之心下满痛者，此为实也，当下之，宜大柴胡汤”。所以大柴胡的主症，第一个想到的是腹痛，那么因为这一篇是黄疸，所以黄疸放在前面，黄疸病的过程中，腹痛而呕吐的，如果仅仅是这样描述的话，我的体会临床上你第一个选择，要考虑大柴胡汤。那么要补充，也许这个黄疸，腹痛，呕吐，也有发热。这样四个症状连在一起一想的话，我们很自然地会联想到现在临床上讲的肝胆系统的疾病，特别是急性的胆囊炎、胆石症，或许不一定是胆道的，和胰腺也可能有关等。大柴胡汤的临床应用，在这个地方又打开了，和黄疸有关，在急腹症的治疗中，大柴胡汤就是不可忽略的基本处方，所以它作为治疗方法的补充，在这个地方提到了柴胡汤。

黄疸还有这样的一个话题，叫误治以后的变证。第一个是黑疸，原文第七条是这样描述的，说“酒疸下之，久久为黑疸”。酒疸可以用下法，前面的原文提到也可以用吐法，但是你注意，我前面讲的时候提到，吐和下，是一个暂时的方法。它这里讲的叫下之，久久为黑疸。也许患者被下法反反复复地治疗，时间很久，也许和下有关，也许没有关系，但是一个过程很长了。酒疸，原来是湿热黄疸，现在变为黑疸。所以我们前面给它一个前提和归纳，黑疸作为谷疸、酒疸、女劳疸的转归，不放在分类中，它不会一下子出现黑疸。原文描述“目青面黑，心中如啖蒜齑状”。心中，心窝部，胃，好像吃了大蒜韭菜那样的东西，很刺激很辛辣的东西。那么这个是对应酒疸的主症，懊憹，心下热痛的症状还在。那么大便正黑，女劳疸的条文中间也提到了，因作黑疸，大便必黑。如果我们有时候联系肝硬化的话，这个是上消化道出血。皮肤爪之不仁，皮肤瘙痒，这个人也是黄疸，我们在临床上有时多见。脉浮弱，虽黑微黄，尽管黑，但是还是黄，是个黄疸，黄中带黑。我们前面议论到肝病面容，我们现在会有把握，慢性肝病，你一看他的脸色，我们大体有一个了解。那么中医考虑这个黑，一个是色黑为劳，和肾虚有关，第二个和瘀有关。所以黑疸的话，这个地方强调瘀，没有出方，因为我们也不知道黑疸怎么治疗？如果现在是和肝硬化联系在一起的，我们大概会比较了解应该怎么用药的，我前面也做过议论，所以有的医家提出来，到了黑疸这个阶段，出现这样的一些症状，大体上我们可以和女劳联系在一起。那么这样的话，黑疸没有方，有的医家就把硝石矾石散拉过来，女劳疸可以用，黑疸也可以用。这样我们在临床上的治疗思路就打开了。但是还需继续将思路打开，这个黑疸的治疗可能没有这么简单，我们在临床要可以联系后世医家的一些治疗，做一些思考。

第二个是误治以后的热盛。原文第八条讲到，“病黄疸，发热烦喘，胸满口燥”。发热烦喘，胸满口燥，是对症状的描述，为什么会这样呢？因为在病发时，疾病刚刚开始的时候，这个疾病是什么病？是伤寒？是黄疸？我们不了解。那么这里议论黄疸呢，或许我们说是和黄疸相关的，也许黄疸还没有出现。用了什么方法呢？“火劫其汗”。火劫，这是一个物理性发汗的方法，会伤阳，是温热疗法。那么原文讲的两热所得，里面已经有热了，你还要给他用热的方法去治疗，有问题。那么中间插了一句话，“黄家所得，从湿得之”。强调湿热黄疸，一般在热病的过程中间，我们看到的这个黄疸，湿热黄疸比较多。那么最后的一个归结，我们看，一身尽发热而黄，有发热的，有黄疸的，这个很明显是在发热性的疾病中出现的发黄。肚热，热在里，当下之。当下之，又把它回到阳明的治法，前面讲的湿热黄疸的治疗，可以考虑茵陈蒿汤、栀子大黄汤、大黄硝石汤。

黄疸误治，也许会造成呃逆。原文第二十条讲，“黄疸病，小便色不变，欲自利，腹满而喘，不可除热”。不可除热，你不要用苦寒药，不要用阳明的攻下方法治疗。如果你误用了，除热必哕。它会造成一些叫副反应。哕者，小半夏汤主之，它也告诉你，如果你伤了正，出现有呃逆，或者有呕吐，中焦脾胃的阳气受损，胃气上逆，用小半夏汤治疗。那么这个地方的小半夏汤，不是绝对的，大家可以加减，可以变化。

最后有关于黄疸病预后的议论，原文第十八条。“黄疸之病，当以十八日为期。治之十日以上瘥。反剧者，为难治”。黄疸是一个表现，是一个症状，具体是什么疾病？如何把握？我们在临床上大概要做一个思考。从今天的疾病可以联想，是一个肝炎？或许是一个什么传染病？它为什么十八日为期？为什么过了十八天，或者十天以上不好的话，它要难治呢？或者治疗比较复杂了呢？这个问题。所以我们按照文字的理解呢，这个十八日为期，我们可以联想前面疟病，我议论到的，疟病也有一个自然痊愈这样的过程，那么黄疸又提到这样的问题，我们联系起来看，也许这个疾病，在某种程度上，在某一部分患者中，它有自愈的倾向，哪怕你没有治疗，或者治疗以后很容易好。作为预后的判断，我们可以参考，但不要把它扩大化，以为所有的黄疸都是这样，则无法理解，具体的事物要做具体的分析。

原文第十二条也是这样，“疸而渴者，难治”，嘴巴干的难治。疸而不渴者，其疸可治。比较抽象，你也没有办法把握。为什么呢？口渴提示什么？不渴的又提示什么？一般我们在这里议论它，这个黄疸，口渴的话，渴也许是热盛，邪热偏盛，邪毒偏盛。那么这个来势比较厉害。疸而不渴，嘴巴不干，偏向到太阴。渴的在阳明，不渴的在太阴，那么一个是偏于虚寒，一个是偏于实热，来势比较凶猛，邪热比较亢盛的，一般也许预后会差一点，那么我们在治疗上可能出手要重一点，我们现在如果是临床上，联系一些现代医学的知识，比如这个重症肝炎，来势比较凶猛的，那么你要用经方中有一些方，也许力量不到位的，那么温病中的清热凉血解毒的一些方法、方药，要考虑到，要使用的光是茵陈蒿汤不够。那么如果是不渴的呢，也许它的来势不是那么凶猛，那么我们在治疗上，在预后的把握上，心里有底。十二条原文最后讲的，“发于阴部，其人必呕；阳部，其人振寒而发热”，这个作为参考就可以了。

从整个条文的描述，联系具体的方和药，最后我们可以做一些归纳和引申，黄疸的治疗，牵涉的面比较宽，八法俱备，我在前面也交代过，这个治疗，各种方法都有。那么我们如果和后来的一些变化联系，比如《医学心悟》中的茵陈术附汤、黄连解毒汤、龙胆泻肝汤、甘露消毒散，包括现代临床上有一些老中医的经验方我们都可以参考，那么我们现在黄疸或者慢性肝病，在临床上也设立了专科，会有更加丰富的一些经验可供医师参考。

黄疸的整个篇章原文比较多，有的有方，有的没有方。《金匮要略》的黄疸证治是一个比较精彩的地方，相对有系统。病机、分类、方证，或者预后、转归等，比较详细，都有论及。所以这一篇的内容对我们临床上认识黄疸会有帮助，尽管黄疸的分类现在使用不多，讲阴黄、阳黄了，或者我们走其他的脏腑辨证了，但是它的一个准则，临床上的一个思路是存在。所以我们和后世的有一些医书中的论述联系起来看，在张仲景以后黄疸的一个论述中，医家分得越来越细，有三十六黄等这样的描述，但是走到最后还是要由繁归简，用阴阳，也就是用表里寒热虚实，用六经来归纳把握，这样临床上运用起来比较自如。

最后给大家提几道思考题，湿热黄疸是重点，这四张方大家要重点的把握，可以做延伸，自已想想临床上碰到的黄疸，湿热黄疸，会做一些什么样的加减变化？或者曾经有过怎么样的一个治疗？第二个柴胡汤，原文一带而过，但是在临床上它是一张基本方。最后小建中汤拓展了一个治法，小建中汤可以延伸到肾气丸，建中汤、肾气丸都在虚劳出现，我们可以做一些联系，这样的话我们对整个黄疸的把握，在临床上就不容易困惑。

串讲10　插入话题1：在热病（伤寒）诊疗中确立的临床证治规律和诊疗体系

【提纲】

1. 热病诊疗是古代临床的基础

肉眼看不见病原，看见的只是患了病的人。医生临证可以观察到患者种种不同的临床表现，然后通过药物的偏胜来调整患者状态的盛衰，这就是经方临床取效的基本原理，也是遣方用药的基本原则（寒热虚实治则），所谓"通闭解结，反之于平。"

六经证治规律的形成必定是在热病（出血热）的诊疗过程中，这个热病（具体的）还应该符合一定的条件，如死亡率不太高，病程在二周左右，病情也相对复杂（不可能是一般流感或鼠疫）。六经证治也不可能形成于慢性疾病的治疗中。

历史上汉末魏晋、宋金元、明清三个动乱时期，战争、灾荒、人口移动，也是疫病流行的高峰时期，和中医的临床密切相关，杰出的医家、医著多出现在这样的时期。《伤寒杂病论》产生于汉末，《伤寒论》、《金匮要略》定型于宋，大量注本的出现于明清。沿着热病（《伤寒论》、《金匮要略》）的线索，疾病可能发生了什么变化？面对临床现实，医家是如何应对的？

传染病发生的三要素：病原、媒介、易感人群。

2. 六经证治框架出自热病临证

中医的治法方药出自热病的临床诊疗？为什么必须要有六经证治？六经证治能解决什么？不能解决什么？六经之外为什么后来又有卫气营血？伤寒之后为什么紧跟着杂病？

六经病证、六经辨证、六经证治的框架、传变和合并病、辨病和对症、三段三层六经九分法、三三六九法（框架、位置），把握疾病的阶段与层次，把握证候的病性与病势。

六经九分治法方药框架的主要内容如下：

（1）温散（太阳寒）：① 麻黄汤；② 大青龙汤；③ 小青龙汤；④ 麻黄附子细辛汤；⑤ 乌头汤；⑥ 川芎茶调散。

（2）和营卫（太阳中）：① 桂枝汤；② 桂枝麻黄各半汤；③ 桂枝加大黄汤；④ 桂枝加附子汤；⑤ 小建中汤；⑥ 桂枝加龙骨牡蛎汤。

（3）凉泄（太阳热）：① 越婢汤；② 麻杏甘石汤；③ 麻黄连翘赤小豆汤；④ 升麻葛根汤；⑤ 银翘散；⑥ 清燥救肺汤。

（4）温补（太阴）：① 理中汤；② 四君子汤；③ 补中益气汤；④ 半夏厚朴汤；

⑤ 栝蒌薤白半夏汤；⑥ 小半夏汤；⑦ 枳术丸；⑧ 防己黄芪汤；⑨ 五苓散；⑩ 大黄附子汤；⑪ 藿香正气散；⑫ 参苏饮。

(5) 调升降(少阳)：① 小柴胡汤；② 达原饮；③ 半夏泻心汤；④ 藿朴夏苓汤；⑤ 四逆散；⑥ 当归芍药散。

(6) 寒泻(阳明)：① 栀子豉汤；② 白虎汤；③ 黄芩汤；④ 大黄黄连泻心汤；⑤ 茵陈蒿汤；⑥ 大黄牡丹汤；⑦ 升麻鳖甲汤；⑧ 大承气汤；⑨ 大陷胸汤；⑩ 抵当汤；⑪ 安宫牛黄丸；⑫ 镇肝熄风汤。

(7) 回阳(少阴寒)：① 四逆汤；② 真武汤；③ 桃花汤；④ 阳和汤。

(8) 顾寒热(厥阴)：① 乌梅丸；② 干姜芩连人参汤；③ 麻黄升麻汤；④ 肾气丸。

(9) 救阴(少阴热)：① 黄连阿胶汤；② 百合地黄汤；③ 竹叶石膏汤；④ 加减复脉汤。

3. 六经病证的传变与合并病

六经传变，六经必须讲传变，传变赋予框架和位置以动感。即事物可以有相对的界限和位置，但事物之间又有着内在的联系，事物循此又处在不断的变动之中。传变有一定的规律，但又没有一成不变的模式可言。因为百病都有各自的独特之处，需要我们不断去认识和总结。后人在传经方面提出的见解各异，原因也正是出在此处。

六经的合并病，合并病六经的重要内容之一。合病是指六经病证中两经或三经同时发病，数经之证同时并见的情况。并病是指六经中一经病证未罢，另一经相继为病，也是数经之证并见的临床表现。

六经病证，每一病证均有其主症、主脉及相应的治法和方药，此乃六经病证之常，是对外感热病最简略的概括。但在现实中的表现也并非都是那么整齐划一，所以用六经又根本不可能囊括全部的内容。而且热病的传变也不可能那么整齐划一地由某一经的表现直接的完全的转变为另一经的表现。因此有合病并病的提出，还有兼变证、类似证的补充，这些都可看作六经病证的变化，这些都是对外感热病非典型性或者是边缘性证候的概括。

六经并非是对所有外感热病的机械框定，而只是提供一种临床思维的模式、辨证的框架。六经示人以常，也示人以变，只有全面理解了六经病证之后，才能知常达变，举一反三，才能在临证时达到圆机活法、得心应手的境界。除了二者的重合以外，其实还有三者、四者的重合，此属于更加复杂的情况。

六经证治可以用一根曲线，一个框架来表述，是应对热病治疗的主要方法。六经辨证是所有辨证论治的基础，后来的方法都是对它的补充和细化，不能和它并立，只能是叠加。仲景不是流派或学说，而是所有流派和学说产生基础。

陆九芝：仲景杂病即在《伤寒论》中，而伤寒中亦最多杂病，参错互见。故仲景之六经为百病立法，伤寒又为百病之首，伤寒杂病治无二理，总归六经之变。故凡不能治伤寒者，亦必不能治杂病。

伤寒在前，温病在后。伤寒是基础，温病是补充和扩展。注意六经辨证与卫气营血、三焦辨证的一致。以六经钤百病为确定之总诀；以三焦赅疫证为变通之捷诀。

六经证治的框架除了必须有传变和合并病的补充之外，还应该有辨病和对症的补充。《伤寒论》重点在辨证，《金匮要略》重点在辨病。杂病证治基础也是辨证，但又有自身的规律。所以《金匮要略》的杂病也可以看作伤寒的补充。

【串讲】

上面《金匮要略》第一个板块的内容，主要是热病。我们注意到，在《金匮要略》的脏腑经络先后病的后面，痉、湿、暍，百合、狐惑、阴阳毒，然后有一个疟病，三篇连在一起，有七个病证，其中痉、湿、暍和《伤寒论》中内容重复，那么我在这里把其他相关的疾病拉几个过来，比如肺痈、肠痈，还有黄疸，也许还有相关的，我们后面会看到，你一定也要想到。那么我讲到这里，要插入一个话题。议论什么问题呢？我在绪言中交代过，《金匮要略》这个杂病，是跟在伤寒后面的。

这里我们停顿下来回头看，伤寒是怎么一回事？伤寒给了我们什么启示？考虑《伤寒论》和《金匮要略》的联系的地方。我们要学习《金匮要略》，《金匮要略》的这些治法方药，这些病证，它的前面有一个伤寒。所以我们要回顾一下，伤寒是什么问题？那么尽管我是搞《金匮要略》的，但是最近若干年，我对伤寒的问题也会感兴趣，也会去思考。我在这方面的一些见解，提出来和大家做一个交流。我这节课总的题目是：在热病（伤寒）的诊疗中确立的临床证治规律和诊疗体系。

大家注意临床的热病，在整个发热性的这样的一个疾病的临床诊疗过程中，我们得到了什么？建立了什么？所以在这个热病讲完以后，我们展开这样的一个话题，会帮助我们理解中医临床的一些基本的问题。这里我在热病后面有一个括弧，即这个热病是具体的，那么应该是伤寒。伤寒，出来一个六经，然后我们从六经到百病，我们都会讲张仲景的《伤寒论》是中医辨证论治的一个奠基，那么这个辨证论治的奠基是什么？为什么是六经？《金匮要略》讲的主要是杂病，杂病和六经是什么关系？最后我提一下六经九分法，我专门出版了书籍，介绍这方面归纳、理解的一些方法，可以供大家参考，借此机会我也会做一个简单的介绍。

我的这个插话，有这样几方面的展开，第一，热病诊疗是古代临床的一个基础，不是我们现在想象中的，我们现在临床主要不是热病了，是所谓的生活习惯病，都是一些慢性病，什么高血压、糖尿病等，古代不是这样。第二，六经证治这样的框架，是从热病的临证中发展来的。第三，六经病证，或者我们现在讲叫六经辨证，这个六经辨证有传变，有合并病，我们要做一些理解和掌握。

我们先看第一个话题，热病。热，是发热。发热，我们临床能够把握的。患者有自己的症状，医生去一看，也有这些症状，你手一摸这个额头是烫的，或者身体也是热的。这个我们都会有感受，没有体温计，我们都能感知，发热。然后伴随的一些症状，有呕吐，有黄疸，有头痛等。患者会告诉你，医生也能观察他。那么我这里提的，我们现代了解的一些知识比过去丰富了，叫病原。造成这个传染病发热的，是像细菌、病毒、寄生虫，或者其他的各种各样的叫微生物，肉眼看不到。肉眼看不到病原，但是我们肉眼能够看到人，这一点请大家能够理解，中医的临床主要是建立在肉眼的观察上的。我们通过观察，我们可以总结，通过观察，我们可以记载。然后用什么药，用什么样的方法来取得效果的。所以我前面一开始，我必须要举经方这样的概念，《汉书·艺文志》讲的，通过药物来调整人体，达到什么目的呢，反之于平。

那么中医辨证的基本的纲领，我们现在都会讲八纲。六经好像稍微有点靠边，因为我们现代中医的教育中八纲是基础，这个观念牢不可破。而六经，因为六经是一个古老的话题，在《伤寒论》中，也许我们熟悉，也许不熟悉，而且讲法比较多，所以有时候我们把它避开，大多数或者说是医家，我们现在临床上的医生，已经经过大学教育或研究生教育，均读过《伤寒论》。六经是什么？为什么有六经？这方面的一个认识，也许还没有到位。那么有时候我们嫌麻烦，我们也不愿意议论了。我们就用八纲吧。其实，八纲和六经是有联系的，一个是现代表述，一个是传统表述。所以我后面还要讲，那么用《伤寒论》的话来讲呢，“观其脉证，知犯何逆，随证治之”。最后的四个字，随证治之，我们把它翻成现在的话讲叫辨证论治。

六经这样的一个证治规律呢，应该是在热病的一个过程中发展过来的。这个热病，如果是具体的，那么我后面打个括弧，出血热，这个话题我后面还会展开。在那个年代，张仲景，应该不是张仲景一个人，遇到了主要是这样的一种病，然后在整个过程中间产生了这样的一个把握方法。那么我这里提到这个热病，如果是具体的，具体到什么程度呢？一般死亡率不会太高，比如十个里面九个都死了，来势那么凶猛，临床上这个过程你把握不准。死亡率不太高的，病程在两个星期，或者三个星期。它的恢复期也比较长的，它的整个过程中的症情的表现轻重缓急不一，丰富多彩。我们现在讲整个身体的各个系统、各个器官都会累及。那么在这样的一个基础上，我们古人下了工夫，做了总结，有了六经，提出了一些基本的东西。这样的一些东西，我们一直沿用到现在，作为临床的基础，牢不可破。我们还是在它的基础上，我们去做引申，做发挥。我这里还要提一下的，我在绪言中引用过这一个表示，三个波峰，战乱，疾病。这个疾病，现在可以确切地讲主要是传染病，所以伤寒这样的一种病，今天我们回过去看，这个伤寒不是我们现在大多数人印象中的伤风感冒或流感。在那个年代，这个伤寒是一种疾病，我们现在可能不是太了解，那么古书上有记载。我们现代医学对这方面，也有一些比较详细的展开，可以对照当时的伤寒病。然后我们看一下第二、第三，金元时期、明清时期都是热病，在古代社会，中医的临床主要面对的是热病。热病的临床给医家提供了一个舞台，我们可以去观察，可以去总结，可以写成书留给后人，可以发表自己的见解，可以形成自己独到的地方。那么我们可以看到，《伤寒杂病论》在第一位，汉末魏晋，从我们现在的知识，我们可以这样去把握它的。

关于传染病的发生，现代医学会强调，一个是病原的问题，一个是媒介，一个是易感人群。我们回过头来认识中医的问题，这个知识也有用。有的是细菌，有的是病毒，光有细菌病毒，还不至于直接造成人体的伤害，那么必须要有媒介。这个细菌、病毒，也许原来在动物的身上，在南北移动的过程中，我前面提到一个游牧民族，一个农耕民族，游牧民族到农耕民族这个地方来，进入中原地区了，那么把这个病原带过来了，通过一定的媒介，跑到我们身上来了，特别是中原地区的农耕人口，身体原来不具备对这种病原的一个抵抗、免疫，一下子会造成疾病的流行，我们现在讲叫传染病，过去讲叫疫病。疫病，来势比较猛一点，死亡率比较高一点。那么这个地方，我们看一下易感人群，也许我们有的人，比如身强力壮的，他没有感染，也许有的人饥寒交迫，身体比较疲劳。我们现在讲的压力比较重，工作比较忙，身体状态比较低，你容易感冒了，道理一样的。但是我们还要考虑到，我们现在了解到，这个病原它有一个特点，两个字叫欺生，它欺负陌生的人。对于从来没有接触过的人，一接触就有问题了。所以这个我们可以理解了，人口移动的过程中，病原也跟着移动，跑到人的身上来，发生了疾病。那么我们有了这样的认识以后，我们看看中医的应对。三个时期：汉末魏晋，《伤寒杂病论》；宋金元时期，有金元医家；明清时期，形成了温病学派。这几个把握，我们因为主要议论《金匮要略》、《伤寒杂病论》。《金匮要略》产生于汉末，作为文本，原文定型于宋，那么大量的注本出现在明清。明清的人，或者江南的人，对过去中原地区的疾病能够理解，能够把握，还是不能把握？这是个问题。我们沿着热病的这条线索，很有意思的，你要继续思考，就是疾病的变化。比如汉末魏晋，是伤寒这个病，如果主要是出血热。那么到金元会有什么变化？到明清又有什么变化？医家是怎么对应的？你这样一想，有时候就会贯通，能够想明白了。

第二个话题，我们把它展开。前面讲是热病，这个热病有一定的前提，它要符合一定的要求，那么我们可以议论了。这个热病过程中，出现的这个六经，是起什么作用？六经证治这样的一个框架性的东西为什么有必要？这个六经能解决什么问题？它不能够解决什么问题？六经之后，为什么后来有卫气营血辨证？有三焦辨证？这个问题，我们要放在脑子里面去想，一边想，我们一边来展开这个话题。我们看看表述，叫六经病证，《伤寒杂病论》中，不是我们现在提的六经辨证，没有这个提法。六经是病，那么我们现在可以归纳出六经证治的框架，有传变，有合并病，有辨病，有对症。一个是整体把握，一个是具体方法。我这里用这样的一个比较简单通俗的表示，目的是为了让大家能够理解六经，哪怕从现代的知识进行理解，我们现在对热病可以分成初期、中期、晚期，现代医学也会这么做，要分阶段的。刚刚开始的时候症状较轻，症状比较厉害的是到了中间阶段，然后慢慢地缓和了，慢慢地痊愈。六经分成六个，第一个太阳，第二个阳明，第三个少阳。大家注意，这个三阳，属于阳，在上面，往下一走呢，太阴、少阴、厥阴，这个叫三阴。阴阳，阳一分为三，阴一分为三。

然后我们再看，太阳是初期，我们习惯上讲太阳表证，有恶寒，发热，头痛，以体表的症状为主，也许内脏的症状比如呕吐、腹泻、咳喘等，有的已经出现，有的还没有出现，不严重，也不是主要症状。所以这个太阳病这个阶段，有点类似于我们现在讲的传染病发热的前驱期。阳明是高热，阳明就不是表证了，是里证。但是还是在阳，走到顶端，有时候我们讲壮热，现在习惯上讲高热。少阳的发热是寒热往来。所以我们一看，这个三阳的目的在哪里？它也是有一个阶段，第一个阶段在太阳，第二个在阳明、少阳。对发热，六经中间至少有三，通过太阳、阳明、少阳来把握。那么我们很清楚，太阳，恶寒、发冷。阳明是发热的，不恶寒，但恶热。高热会造成脑部症状，有谵语。高热是一个极期，会伴随身体体内各个脏器出现一些问题，比如有出血，比如有消化道、呼吸道，或者肝胆系统等其他各种各样的问题，在这个地方都会出现。那么有的呢，在《伤寒论》中，把它移到太阳这个地方来表述也有的。

然后我们看太阴，主要是一个呕和利的问题，我们用今天的表述，消化道症状，是脾。脾胃虚寒，腹满，有呕，有泻。然后再看少阴，脉微细，但欲寐。人不动了，脉象没有了，摸上去发冷了。我们很着急，要赶快处理，现在看来大概和休克有关了。肯定一量的话，血压低下来了，或者有点心力衰竭了。那么我们可以注意，一个是升到顶端的阳明，一个是跌倒低谷的少阴，在治疗上是关键时刻，作为临床医生一定要把握。阳明这个时候，我们的治疗，你赶快要退热，那么用白虎、承气，白虎可以退热，我前面讲承气也可退热。少阴的话，是一个虚寒证，全身问题出现了，血压低了，或者休克了，那么你赶快要把患者的这个状态调整上去，我们平时讲回阳救逆，要用四逆汤，附子、干姜。现在一般都要送到急诊，那么我们现代医学临床上的处理，你要用升压、强心这样的一些方法。所以这个两头，在六经中，你一定要把握好，有时候非常危急，所以阳明有时候叫急下之，少阴有时候叫急温之，赶快处理，刻不容缓。因为这个时候一拖延，比如高热三天，休克一直没有纠正，要造成患者的死亡。最后呢有一个厥阴，这个厥阴，从原文的角度留下的问题比较多。我们有时候用四个字表达，厥热胜复。如果是厥，手脚冰凉了，是一个休克状态，那么你要回阳。如果是一个热，又发热了，回到阳明了，那么也许你要用白虎汤、承气汤，要用阳明的方法。在六经病中，厥阴有一个乌梅丸，直接讲厥阴的条文不是太多，所以这个地方我们要联系现在的临床，或者后世医家的一些论述，做一些联想，来补充伤寒六经的不足，那么我用这样的一个线条来表示。

下面我们看一下，换一个表达。用这个框架，横过来三，竖起来也是三。六经在这个框架中间，和治法相关。六经在这个框架中，提示的是什么？基本的方法，基本的方剂。这个《伤寒论》中提供给我们的最基础的，最具有代表性的，我们也最为熟悉的，是这个九张方。也许还要补充两个，比如阳明我加个白虎汤，柴胡那里我加个半夏泻心汤。十张左右的基本方，这个是基础，不能变。我们再看一下，我把它和六经治法方药全部联系起来的话呢，这样看起来方便了。

这个六经证治框架，它提示给我们临床上辨证论治的治法方药的一个基本位置，是定位的，定向的，不可动摇的。比如药物方面，或者治法方面，稍微再细化一点，可以这样理解。还可以细化，我这里不做了，我们有兴趣可以做下去，每一个方块，一共有九块，细化下去无限。收起来有限，这个九分法，我们用六经有六，横过来有三，竖起来也有三，这个也是可以进一步细化的方法，这样的一个表述，换了一种方式，帮我们来理解，我这里把六经拿掉，治法方药的位置还是在的。我们看一下，这一边它有一个箭头是升上去的。升上去的，一般从药物方剂来讲，是辛温剂，或者是温热剂，要用温热药，对人体起到振奋的作用，我们讲散寒，助阳，温散，温燥都在这一方法，回阳，所以麻黄汤、理中汤、四逆汤有三层。完了看它的对面，寒凉药，寒凉剂，也是三层，这个地方辛凉，在上面太阳，中间阳明，下面少阴，少阴热化。我们看一下对应的方，经方中，我不把后来的温病的方列进来，我举越婢汤，比如我们有的说麻杏甘石汤，也可以，那么至少应该是麻黄石膏来相配治疗阳明病。这个地方，承气汤、白虎汤。少阴这个地方，黄连阿胶汤。我们看一下，很有意思的，寒凉药一般是往下走，沉降的，这个容易理解。

我们看中间，中间是一个复杂、错杂的地方，一半是升，一半是降，有时候我们的表述，叫辛开苦降。那么我们可以看一下它的方，上面是桂枝，中间是柴胡，下面是乌梅丸。柴胡汤这个地方，我们可以补充一张半夏泻心汤，也是辛开苦降。那么我们会思考，临床上遇到寒用温药，遇到热用凉药。但是实际上并没有这么简单，不是寒凉剂、温热剂，你只要有这两种方剂就可以了。那么你必须要掌握临床上既不是那么极端的典型的寒，也不是那么极端典型的热，它既有寒又有热呢？寒热错杂呢？虚实夹杂呢？又怎么处理？六经的妙，六经的好，就在这个地方。它打开了，给你一个少阳，少阳在中间。我们讲少阳为枢，少阳的上面，桂枝汤是一个和解的方法，调和营卫。柴胡汤、小柴胡汤和解少阳。那么乌梅丸在厥阴这个位置，在柴胡汤的下面，我们有时候讲它是个寒热错杂的，也可以。所以这个区域提供给我们一个临床的方法、思路。你在临床上没有见到那么极端的情况，你怎么把握呢？你要走中间，所以我们可以理解小柴胡汤，原文的表述有时候很简单了，叫但见一证便是，不必悉具。如果不典型的，也可以走走中，像我们下棋一样，走一步缓棋试试看，然后看它走到寒还是走到热，然后再进行第二步的应对。这个有点像后来吴又可，他治疗这个热病，给我们一张达原饮，一开始用达原饮，到表了再走表，用汗法；到里了，用阳明的方法，用下法。这个临床的思路，我想我们在临床上待得久了都会理解。这个我把它归纳成所谓三三六九法，三段三层六经九分，是对六经病证，六经辨证的临床把握，是一个具体的方法。这个方法是总纲，是基础。那么我们平时讲的一些经常临床上运用到的一些方法，都可以放到里面去认识。这个九大块，是一个执简驭繁的方法。所以后来的一些医家，清代医家，以六经钤百病，六经乃百病之六经，古代已经讲到这个问题，我觉得非常到位。

我们可以看一下代表方可以有类方，可以展开的，温散这一块再分为六，温补内容比较多在中，回阳再分为四。凉泄，太阳偏热，我们打开，后世的方也可以进来。阳明，苦寒泻下，后世的方也可以进来了，温病中也有很多好的方，我们把它拿进来补充经方的不足。救阴，养阴的，可能还有，我只是提供一个基础性的东西，我们有兴趣可以再去延伸。中间的几块，桂枝汤、小柴胡汤、乌梅丸。这样的话，我把六经非常简要地给大家做一个描述，也是临床上很实用，很方便的方法，也是中医临床辨证论治的最基础的东西。

那么第三个话题，我们稍微介绍一下，六经病证的传变和合并病。我不是《伤寒论》研究的专家，但是我对这方面有一些心得，提供给大家，我们互相可以交流，希望大家在这方面可以进一步去思考。六经证治的一个框架讲完，我们要展开，做一些引申，必须做一个补充，两个问题你要认识到，六经病证不是僵硬的，不是没有联系的，它是动态的，这个动态，我们古人已经认识到了，我这里用现代的表述，叫传变。六经是有传变的，我们看一下六经的一个传变。《黄帝内经》有一个热论，一日一经。我们最初接触到这样的一个讲法的时候，都会觉得奇怪，临床上真的是这样吗？想不通，不理解，究竟怎么理解才对？我们看一下在《伤寒论》中，在后来的一些医书中，都有这样的一个痕迹，不要紧的，那么我们这里用这个表格做一个表示。六经的传变是从太阳到阳明？还是从太阳到少阳？还是没有太阳直接到阳明？或者直接到少阳？这个问题困扰我们，学生也会经常问。《伤寒论》中原文的表述，它是有顺序的，作为一个文本不能动，太阳、阳明、少阳，这个不会错。但是到了临床上，我们要灵活了。这个灵活，我们要结合具体的疾病，具体的人，有的人他直接出来的，表现出来的是什么？也许直接就是阳明。那么作为大体的规律，我可以这样表示，从上到下我画一根斜线，太阳、阳明，下面是到里，是一个少阴、厥阴。中间我们把少阳、太阴合在一起。六经，把它浓缩一下，把它归类一下，归成一二三，由表入里，由阳到阴。这样的一个归纳，请大家能够理解，不是一个刻板的东西，只是一个原则性的东西，不是一个具体的东西，具体一定会有变化，它是一个临床的思路。你理解了以后，你去看原文，你去看后来的一些医家的医著，这样就容易把握了。

然后还有六经的合并病。合病，并病，三阳好像比较多一些。那么后来又有补充了，这个六经中还有三阴呢？阴和阳在一起呢？有的是太阳阳明，有的或者是太阳少阳了，有的三阳合在一起了，合并病的一个表示，我这里用一个图表示。这样的六经是一个坐标，像一个航标灯，是一个方向的表示，是一个典型。到了临床上，我们遇到的每一个患者，或者疾病，它都不典型，它甚至于很模糊，因为它是重叠在一起了，请注意我把这个一条线画成两条线，中间用一个数字表示。那么这个数字中间，我们可以填进去一些相应的治法方药，或者有的要合方了，要变化了。这个是合并病给我们的一个临床思路，比如太阳和太阴在一起，太阳和阳明在一起，你光用太阳的药不够了，那么太阳阳明要在一起，要把几张方或两张方合在一起用，这个很自然的。就像我们寒热不明显的时候，我们走中，有少阳，道理一样的。所以我这里可以说，我们读《伤寒论》、《金匮要略》的原文，如果能够理解了，对加减变化能够理解了，比读我们现代的内科书的归纳有趣得多。出现这个症状，我们要这样变化，要加这个药，要减那个药，有时候两张方三张方合在一起用。《伤寒论》、《金匮要略》更多的内容，除了六经，还提示你怎么变化。这个变化和传变有关，和合并病有关。

那么我们最后可以看看这个陆九芝讲的，我为什么要提伤寒，他这句话我觉得讲得很到位。他说，所以凡是不能够治伤寒的人，肯定也不能够治疗杂病。那么我把它换一个讲法，如果你不理解《伤寒论》六经病证的话，你要来治疗《金匮要略》的杂病，像我们现在临床上的一个辨证论治，也许会有很大的困难。那么这个表格我们可以理解一下，伤寒和温病的变化，作为一个概念由狭窄到宽泛，现在有了什么变化？为什么从传染病的角度，从这个热病的角度，温病的内容变多了，伤寒反而变小了？那么到底这样是对还是不对？为什么会是这样的？我们可以展开思考。换一种表达的方法，也是一些治法方药的归类，和六经证治也有关系的，我这里不展开，如果我们有兴趣，这方面的书很多，我们可以去参考，后来有很多医家在这方面做了很多的努力。

最后我把这个话题收住，简单地总结一下。有几个概念我们要明确，在热病的治疗过程中间，从历史的脉络来看，第一点，伤寒在前，温病在后，伤寒是基础，温病是扩充，伤寒是基础，六经是基础，伤寒在前，是六经在前。温病在后，是卫气营血、三焦在后。那么我们要注意六经辨证和卫气营血、三焦的各自立点，不要把它对立，要一元化。所以后来讲的，“以六经钤百病为确定之总诀，以三焦赅疫症为变通之捷诀”。这个归纳，我现在看觉得很到位，它能够把握这个六经和卫气营血、三焦是什么关系。最后的这两行字，请大家去琢磨琢磨。最后，我讲《金匮要略》，但是伤寒的东西在前，是一个基础。所以我在这个地方做一个插入，促进大家来理解伤寒，理解六经。那么如果展开的话，我们可以看相关的书籍，伤寒很多医家，很多老师，在这方面有更加深刻的体会，请大家注意参考。

第三章　卒　病

串讲 11　历节、血痹

【历节提纲】

主症：关节疼痛，肿大变形，难以屈伸。

病机：肝肾(气血阴阳)不足，感受风寒湿邪。

治法：祛风除湿，散寒止痛(调补肝肾)。

1. 病机

(1) 肝肾不足，寒湿内侵

寸口脉沉而弱，沉即主骨，弱即主筋；沉即为肾，弱即为肝。汗出入水中，如水伤心，历节黄汗出，故曰历节。(四)

(2) 阴血不足，风邪外袭

少阴脉浮而弱，弱则血不足，浮则为风，风血相搏，则疼痛如掣。(六)

(3) 阳气虚弱，风湿相合

盛人脉涩小，短气，自汗出，历节痛，不可屈伸。此皆饮酒汗出当风所致。(七)

(4) 过食酸咸、内伤肝肾

味酸则伤筋，筋伤则缓，名曰泄。咸则伤骨，骨伤则痿，名曰枯。枯泄相搏，名曰断泄。荣气不通，卫不独行。荣卫俱微，三焦无所御，四属断绝。身体羸瘦，独足肿大，黄汗出，胫冷。假令发热，便为历节也。(九)

2. 证治

(1) 风湿

诸肢节疼痛，身体魁羸，脚肿如脱，头眩短气，温温欲吐，桂枝芍药知母汤主之。(八)

(2) 寒湿

病历节，不可屈伸，疼痛，乌头汤主之。(十)

【血痹提纲】

主症：肌肤、肢体麻木不仁，甚者酸痛。

病机：气血不足，感受风邪，阳气痹阻，血行不畅。

治法：通阳行痹。

1. 病机及轻症

问曰：血痹病从何得之？师曰：夫尊荣人，骨弱肌肤盛，重困疲劳汗出，卧不时动摇，加被微风，遂得之。但以脉自微涩在寸口，关上小紧，宜针引阳气，令脉和紧去则愈。（一）

2. 重症

血痹，阴阳俱微，寸口关上微，尺中小紧，外证身体不仁，如风痹状，黄芪桂枝五物汤主之。（二）

【串讲】

前面是串讲的第一个板块，主要是将和热病相关的内容，给大家做了一些介绍。那么现在我们看第二个板块，这里我把它归纳成卒病。卒，我们一般理解为突然的意思，《伤寒论》、《伤寒卒病论》我们现在习惯上称为《伤寒杂病论》。这里要说明一下，这个卒呢，我们有时候也可以作为杂来理解。也就是除了六经病证之外，和六经相关的主要的临床上的一些问题之外，还应该展开或者补充的内容，那么都放在这一部分。所以在这一个板块中的内容会多一点。

这节课讲《金匮要略》的历节和血痹，我们先看历节。历节病，原来的篇名是中风历节病。它的主症，关节疼痛。那么关节疼痛的话，我们可能会想到前面的湿病，三附子汤，痉、湿、暍罗列在一起的湿，也有关节肿痛，和太阳病，和表证有关。那么这里为什么又出一个历节，也是关节。我们可以看一下它的描述，这个关节疼痛，有肿大变形，屈伸不利了，活动受限了。另外在病机的把握上，原文做了一些强调，正气的亏虚，肝肾、气血阴阳的不足，当然也和外邪有关，然后在治疗上提出一些方药。所以这个历节的内容不是太多，比较简单，但是对我们今天的临床，还是有一定的帮助的。

原文分成两部分，一部分讨论病机，一部分讨论方药。我们可以看一下原文第四条，讲病机的。这一条原文没有出方，通过脉象来做议论。“寸口脉沉而弱”，沉和弱的脉，原文的表述，沉即主骨，弱即主筋，沉即为肾，弱即为肝。我们这里做一个归纳的话，通过脉象的一个沉和弱，来强调肝肾。那么原因在这里，“汗出入水中，如水伤心”。心，我们作为血脉来理解。水寒，水湿，侵入到里面，部位还比较深，和湿病不一样。最后讲的历节黄汗出，故曰历节。这个在临床上或许有，或许没有。这个历节病，我们有时候比较多的和现在讲的类风湿性关节炎，或者和痛风，做了一些关联，那么这个也可以参考。《金匮要略》讲的这个历节，到底是现代的什么病？可能还要进一步去思考。这个第四条，从病机的角度，做了这样的一些展开，强调肝肾。那么强调肝肾，我们可以理解，不是一个急性的问题。也许疾病过程比较漫长，有一个反复发作的过程，这个是对肝肾的强调。

原文第六条强调阴血不足，也是通过脉象。“少阴脉浮而弱，浮是风，弱为血不足”。那么这两个因素合在一起，疼痛如掣。这个关节的疼痛，好像有牵拉、受限这样的感觉。所以换一个角度，阴血亏虚，风邪外袭，也会造成历节。那么我们在临床上，可能会受到这样的启发，治风先治血，我们后来有很多发挥，给我们临床提供了一些思路，或者具体的方，有独活寄生汤、防己地黄汤等，都可以参考。

原文第七条强调阳气虚弱。“盛人脉涩小”，盛人，是外表看上去，这个人体形比较丰盛，长得比较肥胖一点，高大一点，但是脉象涩而小。涩，我们现在很快会想到瘀血的脉象。瘀血，在《金匮要略》中有专论。这个涩，有时候往往提示气血的亏虚。所以这个患者短气，走路行动好像气接不上来了，容易汗出，关节有疼痛，不能够屈伸。最后的一句话归纳，从原因的角度，说此皆饮酒汗出当风。喝酒太多，我们现在社会中，也会考虑这个问题了。有的应酬太多以后，体形肥胖，痰湿内滞，就有很多的具体的问题出现。也许在古代有些人也会出现这样的一些问题。所以这个饮酒汗出当风，是一个推断，也是一个描述，和他的日常生活习惯有关。那么这一条原文，我们容易联想到现在医学讲的所谓的痛风，和饮食有关，饮酒，营养过盛，好东西吃得太多，所以从治疗上，我们讲这个阳气虚弱的，风湿相合的，或者内湿比较偏重的，那么我们现在会考虑用什么样的方法去治疗了。我们日常生活中，如果遇到这样的一些问题，有的提出湿偏盛，阳偏虚，那么前面讲的三附子汤，作为参考也可以。总的治疗原则，比如温经助阳，祛风化湿等，都可以考虑。或者其他的，我用一些清利的药物，化它的水湿都可以，或者在日常生活中给他一些建议，你要多运动，应该怎么样给一些指导也可以。

这上面的三条，都是从病机角度进行强调。历节和湿病，应该都在我们讲的痹证的范围中。比较起来湿病相对轻一点，湿病有发热的，也许关节有红肿，肿痛的，那么有时候和风湿热做一个联系也有的，不一定的，我们可以联想。那么这个历节呢，毫无疑问是比较难治的，比较严重的，关节有变形的，所以我们很多都会和类风湿性关节炎联想在一起了。那么有一些方，有一些治疗，也可以参考。我们如果看一下后世的一些描述，有的叫白虎病，白虎历节，或者历节风。用这样的描述，说明这种关节的疼痛有发作性，有时候一下子又停止了。我们有时候又和痛风连在一起，所以古书上的一些记载，可以展开我们的一些联想。我们可以用现在的一些医学知识，去做一些判断，我这里提的历节病，和我们现代的疾病，不一定要绝对的对等。

下面我们看一下具体的证治，两张方。第一张桂枝芍药知母汤，原文第八条是这样描述的，“诸肢节疼痛，身体魁羸”。注意这“魁羸”两个字，有的版本上用“尪羸”。我们可能年纪比较大一点的能够比较熟悉，过去我们北京有焦老焦树德研究的尪痹冲剂，有尪痹的提法。就那个字，尪，尪羸，出处在《金匮要略》这条原文。“脚肿如脱”，脚肿得很厉害，很明显。“头眩短气，温温欲吐”，也有消化道症状。里面也有湿停留，阳气不能够升达，会眩，会短气，是伴随的症状，主要是关节疼痛。这是一张名方，桂枝芍药知母汤，一般我们临床医生都了解。那么我们可以看一下，这一张方，它主要作用是祛风除湿，温经散寒，还有一些养阴清热的药，具体的药物是这样，麻桂同用，有白术、防风，有附子，这样的话，我们回头去看看三附子汤，其中有白术、附子，桂枝、附子，甘草、附子。我们可以体会到，可以看到，它的基础在湿病的三附子汤，祛风除湿，散寒止痛。在三附子汤的基础上加强，加麻黄、防风，另外桂枝芍药知母，芍药、知母加上去。我这里讲用一个表述呢，养阴的，清热的，它是属于苦寒药，寒凉药，在辛温药中配进去。所以这个桂枝芍药知母汤，这样的一张方作为基本方，我们现在要做一个把握。

原文的表述，我们在提纲中了解到，它偏在风湿，为什么要这么说？风湿，不是寒湿，为什么？风湿也许它入里，有化热的倾向，容易产生热象。原来是风寒，湿郁得久，也可以生热。那么在这个过程中，热象出来了，比如局部红肿了，用手摸上去有热感了，类似我们现在讲的类风湿性关节炎急性发作的时候，毫无疑问，我们在治疗上对这样的症状会做一些药物上的调整。一般不会用一派的辛温，寒温药要加在一起用，那么这个地方我们可以看一下，也许我们临床上不是知母，不是芍药，有的用生地，有的用丹皮，也是可以的。这是一个方向，我们在临床上可以做一些调整、把握。从三附子汤，我们这里从这个原文展开一点的话，到历节病的桂枝芍药知母汤，然后走到今天我要提一下北方焦树德的补肾祛寒治尪汤。这个尪字，另外还有一个写法，从古到今，在方药上面有一个贯穿。我们可以看一下具体的药，第一步三附子汤，第二步桂枝芍药知母汤，第三步到今天，用药比较复杂。这个一二三，全部药物合在一起，就是下面的第三张补肾祛寒治尪汤。我们可以看到，在古代的一些比如《伤寒论》、《金匮要略》中的一些用法，走到我们今天的临床。我们今天的医家，要去面对今天的一些疾患，我们会做一些变通。《金匮要略》原文中，对肝肾有所强调，但是你通过方药可以了解，好像还不到位，那么我们后人做了这个工作，比如焦老的方药中，补肾的药加进去了，或者有一些动物类的药加进去了，加强了这方面的一些疗效，当然展开的话还有，我们可以加些藤类的药、虫类的药，都可以，基础在经方。

我们这里举一个病案，也是我的一个经历。我因为研究《金匮要略》，会注意桂枝芍药知母汤。那么有的患者经过检查，类风湿因子增高了，有关节麻木，肿胀，疼痛。因为这样的一些问题来找中医，我印象很深。这样的一张方，桂枝芍药知母汤加减，这个过程相对比较长一点，服药几个星期，几个月，这个用了以后症状缓解。后来检查的一些数值，也有变化，降下来了，患者也很满意。所以在临床上，我们要记住这一张方，在这方面的运用可以做一些加减变化。这个患者年岁比较大一点，这张方变化更加大一点，用药用的重，补肾的药也许用得重一点，活血的药我再加强一些，这个北方患者后来回去了。在这治疗了不到两个月，改善比较明显，我这里附子用的量，逐渐把它加大，患者没有什么特别的不舒服，整个身体改善很明显。

第二张方乌头汤，原文第十条。乌头比附子厉害。前面那一张方用附子，这一张方要用乌头，乌头止痛，大家很熟悉。所以原文我们看一下，“病历节，不可屈伸，疼痛”。痛得不能动，那么痛，我们比较多的是从寒来考虑的，寒主痛。那么就要温散寒邪，所以用温药是个基础。不通则痛，要温散，那么用附子也许不够，就直接用乌头。这一张方中，我们可以看一下它的用药，乌头、麻黄，也用黄芪、芍药，芍药缓急止痛。黄芪益气，芍药是苦寒，寒性，有的说芍药柔肝，补血，作为补药来考虑，那么补血了，黄芪是补气，补气补血。那么另外又有一个说法，叫痛有补法，痛，你不光要用温药。痛，有时候也可以用补的方法。那么这里要注意在急性期，症状非常明显的时候，我们临床经验一般不会直接地用补药。先缓解症状，那么乌头，大概是要强调急性期这个问题，所以这张方的名称叫乌头汤。主要是缓解疼痛，我们给它一个提纲，偏于寒湿，偏寒。和前面的那一张桂枝芍药知母汤治疗风湿病，可以做一个对照。我们临床上注意到，如果治疗类风湿性关节炎的，往往乌头附子一起用的也比较多，这个方我们合在一起用，不管它风湿、寒湿，我把这些药物集中在一起也是可以的，合方也行，那么这里必须要提一下的，乌头和附子的临床用法，我们做临床的也会非常关心，希望能够了解，希望能够掌握。那么从经方中去看这方面的论述，相关的方剂也比较多的，那么我们要注意其基本用法，关注北方、西北，东南、南方，人的体质、疾病的情况，在用法上一般是少量递增，一出手不要用得很大，当然在急救的场合例外。那么有的人是西北的，兰州、四川的，他有时候直接会和医生讲，说你这个附子开的量太小了，有时候也会注意到，适当地做一些调整，那么可出手用 15 克、20 克，甚至于 30 克都可以了。一般没有用过的，注意要从少量开始试，这个是我的经验，我在临床上大概是这么做的。

乌头和附子，附子回阳救逆，乌头散寒止痛，这个大概是一个基本的认识。有时候可以合在一起用，有时候我们分开用。那么感兴趣的，因为我这方面也没有太多的经验，我们可以参考其他老师的经验，去翻翻其他的医书，临床上自己去琢磨一下，基本的方剂我们可以做一些归纳，经方中相关的有一些什么的方剂？所以这个临床上也是比较实用。我们作为一些展开的话，像历节的治疗，作为附方有续命汤，后来有犀角汤，我前面提到的焦树德的一张方，这里具体的剂量也有，后来朱良春的方，也是治疗这种叫顽痹，顽固性的，要用虫类药，我们也可以参考，所以历节的话题这里可以打住。历节属于痹证，比《金匮要略》的湿病要重一点，《金匮要略》

两张方，非常简单，简明扼要，在临床上我们可以作为一个基础方加减变化，后来对历节的一些称呼，有一些变化，我们也可以注意到，有时候我们内科书中间，历节和痹证一起罗列的也有，所以这个内容上《金匮要略》的内容好像不够，那么我们把后世的有一些方法，后世的有一些认识，可以补充上去。

下面我们看一下血痹病。痹，是痹阻。血，是血脉。血行痹阻，从文字上可以这么理解，它是从病机的角度的强调。那么前面有前提，根据原文的个描述，气血不足，感受风邪，也和外邪有关。那么阳气痹阻了，血行不畅了。治疗上我们要通阳行痹，它的主症不是痛，是麻木。原文提到，如风痹状，有时候也会有酸痛。那么血痹和历节，和湿病罗列在一起的话，我们可以理解，都和关节的疼痛相关，血痹比较轻微一点，那么我们可以看一下，这个《金匮要略》的原文很少，有两条原文，一条做一般的议论，第二条提出一张方。

我们先看一下原文第一条。血痹病怎么发病？老师回答，“尊荣人”，我们这里可以联想到前面的盛人脉涩小。尊荣人，有地位的人，过去的贵族，有钱的人，社会地位比较高的人，营养条件比较好的人。“骨弱肌肤盛”，外表看上去比较丰盛，但是内部比较虚弱，我们讲的叫外强中干。“重困疲劳汗出”，一疲劳就要出汗，卧不时动摇，一般我们理解为这种叫没有劳作的人，比较空闲的人，睡眠不太好。“加被微风，遂得之”，然后感受到风邪，得了这样的一个病。“脉自微涩在寸口”，涩是虚脉，寸口、关上小紧。这个断句注意一下，我们这里用了一个顿号。一个断法呢，脉自微涩在寸口，断开。关上小紧，这样断也可以。紧提示邪，感受到风。涩提示虚，气血亏虚。那么处理的方法，叫针引阳气，针灸，针刺，引动它的阳气。达到什么目的呢？令脉和，就前面讲的涩脉、紧脉有没有改善？让它恢复正常，脉和。紧去，没有紧的感觉了，症状就会缓解，这样理解也可以了。所以这一条原文没有直接出方药，那么作为一般的议论，这个血痹是什么样的人容易得，然后脉象会有一些什么变化，在处理上我们第一步可以运用针灸，所以归纳一下的话，大概可以这样认识，叫尊荣人，疲劳汗出的，然后受到外邪的，然后脉象有这样的一些变化的，治疗要针引阳气。我们做一些引申的话，把盛人历节病，血痹尊荣人放在一起考虑，那么这个和生活习惯，和体质有一定的关联，也许和热病的关联相对淡薄一些。我讲的《金匮要略》的杂病是跟在伤寒后面，这是对的。但是《金匮要略》的杂病，到后来有些变化，这我们也要了解。

原文第二条，“血痹，阴阳俱微，寸口关上微，尺中小紧。”微，微涩，也是一个虚脉。这个前面提到涩，这里面又提示一个微，前面是寸口关上，这里加了一个尺中，好像从脉象的一个描述上，是否强调了疾病的加重。主症在这个地方出现，外证身体不仁，如风痹状。风痹，痹证，有关节游走性的。一般我们这样理解的，酸痛，疼痛，主要是不仁、麻木。黄芪桂枝五物汤这一张方，桂枝方的加减，不用甘草，加倍生姜，然后再加一个黄芪。那么加黄芪，我们前面会看到有桂枝加黄芪汤，因为这个地方的变化比较微妙，不用甘草，我们可以思考，临床上为什么？到底可以用？还是不可以用？在这个地方为什么不用？那么倍生姜，我们可以理解生姜表散，是偏于辛温，走表，黄芪益气固表，它主要在表，桂枝、芍药，桂枝汤通阳，温通，调和气血的。所以这样的一张方，代表了什么治法？我们要考虑血痹，主要温阳行痹。桂枝汤这样一变的话，那么提示给我们的治法，主要是益气活血，用益气活血的方法。所以这一张方，在临床上运用比较多了。和后世的相关性，我们一般会想到王清任的补阳还五汤，益气活血。所以我们顺着这个源流找过去，在《金匮要略》中黄芪桂枝五物汤，黄芪益气，桂枝汤活血，这样理解也可以。

我这里举一下黄芪桂枝五物汤临证的应用。一般走表的比较多一些，比如这个患者是一个过敏性鼻炎，过敏体质，平时很讨厌，鼻塞，流涕，和气候有关，经常发作。给她这样的一张处方，有点套在当归芍药散上面。但是我们看一下，黄芪桂枝五物汤这样的一个意思也在里面，药物要做一些加减变化，对症的稍微用一点药也有必要。所以这个过程相对也比较长，要用一段时间的。这个是国外来的一个患者，调理了一段时间以后，症状明显改善。这个患者年纪比较轻，那么很明显的，就是我这里要做一些加减变化，加了一个麻辛附子，身体偏虚寒的我们温药要加重一点的，也可以的。整个身体改善了，白细胞也升上去。那么血痹治疗相对也就比较简单了。

最后我们可以总结一下，两条原文议论了临床的病因病机、治法，提出了一张具体的方，那么在后世我们可以做一些打开，比如和补阳还五汤合在一起考虑，现在的有一些经验方，从另外的角度我们可以做一些补充。最后我们提出几个思考的问题，对历节病的病机的认识、论述，怎么样？你怎么理解的？历节两个方证，它相同或者不同的点在哪里？最后这个血痹病有什么临床价值？

串讲 12　胸痹

【提纲】

主症：喘息咳唾，胸背痛，短气。
病机：胸阳不振，阴邪上乘（阳微阴弦）。
治法：宣痹通阳。

1. 病机

师曰：夫脉当取太过不及，阳微阴弦，即胸痹而痛，所以然者，责其极虚也。今阳虚知在上焦，所以胸痹、心痛者，以其阴弦故也。（一）

平人无寒热，短气不足以息者，实也。（二）

2. 证治

(1) 典型证治

胸痹之病，喘息咳唾，胸背痛，短气，寸口脉沉而迟，关上小紧数，栝蒌薤白白酒汤主之。（三）

(2) 重症

胸痹不得卧，心痛彻背者，栝蒌薤白半夏汤主之。（四）

(3) 虚实异治

1）胸胃气逆：枳实薤白桂枝汤。

2）中焦虚寒：人参汤。

胸痹，心中痞，留气结在胸，胸满，胁下逆抢心，枳实薤白桂枝汤主之；人参汤亦主之。（五）

(4) 轻症

1）饮停：茯苓杏仁甘草汤。

2）气滞：橘枳姜汤。

胸痹，胸中气塞，短气，茯苓杏仁甘草汤主之；橘枳姜汤亦主之。（六）

(5) 急症

胸痹缓急者，薏苡附子散主之。（七）

【串讲】

《金匮要略》的胸痹作为一个篇章，胸痹心痛短气，重点在胸痹，所以胸痹的内容比较多。原文不太多，但是方药很多。我们现在临床上，可能对它也比较熟悉。那么我们先来看一下胸痹的主症，“喘息咳唾，胸背痛，短气”。这样的原文描述，如果用通俗的话来讲，那么主要是胸闷，胸痛。所以胸痹两个字呢，胸是一个部位，胸膺部。痹，是病机。前面我们讨论过血痹，血行痹阻。现在这个痹也是痹阻，胸部的阳气痹阻。所以病机上的一个表述，我们注意一下，叫胸阳不振，阴邪上乘。胸部的阳气比较虚弱了，那么停留在下的阴邪，什么叫阴邪呢？具体一点，寒邪、痰饮、水湿，这样一些东西往上走了，所谓占据了阳位。胸膺部这个地方，像一个交通的枢纽那样，不能有什么东西停留的，一旦这个地方有东西停留了，会发生问题。主要是一个咳喘，胸背痛，影响到呼吸。那么治疗上强调要宣痹通阳，宣，打开，痹，是关闭嘛，我要打开，通阳，通达阳气。我们习惯上会说，这个宣除痹阻，把堵塞在那里的东西，水啊，痰啊，寒啊，都要驱散掉，去除掉。和胸痹罗列在一起的有一个心痛，也有几张方我们附在一起，后面会有议论的。胸痹的原文我们可以看一下，它的一个主要内容，讨论病机的第一、第二条，然后都是方，从第三 、第四到第五，完了第六、第七条。可能有一些内容呢，这节课讲不完，我们放到下一课继续讨论。

我们先来看一下胸痹的一般论述，原文第一、第二条。原文讲的，“夫脉当取太过不及”。我们不是重视脉象吗，脉象的太过和不及，你要注意的。那么这文字上的表述，相对比较抽象，什么叫太过啊？什么叫不及啊？我们如果联系到具体的脉象呢，太过，毫无疑问，我们讲的是一个偏于实。不及，偏于虚，脉力比较软弱的。一个比较弦，比较紧，比较亢盛的这样一个脉象，我们可能叫太过。一个比较虚弱的脉象，无力的脉象，我们叫不及。那么我想这个地方不仅是胸痹，我们实际上对所有的病都会注意到太过不及。

原文马上跟出四个字，叫“阳微阴弦”。从阴阳的角度，阳微弱，阳气微弱。阴是阴寒，阴邪，弦是比较亢盛。也是不大好理解，这个阳微阴弦到底是什么呢？我们可以和脉连在一起看，阳微阴弦，这四个字在《金匮要略》的这一篇。这个原文中，我想一般我们读过《金匮要略》的，都会留下印象。什么叫阳微阴弦，通过脉象来做一些表述，阳微，寸关尺，我们这样定位，寸是胸，上焦。尺，尺是阴。所以这个阴阳，我们把它具体化，从脉象的角度做一个展开，寸脉比较微弱，提示胸阳不振，尺脉比较弦紧，那么这个有可能阴邪要上乘，从病机上，把这个胸痹的病因病机做一个描述和把握。我们具体化一点走到脉象，再看它的具体的症状，即胸痹而痛。主症，胸闷、胸痛，这是主要的临床表现。然后中间它又讨论了，所以然者，之所以会这样的话呢，责其极虚。责，责怪，好像寻找原因在哪里呢。极虚，虚是肯定的，胸阳不振。极字呢，好像有一点费解，极是极端。极端虚弱，好像也不通顺，所以这个极呢，我们在文字上可以留下一个疑问，我们进一步去思考。有的老师呢，可能也有一些解释，极是什么意思啊，这个极我们后面的原文也会讨论到，请大家注意一下。那么我们继续看下去，今，现在，阳虚知在上焦。这个阳微阴弦，阳虚啊，阳在上焦胸部，所以胸痹心痛者。原文呢把心痛也带进，胸痹心痛，责其阴弦故也。我前面所责其极虚也，胸阳不振，后面从另外一个方面做补充，阴弦故也。阳微阴弦，阴邪，痰饮水湿这样的一些东西，冒犯了阳位，占据了阳位，所以会出现胸痹心痛。所以这个第一条原文这样的描述，从脉象上我们可能走得细一点，我们有很多注家医家，在这方面会做一些发挥。

然后我们看一下原文第二条，相对简单。平人，无寒热。平人，一般比较正常的人，外表上看不出什么问题的，也没有外感，和外感无关，无寒热。但是有一个症状，“短气不足以吸”。也许这个患者啊，他突然气接不上来了，胸闷难受，也许是一个发作性的。实也，最后是一个结论。那么这样一想的话呢，它对第一条是一个补充，有的人也许症状比较轻微，平时没有什么大问题，但是时不时地，经常胸闷气透不过来，突然的这样的一个发生，症状加重。所以这个短气，不足以吸，实也。我们现在推测，这个实，也是阴邪，也是一些有形的水、痰、湿，这样的一些东西停留在那里了，或者我们现在打开一点，扩大一点，宿食停留在那里，影响到呼吸，停在中焦，瘀血停留在那里，产生了一些症状，这样的一个理解都可以。那么，最后做一个归结的话，这两条原文从病机上提示给我们，就胸痹也好，心痛也好，它的部位在胸，有时候也关联到心，心窝部，作为病机的话呢，有虚有实，实是指邪，虚是指机体。那么大体上我们可以这么说，胸痹这个病，是本虚标实这样的一种状态。本虚，你要用补的方法。标实，你要用泻的方法。就是有补的可能性，也有泻的可能性。那么我们可以带着这样的眼光，来看《金匮要略》中的方药是怎样使用的，下面我们来看胸痹的具体症治。

原文第三条，是一个典型描述，有代表方，栝蒌薤白白酒汤。胸痹这样的病证，喘息咳唾。喘息，呼吸困难。我们讲的喘的问题。咳，咳嗽，唾是浊唾涎沫，我们现在用痰这一个字，分泌物比较多。咳喘，吐痰，这样的问题。胸背痛，主症。胸痹主要的症状在这里，胸背痛。短气，短气不足以息，呼吸比较急促，呼吸比较困难，这样的状态，这个地方的对症状的描述，是一个经典的表示。如果我们讲到胸痹病主症是什么，我直接用这个原文的描述来回答，对的。所以我们也可以用原文的叙述来判断。

我们现在临床上对胸痹应该怎么把握，那么脉象是一个方面，前面讲阳微阴弦，是一个讨论，是一个梳理。这个地方的脉象，应该是从临床的现实来理解了，寸口脉沉而迟，关上小紧数。有点像血痹病的描述，也是这样的，寸口关上尺中，具体的脉象。如果我们展开一点，寸口是在上，关在中，这里没有讲尺，那么胸部的阳气痹阻，沉而迟，下面呢有阴邪，小紧数。从病机的角度，这样理解呢也可以。但是要注意，作为具体脉象的描述，仔细一看，寸口脉沉迟，是个迟脉，关上小紧数，是个数脉，一会儿迟，一会儿数，有问题了。所以脉象，我们会做一个讨论，这样的脉象，我们怎么来理解啊？一个方法，有的注家提出，小紧数的数这个字，也许是衍文，我们把它拿掉，那么这样呢，就没问题了。第二个，怎么前面说迟，后面讲数呢？那么是否从临床的角度提示了，叫脉律的不齐，心律不齐，有时候慢，有时候快，脉象不规则了，像我们习惯上讲的结代脉，我们现在也许会说早搏、房颤这样的一种表述，我觉得也可以，我们也可以这样联想的。胸痹病因在胸，关系到肺，关系到心，我们现在会比较多地和冠状动脉粥样硬化性心脏病造成的这样的一些症状联系在一起，所谓冠心病，心律会有变化，那么这样呢，我觉得这样来考虑问题也可以。那么至少在原文脉象的描述中，我们可以体会到古人的仔细程度，和疾病相关，就这种地方不能省略，一定要把握到位，引起注意，然后在用药上再动脑筋，所以这个脉象的解释上，我这里不再多展开了，我们可以再做一些探讨的。

那么治疗呢，原文出一张栝蒌薤白白酒汤。瓜蒌、薤白、白酒，我们看一下三味药，注意到瓜蒌是瓜蒌实，不是瓜蒌根。瓜蒌实，我们现在处方大概会写方名，写药名叫全瓜蒌。瓜蒌，我们又做一些细分，瓜蒌皮、瓜蒌仁，我们一般讲瓜蒌皮的功效，宽胸、化痰、行气。瓜蒌仁呢，带有通便的作用。这样去理解也可以。那么这个地方的瓜蒌实，我们一般理解为全瓜蒌，宽胸理气。注意它的药性，不是温的，偏凉一点，能够通达阳气，但是一个凉润的药，也不是那么寒。薤白，薤白有点像大蒜那样味道，有点辛辣。过去的一个讲法，薤白，令人心气内洞，用了薤白这样的药物呢，它能够通达阳气，心窝部、胸前区这样的一些地方如果有闷、胀，我们都可以用薤白这一味药。这里我们可以看一下，令人心气内洞，这个表达我觉得很到位，洞，穿透了，通达了。辛行，辛味的药能够推动阳气运行的，这是主要作用。

然后我们看一下白酒，酒，酒性轻扬，酒是温的，那么酒也是能够通的。酒的历史很长，酒和医药，和临床的治疗关系密切。酒，在古代作为溶剂，我们现在都用水了，水煎剂，过去我们用酒来煮药呢，如果我们有兴趣，在这方面可以去查找一些文献，过去讲叫汤液醪醴。酒，作为临床上的运用，我们要了解的，这个地方用的白酒两个字，我们不要误解为今天讲的白酒。不是今天的白酒，是清酒，是一种酿造的酒，度数不会太高的酒，水分很多了。那么我们现在讲的白酒，属于蒸馏酒，它的历史靠后，一般认为在宋以后的元代，从外域传入到我们中原内地，那么我们有了这样的一个制作技术，可以做出白酒来了。在张仲景的那个年代，汉唐，至少这个高度酒是没有。这个酒呢，作为一种溶媒来处理的，我们可以看一下煮服法，上三味，白酒要七升，放在一起煮。放在一起煮，你要了解，这个酒精一煮的话跑掉了，没有酒精了，煮完以后你一喝，没有口感了。所以我们现在会做一些变通，临床上如果你要用这张方，你觉得用一点酒也可以的，我们现在是水煎剂，我注意到一些老先生，他们在临床上问患者，你能喝酒吗？如果行的话就加一点高度酒，兑一点。不行的话，少兑一点，用点黄酒啊或者其他的，酒有一定的作用。那么也有的讲法，也有兑入米醋的，叫苦酒，我们后面会讲到。那么我不用酒可以吗？也可以的。这个酒呢作为一个提示，提示一个什么呢？活血。我们如果到北方的话，大概有这种习惯，很寒冷，口袋里面揣一点白酒，喝两口，身体暖和了，血液活动了，酒有活血作用。

所以《金匮要略》的这一张方，是一张基础方，它可以变化，但是你要知道它的重点，瓜蒌、薤白是重点，宽胸理气，散寒祛湿，或者我们讲水饮内滞的，你要化饮的，要用温阳的方法，来祛除它的。那么我们可以想到了，我们现在临床上如果是心脏病，我用活血化瘀，用丹参啊，用其他的一些什么都可以的。那么它和《金匮要略》的这张方的个关联性怎么样？我们也要思考的。活血化瘀在现代临床上越来越受到关注，这方面的经验、方药越来越多，有很多成药使用起来越来越方便。在《金匮要略》中的做法，主要不是活血，我们要去想这个问题，为什么？另外要想一个问题，栝蒌薤白白酒，我们叫栝蒌薤白剂，这两味药提示了一个什么？在现代的临床上是不是还有用武之地？是不是冠心病或者是心脏病啊，我一定要活血？肯定是活血。除了活血没有其他的方法？这个我们临床上要做一些把握。那么我们到最后总结的时候，我可能会把这个问题再强调一下的。我们继续可以再往下看，我刚才提到的这个关于白酒的酒的用法的一个问题，这个是一个话题，我们可以打开作一些思考。

原文第四条，栝蒌薤白半夏汤。它是在上面的这一张方基础上做一个加减，加了半夏。症状有所强调了，胸痹不得卧。他不能够平躺，心痛彻背，为什么不能平卧呢？也许在胸部停留的东西太多了，他要坐起来了。同时呢前面讲的胸背痛，这里讲的心痛彻背，好像疼痛也有所加重。那么我们可以看一下，它在药物上做了一个什么调整呢？就栝蒌薤白白酒照用，加了一个半夏。加半夏，可以理解为药物的加减，那么我们如果做一些展开讲，这个半夏是强调了化痰化饮的药物，你要注意了，在这个地方要加重一点，为什么？因为症状相应地也比前面重了。这是栝蒌薤白白酒汤的活用，那么我们现在在临床上用这一张方呢，有的提到基础方，代表方呢，可能会提到栝蒌薤白半夏汤。这个我想也可以理解，从原文的角度是栝蒌薤白白酒汤，从临床的角度我们理解为栝蒌薤白半夏汤，也没关系的。这两张方是靠在一起的。

这里提一个病案，供大家参考的。我刚才没有把话题打开，她是一个高脂血症患者，心电图提示有心肌缺血的，我们讲的冠心病，好多年了。那么也想试试看中医、中药有什么效果吗？到我这里来。这个患者身体比较胖，舌苔是白腻的，舌体比较胖大的，一看是痰湿之体，我觉得比较符合栝蒌薤白半夏这样的一个适用证，和《金匮要略》胸痹病的方治比较吻合。那么我这里呢做了一些变通，因为有了现代的一些认识以后，适当的我们也考虑用一些活血药，像四物汤这样的，我们现在比较时髦，比较提倡的，叫痰瘀同治。这两者互相可能有时候有关系性，在患者的身上，有时候都有这样的一些表现，那么我们在用药上呢，可以把它合在一起。但是你要注意，这个痰瘀同治，这个患者，他的重点在痰，痰湿比较重，《金匮要略》的方。另外一个患者，年岁比较大，动过手术以后胸痛，心脏检查没有问题但是胸痛，晚上不能平卧，也来找中医，其他都很好，白天还能工作的。那么我们就需要给他换一个方子，胸痹并不是瓜蒌薤白，或者我们讲的痰瘀同治，能解决所有问题。所以这里呢，我们用经方，柴胡、白芍、枳实和枳壳，这个呢也有点像四逆散，柴胡、黄芩、半夏，有点像柴胡汤的做法，也要加一点活血的药啊，加一点行气的药，加一点温阳的药啊。那么我这个病案提示给大家，就是说思路不要被原文框住，我们要从整个经方中间找方法。然后呢可以做了一些改动，所以这个患者呢，觉得很神奇，怎么一吃药症状就缓解，能够躺下去，胸痛缓解得很明显。我再举一张是血脂偏高的患者处方，血脂偏高，有时候和胸闷胸痛也有一定的关联。这个患者也是胸痹病，他是比较明确的，心电图提示有一些问题的，人比较偏瘦，胸闷得非常厉害，气短接不上来，我给他用的是这样的一张方，靠在《金匮要略》的中间，后面我们会讲到这一张方，瓜蒌、半夏啊，另外用一些活血药。所以这个患者也是服药以后，很明显症状改善了，据说心电图也回归正常，很神奇，他说哎呀中医真好，后来呢也喜欢用中药调理身体。

我们往下继续看，原文第五条讲虚实异治。一个是枳实薤白桂枝汤，一个是人参汤。原文的描述，“心中痞，留气结在胸，胸满，胁下逆抢心”。所以我们把它归结一下，大概症状的一个表述，一个是痞，一个是满，另外是一个逆。我们先看枳实薤白桂枝汤，也是栝蒌薤白剂的一个加减变化，力量加强了，行气，枳实和厚朴加上来了，承气汤中行气除满消痞的。另外呢用了桂枝，那么我们讲桂枝有降逆的作用，胁下逆抢心。所以这一张方和前面的栝蒌薤白白酒汤、栝蒌薤白半夏汤比较起来呢，我们可以感受到，它一个行气的力量加强了，另外呢，它不限于胸，影响到上腹部，我们有时候讲叫胸胃同病，整个范围扩大，相应的药物怎么变呢？《金匮要略》的原文，在这个地方作了提示，枳实、厚朴、桂枝可以加进去。另外补充一张方，这条原文我们看一下，它有两张方，说这样的一个情况，用这一张方主之。

另外有一张人参汤，也主之。人参汤即理中汤，参姜术甘草，是一张温补的方。那么我前面提到，胸痹病的病因病机，有一个阳微阴弦，胸阳不振的，本虚标实的，虚要补。那么这个地方出一张人参汤，我们从这里可以理解了。那么人参汤也许不是一个急性发作的时期，等到症状平缓了以后，我们用人参汤做一些调理。从人参汤这个地方我们展开去，我不用人参汤，我用其他的方法，我调补肝肾可以吗？我调补脾肾可以吗？我调补气血可以吗？都可以，我们的思路要打开。《金匮要略》经方中的原文，往往都是点到为止，我们要顺着它做一个延伸，一般急性发作的时候，症状加重的时候，我们要缓解症状。缓解以后，做一些调整，那么可能是调补的药为主。如果用人参汤，那么人参汤证，我们要注意把握。所以这个我们在临床上做得久了，可能这方面会有一些体会，人参汤证，人参汤怎么用？如果不用人参汤我用什么？这个呢我们大家可以去进一步思考。

这个地方我们再做一些引申的话，胸咽、胸膺，还有脘腹部，在《金匮要略》中间，在经方中间有一些相关的，像类似的相近的方药，从上到下，我这里作一个排列，半夏厚朴汤我们很熟悉，在妇人杂病中，咽中如有炙脔，我们现在讲梅核气也对，化痰散结行气，偏温一点的，咽喉部。胸，胸痹的，胸膺部的，瓜蒌、薤白，瓜蒌、薤白、半夏，或者用枳实、薤白、桂枝汤。往下走一点，有一张小陷胸，小陷胸三味药，瓜蒌，半夏，薤白不用了，换成黄连，黄连是苦寒的，那么苦寒是清热的，所以这个地方我们联系小陷胸一看的话，又有一条路了，可以变通了，栝蒌薤白剂啊，薤白不用，我用黄连，半夏我照用，它也是心窝部，我用在胸痹有点热象的，也可以。另外我们再看一张半夏泻心汤，心下痞，不在胸。我们现在临床上这一张方应用得更多，慢性胃炎啊心下痞什么，这个辛开、苦降、甘补合在一起用，我们后面还会有展开。所以《金匮要略》中，以胸痹作为一个立点、立场，我们把眼界放开一点，相关的东西放在一起看一下，临床上思路有了，有什么样的一些症状变化，我们作一些什么样的调整，刚才讲的痰瘀同治，也是这样。

胸痹轻症的治疗，有两张方，茯苓杏仁甘草汤、橘枳姜汤。症状的描述很轻，

"胸中气塞短气"。气有点堵塞的感觉，或者心下痞，或者呼吸有一些急促。那么这两张方，我们讲用药比较轻一点，一个主要是茯苓、杏仁和甘草三味药，一个橘皮、枳实和生姜。我们可以看一下，这两张方出在一条条文，我们作为一个胸痹的轻症来理解，它也有一个区别，一个偏于化饮的，一个偏于行气的，一个偏于胃，一个偏于肺。我们从理论上可以做这样的一个区分，但是我们在临床上要注意，有时候我们这两张方合在一起怎么样？我想也可以的。它既行气，又能够化饮，既管胸部，也管下面的心下这个部位。表现比较轻，症状比较轻，我们相应的用药也比较轻一点，这个也是对的。

胸痹还有一些内容，我们放到下节课再给大家介绍，这个地方我们暂时把它打住。我留几个思考题给大家，胸痹中第一条原文提到的，"阳微阴弦"，怎么把握？怎么理解？第二栝蒌薤白白酒汤，要做一个把握，它的加减变化，它的延伸，包括不要停留在栝蒌薤白半夏汤、枳实薤白桂枝汤，到其他篇章中，或者到后世方药中，要去做一些延伸联系。最后呢，胸痹轻症的两张方，也应做一些思考和理解。

串讲 13　胸痹、心痛、肝着

【心痛提纲】

心痛以心窝部疼痛为主，病机与胸痹基本相同。

心痛证治没有展开。

1. 饮停气逆

心中痞，诸逆，心悬痛，桂枝生姜枳实汤主之。（八）

2. 阴寒痼结

心痛彻背，背痛彻心，乌头赤石脂丸主之。（九）

【肝着原文】

肝着，其人常欲蹈其胸上，先未苦时，但欲饮热，旋覆花汤主之。臣亿等校诸本旋覆花汤方，皆同。（七）

【串讲】

胸痹还有一些内容，我们继续看。上节课，胸痹的主要部分已经讲过了。胸痹的病因病机，胸痹的基本方，然后胸痹基本方的一些加减变化，有虚也有实。这些方药的变化，我们也做了一些展开，在临床上怎么去把握它。

现在我们一起来看一下，胸痹还有一些内容，原文第七条，讲胸痹的急症。这个急是比较危急，就是急性的发作，那么这个时候，我们从《金匮要略》的角度，原文有什么提示？第七条，“胸痹缓急者，薏苡附子散主之。”原文呢非常简练，胸痹是一个帽子，缓急两个字，一般我们作为一个偏义副词来理解。缓和急，正好是相反的，缓，是和缓，急，是急迫。那么从文字方面来考虑，就是这个地方缓没有意思，主要是一个急的问题。缓急，那么从临床上我们可以理解为胸痹的急性发作，疼痛比较剧烈，或者有什么地方比较拘急难受。或者从临床的角度做一些推测，一般呢脉象是沉紧，或许是细啊迟的，舌头是淡的，或者苔是白滑的，稍微偏于寒的，寒主痛。那么用的药物呢，我们看一下，附子和薏苡仁，这个方名薏苡附子散，主要是两味药。注意它的剂型，它是一个散剂，不是像前面是一个煎剂。那么散剂的意思呢，我们从临床的角度大概可以理解，方便，备用。它有急性的发作，有这样的情况，马上要缓解的话，我的这个药马上可以拿出来用。所以可能从这个吸收的角度来看，散剂也许更加快一些，使用非常简便。所以原文从这个角度，临床的处理上，我们也有这样的理解，备急。有需要，马上能拿出药物来。那么两味药，毫无疑问，附子是主要的，附子有缓急止痛，散寒止痛的作用，温经散寒止痛。附子我们前面讲过三附子汤、桂枝芍药知母汤，都有附子的应用。薏苡仁，可能和我们今天的应用有一些差距了，我们讲的薏苡仁，如《神农本草经》中讲，薏苡仁能够缓解筋脉的拘挛。这样的话，我们和附子合用，可以理解它也有一定的缓解的意思在里面。如果从现在的临床的应用来看呢，也许它偏于湿，那么我们讲可以补充啊，薏苡仁能够除湿宣痹，通达阳气。所以这一张方，我们就顺着这样的思路去想呢，它和前面的方不矛盾的。那么在什么情况下要用这张方？如果我们现在作为心脏方面的疾患来看的话，在日常生活中间，或者临床中，我们也都很了解，有时候急性的一下子发作了，西医有相应缓解的药，我们中医也有，一些中成药，像我们年纪大的人身边也会备一些，像我们上海地区麝香保心丸用得比较多，一般的老年人，家庭里面都会有所准备，那么这个大概和薏苡附子散这样的用法是相应的。

那么讲到这里呢，我们大概把胸痹整体的证治情况，做了一个简单的介绍。胸痹有轻的，有重的，有突然发生的，也有一般缓解期需要调理的，这样的方药，我们先做一些罗列。然后要看一下，在《金匮要略》的胸痹后面还跟着一个心痛，一个短气，那么心痛的内容不太多，短气呢，我们一般作为一个症状，不作为一个病证名了，在原文中也没有什么展开，但是提到，比如说第三条“喘息咳唾，胸背痛”，有短气的两个字。第二条也提到了短气，短气不足以息，实也。那么这个胸痹是什么病？后面为什么要跟着心痛和短气？我们也会思考的。《金匮要略》为什么要把三者做一个罗列？胸痹为主，心痛为次，短气呢更加轻一点。我们从今天的临床上，或者从现在的疾病的角度思考，比如我们习惯上把胸痹对应心脏病，临床上你这样去想的话，《金匮要略》跟一个心痛，有时候也蛮有意思的，心脏病冠心病，它有心绞痛，也有心梗，都是有发作性的。如果是在心前区，我们很容易知道，谁都知道，这个是心脏有问题了。或者已经有过诊断的，我们会有一定的把握，我们知道是这个毛病犯了。那么我们换个角度，就是有一些人年龄也是五六十岁，他从来也没有这个诊断，他突然之间有这样的一个心口疼痛了，或者是上腹部，我们讲的是胃痛，这里讲的心痛，心窝部的疼痛，那么你是不是有时候有一些犯愁，有一些犹豫，要紧还是不要紧，那么这个判断呢，有时候我们患者把握不住，往往会延误了治疗。比如确实是一个心脏病，他以为是一个胃痛，在家里痛了几个小时，熬不过去了，匆匆忙忙想赶到医院，结果发生问题了，生活中这样的例子不是没有的。那么我们从这个角度来考虑的话，心痛跟在胸痹之后，是作为一个鉴别和强调，作为一个把握的话，那么我们有时候也不得不佩服古人，真是很到位啊，我们现在生活中还是这样？短气的话，是一个闷的感觉，心脏如果引起的一些问题呢，倒不是一个剧烈的疼痛，它是一个胸闷，是一个压迫感，紧缩感，这个呢可能有经验的人他会这么讲，有这个感受。

下面我们看看《金匮要略》中的心痛，有两条原文，两张方，一个轻一个重。原文第八条我们看一下，"心中痞，诸逆，心悬痛"。它的定位不在胸，没有胸痹两个字。心，心中、心下，有时候我们不做区别了，主要都是心窝部。心悬痛也是这个意思，就是这个地方的难受。悬痛，好像比较形象的描述。那么我们看药，桂枝生姜枳实汤，也是三味药，桂枝通阳气，生姜散寒，辛温的，枳实行气消痞。心中痞，这个是一个重点，我们现在很了解，枳实是行气消痞的药，那么它也有止痛的作用，行气止痛，桂枝、生姜，辛温药，枳实偏凉一点，这样的搭配来解决什么问题呢？就是心窝部的痞闷，疼痛，难受，桂枝、生姜、枳实这样的配伍，主要是通阳散寒，化饮降逆，这也可以理解成是一个小方，我们可以和前面的茯苓杏仁甘草汤、橘枳姜汤这两张方做一个联系，就是有一些药物我们可以合用，那么在临床上见到心下痞的这种情况很多，我们可以试试看，用这样的一张方子来调理。

第二张方，原文第九条，乌头赤石脂丸。我们看一下文字的描述，八个字，很形象。"心痛彻背，背痛彻心"。心和背，心窝部在前，背在后。用我们的比较通俗的话来讲，这个贯穿了从前到后这样的一种感觉。穿透，形容这个疼痛的厉害。那么我们再看一下药物，乌头赤石脂丸，方名上有乌头。具体的药物我们看一下，这个乌头和附子合在一起。原来前面的药方我们可以回顾一下，用了乌头不用附子，用了附子不用乌头，那么这个地方乌头附子合在一起。不够，还要用干姜，还要用蜀椒，那么干姜、蜀椒，都是辛温的药。所以这四个药合在一起呢，我们给它一个表达，温阳散寒止痛。乌、附、椒、姜四味药，峻逐阴寒。这个文字的表达，我们注意一下。峻，力量很猛。逐，力量很猛，峻逐阴寒。那么病机呢，我们是用的这样的一个表述，叫阴寒痼结。痼，也许时间比较久，比较牢固，停留在那里，寒气攻冲，前后痛，也许这个患者痛得手脚都发凉。也许脉象比较沉，比较紧，比较细，都有可能。原文没有展开，我们临床上可以注意，它是以剧烈的疼痛为主的。那么在这样的情况下，我们主要解决的问题，要缓解止痛。所以在《金匮要略》中我们可以看到，它的一个剂型，前面有一个薏苡附子散，用的散。那么这个地方呢，我们看一下它用的是一个丸药，也是备好了的，万一发生这样的一种情况，我们可以用这样的丸药应对。那么这张方留给我们的问题在这里，你前面讲的乌附椒姜，用辛温散寒止痛，这个是对的。那么赤石脂是什么作用？这一张方为什么要用赤石脂？有一个说法，就是赤石脂是收敛，收敛阳气啊，这个可以参考。我们可以作为一个思考，我这里不出答案，大家可以留意一下，去想一下，或者去翻翻文献，在《金匮要略》中间，乌头赤石脂丸的赤石脂起了一个什么作用？赤石脂没有可以吗？或者这个赤石脂是否一定要用？这个问题我留给大家进一步去思考。

那么在这个胸痹，心痛后面，另外有一张附方，叫九痛丸，治疗九种心痛。它里面用的一些药，我们可以看一下，也有附子的，有巴豆，是攻下，有人参、干姜、吴茱萸，这些都是温补的。这是比较复杂的一张方，但是主要可能也是止痛的。我们注意它的表述，九痛，九是多，可能不止九，九种疼痛，就是各种各样的疼痛。这个痛都是心痛，所以我们要理解，《金匮要略》中的心痛，是跟在胸痹后面，没有展开。我们要参考其他的一些文献，或者我们要做其他的一些联想。这个九痛，我们在临床上会做一些诊断，就是现在我们会想，这个心痛是心脏的问题？是胃的问题？是胆道的问题？或者是胰腺的问题？或者是还有其他的问题？都会去做一些联想，做一些鉴别诊断。作为一种中医的临床的应对，我们要注意，我不管你是什么原因造成的疼痛，在第一步，处理上要考虑是否首先缓解疼痛，所以乌头附子在这种疼痛性的疾病中间是一个常用的方药。

胸痹的治疗，我们可以看一下，《金匮要略》中，基本上有一个布局，有一个立场，就是一个要通阳，要化饮，要行气，要散寒。另外有轻重缓急的不同的应对，后来呢我们有了活血化瘀这样的一些药物方法，更广泛的运用在临床上。另外我们要考虑到的还有一条路，就是薏苡附子散、乌头赤石脂丸，救急的缓解疼痛的方法，那么中医呢在临床上后来会有补充的，要用芳香走窜通窍的这样的一种方法，一般常用的麝香保心丸之类的，前面比如历史上也说的，苏合香丸等这样的一种用法，我们也要注意。所以尽管《金匮要略》中它有所侧重，但是这个三条临床上的主要路径，还是给我们指出来了。后来《医宗金鉴》的丹参饮，就是我前面提到痰瘀同治，这个丹参饮和栝蒌薤白半夏汤合在一起用的也很多。后来有苏合香丸，《证治准绳》的养心汤，有这样的一些方药。蒲辅周教授，焦树德教授他们都有一些经验的用法，我们都可以参考。所以这里呢，我们最后把胸痹、心痛的内容收住了，这一篇在《金匮要略》中，尽管原文不是太多，只有九条，但是处方比较多，作为整个体系，也是比较全面的。所以我们作为《金匮要略》的学习，这个胸痹病的基本论述，治法方药，希望大家能够重视、熟记，那么后来的一些变化，这方面我们可以参考一下后来的医书，或者是现在在临床上一些展开，对胸痹病的现代医学方面的有一些疾病的联系呢，我想我们不一定就把它对等于冠心病，有联系即可以。一般我们掌握这个原则，中医的病名，古病名范围比较大，它的容纳性比较大。现代医学的疾病的鉴定比较严格，我们现在讲的这些疾病，现代疾病的诊断，这些病名要和中医的古病名对应，一般我们不提倡用等号，可以有联系，有联想，有发挥，但是不是绝对等同，《金匮要略》中的一个独到之处请大家注意一下。

最后我们看有一个相关的疾病，我们放在一起讨论，肝着。这个肝着原来在《金匮要略》的五脏风寒积聚病篇，作为一个病名，专门有一条原文论述，也专门有一张方，旋覆花汤。我把它放在胸痹后面带出来，可以做一个对照。原文是这样描述的，“肝着，其人常欲蹈其胸上，先未苦时，但欲饮热。”出的这张方，叫旋覆花汤。肝着是一个病名，这个文字呢，原文上我们这里用著，著作的著，有的版本上用着，着落的着，也可以的。这两个字的意思相近的，这个字的含义呢，提示就是一个停滞的意思，就是留住了，不动了。部位在肝，肝在哪里呢，在胁肋部，胸胁这个地方。那么和胸痹，我们可以对照，想一下胸痹在胸前，胸膺部，有闷、胀、痛。那么肝着呢，主要在胁肋部，在腋下，胸胁这个地方，两旁，所以作为病名，这里做一些区别。在病机上呢，也许有一些相通。所以肝指示的是位置，着是病机上的强调。那么我们一般讲，是肝脏受邪以后，失于疏泄，这是后来我们的解说和认识。肝失疏泄了，气血郁滞了，那么气血郁滞停留，叫做着而不行。它的表现，原文比较形象，这个患者，常，经常的，欲，想要，蹈其胸上。这个蹈，足字旁，我们理解呢，直接的意思好像舞蹈，是用脚的。蹈，是用脚去踩了，他想要别人用脚踩他的胸部，这样会舒服一点。这样的描述，从临床上来看有点夸张，不常见，哪有这样的患者。那么有的医家呢，他会在这方面做一些文字上的推敲，就这个蹈，认为足字旁通提手旁，那么提手旁的这个蹈呢，又通我们这个扣打、敲打这样的意思啊，所以这个蹈，《说文》如果是提手旁的，叫叩也，叩打。那么这样一解释的话，也许我们临床上就比较容易理解了，这个患者胸胁、胁肋这个地方，有点难受啊，他经常喜欢用自己的手敲打一下，也许这样难受可以减轻一点。厉害的，我们在临床上有时候遇到的胁肋部的疼痛难熬，忍不住，他要用桌子的角去顶，顶住了，这个疼痛就是说好像可以缓解一点，大概可以这样理解。通过敲打，通过这样的方法，能够缓解一下。这个敲打按揉，可以舒缓气血的流行。原文讲的“先未苦时，但欲饮热”。另外有一个办法，先未苦，就是没有很厉害的时候，没有发作的时候，他希望能够喝一点热饮，热的水，那么热的东西喝下去以后，气血容易流通，局部会觉得比较舒畅，就这样的一个描述。所以这个原文提示给我们的，“常欲蹈其胸上，先未苦时，但欲饮热”。也许我们在临床上不一定能够对号入座，但是我们想象，我们把这个症状分析了以后，你可以理解。换成现在的话讲，就是肝着主要是什么？主要是胁肋部的闷胀痛，这样的程度不等的这种不舒服的感觉，原因呢毫无疑问，和肝有关，治疗呢出一张旋覆花汤。

旋覆花汤，作为肝着的唯一的一张方剂，也是基本方。旋覆花稍微有点咸，稍微偏温一点，旋覆花是降，这个我们很熟悉，降气，行气，解郁。旋覆代赭汤，旋复能够宽胸，能够散结。那么这个方中旋覆花用来疏通肝络，另外它配的一个是葱白，这个我们也能理解，葱白，辛温，通达，稍微有点芳香，芳香能够通达，通阳行气散解，要葱白来帮忙。新绛有些问题了，新绛这一味药，说法有一些不一样，那么我们一般理解为绛草。绛是一种颜色，深红色，我们用现在的处方名呢，这个绛草，大概应该写茜草。茜草我们一定熟悉，就是一味草，泡在水里，水是红色的，过去作为染料来使用的，新呢，表示这一味草新鲜的，用新鲜的刚刚采下来的。所以我们现在在临床上一般旋覆花汤的组成是旋覆花、茜草、葱白。

这样的一张方在临床上提示给我们的一个方法，行气活血化瘀，那么后来在这一方面有所扩展，清代医家我们可以举出来的，比如大家很熟悉的王清任的通窍活血汤，那么大家如果感兴趣呢可以去看看叶天士的《临证指南医案》，其中有一些用法，我这里做一些引申叫辛润通络法，主要是治疗胁痛的。具体的用药我们看看叶天士中的当归、炮姜、肉桂、延胡索、泽兰、郁金、蒲黄、小茴香等这样的药物，我们和《金匮要略》的这一张方做一个联系呢，也是一句前面我反复强调的，你不要小看《金匮要略》的一张方，这有三味药，它起了一个奠基的作用，开路的作用。后世医家在这方面根据自己的一个临床经验会有很多的填充扩展，最后我们可以做一个总结，胸痹、心痛，我这里再加一个肝着，好像都是胸啊，胸胁这样地方的病证，相关的一些方药我们把它罗列在一起，我们现在联系临床可以作一些思考，联系现在的活血化瘀法，联系现在的相关疾病都是可以的。

最后我提几个思考题，我们来想一些问题，一个是《金匮要略》治疗胸痹心痛的方剂中，药物加减或者药物的基本方代表方，有一些什么规律性的东西？有一些什么独到的地方？那么这样的话我们可以把眼界打开，临床上你可以把握得更好一些。第二乌头赤石脂丸的主症与病机，前面我留给大家一个赤石脂的问题，我们感兴趣的可以进一步做一些调查，做一些联想。那么最后呢，肝着和胸痹、心痛并列在一起的话，《金匮要略》为什么要提出这样的一个病证？要提出这样的一个治法？旋覆花汤，我们今天在临床上你怎么理解？怎么使用？

串讲 14　奔豚气、惊悸

【奔豚气提纲】

主症：气从少腹起，上冲胸咽。

特点：发作欲死，复还止。

病机：感受惊恐，气机逆乱；误汗伤阳，停饮上逆。

治法：降逆平冲，或养血疏肝，或助阳散寒，健脾利水。

1. 病因及主症

师曰：病有奔豚，有吐脓，有惊怖，有火邪，此四部病，皆从惊发得之。

师曰：奔豚病，从少腹起，上冲咽喉，发作欲死，复还止，皆从惊恐得之。（一）

2. 证治

（1）肝郁奔豚

奔豚气上冲胸，腹痛，往来寒热，奔豚汤主之。（二）

（2）误汗奔豚

1）阳虚寒甚

发汗后，烧针令其汗，针处被寒，核起而赤者，必发奔豚，气从小腹上至心，灸其核上各一壮，与桂枝加桂汤主之。（三）

2）阳虚饮动

发汗后，脐下悸者，欲作奔豚，茯苓桂枝甘草大枣汤主之。（四）

【惊悸提纲】

惊由外受惊恐而神志不宁，悸乃阴血不足而心失所养。

治疗或温阳镇逆安神，或通阳化痰蠲饮。

1. 病机

寸口脉动而弱，动即为惊，弱则为悸。（一）

2. 证治

（1）火劫致惊

火邪者，桂枝去芍药加蜀漆牡蛎龙骨救逆汤主之。（十二）

（2）水饮致悸

心下悸者，半夏麻黄丸主之。（十三）

【串讲】

这节课要给大家介绍《金匮要略》中的奔豚气和惊悸。因为两个病证内容不是太多，内部也有一些关联，我们合在一起讨论。

我们先来看一下奔豚。这个奔豚，如果我们学过《伤寒论》、《金匮要略》，大概会有一些印象，在《金匮要略》中是独立成篇，奔豚气病专门提出来。我们可以先看一下奔豚气三个字，奔，是奔跑。豚，一般认为是小猪，那么也有的认为也许是江豚、海豚，是在水里面的。那么不管是什么，它提示是一个奔跑时速度很快。豚，它有起伏，就像一个小猪在奔跑那样，一拱一拱的。最后一个气，是点到位的，因为这个有点像气机逆乱，气从下面往上顶，这样的一个情况我们叫奔豚气。那么这个气，我们如果做一个发挥，它也许是一时性的功能性的气机紊乱，是功能性的疾病，不一定是器质性的病变。所以我们把它从主症、病机这个地方做一个归纳的话，奔豚气它的主症：气从少腹、下腹部往上顶，上冲到胸到咽喉部。那么它是有一定的发作性的，所以原文中间会交代，叫“发作欲死，复还止”，一时性的，后来又平静。在病机上我们一般分两叉，一个和惊恐有关的，惊恐以后气机逆乱了；一个和误治有关。所以奔豚气病的原文，其中有两条是从《伤寒论》过来的，我们很熟悉的，一个叫桂枝加桂汤，一个苓桂草枣汤，《伤寒论》中出现了，在《金匮要略》的奔豚气这个地方又出现了，原文一共主要是这样四条原文。

奔豚气是这样的一个有发作性的，然后自己可以平静的，这样特征性很强的一个病证。我们现在注意一下，很多书中间，或者很多医家把它归类在情志性的疾病，我们有时候和百合病、脏躁、梅核气这样的一些病证关联在一起，我们给它一个名称，叫《金匮要略》中的情志病。这样的归纳也许在临床上有一定的价值，可以参考。但是我们还是要注意，它原来是什么？原来指什么？为什么会有这种情况？在《伤寒论》、《金匮要略》中，大概我们应该怎么把握？那么这里要注意的是《黄帝内经》中，也涉及奔豚两个字，也有冲脉、冲疝这样的一些表述，也许我们要做一些鉴别，《金匮要略》中讲的奔豚气和《黄帝内经》中议论到的相关的这样的一些病名表述，也许是有一定的区别的，我们在临证上要做一定的鉴别。《难经》中有肾积奔豚，那么一般认为这个好像是有一点像器质性的病变，和《金匮要略》讲的也是有一定的距离，所以虽然古代医书上同样是这两个字用来表述，但是内容、指向有时候是会有区别的，这个我们在阅读中要注意。

下面我们看原文第一条，讲奔豚的原因和它的主要表现。首先提到，病有奔豚，有吐脓，有惊怖，有火邪，此四部病。这四个病证，皆从惊发得之。从文字上理解，这样的四种病证，都是由于惊产生的。我们有时候会有一些费解，怎么会呢？应该怎么理解呢？它们和惊恐有什么关系呢？比如奔豚可以和惊有关系，那么吐脓呢？火邪呢？临床上大概会有这样的一些情况的，因为古人的观察，也许主要是从现象来推断的，所以奔豚也好，吐脓也好，惊怖也好，火邪也好，可能都会和惊有一定的关联。比如火邪，我们后面会议论到的，这个患者也会有惊狂不安这样的一些情况，那么火邪在前，惊狂在后，所以前因后果，其实不一定，但是我们做了那样的一个必然的判断。所以我们对原文的理解，有时候要从临床的角度结合实际做一些分析。

然后看原文对奔豚气的描述，“师曰，奔豚病，从少腹起”。部位，少腹。上冲咽喉，这个从少腹部一直往上顶到咽喉部。“发作欲死，复还止”，这个是它的特点。难受的时候受不了，感觉生不如死。但是忍耐一下，过一段时间，也许一下子又恢复了，叫复还止。所以从这样的描述，我们可以把握，我们这里讲的奔豚气呢，它是有发作性的，它也许可以自行缓解的，那么最后还是这句话，皆从惊恐得之。

我们可以看一下原文对奔豚气的症状描述，惊恐、惊发这个是对病因的强调，我们现在做了发挥，这个惊，要影响到大脑，影响到心，那么我们把它扩展一下，也许和精神情志方面受到的刺激有关了。我们从原文走到临床上，情志抑郁了，剧烈的情志刺激了，影响到这个患者了，那么他的肝气、肝血、气血流行受到影响，气机紊乱了，肝不能够疏泄，气机逆乱。所以这个惊恐引发的奔豚，我们有时候在它前面做一个界定，叫肝郁奔豚，那么这个很明确，就是和惊相关了，和情志的刺激相关了。原文对它的描述，气从下面冲往上顶，有一定的发作性，这是我们从临床上应该理解把握的。那么病因病机和肝有关的，是因为气机逆乱，然后我们可以理解，《金匮要略》所谓奔豚气的重点是落在这个气上面的。

原文第二条，我们看它处方，提纲上我给它一个表述，奔豚汤叫肝郁奔豚，给它一个前提，肝郁和惊恐有关。另外一个意思，因为后面还有两张方和误治有关的，那么这样容易鉴别一点。我们看原文的描述，“奔豚气，上冲胸”，这个前面都有。“腹痛，往来寒热”，前面的原文没有讲到，它会有腹痛，会有寒热往来的。寒热往来，我们一般从六经的定位，会从少阳的角度去考虑，少阳肝胆，有胸胁苦满什么这样的表述，那么也许我们现在把它联系起来了，这个是一个肝郁，肝气郁结了，有疼痛了，有气机逆乱了，气要往上冲了与少阳肝胆有关，那么我们看一下它的一个处方奔豚汤，我想我们可能很多临床的医生不会太熟悉，临床上可能用的也不多。我们先来看一下药物组成，葛根、黄芩，黄芩苦寒药，黄芩清火。当归、川芎，活血疏肝的。芍药、甘草，缓急止痛的。半夏、生姜，和胃降逆。那么这里我们可以发现，这样的一些药物，我们把它罗列一下的话呢，当归、川芎、芍药，有点接近四物汤活血化瘀，黄芩、葛根，葛根芩连汤，葛根和苦寒药合在一起了，半夏、生姜和胃降逆，小半夏汤。所以这一张方，我们把它合起来，这些药物总的是体现了一个什么方法呢？养血、活血、平肝、疏肝，另外和胃降逆。

要注意这里有一味药，在汉唐时期专门用来治疗所谓奔豚气的李根白皮，李树根的皮，我们现在在临床上很少用。这一味药，在当时的一些典籍中有一个记载，它专门用以治疗这个奔豚气病的。我们看一下，李根白皮，《名医别录》中称，“主消渴，止心烦逆、奔豚气”。在《外台秘要》中，治疗奔豚气的有十三首方，大部分的方都用到了这一味药。那么可以理解，在汉唐时期这个李根白皮，可能是治疗奔豚的一味主要的药物，我们现在没有这方面的经验。也许会问了，你现在用什么药？我不用李根白皮了，或者有的药房中也没有李根白皮，那么有一些医家提出来，比如我们用一些其他的药物，川楝子、陈香橼皮，行气的、清热的，这样的一些药物，可以来替代它，李根白皮还是偏于寒性的。

原文给我们提出来的症状，除了奔豚之外，另外有腹痛、往来寒热。这个往来寒热和外感是否有关系？所以这里我们可以联想一下柴胡汤。柴胡汤它也许有腹痛的，也有寒热往来的，另外它也有其他的伴随症状。那么这个地方我们可以把它做一个联系，我这里举一个临床案例，奔豚汤的一个加减，我印象比较深刻，一位30岁的女性，她当时接受按摩的治疗以后呢觉得不舒服，下腹部冷，并且自己感觉有一股气往上顶了，不能够自行缓解，她说张医生你给我看看，我给她把脉，然后做了一些了解以后，感觉好像这样的一个病证有点靠近奔豚这样的一个意思了，那么我给她处方：葛根、黄芩、黄连，苦寒药，芩连一起用了，葛根芩连汤，当归、川芎、白芍、半夏、干姜，这个奔豚汤中都有应用，活血疏肝，和胃降逆，另外加的要用肉桂，这个用川楝子，用延胡索，另外用牡蛎，就这样给她处方了以后，这个患者来复诊，用了药以后呢有明显缓解，那么用药以后嘴巴有一些干，睡眠有一些欠佳，那么继续再给她做一个调理，很快就恢复正常，没有什么大碍了。另外再举一个病案，年纪比较大一点的，我当时在开膏方，这个患者时间比较久，一年多来，她说总觉得心下这个部位有气往上走，很难受，有时候睡觉的时候症状明显，特别是往左侧卧的时候，其他看不出什么。我也是想到奔豚的这样的一个问题，仍然给她同上处方，患者服用一周以后就很明显感觉到症状有所改善，然后继续服用，症状消失。所以《金匮要略》中奔豚的这个治法，我们可以理解，我们在临床上可以旁开一点的，和其他的一些药物、药方做一些联系，做一些变通，然后在临床上，可以运用的更加自如一点，不要怕加减，不一定非要原封不动。

下面我们接着看一下误汗奔豚，两条原文，学过《伤寒论》的会有印象。原文第三条，这个讲的是"发汗后，烧针令其汗，针处被寒，核起而赤者，必发奔豚"，是一个外感用了发汗的方法，用了烧针的方法，温针求汗。原文讲针处被寒，这是一个推断，针孔，扎针的这个地方寒邪进入。出现什么问题呢？核起而赤，核，像一个这个水果的果核那样，有点鼓起来了，发红了。必发奔豚，气从小腹上至心，心窝部，这个奔豚它是误汗引起的，在烧针的这样的一个做法以后出现。那么有一个具体的问题，核起而赤，我们现在要判断，要理解，烧针以后，这个患者为什么会核起而赤？这个核起而赤，有什么可能性？我们要去想这些问题。那么大概我们分析下来，有一些医家，有一些注家会提到，特别是现代的理解，有可能是皮下出血。也有认为是扎针的地方感染，我想感染可能没有这么快，一针就马上很明显的核起而赤了，也许出血的可能大一点。

我们先把这个话题放下，看一下它的处理，叫灸其核上各一壮，另外用桂枝加桂汤。桂枝加桂，加重桂枝，桂枝平冲，这个在本草书中有这样的归纳总结，我们一般也很熟悉，桂枝汤中这个桂枝剂量加重了，那么它有平冲降逆的作用。桂枝加桂，我们展开一点也许还有一个讨论，桂枝加桂是加肉桂，还是加桂枝？这个我们从条文，从当时用桂的方法，具体的我们可以去做一些调查，《伤寒论》、《金匮要略》中的桂枝是肉桂还是我们现在讲的桂枝啊？我们现在在临床上是做区分的，那么从现在临床的现实出发，大概可以考虑肉桂和桂枝的用法有一些不同了，我们可以根据患者的情况做一些选择。讲到这里我做一个引申，刚才提到核起而赤，为什么会核起而赤？一般的患者扎了针以后，是不是都会核起而赤？这个我们要思考。那么我这里把它和流行性出血热联系在一起，我也翻了一些西医的书籍，书中也有这方面的一个描述，出血热的患者接受治疗，要打针，常常会出现针孔周围的一个出血红肿，一圈都是红的，那么我们了解了这个情况，回过来头来看《伤寒论》原文的描述，是不是有一些联系？因为这个误汗是接在热病后面的，不是一般的情况。

我们再看一张方，茯苓桂枝甘草大枣汤。原文第四条讲的，“发汗后，脐下悸”。发汗伤阳，脐下有悸动，停留在那里的水饮，因为阳虚往上冒犯，那么欲作奔豚。所以苓桂草枣汤，我们一般讲呢是偏于健脾利水的，那么健脾利水，对这个奔豚也有一定的治疗效果。这一张方我们可以和前面的桂枝加桂汤合在一起看，桂枝加桂肯定是汗后伤阳，寒偏重，加桂。这个地方的一个苓桂草枣呢，是误汗以后，水饮要内动的，那么用苓桂草枣来解决。所以这个地方提供的两张方、两个治法，如果我们把它展开一点的话，还能够联系其他的苓桂术甘汤、苓桂剂这一类的方子。从后世我们可以看，有奔豚丸，治疗奔豚疝的葫芦巴丸，都可以作为参考。所以奔豚的主要的内容，是上面的四条原文，三张方，展开不太多，那么一个主症、一个病机、一个证治，我们要作一些把握。

下面我们来讨论一下惊悸的问题。惊和悸，在《金匮要略》中作为一个篇章，是和下血、衄血合在一起的，后面还有一个瘀血，篇名叫惊悸吐衄下血胸满瘀血病。我把惊悸拉过来，和奔豚合在一起，我们来看看两者之间有一些相似的地方。这里呢我们看一共是三条原文，原文第一条，然后有第十二、第十三条。一般讲惊是受到外界的刺激，悸是自己感觉到心跳心悸。惊和悸有关联，有区别。

原文第一条通过脉象来论述，寸口脉动而弱，动即为惊，弱则为悸。受了惊，脉跳得比较快，这个可以理解。那么悸，我们往往从阴血不足，不能够养心，就容易出现心悸的情况了，自己感觉到心悸了。所以我们临床上，一般心悸的患者，我们会调养气血，养阴养血，这样的一个对应的方法比较多用。

我们看一下在临床上具体的治法，原文第十二条，火邪者，桂枝去芍药加蜀漆牡蛎龙骨救逆汤。文字的表述过于简略，火邪两个字，这个方名很长，也是桂枝汤的加减，桂枝汤要去掉芍药，加上蜀漆、牡蛎、龙骨三味药，那么这个地方，我们可能在理解上有一些困难，所以要联系《伤寒论》的原文，《伤寒论》的第112条，“伤寒脉浮，医以火迫劫之，亡阳”。我们可以理解为误治，出现什么症状呢？必惊狂，卧起不安。这个患者惊，心神不安了，坐立不安了，那么用救逆汤对应它。另外还有第119条，“太阳伤寒者，加温针必惊也”，也提到这样的情况。所以我们从这个原文的表述上，互相对照一下，大概可以理解这个火邪，是误用了火劫发汗造成的，伤了阳气，那么这个患者见到心悸，有惊狂卧起不安的表现。然后我们考虑治疗，为什么要用这一张方来救逆？因为救逆汤从治法上一个通阳，一个镇静，一个安神，用的药是桂枝汤把芍药去掉了。不用芍药，芍药苦寒，因为误治了，伤了阳气了，芍药苦寒也许不太合适，所以暂时把芍药拿掉。但是要加蜀漆、牡蛎、龙骨，牡蛎和龙骨大概容易理解，它是重镇，可以安神。我们现在睡眠不好，桂枝加龙骨牡蛎汤。《伤寒论》中，桂枝、甘草、龙骨、牡蛎合在一起用的也有。

这一张方理解上比较困难的是蜀漆这一味药，为什么要加蜀漆？一个说法蜀漆是化痰的，我们回顾一下，前面讲到疟病中有一张方蜀漆散。蜀漆是一味专门用来对付疟病的药物，放在这里干什么？那么蜀漆它有一个副反应，用了蜀漆以后，这个患者容易呕吐。常山、蜀漆，这个是一类的，是治疗疟病的，它的一个副反应是呕吐。那么在临床上，这个患者呕吐了一下，也许这样的一个惊狂，这样的一个惊悸的情况会有改善，是什么道理？我们从现代可以做一些理解。那么我的一个理解呢，也许误用了火劫发汗以后，伤了阳气，这个患者惊慌狂不安，从现在考虑也许有一个心动过速的问题，心跳太快，那么除了用桂枝、甘草，用龙骨、牡蛎之外呢，我用一个蜀漆，蜀漆的副反应也许这时倒成了治疗的作用。这个患者产生了恶心呕吐的这样的情况以后，产生一个反射，患者也许呕吐以后，自己有一个调整，我们现在讲的，呕了以后，迷走神经的张力增高，迷走神经易兴奋，心动过速会一时缓解，这是我借用现代的知识，来理解古代的做法，也许对，也许不对，提供给大家参考。

然后我们再看一张方，原文第十三条，半夏麻黄丸。针对悸，前面的一个议论，说这个悸是阴血不足，要用补的方法。那么心下悸，我这里出一张方半夏麻黄丸，用半夏、麻黄不是补。麻黄宣发肺气，宣发阳气，半夏也是偏于温的，和胃降逆的，这两味药治疗的悸，是什么造成的悸？我们从药物来推断，应该是偏于水饮，饮邪内停了，上影响到心了，心阳被阻了，那么出现的是一个水饮造成的悸，用这一张方比较合适。那么半夏呢，能够蠲饮降逆，麻黄宣发阳气。从这一张方，我们可以展开一些联想。前面那一张方主要提示在临床上误用了发汗的方法以后，这个患者不安，也许是心动过速。这一张方，不是心动过速，也许反过来了，是一个心动过缓。我印象很深，过去长春的一位老先生，到我们学校来讲课，做学术探讨，我也去听，他说《金匮要略》中有一张方治疗病态窦房结综合征，我竖起耳朵，我注意到老先生讲的就是这一张半夏麻黄丸。老先生在临床上用惊悸的这一张方，治疗病态窦房结综合征。心动过缓，中医辨证往往是偏于水饮，阳虚水停的这样的一个状态，也许在临床上不是停留在两味药，这两味药打开了一条思路，也奠定了一个基础，你要用温阳，你要用温药。温药在这里展开呢，就有很多方都来了，比如说有的用真武汤，有的用四逆汤，或者有的用麻辛黄附子汤都可以，不一定停留在两味药。所以我觉得《金匮要略》惊悸两张方很简单，我们一般的人不会太注意，我们一般都看后世的方，这两张方在临床上解决什么问题？为什么有效？我们这样一思考、一联想的话，我想对我们一定会有所启发。后来的方我们可以看一下有温胆汤、归脾汤，心悸的问题，叫惊狂不安、神志不安的问题，后来有《太平惠民和剂局方》的安神定志丸、天王补心丹、朱砂安神丸等，这样的一些方药还有很多。

那么最后我可以举一些临床的病案，我印象很深，这个患者，40 岁左右的一个女性，也是朋友介绍过来的，她也很长时间困扰，晚上入睡以后必有惊叫，惊恐不安，好多年了，家属把她叫醒一下以后，再睡下去安稳了。因为朋友跟我熟悉，说你到张医生那里看看吧，我给她开的这个方，不是《金匮要略》的这里的惊悸的方子，用柴胡汤类方，柴胡加龙骨牡蛎汤，这个提供给大家做一个参考，也做了一些变化，里面的方药做了一些变化，这个患者用了以后效果比较好，用了四五天后，这样的情况就没有了。后来再用一些调理的方子，效果很理想。

这里再举一个案例，55 岁，也是在临床上印象非常深刻，受了刺激以后，惊恐不安，这个和热病没有关系，倒真的是一个情志病。患者不敢到人多的地方去，听到声音特别响的这样的一个动静，会激动不安，疑神疑鬼的，整个人的状态比较低下，西医用精神科方面的一些药抗抑郁什么的。那么患者也是跑到我这里来，我给他这样的处方，也是从柴胡汤开始考虑，温胆汤，因为这个患者情况比较重，所以大家可以看到，我这一张方用的药也比较多，这样的处方使用了大概将近二三个月，这个患者的症状逐渐的有所改善，后来她的先生陪她到门诊来找我，说基本上完全好了，非常感谢。那么我这里的一个体会，我们从《金匮要略》经方的地方打开，在临床上要去应对比较复杂的情况，必须要动脑筋，要做一些变化，然后自己去经验，逐渐地积累这方面的一些经验。

我这里提一下一位 32 岁的女性，主要的是耳鸣，她用了抗生素，出现耳鸣，自己心理非常不安，那么想用中医调理一下，前来求诊，那么我开的是这样的一张方，有点像柴胡桂枝汤这样的一个加减变化，也是很理想的效果，这个患者服药以后，耳鸣马上就消失了。临床上的一个思路，我们有时候要学会在经方范围内进行展开，同时也可以同时方做一些联系，所以惊悸在《金匮要略》中没有太多的展开，三条原文，两首方剂，好像很不够，我们必须要做一些关联性的阅读，参考后世的相关的一些论述、方药，包括我们现在临床上的一些用药经验来充实自己。

最后提一些思考题，《金匮要略》这个地方讲的奔豚，特别是肝郁奔豚，它的治法方药怎么样呢？为什么是这样？误汗为什么会奔豚？今天我们应该怎么去认识它？大概是一个什么情况？然后救逆汤和半夏麻黄丸，我们应该怎么把它展开？临床上碰到惊和悸的问题，大概有一些什么样的基本应对的方药可以考虑的？我们课后可以在这方面做一些整理归纳。

串讲 15　咳嗽上气

【提纲】

主症：咳喘为主(肺胀，肺气胀满)。
病机：外感风寒，内有停饮，内外合邪。
治法：发汗散邪，温肺化饮。

1. 辨别虚实
上气面浮肿，肩息，其脉浮大，不治。又加下利，尤甚。(三)
上气喘而躁者，属肺胀。欲作风水，发汗则愈。(四)
2. 证治
(1) 寒饮郁肺
咳而上气，喉中水鸡声，射干麻黄汤主之。(六)
(2) 痰浊黏肺
咳逆上气，时时吐浊，但坐不得眠，皂荚丸主之。(七)
(3) 热饮迫肺
咳而脉浮者，厚朴麻黄汤主之。(八)
(4) 饮停水泛
脉沉者，泽漆汤主之。(九)
(5) 饮热壅肺
咳而上气，此为肺胀，其人喘，目如脱状，脉浮大者，越婢加半夏汤主之。(十三)
(6) 寒饮挟热
肺胀，咳而上气，烦躁而喘，脉浮者，心下有水，小青龙加石膏汤主之。(十四)

【串讲】

《金匮要略》中的咳嗽上气病，咳嗽上气原来是和肺痿、肺痈罗列在一起的。这样的一个篇名，部位都是在肺，肺痿、肺痈、咳嗽上气。我这里把咳嗽上气的原文内容单独拿出来，作为一个单元和大家讨论。作为主症，咳嗽上气，很容易理解，咳，咳嗽。上气呢，肺气上逆，主要是喘。所以换个讲法，作为临床上常见的主要的是一个咳喘的问题。这里我们注意一下，咳嗽上气，在原文中也许还有另外一个表述，和肺痿、肺痈比较对应的有一个叫肺胀。有的原文中会出现，有的没有。有的人阅读《金匮要略》，研究《金匮要略》，把肺胀另外再加以罗列，我想这样也可以。把肺胀放在咳嗽上气中间，也不要紧。病机，这个咳喘主要是怎样造成的？《金匮要略》这一部分的内容有很多方，这些方是有内在联系的，主要的一张方，小青龙汤。那么我们按照小青龙汤的主症、病机展开的话，咳嗽上气主要是外感风寒，内有停饮，所谓的内外合邪。外邪是风寒，内邪是什么？内邪是水饮，这两者也许有一定的关联性。在治疗上，实际上是表里我们都要考虑到，在治法上，发汗散邪，温肺化饮。原文呢，大概有这样的一些，第三、第四条，是一般的论述，完了都是有方有证。所以在临床上我们再思考一下的话，咳喘不能够平卧，咽喉部停留的痰比较多，有痰鸣声，咳喘和肺痿、肺痈放在一起讨论。那么临床上治疗，又偏重在小青龙汤的温肺化饮。因此，我们也可以这样理解，咳嗽上气给我们展现的，是临床上小青龙汤怎么去加减，怎么去变化。另外，也涉及有一些症状的缓解，我们可以考虑用什么方法。

我们先看原文第三、第四条。作为一般论述，它在前面做一个交代，都是“上气喘”的问题。喘也许是呼吸受到影响，呼吸困难，这个患者，第三条讲的面浮肿，肩息。可以理解，息，是呼吸。肩，就是呼吸的时候要抬肩，抬肩的目的，是扩张胸廓，因为呼吸困难了，也费力了，平躺不行了，我要端坐了。脉象是浮的，后面说不治。我们再看这个脉浮大，也许是浮大无力的脉象，浮大中空的脉象。后面又讲一句话，又加下利，尤甚。如果在这样的情况下，出现浮肿，呼吸困难，同时又有腹泻，这个情况就更加严重了。所以第三条描述的，我们从原文考虑它的病机，我们常常会这样表达，就是阳脱于上，阴竭于下。下面是下利，阴液要亏耗，阳浮在上面下不去，“尤甚”，特别严重。这样的情况，我们讲有阴阳离决的趋势，在临床上，毫无疑问，是一个危重的状态，要马上处理。

原文第四条，上气喘，呼吸困难，“喘而躁者，属肺胀”。我刚才提到肺胀，作为病名的提法，在原文中也出现。欲作风水，发汗则愈。原文展开了，肺胀，一个咳喘的这样的患者，怎么有可能成为风水？风水在水气病中，和热病有关，有太阳表证，然后有头面浮肿，然后有全身浮肿。那么我们要用汗法处理。所以最后的一句话，发汗则愈。我们可以看成，对肺胀也好，对风水也好，这样的状态，可以考虑用发汗宣肺的方法来治疗它。第三、第四条放在一起做对比的话，是一个虚实的对照。呼吸困难有虚有实，那么什么叫虚喘？问题在哪里？临床上怎么把握它？另外什么叫实喘？这个我们要做一些怎样的把握，在治疗上有什么不一样的地方都值得我们考虑。治疗的话，比如实喘，我们前面提到麻黄加术汤、越婢汤、小青龙汤，这一类的都可以考虑。如果是虚喘的话，我们可以考虑后来的参附龙牡汤、黑锡丹、苏子降气汤等，有一些危重的，也许要用四逆汤回阳救逆等，都可以。所以在这个地方，因为没有出方，留给我们一定的展开余地，我们可以去思考，去联想，做一些补充，做一些推断。

下面我们看一下具体的方，按照顺序，首先是射干麻黄汤。原文第六条的表述比较简略，“咳而上气，喉中水鸡声”。这个水鸡，我们会做一些考虑。这个水鸡是什么？一般认为水鸡，就是稻田里的有的地方叫田鸡、青蛙这样的一类动物，夏天可能叫得比较欢，这样的声音用来形容这个患者咽喉部的不舒服。这样的水、痰停留在那里，一般是比较清稀的，不是稠厚的。非常稠厚、黏腻的黏在那里不能动的，一般不会这样。所以这个清稀的痰，停留过多，喉中有痰鸣声，大概临床上我们可以这么理解。《诸病源候论》里面也谈到，咽喉有声如水鸡之鸣，可以补《金匮要略》这条原文的不足。也是以咳喘为主的，那么临床上我们再做一些补充的话，这个患者可能胸满胸闷，不能平卧，苔是白的滑的，或者是脉象有一点浮紧的。从病机上考虑，也是寒饮停留在肺，痰阻碍了气道，肺气不宣，造成的咳喘，在治疗上射干麻黄汤。这一张方，我们也可以理解为小青龙汤的变化，它也是针对咳喘的问题。射干作为一味主药，射干麻黄作为一个方名，射干是苦寒，它能够祛痰，能够开痰结。麻黄是宣肺平喘，我们注意到这个地方和小青龙汤不一样，麻桂没有同用，用麻黄平喘没有用桂枝。五味子，小青龙中间有，细辛，小青龙中也有，那么生姜和干姜这里做了置换，用了生姜，另外半夏，小青龙也有的。所以我们可以看到，小青龙汤的有一些药物在射干麻黄汤中间仍然保留。但是变化了，射干作为第一味药提出来，偏于苦寒了，止咳的款冬花、紫菀。在经方中间好像出现的频率比较少一点。但是这个地方，我们可以看到，我们现在临床上也许用得比较多。这样的一张方是小青龙汤的变化，那么它是做了一些什么调整？小青龙汤原封不动的用，用药相对偏于温燥，力量比较强。那么你方向对了，用力的度要有一个把握，具体的用药要做一个调整，比如麻桂不同用，或者加一点苦寒的药，温燥、凉泄、寒泻有时这个地方要做一些调和，要做一些配合，所以射干麻黄汤，可以看作是小青龙汤的变化。

原文第七条，皂荚丸。前面讲的喉中有水鸡声，皂荚丸时时吐浊，也是咳喘。浊，我们要做一个引申，原文中间叫浊唾，黏稠的比较顽固的黏着于肺的一种老痰、顽痰，我们后面的医家会在这方面做一些解释。患者因为咳喘得厉害，痰堵在那里，他不能够平躺了，所以原文中讲的“但坐不得眠”。这个但坐不得眠，大概不能理解为失眠，是因为肺里面的问题，这个患者呼吸受到影响，不能平躺。那么处理的方法是皂荚丸，主要是一味药，要用皂荚。皂荚我们现在临床上运用的不多，这一味药因为力量比较大，换句话说有时候有副反应，胃里面会难受，特别是有一些出血倾向的人，不能乱用。皂荚有副反应，我们临床上，往往就避开用其他的一些药代替。但是这一味药，在临床上还是一种方法，必要的时候可以试试看。皂荚针对的情况是时时吐浊。那么皂荚丸主要起什么作用？宣壅导滞。这个治法上的表述，请大家注意，利窍涤痰。涤，这个文字有力量的，告诉你皂荚不可以轻易乱用，它的力量比较强。它的煮服法我们看一下，下面的酥炙、蜜丸、枣膏。酥是酥油，我们今天讲的白脱，涂面包的，西藏那个地方酥油茶，大家都有印象，就是动物的奶提炼出来的油脂性的东西，涂在表面烤一下，炙。另外蜜，蜂蜜，枣，大枣。这样的过程是为了减轻皂荚对胃的刺激，不要伤了胃气。但是必须仍然要保留皂荚的作用，所以皂荚丸用下去，大概胃里多少有一些难受。我们现在大概会去想，皂荚这样的一味药，为什么能够化痰？从现代的角度做一个思考的话，大概是这样理解的，皂荚对胃是非常刺激性的。用下去以后，胃里会难受。胃里一难受，作为一个反射跑到肺，支气管的分泌会加强，分泌一加强，想象黏着在气管壁上有一些所谓的分泌物，比较稠厚的就容易松动了，容易从咽喉部、气管这些地方排出来，症状容易缓解，所以皂荚这一味药是单用的，它和前面肺痈中提到的葶苈子，有相类似的地方，葶苈大枣泻肺汤，葶苈也是一味药，它要解决什么问题？是水饮停留在肺里面了，所以有一些和心力衰竭相关联，我们要用利尿强心的方法。皂荚呢，刺激胃，帮助痰能够尽快地排出来。所以在皂荚的用法上，我们有时候临床上缺少经验，但是我接触到的有一些临床医生也有经常用的，特别是用了一般的化痰的药物不理想的，有时候用一点皂荚试试，它的排痰的效果还是蛮好的。

原文第八条，厚朴麻黄汤，我们可以和后面的第九条连在一起看。第八、第九条，原文都是很简单的。第八条前面有一个，“咳而脉浮者，厚朴麻黄汤”。第九条做了一个省略，直接讲脉沉，前面应该也有咳。有一个咳喘的患者，我们要做一个判断，通过脉象。脉象浮的我们用厚朴麻黄汤，脉象沉的我们用泽漆汤。那么这个地方，你仅仅根据脉象判断，在临床上也是有困难的，真的是脉浮的，你就可以用厚朴麻黄汤？不行。那么我们这里用以方测证的方法，通过方药的运用，反过来推导它大概还有一些什么症状。厚朴麻黄，我们看一下，麻黄照用，厚朴行气除满的。小青龙汤中用的药，我们看一下，半夏、细辛、五味子，麻黄也有，麻桂没有同用，还是小青龙汤的加减变化。那么厚朴作为第一味药提出来，这个患者也许胸满，胸胀，比较厉害，咳喘肯定还是有。用石膏，一般我们是这样理解，石膏是清热，这个患者也许寒饮，痰饮，郁而化热，有一些热象，要用石膏。那么这个热象是什么？从症状上我们也许会提，这个患者可能有烦躁。这个烦，是和热有关的，要用石膏了，可以这样联想。主要的症状，是咳喘，痰比较多。脉浮，提示病偏向于表，邪偏盛于上，厚朴麻黄汤也是散饮降逆，止咳平喘，也是从小青龙汤延伸出来的一张方。它的药物，与小青龙共用的药，麻黄、细辛、干姜、半夏温肺化饮，石膏是清热，有一个小麦，养正安中，有一定的调养作用。五味子，我们可以放在上面，和细辛、干姜、半夏罗列在一起，都是和小青龙汤共用的。

接下来看一下泽漆汤，这张方一般我们比较陌生。泽漆这一味药，我们先做一个理解。泽漆是一味偏于寒性的药，泽漆是偏于苦的，有通利作用的。在我们上海郊区很多，把它折断以后，有白色的乳汁出来。我印象非常清楚的是学生时代下乡到上海郊区，把泽漆采集起来，切碎了，扔到粪坑中间，有一个作用能够杀蛆。我们有的书记载，这个泽漆有小毒，比一般的苦寒药的通利的力量要强。正好也是在上海，我们曙光医院呼吸科的黄吉庚老师，过去在领导安排下去下乡治疗老年慢性支气管炎，也是呼吸系统的常见病，要寻找一些比较有效的药。黄老师对《金匮要略》比较熟悉，在呼吸系统咳嗽上气的方中，他对泽漆情有独钟。泽漆，在他的手中用得非常好。我们用的比较少，有点担心，他也搞了一些研究，泽漆可以化痰，可以通利大小便。所以我们有兴趣的可以看看，他在这方面的临床上有一些经验资料，大概在网上可以查到。曙光医院把泽漆做成药片单独使用。有一些肺系疾病的人，痰比较多，用一般的方法效果不太好，用泽漆。黄老师使用泽漆的量也比较大，用30～60克，现在都是晒干的，叫干泽漆。《金匮要略》提出的泽漆汤，泽漆这一味药，在临床上因为我们比较陌生，用的也比较少。其实泽漆有一个民间的俗称，叫猫眼睛草，药物是比较苦寒。可以消痰，逐水，所以我们反过去推断，这个患者除了咳喘，可能有水肿。用半夏化痰，还用紫参。我们现在开处方，你写紫参两个字，药房没有。也许古代是写紫参，后来有了一些变化，那么这方面，几十年前也有一些老先生在这方面做了一些考据，紫参可能是什么？那么有很多说法，比如像我们学校金寿山老师偏向于认为是石见穿。那么也有的老师考证下来，认为紫参也许是清热消肿的，像拳参、蚤休这一类药，都可以。白前化痰，黄芩清热，另外有人参、桂枝、生姜、甘草。我们这样一看的话，泽漆汤的药物配伍，和小青龙汤没有直接的关联，是另外一个思路了。寒热虚实，好像有一些错杂的，用药比较散的。所以金寿山老师以前有一个讲法，这个泽漆汤，也许是过去治疗肺部肿瘤的方，当然过去不可能有这样的诊断。我们现在对应肺部肿瘤的用药，大概是寒热虚实各方面的兼顾比较多。所以泽漆汤给我们提供的是这样的一个错杂的方法，它的立点和小青龙汤不一样，小青龙汤偏于发散，偏于温燥，泽漆汤偏于通利，偏于扶正。

下面我们再看越婢加半夏汤。原文第十条讲的，"咳而上气，此为肺胀，其人喘，目如脱状"。这个描述很形象，除了咳喘之外，这个患者眼睛好像要脱出来了，很明显的。这样的症状，一般我们是这么理解的，这个患者咳喘得非常厉害，气往上涌，很难受，眼睛好像脱出来那样。气血往上涌，脉浮大，这个浮大一般是浮大有力，偏于实证。那么用越婢加半夏汤，偏于热证。越婢汤，我们熟悉，用麻黄、石膏。用石膏清热，用麻黄宣肺，用半夏化痰，所以这一张方，我们看一下原文的描述，眼部的症状，叫目睛胀突，好像要脱出来一样，气往上涌，热偏重。所以病机归纳为外感风热，水饮内作，饮热互结，上迫于肺。热偏重，热偏盛，饮相对少一些，这是宣肺泄热，降逆平喘的方，麻黄用得重，石膏也要相配。

小青龙汤加石膏汤，前面我们讲了，小青龙汤是一个基础方。在《金匮要略》中，小青龙汤到后面还要出现，痰饮病。前面我们这个肺痿、肺痈，肺痈中有一条原文也提到小青龙汤。原文第十一条，肺胀，咳喘，烦躁而喘。强调烦躁，这个烦躁，我们一般把它和石膏对应。脉浮大，稍微有力一点的，病有表有里，里是心下有水，水饮停留在里。所以用小青龙汤，顺理成章。小青龙汤，表不是主要的，主要是里。所以小青龙汤，我们以前也提议换一个名称，叫温肺化饮汤。所以大、小青龙汤，小青龙汤偏向于里。这里要理解的小青龙加石膏，为什么要加石膏？真的是有郁热？石膏，我们反推是清热。那么我们换个角度，是否可以这样理解，小青龙汤偏于温燥，有麻桂，另外有细辛、干姜这样的一类温燥的药物，这个温燥，也许容易产生弊端，为了抑制这个弊端，小青龙汤本身里面有芍药，芍药是苦寒的，也许不够，那么我们加一点石膏。用石膏不一定真的有很明显的热象，仅仅是为了缓解它的温燥，在力度上做一些调整。我想这样的理解，大概在临床上也可以成立。我们可以注意，后面也会讲到，大、小续命汤，麻桂同用，这样的方石膏也放进去，这样的做法，在汉唐时期比较多，大家可以进行思考。

那么大概这个咳嗽上气的问题，原文的主要的内容基本介绍完了。原则上是以小青龙作为一个基点，作为一个立点，然后慢慢展开，提示一些变化。这个里面的几张方，特别要注意的小青龙加石膏汤、越婢加半夏汤、厚朴麻黄汤、射干麻黄汤这四张方，需要大家连在一起，作为一个单元来思考，其中的内在的关联是什么？或者有什么区别？为什么要这样？我下面举一些病案，咳嗽、咳喘在临床上常常遇到，而且西医往往没有好的治疗方法，一定会来找你，那么你有什么办法？你怎么去应对它？所以除了《金匮要略》的方法之外，我们还能做一些什么联想？我这里提供一点。这里有一个咳嗽的患者，61 岁，到外地出差以后回来，感冒发热，咳嗽不已，西医都治疗过，没有好的效果，跑到中医这里来，我开的是这样的一张方，柴胡、黄芩、半夏、芍药、细辛、五味子、干姜、麻黄，好像能找到一点小青龙的影子，但是有变化，我这里用附子，用当归，用生地，加一点现在常用的清热解毒药，七叶一枝花、鱼腥草等。这样的一个处方，也可以说是小青龙汤的变化，也可以说是柴胡汤的加减变化。服药以后，这个患者效果很明显，曾用了西医的抗生素治疗，效果不明显，来吃中药 1 个星期，效果却很明显。然后再用一点药调理一下，基本上就痊愈了。这个是 1 个 50 岁的患者，也是咳嗽 1 个多月，用了抗生素，效果不太好。这里呢，我用的是麻黄、桂枝、附子、细辛，麻辛附子，另外呢还有鱼腥草、七叶一枝花，有一点消炎的意思在里面，也有小青龙的意思，麻黄、桂枝、半夏、干姜、细辛、五味子、芍药，加减变化，这个患者用了以后，改善比较明显。还有 1 个 38 岁的女性也是这样，感冒了咳嗽，用这个方加减变化，半夏、干姜、麻黄、细辛、芍药、五味子，也基本上是按照小青龙加减。后来呢比较严重了，像一个过敏了，时间比较久了，那么我就改成一个像乌梅丸的做法，加一点抗过敏的，效果也很好。还有 83 岁的老年患者，女性，咳嗽一直不好几个月，用的是这样的方法。年纪大的人，一般会考虑正气，阳气比较虚衰，那么经方中，附子、细辛、麻黄这样的配合也可以，熟地、当归扶助正气也可以，小青龙汤穿插在里面，效果很好，吃了 2 个星期，基本上缓解了 90%，调理一下，回黑龙江的老家去了。

我们应对临床上的一个咳喘、咳嗽，小青龙汤温肺化饮，是一张基础方，需要记牢，《金匮要略》在这里提示了一个变化的加减的格局。那么我们和后世的一些方，也可以做一些关联，如参蛤散、黑锡丹、苏子降气汤等。咳嗽上气或者肺胀，作为一个病名，在临床上也是比较常见的。在《金匮要略》中，肺痿、肺痈、咳嗽上气，咳嗽上气，展开得比较多。咳嗽上气这个篇章提供给我们的一些方药，临床上非常实用，我们可以和现代的病证、疾病做一些对应，比如有的是哮喘，有的是感染，是其他内脏的一些毛病，都可以。中医在临床上的治疗，是对患者的观察把握，对患者体质的把握，有时候非常关键。

最后呢我提几个思考题，比如肺胀的问题，我们今天杂志中看到的肺胀，和《金匮要略》中的肺胀有一些什么不一样的地方？为什么会发生这样的一些变化？我们在《金匮要略》中是这样辨证论治的，现在有变化了，有的用活血化瘀。小青龙汤的加减变化运用是一个重点，我们去试试看做一些归纳，除了《金匮要略》中的方，还可以与哪些疾病相关联？最后可以思考一下皂荚丸、泽漆汤，大概在没有学过《金匮要略》的医生中，可能比较陌生，它起什么作用？为什么会有效？临床上给我们什么启发？

串讲 16　肺痿

【提纲】

主症：咳唾涎沫。

病机：重亡津液，热在上焦（虚热）；上焦阳虚，肺中虚冷（虚寒）。

治法：滋阴清热；温肺复气。

1. 主症及病机

问曰：热在上焦者，因咳为肺痿。肺痿之病，何从得之？师曰：或从汗出；或从呕吐；或从消渴，小便利数；或从便难，又被快药下利，重亡津液，故得之。

曰：寸口脉数，其人咳，口中反有浊唾涎沫者何？师曰：为肺痿之病。若口中辟辟燥，咳即胸中隐隐痛，脉反滑数，此为肺痈，咳唾脓血。

脉数虚者为肺痿，数实者为肺痈。（一）

2. 证治

（1）虚热

火逆上气，咽喉不利，止逆下气者，麦门冬汤主之。（十）

（2）虚寒

肺痿，吐涎沫而不咳者，其人不渴，必遗尿，小便数。所以然者，以上虚不能制下故也。此为肺中冷，必眩，多涎唾，甘草干姜汤以温之。若服汤已渴者，属消渴。（五）

【串讲】

《金匮要略》中肺痿这一个病名，我们可能比较熟悉。很多内科书中作为一个病名，罗列出来。在《金匮要略》中肺痿、肺痈、咳嗽上气排列在一起，肺痿是第一个病证。肺痿这个病名，肺表示位置，痿呢，《诸病源候论》是用草字头，萎，枯萎，那么很形象，大概我们可以联想到所谓肺叶，像植物的叶子枯萎了，不荣了，那么不能振奋了。后来清代尤在泾说痿者，萎也，如草木之萎而不荣。很形象，我们从这个字可以理解一个什么意思呢？痿，提示是一个虚弱性的病机。肺呢，是一个病位。肺脏受到外邪的侵袭，时间比较久，肺虚气衰，产生了肺的痿弱，这样的一个状态。然后我们要注意一下，肺痿的主症，"咳唾涎沫"。咳嗽，是一个主症。唾，可以理解为吐出来涎沫，这个涎沫，一般可以理解为比较清稀的痰。原文的表述中，唾前面加一个字，混浊的浊，那么叫浊唾。浊唾涎沫，四个字连在一起，或者有时候分开，前面讲过的，就是皂荚丸证时时吐浊，这个浊唾，稠厚的痰。这个痰字，将来我们讲到痰饮病，我还会做一些分析，原文中很少用。我们现在日常生活中吐痰，痰字原文用得比较少，《金匮要略》的篇名是有痰这个字的，我们放在后面做一些解释。

肺痿的主症，是咳嗽痰比较多。它的病机要注意两个，一个是和误治有关的，伤了津液，津液亏耗。我们讲是属于虚热，阴虚内热，热要影响到肺，肺叶要枯萎，肺叶不举了，不张了，那么会出现咳嗽痰多。另外有一条路，这个病机不是亡津液，原文中讲的属于阳虚的，属于虚，属于肺中冷。所以病机上的理解呢，肺痿在《金匮要略》中必须一分为二，简单一点，一个虚热，一个虚寒。那么相应地在治疗上，虚热要养阴清热，虚寒要温肺复气。所以作为肺痿，我们大概可以举两张方，就是虚热麦门冬汤，虚寒的甘草干姜汤。那么下面我们看一下原文。肺痿的内容有一条是需要议论的，有第五、第十条出两张方，相对内容比较少。

我们看原文第一条，相对比较长一些。首先是一个议论，热在上焦，因咳为肺痿。热在上焦，是对病机的表述，上焦有热了。那么影响到肺，造成了咳嗽，这个时候可以考虑到是肺痿的问题吗？原文接着说了，肺痿之病，何从得之？肺痿这个病，怎么会得的呢？有几种可能性，或从汗出，或从呕吐，可能是出汗太多，可能是你用的吐法，频繁了，呕吐得太厉害了。或从消渴、小便利数，这个患者也许嘴巴干，小便又排泄得比较多。或从便难，大便困难，又被快药下利。你大便困难，不是要攻下吗？这个攻下，是不是太过了？从病因病机的分析上，为什么会造成热在上焦呢？有可能和误治有关，这个误治也许和热病有关。所以肺痿，《诸病源候论》中间也加两个字，伤寒。伤寒是个热病，在这个过程中，你用了过汗的方法、过吐的方法、过于通利的方法，造成的后果，四个字，重亡津液。反复的损耗体内的津液，故得之。这是第一段话，这里我们可以体会到，这个肺痿，从病机上是由于热和虚。

肺痿整体上是虚，这是虚热肺痿的病因病机。

然后接着讲，寸口脉数，其人咳，口中反有浊唾涎沫者何？刚才讲浊唾涎沫，痰。用我们今天的话讲，浊唾涎沫就是呼吸道、咽喉分泌物，痰液。这个患者脉象是数的，热在上焦，这个人有咳，如果是阴虚内热，这个患者呢，也许痰比较少，阴虚是干咳的，这是我们的一般思维的定式，我们的教材里面大概都会这么表达。但是要注意，《金匮要略》的肺痿，热在上焦，反而浊唾涎沫是比较多的。那么为什么？老师回答，这是肺痿这样的一个病证，肺痿就是见到这样的浊唾涎沫比较多，分泌物比较多。所以这里我们如果展开一点的话，我们会联想《金匮要略》的这里的肺痿到底是什么病？我们有时候搞不懂的。看后来的一些医书，这个肺痿也许不一定出现。那么我们有的医家提出，这个肺痿大概是劳嗽。劳，虚劳，慢性疾病身体比较衰弱的，这样的一个咳嗽，痰多的病证。那么我们可能又会联想到，我们现在讲的这种慢性支气管炎老年人的这种表现，也许有关联。所以我们仔细展开的话，从现代医学的角度也可以做一些联想，我刚才提到这个肺痿，前面有两个字的，伤寒。伤寒是一个热病，在这个热病的过程中间，出现咳嗽痰比较多的这样的一种情况，把它单独列出来，作为肺痿这样的一个病名，也有可能。

原文接下去讲，“若口中辟辟燥”，口腔中，嘴巴比较干燥，我们要张嘴，形容好像比较夸张，发出声音来。咳即胸中隐隐痛，咳的时候，胸痛。脉反滑数，那么后面的结论，像这样的情况，就是肺痈。为什么这个地方要插一句话，把肺痈又提出来和肺痿对举呢？从脉象的角度，脉反滑数，滑数有力的。最后肺痈后面补一个症状，“咳唾脓血”。肺痈，我们前面做过交代，有的说的是肺脓疡、肺部感染，这个和肺痿有一个明显的对照，肺痿是一个虚证，肺痈偏于实证。肺痈是一个热毒，那么肺痿是一个虚热，或者是虚寒。这两个我们在临床做一个把握，大概不会太困难。那么原文还是不放心，要交代最后的一句话，“脉数虚者为肺痿，数实者为肺痈”。数，跳得快，有热象，那么一个是实热，一个是虚热，我们这样理解也可以。

另外可以提示一下，我现在把原文分段，第一段、第二段，最后一句话第三段。如果没有分段，如果没有标点，在理解上我们会取得更加大的余地。怎么说呢？第二段的最后一句话，此为肺痈，咳吐脓血，我们把它连在一起了。如果到此为肺痈，我用句号断掉。咳吐脓血，单独放，咳吐脓血这样的一个情况，脉数虚者为肺痿，数实者为肺痈。那么这样又产生一个问题，肺痿在临床上也有咳吐脓血吗？肺痈没问题，我们都会承认，这个肯定是这样，千金桔梗汤这个肯定是这样，后面我们也会有这样的表述。那么我们查找一些文献，看后来的一些描述，肺痿也有这个可能，那么它的咳吐脓血，可能没有肺痈这么厉害，痰中带血，或者痰中有血丝也有可能。所以临床上需要鉴别，在第一条中，把肺痈也拉出来，和肺痿做一个对举，大概的临床价值，临床的意思，要鉴别出来，小心搞错。因为在治疗上不一样，所以这个第一条议论文字比较多，我们把它归纳一下大概是这样，偏重于虚热的描述，主要的症状、病因病机，然后需要鉴别的，应该和肺痈做一些联系。

接下来看肺痿的主要治疗，有两张方。原文第十条，“火逆上气，咽喉不利，止逆下气，麦门冬汤”。原文的表述，文字很简明，很利落。火逆上气，有的版本作大逆上气，也可以，这个是指病机，有内热往上了，肺气上逆了。症状呢，咽喉不利。咽喉不利，我们搞不懂了，我们现在写病案的话，大概不会这么描述了吧？咽喉是肿痛，咽喉是堵，咽喉是发生了什么问题了？后面接着说，止逆下气，往上了，也许有咳嗽，有气喘，也许咽喉的分泌物比较多了，你要处理，止逆下气。用的一张方，麦门冬汤。这个地方要注意的是前面没有肺痿两个字。没有肺痿两个字，我们把它拉到肺痿中来，那么可以说，我们把它联系起来做一个临床上的判断，虚热性的肺痿，用麦门冬汤，可以。麦门冬汤这样的一个治疗，主要是麦门冬和半夏，麦门冬是养阴，是清热的，清养肺胃。半夏化痰，半夏和胃降逆，也下气。另外人参、大枣、甘草是一个常用的配制，我们在这里讲主要在健脾，在建中。那么用到肺部的疾患，我们有固定的讲法，培土生金，这样理解也可以。所以原文讲的，一个是病机，一个是主症，一个是治法。然后出一张方，麦门冬汤。这个麦门冬汤，还要注意剂量，麦门冬是七，半夏是一。两个药排列在一起的话，你别以为一半是麦门冬，一半是半夏。麦门冬要重用，这个量的比例上你要知道，养阴药为主，半夏温燥，用得轻一点，它是化痰的，但阴虚内热，半夏用量要注意一点，那么麦门冬七。我们在临床上大概可以展开一点，不一定用的那么重，其他的一些养阴药也可以掺杂进来，或者偏于凉润的药，也可以。所以这张方在临床上给我们奠定一个偏于虚热的，有咳喘，咽喉不舒服的这样的一个治疗基础。麦门冬汤，后来我们会做一些延伸，在临床上用到的其他的一些病证也可以，不光是肺，我用到胃，肠胃有些病证也可以。

麦门冬汤，这个地方稍微展开一点，要对举另外一张方，也是咽喉部的问题，就是半夏厚朴汤。在妇人杂病，“咽中如有炙脔”中使用，实际上我们在临床上处理咽喉部的一些症状时候，也应想到麦门冬汤，比如我们现在讲的慢性咽喉炎，或者梅核气，偏于热的，需要养阴的，那么毫无疑问，我们可以在麦门冬汤、增液汤上去做一些加减应用。但是在临床上，还应想到它的对面的另外一张方，半夏厚朴汤。麦门冬汤代表的是一个凉润，它是用寒凉药这一边的，半夏厚朴汤代表的是温燥，它是使用辛温药、温补药、温燥药这一边。可以简单地说，一个偏向于阳明，一个偏向于太阴，两个都需要。那么我自己在临床上一个体会，好像咽喉部的一个不利，现在大概看到阴虚内热比较少一点，过去热病过程中，比较多一点，热病伤阴。咽喉部现在在临床上跑过来，梅核气，咽喉部堵闷，痰比较多，我的体会更多使用半夏厚朴汤，所以希望大家也要注意到麦门冬汤这一张方。

然后，我们看一下原文第五条。虚寒肺痿，“吐涎沫而不咳者，其人不渴，必遗尿，小便数”。前面第一条强调的肺痿，热在上焦，是一个虚热。第五条又提出来肺痿，吐涎沫一样的，虚热的也会吐涎沫，分泌物比较多。但是他没有咳，不咳，带来一个疑问的。我们前面肺痿的一个界定概念，病名，主症，肺痿是咳，咳吐涎沫，你怎么原文说不咳呢？是不是偶然的例外了？所以有的注家说，这个不字，大概要拿掉。吐涎沫而咳，这样就合适了。从临床上可以理解，这个不咳不是绝对的。其人不渴，嘴巴不干，如果是虚寒的话，很容易理解。后面举的两个症状，遗尿和小便数。小便数，小便频数，遗尿更加严重。小便那么多，原文自己有解释有分析说，所以然者，之所以会造成这样的状态，这句话很关键，“以上虚不能制下故也”。上是肺，现在讲肺痿，肺虚，下是膀胱，膀胱气化，排泄小便。因为肺气虚，不能够制约下的阳气、气化，小便关不住，出来了。

原文中做了一个强调，“此为肺中冷”。冷是一个寒，这是肺寒。我们前面有一个界定，肺痿是一个虚，那么虚寒，“必眩，多涎唾”，这个患者必定会或许会出现头眩，痰排泄多。所以我们把它归纳一下的话，这个第五条讲的一个虚寒肺痿有什么症状呢？吐涎唾，咳嗽或许有或许没有，嘴巴不干，有遗尿，有小便数，也许有头眩的，问题在哪里？肺中冷。原文中间讲，肺中冷，我们有的注家，或者有的医家，他说这个肺中冷，也许是一个独立的单独的病证，把它分离出来，和肺痿另立。那么肺痿只有虚热，没有虚寒。这个肺中冷和肺痿不一样，肺痿主要是虚热，肺中冷把它另立，我们也可以这样理解。在临床上，肺中冷，好像在症状上特别强调是小便的问题，在处理上我们看一下甘草干姜汤，两味药，很简单，干姜是温，温中，甘草和干姜合一起，我们讲主要起一个温肺复气的作用。我们从这条原文，所谓上虚不能制下，造成小便的问题，在临床上也许我们现在会遇到比较多的，用的甘草干姜汤，在临床上真的有那么好的效果吗？

我前面反复给大家强调，两味药，现在讲是药对。两味药，好像一个零件，我们可以把它和其他的两味药组合在一起，配成另外的一张方。有的地方，这两味药它给你提示方法，所谓温肺，温中。所以从这个地方，《金匮要略》的虚寒肺痿，我们把它展开，可以思考这样的一些问题，温肺复气，除了肺气，还有中气，中焦脾胃之气，下焦肾气。小便的问题，尿频，小便不利，这样的问题，在临床上我们一般很容易就考虑到肾的问题，这个是对的。但是不够，那么我们再考虑和中焦脾胃之气，脾胃的阳气受到影响的话，那么中气不足，溲便为之变。这样的一个论述，中气不足也会影响到小便。那么这个地方，《金匮要略》的原文肺痿，提出肺气，上焦的阳气不足，膀胱的一个排泄，小便也会受到影响。所以我下面做一个罗列，补肺，甘草干姜汤；建中，我们用理中汤，后来我们有补中益气汤；温肾，我们很熟悉有肾气丸。这个上中下，肺脾肾，都应该可以在临床上作为一个选择，来应对小便的问题。

我在临床上的治验，这里做一些介绍。小便问题，52 岁的女性，帮着孩子照顾小孩，抱孙子，很劳累，可能身体比较疲乏，尿频，很明显的，腹压一高，咳嗽了，或者一用力，小便就漏出来了。看上去整个身体没有什么大碍，一般情况都可以。特前来求诊，我没有直接用甘草干姜汤，这个思路展开以后，我用的是补中益气汤，加一点补肾的药，补骨脂、仙灵脾，补肾。用一点收敛，五味子、海螵蛸。大家注意，我这个地方用了麻黄，麻黄走肺，是上虚不能制下，这样去解释也可以。《金匮要略》甘草干姜，没有用麻黄。这个患者，服用了1个多月以后，很满意，症状很明显地有了改善。还有1个患者50多岁，也是小便的问题，那么好像有一个尿路感染史，身体看上去比较胖一点，比较倦乏也是相对的，从补中益气这样的一个走法，调理以后，身体也是比较满意。还有个26岁的女性患者，情况比较特殊，尿路感染以后，尿频。年纪那么轻，西医的一个诊断，说她是膀胱逼尿肌乏力，排尿没有力，排不尽，夜尿非常频繁。用过西药、中成药，不理想，不满意。前来求诊，我一看这个人，大概整个身体的情况偏于气虚，身体比较疲乏，用的也是补中益气汤的加减，我这里用了补肾的药，加肉桂、熟地，一开始效果不太满意，不明显，没改善。后来呢，黄芪重用，当归重用，再加上附子，在药量、药味上做一些调整，力度上做一些把握，患者这样调理了大概1个月，情况均有所改善。所以我这里举几个医案，不一定是《金匮要略》的甘草干姜汤，从肺走的这样的做法，从甘草干姜汤我们把思路打开，肺气、中气、肾气都和排尿有关，有时我们把它合在一起用，这样在临床上再做一些判断，患者的体质，患者的年龄，具体的疾病，问题在哪里？那么这样有时候能够收到比较好的效果。

肺痿的简单情况，我给大家做以上的分析。肺痿病机上有两个类型，处方有两张，麦门冬汤和甘草干姜汤。后来清代医家对麦门冬汤的扩展或者发挥，对肺痿的治疗叫生胃津，润肺燥，下逆气，开积痰，止浊唾，补真气。文字上的表述，我觉得思考比较到位，我们可以做一个参考，比较精辟。后来的一些方药，我们也可以做参考，生姜甘草汤、生姜甘草人参大枣，后来的百合固金汤，人参蛤蚧散等。

最后给大家出几个思考题，肺痿怎么去认识它？为什么强调这些原因？第二个虚热肺痿，它的代表方麦门冬汤，为什么是这样？虚寒肺痿的成因，你怎么考虑？它的主症、主治，它的方药，除了甘草干姜汤，你另外有一些什么想法？

串讲17　腹满

【提纲】

以腹部的胀满疼痛为主症。

病机若以寒热虚实为别，则"实则阳明，虚则太阴"。即实热腹满多与阳明胃肠有关，一般用泄热攻下法治疗。虚寒腹满多与太阴脾(胃)有关，一般用温中散寒法治疗。如属寒实内结，则有温下治法。

1. 病机、脉症及治法

(1) 虚寒

趺阳脉微弦,法当腹满,不满者必便难,两胠疼痛,此虚寒从下上也,当以温药服之。(一)

腹满时减,复如故,此为寒,当与温药。(三)

(2) 实热

病者腹满,按之不痛为虚,痛者为实,可下之。舌黄未下者,下之黄自去。(二)

(3) 寒实内结,里阳虚衰

病者痿黄,躁而不渴,胸中寒实,而利不止者,死。(四)

(4) 表里皆寒

寸口脉弦,即胁下拘急而痛,其人啬啬恶寒也。(五)

(5) 中寒下利

夫中寒家,喜欠。其人清涕出,发热色和者,善嚏。(六)

中寒,其人下利,以里虚也,欲嚏不能,此人肚中寒。(七)

(6) 寒实可下

夫瘦人绕脐痛,必有风冷,谷气不行,而反下之,其气必冲,不冲者,心下则痞也。(八)

其脉数而紧乃弦,状如弓弦,按之不移。脉弦数者,当下其寒;脉紧大而迟者,必心下坚;脉大而紧者,阳中有阴,可下之。(二十)

2. 证治

(1) 邪在太阳阳明

病腹满,发热十日,脉浮而数,饮食如故,厚朴七物汤主之。(九)

(2) 少阳阳明合病

按之心下满痛者,此为实也,当下之,宜大柴胡汤。(十二)

(3) 胀重于积

痛而闭者,厚朴三物汤主之。(十一)

(4) 胀积俱重

腹满不减,减不足言,当须下之,宜大承气汤。(十三)

(5) 寒实内积

胁下偏痛,发热,其脉紧弦,此寒也,以温药下之,宜大黄附子汤。(十五)

(6) 湿滞

腹中寒气,雷鸣切痛,胸胁逆满,呕吐,附子粳米汤主之。(十)

(7) 虫动

心胸中大寒痛,呕不能饮食,腹中寒,上冲皮起,出见有头足,上下痛而不可触近,大建中汤主之。(十四)

(8) 饮逆

寒气厥逆，赤丸主之。(十六)

【串讲】

下面我们讲《金匮要略》中的腹满病，腹满作为一个篇章，后面还有寒疝、宿食，这一篇主要的内容是在腹满。我们可以看一下腹满在临床上会遇到一些什么样的情况？应该怎么去理解？怎么去分析它？有哪一些具体的方药可以选用？所以腹满由两部分的内容组成，一般的论述和具体的治疗。

作为腹满这样的一个病名，这样的一个概念，如果我们注意一下的话，在《金匮要略》中这个满字，胀满，不光是腹满。比如说篇名中有胸满，胸部的胀满。那么胸部的胀满，我们前面可以注意到，肺痿、肺痈、咳嗽上气中也有胸满，比如胸痹病中也会有胸满。我们现在把部位移到腹部，腹部的胀满。我们把视野也展开一点，联系《伤寒论》的内容看一下的话，我想大家一定会想到阳明、太阴。六经病证中，阳明有腹满，太阴也有腹满。这样的一些问题，我们在学习《金匮要略》的原文的时候，必须做一些联系，然后在理解上我们会比较方便。

另外我们要思考的一个问题是，病名叫腹满，满是胀满，原文中它的描述，不光是满，还有一个痛的问题。从临床的实际来看，或者从原文的主要的治疗来看，是腹部胀满疼痛的问题，我们在临床上怎么应对它？或者换成我们现在比较容易理解的，主要是腹痛。有一个说法就是，《金匮要略》的腹满这一篇、这一部分的内容，我们可以联系现在的急腹症，与现代医学的这样的一个范围可以做一个沟通，我们来理解理解看。这个腹满如果我们从病因病机，特别是病机角度来讲，六经中一个太阴，一个阳明，均是基础。那么这样的两句话请大家注意一下，我们经常讲的：实则阳明，虚则太阴。阳明是实热，阳明有腑实证；太阴是虚寒。这两边我讲的这个六经九分，两个极端，一个是虚寒的，一个是实热的，在腹满中间是一个基础。因为它直接关联到治疗的，一个理中，一个承气。这个不能用反了。那么在《金匮要略》中，另外要注意的是除了阳明，除了太阴还有什么？这个问题我们一边讲，一边会把它展开。我们来看一下具体的原文。

第一部分都是一般的论述，有病机、临床表现或者治疗方法。我刚才讲了一个太阴，一个阳明，太阴是虚寒。原文第一条，"趺阳脉微弦，法当腹满"，从脉象展开的，这是《金匮要略》一般的方法。"不满者必便难"，便难，我们可以理解为大便困难。"两胠疼痛"，胠这个字可能有点陌生，那么我们一般理解为腋下这样的部位，两边胸胁，或者季肋部，这些地方有一些疼痛，有一些不舒服。这样的话我们看一下，原文提出来的腹满、便难、胁痛，症状上提出了这样几点。脉象上面微弦，微是微弱，弦是有力，微提示阳气不足。弦我们前面学过，胸痹病中阳微阴弦，弦有时候从病机的角度，提示阴寒内盛。那么这两者是相应的，阳虚生内寒，所以最后的一句话是一个总结，此虚寒从下上也。上下相对的，腹满是在中，脾胃。那么下是下焦，下焦肝或者肾，停留在下部的这样的一个阴寒之邪、寒气，会往上走。这个时候我们在治疗上，最后一句话，“当以温药服之”。在治法上给你一个提示，对于这样的虚寒性的病证，我们在治疗上毫无疑问要用温药。这个温药没有展开，温药我们进一步展开，还可以做思考。

原文第一条大体上是从脉象的角度，脉象不是寸口，是趺阳，因为腹满了，主要在中焦了，趺阳是胃脉。然后“微和弦”，从病机上展开，做一些分析和描述。然后从症状，除了腹满，可以伴随一些什么问题呢？有大便难。那么从临床表现，一般虚寒性的，或者我们讲太阴病，腹满腹痛，常见的是下利，现在讲腹泻。这里的原文提示便难，我们在临床上有时候可以这样理解，就一件事情的两个面，当然腹泻可能多见，有些时候也会见到大便困难，也要用温药呢？理论上也可以成立。所以这里没有处方，我们尽量地可以去联想，在临床上有各种可能性。所以脾胃虚寒，肝气上逆，我们用这样的表述可以概括它病机。肝和两胁、季肋部有关，气机会受到影响。那么有时候临床上有一些这样的伴随的症状，所以从治疗的角度，如果温药展开一点的话，或者有温补、温散、温下等，比如我这里提到的，这一条原文没有出方，那么我们后来的医家，曹颖甫提出，你前面不是有大黄附子汤吗？这个大黄附子汤的治疗，这样的一个方法，我们可以参考，后面我们还会议论这一张方的。

原文第三条，“腹满时减，复如故，此为寒，当与温药”。也是讲虚寒的，就是腹满这个胀满，时不时地有所减轻，但是一会它又回到原样了，还是要胀满的。那么原文讲此为寒，这个寒，我们可以前面加一个字，这样的是虚寒性的腹满。阳气在里面，阳虚，《黄帝内经》里面讲的“脏寒生满病”，大概是这样的意思。阳气虚衰，阳气不能够运行，那么阴寒水湿容易停留，有时候阳气伸展一下，症状会有所减轻，但是终究还是一个虚寒的问题，所以容易又回到原样。对这样的一个临床症状的描述，我们可以联系后面的大承气汤的描述，“腹满时减，减不足言”，这八个字，《伤寒论》中也有。承气汤证的实热性的腹满，即便有时轻减，但这几乎谈不上是减轻，表现为持续性的腹满。承气汤是阳明腑实证，胃中有燥屎五六枚，胃肠道中间真的有东西堵塞在那里，停留在那里，这个不把它除掉的话，这个腹满你解决不了，那么要用攻下的方法。第三条我们在这里可以做一些对照，和实热性的腹满做一个对照，这样容易理解。这个是虚满，里面没有实质性的东西，是阳气不能伸展，阳气比较虚衰所造成的，那么最后的一句话，当与温药，和第一条呼应的，还是要考虑用温药，或者是一个温补的方法。从第三条来看的话，如果是一个纯粹的虚寒，大概是靠在太阴理中这个方位上。

我们再往下看原文第二条，讲实热腹满。原文讲的“病者腹满，按之不痛为虚，痛者为实”。这个患者来了，他有腹部症状，过去我们都作腹诊，我们用手，用眼睛观察一下，部位在哪里？是什么问题？所以腹诊，按之不痛，腹部比较柔软，按下去没有抵抗，没有明显的压痛，这个是虚，痛者为实。我们在中诊、中医基础中均讲实证是拒按，虚证是喜按，虚实往往和虚证实证联系起来了。这个地方如果我们把思路展开一点，虚实有时候在条文中，不一定是我们现在讲的虚证实证的概念，实是有形的东西停留在里面，虚是没有，是无形的。我觉得这样的理解也可以。那么这一条原文，重点在实，所以我们看下去，叫痛者为实，可下之，下是泻下，我们展开一点，这个下就是要把有形的实邪排出去，给它一个出路。这样的话，我们马上就联想到阳明的治法承气汤，是一个攻下的方法。

原文还交代说，“舌黄未下者”。仲景的原文中，提到舌诊的地方相对比较少，都是脉诊，通过脉象，展开话题，通过脉象来判断。为什么在这个腹部症状的这个地方，舌黄，提到舌诊，这个很有意思。我们后来在舌诊、临床诊断这一方面，会有很多很多的补充，有专门的书籍、专门的领域了。那么我们看一下这里的“舌黄未下者”，舌黄应该理解为舌苔黄，黄的是热，而且有一个前提，没有用过下法，这个时候你用承气可以。攻下以后，最后讲黄自去。用了下法，舌苔的黄改善了，不黄了；或者黄厚腻的，用了下法，大便一通，舌苔我们一看很明显，黄自去，黄的这样的一个舌苔消失了，提示实际上是一个实热之邪，通过下的方法去除掉了。这一条原文我们看只有两行字，很简练，但是在临床上也很有意思。如果我们再做一些扩展的话，在舌苔和下的方法这一边我们要做一些思考。舌黄，舌苔黄。进一步想，黄是干燥的还是滋润的？是厚腻的还是比较薄的？然后舌质的情况，是淡的还是红的、红绛的？这样的一些综合性的因素，我们临床上必定会描述，会观察。那么这样一想的话，这个地方可以延伸开来，也许这个舌苔黄很简单，我用攻下的方法，一举成功，这个病情缓解了。也有可能你用了下的方法，下之黄不去，还是黄这样的一个状态继续存在呢？

从临床上来看，就有几种可能性，这个地方主要议论的是伤寒这样的一个病。后世比如说温病学家，温病的临床上会做一些补充，除了实热还有湿热呢？这个黄不是那么干燥，比较湿润的、水滑的，舌质上不是那么红绛的，热象不是那么严重的，有湿，那么这个下应该怎么下？是用承气，还是其他的方法？也许这个病，阳明的高热已经没有了，红绛的舌有一点黄，黄不是那么厚腻的，在热病靠近晚期了呢？你用承气的攻下，也许不一定那么有效呢？那么后来我们在这方面也会做一些补充，所以我们做一个引申的话，我们大家可以思考。腹满的一个虚实，腹满的一个黄苔和下的关系，后来比如除了承气的一个下法之外，养阴润下的，平时讲的叫增水行舟增液承气，后来有黄龙汤、新加黄龙这样的用法，这个热病后期我们用得比较多。另外我们前面提到的是一个湿热的问题，湿热就不是那么简单了，你用承气一下就能解决了吗？那么后来我们提出轻法频下，我们不要急于求成，要用下法，但力量不要太猛，慢慢地在一个过程中间达到治疗的目的，而不是一举成功。

上面的三条原文，在腹满病整个论述中间是一个奠基，我们要充分理解。然后我们往下看原文第四条的议论，“病者痿黄，躁而不渴，胸中寒实，而利不止者死”。我们猛一看，这一条原文讲的这个情况比较极端，我们在门诊上大概不会遇到，所以我在绪言里告诉你，学习《金匮要略》的杂病，要和《伤寒论》结合在一起，它是在整个热病过程中间出现的这样的一种情况。那么这个萎黄，也许和黄疸有关。这个患者烦躁，嘴巴不渴，不要喝水，胸中寒实，这个是关键。它的判断，原文告诉你是寒，但又是实，也许有有形的实邪停留的，是寒实证，同时又见到利，腹泻。有下利，下利不止，这样的情况比较麻烦。最后一个字死，在临床上不一定的。我们可以考虑，比如说你用什么方法去应对它？是一个寒实证，病情是很危重的，属于死证。

原文第五条，我们看一下，“寸口脉弦，即胁下拘急而痛，其人啬啬恶寒也”。我们给它一个提纲，是表里兼寒。腹满是里，但是在整个过程中间，比如我们联系伤寒是一个热病，那么也可以带有表，所以最后一句话其人啬啬恶寒，这个恶寒也许和表证有关，也许和阳虚也有关系，但是它有一个胁下拘急而痛，这样的表述，也需要打开我们的思路。我们思考腹满的话，不能够仅仅停留在太阴、阳明，和太阳也有关。在临床上它的可能性很多，那么我们也许要考虑治法，具体的选用什么方？那么有的提出我们和后面的寒疝做一个联系，有的把这一条原文归纳在寒疝中，有的提出可以用柴胡桂枝汤加减等，均可以参考。

原文第六、第七条也是一个议论，两条原文我们把它放在一起。“中寒”，“下利”，这两个词。中寒这个中，可以读去声，中寒、中风，中呢这样的读法，是一个动词，中受寒邪，或者说被寒邪侵袭了，也可以。如果读平声，是中寒，那么中焦虚寒，两个理解都可以，那么我们取中焦虚寒。喜欠，阳气不能够伸展，身体比较疲乏。其人清涕出，清涕，即鼻涕。发热色和，有发热，外表气色一般，没有大碍。善嚏，打喷嚏。善嚏，我们可以理解这个患者或许正气还可以抵抗。我们再看第七条的讲法，“中寒，其人下利”。这个讲到腹满了，就是中焦虚寒的人，这个人有腹泻了。以里虚也。里，太阴、脾，中焦的阳气虚寒。欲嚏不能，联系上面的一起来看，也许他也感受到表邪了，他要打喷嚏都打不出来。这个我们不要拘泥在文字上，它背后要告诉你一个道理，第六条这个患者尽管是中焦虚寒的，但程度比较轻，表证比较明显，里面暂时没有问题。第七条程度比较重，所以最后第七条的一句话，此人肚中寒，即腹中寒，里虚寒，这样理解也可以。

所以第六、第七条，我们对举一下的话，能够明白这样的一个问题，就是中焦虚寒容易腹满，容易下利，往往在临床上，也许伴有发热，伴有表证，我们在处理上，应该怎么考虑？那么就不是一个单纯的温补的问题，我们要会做引申，会做变化。尽管它没有处方，我们可以考虑用什么方？如果真的这个患者来了，我们面对他的话，要给一个解决的方法，后面我们还会议论。

再看原文第八条，前面也提到寒实，要用下法，“瘦人绕脐痛”，这个人比较羸瘦，现在呢他腹部有问题，脐周有疼痛。脐周疼痛有两个可能，阳明、太阴。原文讲

“必有风冷，谷气不行”。谷气不行，我们现在比如脉案书写上，腑行不畅，直接讲有点便秘。而反下之，谷气不行的话用下法，理所当然。问题在于这个患者是瘦人，身体比较羸瘦，必有风冷，也许这个患者感受到风寒呢？前面讲的中焦虚寒，感受到风寒了，或者里面还有一些实邪停留，不是腹泻，而是便秘，那么医生在临床上往往会因为大便不通，用承气的方法试试看，给他用下法。下法以后出现的情况，其气必冲，这是一种用了寒凉攻下的药物以后，伤了阳气，伤了正气，出现气冲，气往上冲；还有一个可能呢，不出现冲，心下痞。一个痞，一个冲，两种可能性都有。有时候我们这样理解，气冲是好的，那么痞是有问题了。冲是正气抗邪抗药，反映良好，那么心下痞呢，气机郁滞。我们这里可以做一些引申，冲的话用什么解决？心下痞的话我考虑用什么方法？

再看原文第二十条，也是这样的一般议论，我们课后可看一下也可以，这是一般的议论，但是我提醒大家，我们还是要紧靠《伤寒论》这一条线上面，对相关的原文去做一些分析。以上都是一般的议论，实热、虚寒、寒实，大概是这样三方面，里证表证互相有关联。

然后看治疗，有关腹满证治的具体方药。第一张叫厚朴七物汤，原文第九条讲，“病腹满，发热，十日，脉浮而数，饮食如故”。原文讲的有发热的，发热十天了，有腹满，也许有腹痛，这两个情况都有了。脉浮而数，浮是表，数是热，热是阳明病，表是太阳病，那么在处理上提出厚朴七物汤。我们可以看一下厚朴七物，厚朴作为方名，我们看一下具体的药物，这一张方是桂枝汤去掉了芍药。桂枝汤调和营卫，芍药拿掉为什么？然后加上去的厚朴七物汤里面有一个厚朴三物，或者我们说小承气。承气汤对应阳明，桂枝汤对应太阳。这样一想的话，就是我们前面也议论到，表里都有问题了，表的药我们用太阳的桂枝汤，里的药用承气汤。在理解上，这个地方为什么要去芍药？如果不去芍药可以吗？芍药有的提出了因为是腹满，不能用芍药，所以方子中要去掉芍药。桂枝汤中不能放芍药，结合临床我觉得我们这个地方还是可以商榷。如果是实热性为主的，芍药该去不该去？我们在临床上不要太拘泥。像我在处方中，比如说腹满腹痛为主，偏于实证，不是虚寒，虚寒的话要谨慎，苦寒药伤了阳气，桂枝去芍药这个可以理解。如果是实热性腹满，临床上不去芍药也可以，相反芍药要重用都可以。所以这个地方我们对原文的理解呢，请大家注意，结合临床不要太拘泥药物的加减，但是要理解它，在临床上有变化，就是这样的表里兼顾、表里双解的方法，为临床奠基，为后世开路的。我在这里举的后来到金元时期，凉膈散、防风通圣散这样的用法，它也是实热为主，攻下为主，就是在金元时期治疗热病的用药上开始的变化，不是用麻桂了，我们出手就用防风通圣散，用凉膈也可以了，这个我们要去思考，这些方药和厚朴七物汤可以做一个关联思考。

再看原文第十二条，讲大柴胡汤证。“按之心下满痛者，此为实也，当下之”。大柴胡汤在《伤寒论》中有几条原文，有议论的，所以到《金匮要略》中腹满，直截了当，心下满痛，这个是一个疼痛为主，此为实，有实邪，大便的情况没有交代，当下之，是用下法，毫无疑问。宜大柴胡汤，大柴胡汤大家很熟悉，大柴胡汤在急腹症的保守疗法中是一张基础方、经典方，从古到今没有变化，怎么用？我们要思考，要加减变化。那么大柴胡汤的用法，我们可以看一下其他的原文。我前面讲黄疸的时候提到了，"诸黄，腹痛而呕者"。呕吐中间，"呕而发热，小柴胡汤"。我们合在一起比较，那么我们曾经提到柴胡汤的四个症状，黄疸、腹痛、呕吐、发热。腹痛为主的大柴胡汤，发热为主的也许先要用小柴胡汤，这个是大小柴胡汤的用法，这个地方是腹满腹痛的要用大柴胡汤。大柴胡汤从哪里来的？从小柴胡汤加减来。大柴胡汤，我们从阳明这个角度也可以理解，有的医家说大柴胡汤是下法，大柴胡汤的下法是从阳明病加减变化过来的，是承气一个的变化。承气是阳明攻下，那么柴胡是少阳有热邪，少阳是有部位的，胸胁这个地方，但大柴胡汤有变化，是心下，这些都是临床上灵活应用的问题。大柴胡汤在急腹症中，一般我们讲偏于上腹部，心下或者是胁肋部，我们现在讲的胰腺的问题、肝胆的问题比较多一些，它偏于上。

这里举一个用大柴胡汤的病案。这个患者 44 岁，到我的门诊来，胁肋部的疼痛 3 天，不能缓解，做过一般的检查，好像没有异常，自己用一些止痛的药，暂时或许能够缓解一下。但是没办法，疼痛持续地困扰他。到我这里来的时候，我让他躺下来看看，腹部好像没有什么大问题，比较柔软，没有明显的压痛触痛，面色比较暗滞，44 岁的人，体力还可以，苔是白腻的，舌质偏红。我给他的处方是这样：大柴胡汤加减，白芍、枳实用的重一点。一般我们临床上，以痛为主的，我前面议论到厚朴七物汤，芍药要重用，起手 30 克，有的加点量可以，那么我这里穿插加了延胡索、川楝子这样一些药物，用一些活血的药物，当归、茜草、旋覆花。旋覆花汤，大家有印象，我们前面讲过的肝着，我研究《金匮要略》也记住了这张方，穿插进去，这个经方合方，合在一起，患者效果还可以，服药第 3 天缓解了，然后用一些药物做一些调理，基本上就好了，以后没有再发了，他把很多患者介绍到我这里来了，觉得中医很神奇，西医没有办法的，中医可以帮助解决。

另一位患者，40 岁，男性，也是胸腹部的一些疼痛，他的时间比较久，诊断也不明确，不知道什么原因，求诊于中医。我给他也是这样的一个处理，基本上也是柴胡汤的加减，因为时间比较久，这个患者可能体力上、整个状态上有点低下，所以在用药上，附子、细辛、乌梅、桂枝、肉桂、炮姜、当归、川芎，这样的一些温的药相应地加重。柴胡汤是可以变的，你变在哪一个方向？寒凉药、苦寒药、攻下药是一个方向，偏于温的药加上去，也是一个方向。所以用下来，这个患者的效果也是很好，后来基本上得到了改善。

这节课先讲到这里，腹满还有一部分内容，留在下一堂课讲。这里我提出几个问题大家想一下，因为一般的论述比较多，腹满的寒热虚实表里，六经病这样的辨证，六经在腹满中，或者倒过来，腹满在六经中，应该怎么思考？六经是一个基础，然后实热性的腹满在临床上遇到的比较多，你怎么考虑？我前面讲过两张方了，后面还会讲腹满的一个证治和太阴呕吐下利，我们会讲到《伤寒论》中间的太阴病，这个内在的关联，我们要做一些思考。

串讲 18　腹满

【串讲】

这节课接着上次的内容继续讲。前面我们做了腹满的一般议论，整个条文有一半的论述，对腹满临床的病机、表现、治法，做了一些原则上大体上的论述，然后我们讲了几张方，厚朴七物汤、大柴胡汤。

下面继续看原文第十一条，厚朴三物汤。文字很简单，“痛而闭者”。痛，可以理解为腹痛。这个闭，比较抽象，可以从病机的角度去理解，闭是闭塞不通，那么我们讲气滞，气机郁滞，这样可以理解。另外如果从临床症状上想的话，这个闭，也许是大便的问题，便秘，排便的问题，也可以。厚朴三物汤，我们要思考的是它的用药，厚朴、大黄、枳实。对照《伤寒论》中承气汤，大承气汤、小承气汤、调胃承气汤，它位置是在小承气，没有芒硝，就三味药。这三味药移到腹满这个地方来，为什么要改换头面，换了个名称，叫厚朴三物汤？为什么不叫小承气？我们注意一下药物的剂量有变化。从方名来看，前面有一个厚朴七物汤，这个地方厚朴三物汤，把厚朴突出了，厚朴是行气除满。我的理解，这个厚朴为什么这么强调，是不是也对应了这个病证？篇名是腹满而没有直接用腹痛这样的描述，但是原文中间，出来是痛而闭，就是胀满为主，带有疼痛，或许大便也不通，满为主，我们从理论上要对应一下，厚朴除满，也许出于这样的思考和理解。比如前面我们有厚朴麻黄汤，讲到咳嗽上气、咳喘的时候也会强调厚朴。原文很简单，我们要反向推理，这个患者有胸满，也会这么用。

这张方可以看作还是阳明病的一个治疗，立点在小承气，是行气攻下的方法。如果我们发挥一点，扩展一点，那么承气汤，实热内结，气滞不行，我们平时会讲痞满燥实，那么这一张方以厚朴为主，是行气为主的。为了做一个区别，我们会说，这个是胀重于积，这个胀得厉害，要考虑在药物上做一些调整。这里我们可以做一些展开来理解厚朴三物汤，《金匮要略》后面的痰饮病中有厚朴大黄汤。《伤寒论》中有小承气汤。这三张方，你把它列在一起看看，药物一样，剂量不一样，那么我下面的两行字，大家注意，这是清代医家尤在泾的解释，也是很到位的，他说承气汤或者讲小承气意在荡实，荡，荡涤，攻下这个实邪，故君大黄，以大黄为主药，荡涤肠胃。三物，是指厚朴三物汤，意在行气，主要的意思是在推动气机的运行，故君厚朴。这样的理解，我觉得到位了，我们从病机上，从理论上可以这么理解，所以厚朴三物汤是《金匮要略》中实热腹满的主要方剂之一。

然后我们往下看大承气，原文第十三条。大承气大家比较熟悉，在《伤寒论》中会有很多的条文，篇幅很多，讨论承气汤的运用。我们在临床上，也不会忘记大承气是一个攻下基础方。那么到了《金匮要略》这个地方，只有一条原文把它点出来。这条原文《伤寒论》中也有，“腹满不减，减不足言”。这个腹满是持续没有减轻的，不减，持续性的，我们临床上也会这么描述，这个腹痛是持续的还是间断的？后面补充的一句话叫“减不足言”，怎么理解？减是减轻，用现在的话讲，哪怕这个患者暂时有一点点缓解的话，这个缓解微乎其微，谈不上。还是这句话，这个实热性腹满是持续不减的，后面的原因，我们要想下去。前面有交代，此为实，有实邪内滞停留。《伤寒论》原文讲大便不通，胃中有燥屎五六枚。这样一补充的话，我们这样一想的话，当然其他的症状也还可以想，阳明有发热，这样的其他的问题都可能出现，这里比较简略，我们讲一个腹部症状。“当须下之”，口气比较肯定，这个时候，你要解决这个问题，用下法，用承气。宜大承气汤，不是大承气汤主之，我们有时候会把握这个轻重，说这个原文的表述用主之，一般比较口气确定，用一个宜字，好像是带有一个商榷的口吻，不一定的，我们可以参考。

那么从临床的角度来讲，我们可以这样理解，是否这个地方可以用大承气汤，或者毫无疑问，我们就是用大承气。所以大承气是一个基础，它的变化有小承气汤、调胃承气汤。在《伤寒论》中，整个热病的过程中，是不是一开始出手就是大承气？不一定，很谨慎。这个下法，在伤寒这个治疗过程中，不是那么简单的，要把握轻重缓急的。把握不住的时候，先用小承气，用调胃承气，看看动静，然后再下手重一点，这样的一个考虑。但是有时候，要毫不犹豫，叫“急下之”，不能犹豫，赶快用大承气，要缓解它，所以这个大承气，我们展开的话，有很多话可以讲。我们要知道，在《金匮要略》中，大承气在腹满中，是一张基础方，甚至于比大柴胡汤还要重要，阳明的寒下毫无疑问是基础。

这里我们把话题稍微展开一点的话，我前面提到腹满、腹痛，和我们现在急腹症是有关联的。我们后来在临床上，中医中药对急腹症的应用，曾经有过很多年的观察总结。大承气汤在这个治疗中，毫无疑问，是一张代表方。那么我们看经典，《伤寒论》中的大承气汤和《金匮要略》合起来看，它针对哪一些情况？这个下法罗列一下，如结胸、痞证、蓄血、肠痈等。下法或者说大黄，你是怎么用的？承气有时候怎么变化的？所以我这里因为提到急腹症，我把结胸提出来，因为《金匮要略》这个地方没有提到结胸，实际上是有关联。结胸是什么？用什么方法解决？我下面提出一张《伤寒论》中的大陷胸汤(大陷胸丸)。我们看一下，承气汤的大黄、芒硝不够了，你要加什么？甘遂。甘遂在十枣汤中是逐水的，怎么和大黄、芒硝一起用了呢？必要的时候，力量不够的时候，我们要取得更好疗效的时候，你要注意合，所谓合方。经方短小精悍，有时候呢力量够，有时候力量不够，所以我们要从整个篇章中去思考。

讲到这里我们可以暂时做个小结。腹满的治疗四张方，厚朴七物汤、厚朴三物汤、大柴胡汤、大承气汤。这四张方如果罗列在一起，我们要了解它的立点、立场，从六经的角度看是在阳明，所以这个实热腹满的治疗，大承气是基础，厚朴三物汤是变化，力量轻一点。然后厚朴七物汤也是变化，是太阳阳明，带有一点表证，仍然是一个阳明，你要加什么药？怎么变？如果不是太阳，是少阳，那么你要想到大柴胡汤。所以立点在阳明，然后延伸出去有太阳阳明、少阳阳明，这个在临床上是最为常见的应对方法，你一定要熟悉。

往下看原文第十五条，讲寒实内积。原文提出，"胁下偏痛"，好像是季肋部、胸胁这个地方。偏，偏在一侧。有发热，这个发热有疑问，有的时候没有发热，有的时候发热，也许是在局部呢？这个临床上我们去联想，去思考，不确定，不是主症，主要是腹痛，部位稍微偏一点，在两侧。其脉紧弦，此寒也。这个寒，是一个结论，原文推断。这个脉象是紧弦的，这个痛是偏于寒的。然后怎么解决呢？"温药下之"，这个地方出来一个治法。承气汤叫寒下，这个地方以温药下之，反过来，下是一样的，这个地方叫温下，宜大黄附子汤。所以原文提出温下的一张方，这是唯一的，也是在临床上起到了奠基的作用。用药大黄、附子、细辛。从病机上的解释，发热，有的认为是阳气郁滞，营卫失调、失衡造成的发热。那么也许脉弦紧是寒，那么我们结合临床，大便不太通畅，排便比较少，有便秘的，整个身体的状态比较低下，阳虚内寒的，恶寒，怕冷，手脚不温，舌苔偏于白腻，比较水滑一点的，也许舌质不是那么红了，所以此寒也。这个寒，我们把它扩展一下，用一个术语表示，叫寒实内积，是有实邪的，要把它攻出去，用药不考虑承气汤，要考虑温。温，是附子、细辛。下，是大黄，所以用大黄附子汤。我们看一下一个温，一个下，这个也是古代医家的总结，我觉得也是点睛之笔。所谓"非温不足以散其寒，非下不足以去其实"。下，是把有形的实邪排出去，那么温是散寒，温能振奋阳气的。这张方有两个方向，针对这个患者的整体情况，要用温阳的、振奋的药物，把患者的身体状态往上拉，或者保持住。但是里面有实邪呢，你必须给它出路，要用下的方法。

所以《金匮要略》的大黄附子汤，你如果学习过这条原文，对这个腹满病接触过的话，一定不会忘记我们临床上，这一张方也是非常重要的。那么对这个温下，我们必须要提到的是，在《金匮要略》或者是在经方中间，小方比较多，两味药、三味药，我们现在临床上用起来呢，你开个两味三味几乎很少了，有时候有一些思路拓展不开，我还能用什么药？这里可以提一下，《备急千金要方》中有一个温脾汤，有大黄、附子、干姜、人参、甘草。它加了什么呢？干姜、人参、甘草，温补的药加进去了。《金匮要略》里面是附子、细辛，所以这个《备急千金要方》的方我们可以参考。然后看一下《普济本事方》中，也有一张温脾汤，它用厚朴、干姜、附子、大黄、桂心、甘草，行气的药也可以加进去，肉桂也加进去，所以我们联系后来的有一些医书，像类似的、相同的、相关联的地方不少，这样一看的话，我们临床上就有思路了。

另外可以提一下的是，大黄附子汤一般用了以后，你应该注意观察，大便通畅，排便的，一般是好。如果用了大黄附子汤没有缓解，反而呕吐，手脚发凉，脉象有问题了，我们讲的中阳衰败，或者病情有一些恶化。一般像这样的情况，我们要及时抢救治疗，给它一些相应的方法。所以我刚才提到，从大黄附子汤到后来的温脾汤，温阳、温补和攻下，可以并用的。从六经的角度我们来理解呢，虚寒、寒实，也许和太阴和少阴有关的，下主要是阳明病的治法，这个变通，这个结合，我们要记住。

这里举一例，患者，88 岁，不排便，食欲也很差，整个身体情况比较差，腹满，腹痛，用了开塞露没有什么效果，也去医院做检查，说没有肠梗阻。一个星期没有排便，家属很着急，甚至考虑是不是要手术，但是直肠、结肠那个地方没有发现有粪块堵住。前面的医生开了有点像增液承气通便处方，患者年龄比较大了，用增液承气汤增水行舟，我们一般都会想到。那么到我这里以后，前面已经这样用过了，我开了这样的一张方，大黄、芒硝、厚朴、枳实，承气汤，用大承气，要增加一点力度。然后后面跟着的药，你注意用了附子、细辛，大黄附子汤，后来讲的温脾汤中用干姜，我这里用的党参，我们可以用人参、黄芪，开了 3 天的药。很有意思，患者上午 10 点服药，12 点有动静了，排便三次，并没有水泻。我们会想，88 岁的老人，可能会有顾虑，用大承气万一过下怎么办？但是你要注意，如果单纯地用大承气，也许你有不放心，也许行的呢？一般可以用一次试试看。现在的医疗条件比较方便，但是考虑到她的身体体质、年龄，我就采用了这样温下的方法，应该说效果很好。这个下法怎么变通？要对应患者进行改变？

下面要把话题转一下，看原文第十条，讲偏于虚寒的腹满。虚寒的主要有两条，我们做一个区别，第十条偏于湿，湿邪偏重，“腹中寒气，雷鸣切痛，胸胁逆满，呕吐，附子粳米汤主之”。偏于虚寒的，六经的定位，毫无疑问在太阴。那么太阴不是有理中的吗？我们用理中可以吗？原文描述的腹中寒气，是强调寒的问题。寒，阳虚内寒。寒，容易有气机的郁滞，水湿的内停。主症“雷鸣切痛”。雷鸣大概可以理解肠鸣音亢进，肠蠕动很明显。患者有时候临床上会直接告诉你，肚子里肠子咕噜咕噜，肠鸣很明显的。这里交代是一个疼痛，切痛，不是一般的隐痛，痛得很厉害。胸胁逆满，往上顶，胸胁这个地方觉得胀满。往上顶的话，胃气上逆，呕吐很明显。这样看的话，这个患者是腹满痛、呕吐，呕很明显的，可能主要不是一个腹泻。太阴比较全面的，出现腹满、腹痛，有呕，有利。比较平稳的，我们考虑一个理中放下去，很合适。到了这里，你要变通了，这个患者是一个以呕为主的，腹痛是同时出现的，你怎么办？所以在方药的运用上，我们看一下文中用一张附子粳米汤。方中用附子，针对寒，可以理解，散寒止痛。那么用半夏，方名中是粳米，粳米也许不是关键的、主要的，但是要注意，粳米在经方中经常出现，这个我们怎么理解？和古代的一些用法相关。粳米不是一味主要的药物，主要的药物在这里，半夏和胃降逆的，后面跟着是粳米、甘草、大枣，调和的药。所以这张方主要是半夏和附子两味药。半夏，因为针对它的症状，主要是呕吐，那么我们有小半夏汤，可以理解。这里注意没有出现生姜，我们在临床上比如说，我用生姜可以吗？你去想想可以不可以？经方中没有的，我们不一定就拘泥了，在临床上可以变化。但是主要的方法要记住，呕吐要用半夏，疼痛偏寒的，或者内寒比较明显的，那么我们要考虑附子，所以从这个条文中提出来的附子粳米汤，我们可以联想到《伤寒论》中的理中汤。除了理中，我们还可以联想苓桂剂、附子理中丸，或者四逆辈，或者藿香正气散，甚至于其他的时方，我们都可以做一个关联。因为临床上我们有时候经常会遇到，这个患者来了，是一个呕吐腹痛的，他没有去急诊，来中医科，他相信中医，那么你要处理，也许现在遇到的是一个急性胃炎，或者是胃肠炎，你用什么方法方药去应对他？这个方面要注意把握，要变通，经方、时方有时候可以联系，可以打通，思路不要太局限。再往下看原文第十四条，也是讲虚寒腹满。“心胸中大寒痛”，口气很大，心胸，我们理解为整个腹部，大寒痛，很厉害的疼痛，痛和寒相关的多。因为这个患者，我们临床上观察疼痛厉害的患者，手脚发凉的，脸色发白的，一般寒象为主，所以我们要理解原文的描述。症状是什么呢？“呕不能饮食”，跟前面一样的，呕吐。腹中寒，下面的描述有特征了，“上冲皮起，出见有头足，上下痛”，整个腹部从上到下痛，不可触近，你的手不能碰，拒按的。你前面不是说，或者我们平时一般的讲法，虚寒是喜按的，它这里为什么不可触近了呢？你想为什么？大建中汤主之，我们想到小建中汤也治疗腹痛，那么大小建中的腹痛应做一个什么区别？这个地方为什么不用小建中汤，要用大建中汤？这些问题我们都要思考。十四条提出来的腹痛，有呕吐，痛的那么厉害，不可触近的，手不能碰的。我们抓住它关键的描述，叫“上冲皮起，出见有头足”。古代医家临床上给我们这么描述，那我们现在应该怎么理解这么一句话？是一个什么症状？我有时候会碰到外科医生，他们是西医学习中医，也会来听《金匮要略》，我会同他们讨论这个腹痛你们怎么考虑的？什么叫上冲皮起，出见有头足？问过几个外科医生，我们做一些探讨，也有这样的认识，这个上冲皮起，出见有头足，从现代来看好像是接近肠梗阻现象，我们现在会用肠型两个字来描述。我们知道肠梗阻有完全性的、不完全性的，展开的话我们会有很多的鉴别思考。是什么原因造成的？古代医家有这方面的观察，比如说这个人比较消瘦，腹壁比较薄的话，直接肉眼可以看到，所谓上冲皮起的，好像是鼓起来的。如果腹壁比较厚，你也看不出的，那么用手轻轻地去摸一下，也许有那种感觉。所谓肠型，我们理解是里面有什么东西堵塞在那里，或者是肠子痉挛了。所以这样一分析的话，也是一个急腹症，偏于虚寒。解决的方法呢？用大建中汤，有蜀椒、干姜、人参、饴糖。小建中汤是桂枝汤的加减变化，大建中汤是人参、干姜，温补、温中，蜀椒也是温的，辛温散寒。

那么我们又要想，如果是肠梗阻的话，前面不是有大承气汤吗？要用下法帮助排除掉，我用承气可以。我们现在急腹症，毫无疑问，第一肠梗阻用大承气汤，不会想到大建中汤。那么追根刨底，我们要思考，大建中汤如果可以解决肠梗阻的话，必定有一定的前提，不是任何的肠梗阻都可用大建中汤。所以这个地方，我们可以把它做一些展开，那么我看到这个古代的医家这方面也有一些思考，比如《金匮要略心典》，作者尤在泾，清代医家，提到了这个腹痛，也许是腹中虫动。虫，寄生虫，是由寄生虫所造成的，因为它后来我们会有这样的认识，这张方也有针对蛔虫病的治疗作用，比如说蜀椒它对蛔虫有一定的麻痹作用。所以有的提出，认为这一张方如果针对肠梗阻的话，那么应该是蛔虫性的梗阻比较可靠，它能够缓解。这样一想的话，我们在这里要把思路稍微展开一点，《金匮要略》中后面第十九章有蛔虫病，我下面还会议论的，也是有一些条文、有一些内容的，它提出甘草粉蜜汤，我们很熟悉的有乌梅丸治疗蛔厥，安蛔止痛。还有一个方法是杀虫，后来我们现代医学化验出蛔虫卵了，用杀虫药。在古代大概还没有直接这样的检验的方法，那么我们根据什么来判断呢？我们用什么方法来处理、缓解呢？所以对蛔虫造成的临床上的腹痛，至少你要想到两点的：一个要缓解一下。因为他痛啊，那么用所谓安蛔的方法，大建中汤用饴糖的，饴糖是甜的，还有甘草粉蜜汤，我们后面还会议论，偏于甘的，蛔虫的这种梗阻，我们用甜的东西吃下去，在胃肠道中，也许这个蛔虫纠结成团了，有甜的东西下去，蛔虫嗜甘，也许它就拼命争抢这个甜的东西，想象这个团块一时也许会解开。症状缓解是第一步，然后再用杀虫的方法。

那么请大家注意，我这里这样的一个讲法仅供参考，并不是要限制大建中汤的应用。最近几年我听到从日本回来的一些同道告诉我，在日本的汉方临床上，过去是小柴胡汤使用的频率很高，现在呢是大建中汤。他们大建中汤怎么用？大建中汤对有一些手术以后的患者，作为常规一般都用，据说有利于术后的一个肠蠕动、术后的康复。我自己想，如果大建中汤不是用来治蛔虫病的话，人参、干姜、蜀椒、饴糖，这样的甘补的东西，我们有时候小孩子食欲不太好，身体比较弱的，服用一段时间也有帮助，能改善体质。所以古方今用，我们要理解它，原来是这么用的，我把它展开，其他的地方也可以用的，我们不要受条文的局限，但是原文讲的是怎么一回事，我们需搞明白，也许对这个道理、这件事情，理解得会更加透彻一些，对我们都会有帮助。以上我的讲法，仅供参考。

最后我们看一下，还有一张方，仅留一点印象就可以了。赤丸，寒气厥逆，强调一个寒，这个饮往上逆。我们从药物推断，它用乌头、半夏、茯苓、细辛，偏温，半夏降逆，乌头、细辛散寒，茯苓用量大一些，茯苓是一个健脾的，利水的，所以这里从水饮的角度，做一些联想，一个是寒，一个是饮。里面提到真朱，一般我们理解为朱砂，这味药我们现在临床上比较谨慎，请大家注意。过去这个赤丸，赤是从这里来的，朱砂。现在有没有运用的必要，要做一些思考。但是《金匮要略》这个地方提到的寒气厥逆，也许气往上逆，有呕，厥是一个手脚凉，要用温药，要用通利的、健脾利水的，这个地方用了茯苓。所以这张方，我们可以做一个补充，作为一个参考。

以上关于腹满的证治，对急性的腹痛，在《金匮要略》中提到的寒下、温下、温补等的方法，那么我们可以和后世的一些方，比如说温脾汤，有好几张如《备急千金要方》的，《普济本事方》的，还有后面明清的《景岳全书》里面也有一些，再后来的比如说天台乌药散，王清任的方子等，在急腹症的治疗中，现代的一个经验方比如甘遂通结汤等，都可以联系起来讨论。

那么到这里，可以把腹满的话题收住了。我们在大体上可以了解，在《金匮要略》中，腹满有一些什么内容？重点强调了什么？然后具体的方法给我们提示了一些什么？和六经证治有什么关联？那么从现代医学的角度看，我们很多急腹症的治疗，几乎现在都不用中医了，这个不等于中医没有疗效。有相当一部分的患者，比如通过保守疗法，也可以缓解，不一定全部都手术，因为这在临床上比较麻烦，医患之间，患者也有选择，患者很多对中医不太了解，或者不理解，不能够把握，这个我们在临床上会有这样的一些感受。

最后给大家提一些思考问题，大黄附子汤、大承气汤都是下法，这个下法你怎么理解？这个作用，在临床的选择时，尺度怎么把握？厚朴三物汤、厚朴七物汤，相同在哪里？不同在哪里？为什么都叫厚朴？大建中汤的痛不可触近，上下痛得很厉害，是一个虚寒，它要用温补，跟我们平时一般的讲法，实证拒按，虚证喜按，应该是怎么理解的？

串讲 19　寒疝、阴狐疝、蛔虫病、宿食、脾约

【寒疝提纲】

主症：指发作性、阴寒性的腹部疼痛。

病机：由阴寒内结，阳气虚衰所致。

治疗：以散寒止痛，缓解急迫为主。

1. 病机和典型证治

腹痛，脉弦而紧，弦则卫气不行，即恶寒。紧则不欲食，邪正相搏，即为寒疝。寒疝绕脐痛，若发则白汗出，手足厥冷，其脉沉紧者，大乌头煎主之。（十七）

2. 表里俱寒

寒疝腹中痛，逆冷，手足不仁，若身疼痛，灸刺诸药不能治，抵当乌头桂枝汤主之。（十九）

3. 血虚内寒

寒疝腹中痛，及胁痛里急者，当归生姜羊肉汤主之。（十八）

【阴狐疝原文】

阴狐疝气者，偏有小大，时时上下，蜘蛛散主之。（四）

【蛔虫病提纲】

主症：为发作性腹痛。

治疗：以安蛔，缓解头痛为主。

1. 脉症

问曰：病腹痛有虫，其脉何以别之？师曰：腹中痛，其脉当沉，若弦，反洪大，故有蚘虫。（五）

2. 心痛

蚘虫之为病，令人吐涎，心痛，发作有时。毒药不止，甘草粉蜜汤主之。（六）

3. 蛔厥

蚘厥者，当吐蚘，令病者静而复时烦，此为脏寒，蚘上入膈，故烦，须臾复止，得食而呕，又烦者，蚘闻食臭出，其人常自吐蚘。（七）

蚘厥者，乌梅丸主之。（八）

【宿食提纲】

主症：腹满胀痛，泛恶呕吐，肠鸣下利等。

病机：由饮食不节，脾运失健，导致胃肠气机紊乱。

治疗：或吐或下，因势利导，尽快排除积滞（后世有消导法）。

1. 脉症

脉紧如转索无常者，有宿食也。（二十五）

脉紧，头痛风寒，腹中有宿食不化也。一云寸口脉紧。（二十六）

2. 证治

（1）下法

问曰：人病有宿食，何以别之？师曰：寸口脉浮而大，按之反涩，尺中亦微而涩，故知有宿食，大承气汤主之。（二十一）

脉数而滑者，实也，此有宿食，下之愈，宜大承气汤。（二十二）

下利不欲食者，有宿食也，当下之，宜大承气汤。（二十三）

（2）吐法

宿食在上脘，当吐之，宜瓜蒂散。（二十四）

【脾约原文】

趺阳脉浮而涩，浮则胃气强，涩则小便数，浮涩相搏，大便则坚，其脾为约，麻子仁丸主之。（十五）

【串讲】

前面两节课我们讲了腹满，这节课接着腹满把相关的有一些病证放在一起做一个讨论。我们都了解腹满、寒疝、宿食，我们这节课寒疝后面有个阴狐疝，这个疝在《金匮要略》中间怎么样？然后宿食前加一个蛔虫病，我们前面提到大建中汤和蛔虫相关，和腹痛相关的，我们也放在一起做一个议论。

我们先看寒疝，前面讲过腹满是腹痛，那么寒疝是什么？寒疝从字面上来讲，寒强调了病因病机。疝，要和今天讲的疝气做区别，所以我这里举出《说文》中间的讲法，疝，腹痛也。《释名》：心痛曰疝。所以我们现在大概有一些生疏的，就是我们因为现代医学的疝气，我们日常生活中对小肠气很了解的，腹股沟斜疝这样的情况深入人心，我们大家都了解。在古代这个疝，文字上还有一个含义是痛。这样一看的话，我们了解了，这个寒疝，这个地方的疝，主要是指痛，寒痛。那么从概念上，前面讲的腹满是腹痛，寒疝也是腹痛，为什么寒疝要另立？我们要想一下为什么？这个寒疝是指发作性阴寒性的腹部疼痛，这个寒疝的这种腹痛和前面的腹满，比较宽泛的论述做了一个区别，寒疝的范围比较小一点，我们看看临床的应对，临床上表现，所以我们从病因病机的角度把寒疝打开的话，是阴寒内积和阳气虚衰有一定的关联，在治疗上毫无疑问，散寒止痛，痛得那么厉害，赶快要缓解，用什么方法？

我们看下去，寒疝的原文主要是这样的三条。先看原文第十七条，是一个典型证治。原文分成两段，上面一段，“腹痛，脉弦而紧，弦则卫气不行”。卫气，阳气，阳气不能通行，那么要怕冷，恶寒，紧则不欲食。紧是寒，阳气不能伸展，饮食受到影响。邪正相搏，弦而紧，一个阳虚，一个阴寒，发为寒疝。那么寒疝有什么表现呢？下面的两行字，“寒疝绕脐痛”，腹痛，脐周。后面补充了，“若发则白汗出”，发作的时候能够看到白汗。手足厥冷，这个容易理解，四肢发冷，其脉沉紧也可以理解，阴寒性的。那么原文的描述，这个地方有一个白汗，白汗是指什么？我们可能要做一个理解，一般我们这样说，汗出是由于热，夏天，或者热证，或者有发热，这个容易理解。这个地方的白汗两个字，在古代典籍中，有时也会出现。我们看后来的有一些医书，《医宗金鉴》中为自汗，《金匮述义》中为魄汗，《金匮要略论注》也是清代的，它是白津，白津就偏离的多了，就不一定是汗，《金匮悬解》中白浊又是另外一个方向。有的甚至于提出，也许这个地方文字的断句可以推敲，叫发则白，汗出。我们简单一点的话，我认为白汗是由于疼痛剧烈出的汗，通俗一点讲，就是我们有时候日常生活中讲的，我痛得汗也出来了，疼痛会造成汗出，这个跟我们因为热出的汗不一样。古代也有讲到，我这里打一个括弧，叫不缘暑而汗，不是由于暑热出的汗，补充一下是因为疼痛太厉害造成的汗出。这样看的话，发则白汗出，是跟在痛后面出现的，作为一个补充，作为一个形容，也可以理解。痛得手脚都发凉，所以用的一张方，大乌头煎。乌头还要挑大的，力量强的，乌头和白蜜，这个我们有一个定说，乌头和白蜜呢，白蜜可以延长药效，缓解它的毒副反应，那么主要应该是乌头，乌头是止痛，这样一种急性的偏于寒的疼痛，我们要用乌头来缓解它。

我们也会继续想下去，这个寒疝可能是什么？我们怎么把握？是什么病造成的？是什么原因造成的？这里没有交代，是留下的一个问题。寒疝这样的病名，我们现在临床上几乎不会用，也许归于腹痛中去了，腹痛偏于寒的就是寒疝了，但是在《金匮要略》腹满中，讲了一般的腹痛，为什么要特别强调一下寒疝？也许在当时有它的一定的背景，这个背景也许是一个疾病背景，我们后面还会议论到的，所以类似的胸痹心痛，心痛出一张什么方？乌头赤石脂丸，它是怎么描述的？"心痛彻背，背痛彻心"。我前面提到过，给大家分析，叫阴寒痼结，要峻逐阴寒。四味药，都是辛温，散寒止痛的。疼痛为主的时候，也许也有这个情况，我暂时不了解什么原因，但是患者受不了，我们现在会说疼痛性休克，作为医生，临床要面对的，有没有办法？暂时缓解一下看看，这是一个很现实的问题。那么《金匮要略》在这个地方，我觉得另立一个寒疝，出一个大乌头煎。那么我们做医生的会想，我们在临床上有时候也是这样，对症的处理。症状不缓解，影响患者的整体情况，所以也是常见的处理之一，在这个地方要把它提出来。我们做一些引申的话，叫缓解症状，当然和辨证也相关的，我们从辨证的角度，阴寒内盛、阳虚的，应该靠在太阴、靠在少阴，但是它不用四逆汤、理中啊，这是一个变化，是一个紧急的情况，是疼痛，我们现在讲的疼痛，所以对症有常用的一些药物，危急的时候我们要缓解症状。我们讲急者治其标，在临床上有了六经证治，还不够，还要打开思路，辨证之外，有时候要考虑病，疾病，考虑症，症状，分别要有一些对应的处理。我想这个地方的寒疝，大概可以这么理解。

大乌头煎后面补充两张方，一张是乌头桂枝汤，原文第十九条。有腹痛的，有手脚冷的，另外有身痛。联系后面的这张方，身痛，它有桂枝汤，那么我们习惯上这个身痛是走表，乌头走里，所以一般的说法，表里俱寒，那么这样也可以走通了。如果腹痛又有表证身痛的，使用乌头桂枝汤，既温中、温里，也温表，这张方我们也较多用在关节疼痛的治疗中。

再看当归生姜羊肉汤，原文第十八条，"寒疝腹中痛及胁痛里急者"，那么出的一张是当归生姜羊肉汤。这一张方我们现在看有点像我们日常生活中的食疗方，药膳。有的患者告诉我，冬天烧羊肉放当归和生姜，偏于虚寒的很合适，是一张温补的方，和寒疝排列在一起，我们可以这样理解，急性的腹痛缓解以后，作为患者的一个身体调理，我们是否可以考虑用当归生姜羊肉汤这样方法，调补他的体质，这种患者可能容易发生寒疝，所以这一张方作为寒疝的一个补充，在临床上不是一个急性的腹痛，但是原文因为寒疝两个字，这个我们没有办法，就把它放在寒疝中一起带出来了。

所以寒疝一个是病因病机，一个是主要表现。它的应对大概是以上三条原文，一个主方大乌头煎。那么寒疝我们要注意的是，在临床上，或在学习《金匮要略》这一篇的时候，可能会问它和腹满为什么要放在一起？它的一个鉴别，什么样的情况叫寒疝？什么情况叫腹满？如果我们阅读相关的注本、教材，我们会注意到在归类上有一些不一样的地方，比如说有的把腹满偏于寒的，全部拉过来，那么都是寒疝，这样的一个编排归纳，我们可以参考一下。但是印象中大乌头煎，一般这个寒疝是指一个剧痛，和太阴的腹满、腹痛还是有一些区别，如何归类并不是主要的，了解一下就可以。

往下我们看阴狐疝。我前面提到过，日常生活中我们讲的疝，在《金匮要略》中间也有，这个病名有时候叫狐疝。原文很简单只有一条，一张方。我们看一下，“阴狐疝气者，偏有小大，时时上下”，八个字很到位。这个阴狐疝的疝，是我们的现在概念，不是痛，也许伴有痛。原文描述了一个症状，偏有小大，偏，是偏于一侧，前面要加一个主语，省略掉了，一般是指男性的阴囊，两边不对称，一边大，一边小。时时上下，我们一般理解为这个偏有小大，还是可以变化。如果是从疝，腹股沟斜疝这个角度理解的话，它是可以回纳，回上去的。很严重的一种情况我们叫嵌顿，不能回上去，卡住了，问题比较严重，我们现在要找外科处理了。卡住了以后，回流受障碍，要坏死的，那个不能小看，要及时处理。所以这里用药物治疗，还是有所把握的，叫时时上下。那么问题是蜘蛛散我们现在不用了，蜘蛛不好把握，自然界有很多，数百成千的品种，有的有毒，有的没毒，我们这方面有时候使用起来比较困惑。所以腹股沟斜疝的一个治疗——蜘蛛散，它提出一个方法，因为这个部位和肝有关系，所以病因病机上，我们会说这个是寒，因为也有痛，寒凝肝经。蜘蛛散呢，里面一个蜘蛛、一个桂枝，桂枝有一个通阳、通行、温行的一个意思。所以我们可以看一下后世的一些方剂，蜘蛛散不要刻意追求，作为研究不要紧，临床上最好我们不要乱用。那么后来提到的，比如天台乌药散、济生橘核丸，还有比较多见的可以回纳性的、年纪比较大的阴狐疝，会用补中益气汤，我们知道临证也是一张基本方。患者的身体状态比较低下的时候，有时候容易犯病，整个身体的情况比较好转、充实的时候呢，这个病就比较平稳。那么我们都可以参考，所以古今的临床用药、治法，有一些变化，我们要了解。

再往下看蛔虫病。在农业社会，蛔虫也许是避免不了的。我记忆非常深刻，小时候，那个是20世纪50～60年代，上海街上商店里面都有宝塔糖，打蛔虫的，我们三天两头会去化验一下，有没有蛔虫卵？有时候长得比较消瘦，脸上有白斑，有点像虫斑的，当时都会判断的，经常也会有腹痛的，家长也很担心的，化验下来有蛔虫卵了，吃打蛔虫的药，当时叫宝塔糖。现在几乎都没有这种问题了，整个社会变化很大，所以我们要从当时的社会背景去理解有些病证。那么蛔虫是一个寄生虫，跑到我们身体里面，寄生在我们的胃肠道中间造成的一些问题，我们在临床上会遇到，这里我看一下，有几条原文的，我前面讲腹满的时候提到过，我们看一下。

原文第五条，“问曰：病腹痛有虫，其脉何以别之？师曰：腹中痛，其脉当沉，若弦，反洪大，故有蛔虫。”也许有时候我们看了原文，觉得他根据脉象，很厉害，能够判断出有蛔虫。临床上不是这样的，大概腹痛是第一位的。脉象有什么作用呢？是不是根据脉象就可以判断有没有蛔虫呢？这个问题我们要思考的。脉象这样的描述，给我们提供了什么呢？因为中医不是一个纯理论的事情，它在临床上要解决问题，要面对患者，要解决问题，所以蛔虫腹痛来了，要考虑用什么方法？那么这个脉象的观察，它有利于去把握治疗的。我是这么想的，所以原文的脉象描述不是作为诊断，而是作为治法用药的参考，这样理解感觉更加妥当。

然后我们看一下原文第六条，“蚘虫之为病，令人吐涎”。涎，是涎沫，呕吐胃内容物、胃液，吐得很厉害。心痛，腹痛。发作有时，症状有时候缓解，有时候又厉害。毒药不止，一般我们理解为用毒药杀虫，没有缓解。这个时候用甘草粉蜜汤，甘草、粉、蜜。粉，一个字容易产生分歧，什么粉？有的说这个粉也许是一个铅粉、白粉，是杀虫的，是重金属。也有的说，这个粉应该理解为米粉，我们联系后来的《备急千金要方》、《外台秘要》，这个粉，粱米粉，有这样的说法。如果是米粉的话，甘草、米粉、白蜜，我们现在一看，好像轻描淡写的东西，不是很厉害的药，甘，甘能够缓解，安蛔，缓解疼痛，前面我讲的大建中汤也提到这个问题。所以甘草粉蜜汤，大家需注意，对《金匮要略》原文感兴趣的有一些医家，或者是有一些注家，在这个地方会产生很多不同的理解，或者经验，或者看法，我们可以参考一下。这样的用法，比如米粉，或者铅粉，我们在临床上要把握。铅粉现在几乎不用了，如果要杀虫，我们现在不是很方便？可以借助其他的、现代的方法就可以了。还是顺着这个思路，甘草粉蜜汤在蛔虫的治疗中，主要提到心痛、腹痛，和大建中汤并列一起，实际上也是一种缓解的方法。我们可以再看一下后面提到的乌梅丸，这个地方我也不多展开，我们都了解乌梅丸证，有点像我们现在讲的胆道蛔虫症。过去我们下乡经常会遇到，有的乡村医生给点醋什么的或者药箱里有阿司匹林，酸的东西给他一点。蛔虫的本性喜欢甘，对苦辛酸这样的东西讨厌，所以一个说法乌梅丸能够缓解，乌梅是酸的，蛔虫得酸则伏，不动了，要退了，退下去的话也许就症状缓解了。所以蛔厥的话，还是一个腹痛，在心窝部，很厉害的痛，胆绞痛，和前面讲的大建中汤证有点不一样，我们提到大建中汤，有可能比如是肠梗阻。这里的甘草粉蜜汤，也许不一定是肠梗阻，也许是蛔虫的腹痛，没有那么厉害呢，所以蛔虫的一个处理我们可以看到，在经方中也有一席之地，基本上重点都在安蛔止痛，这是一个临床的思维。你如果知道它的病因，可以用杀虫的方法，但是不一定啊，这个叫做标本，急者治其标，它痛得厉害的时候，你第一步不要杀虫了，要缓解疼痛为主。这个人痛得受不了，很要紧啊，第一步不是杀虫，而是经方中的缓痛，比如说杀虫用什么？杀虫，我们会了解后世方，我不用西药的话，用中药也有很多，其他的药可以参考，我想我们现在临床上处理这样的问题比较少了，作为一般了解也就可以了，后来比如《太平惠民和剂局方》中的化虫丸，后来的理中安蛔汤、祛虫积丸等，这样的一些东西。肠梗阻我前面提到的，复方大承气汤，有的用在蛔虫性的梗阻也可以的，未必就一定要拘泥于大建中汤，拘泥于虚寒，有时候针对这个病，我把病因去除，症状就缓解了，临床上是以疗效为上，求疗效。蛔虫的问题比较简单，我们做一个议论，乌梅丸后面我们还会提到，这个乌梅丸它也打开一些思路，提供一些方法，然后我们看一下宿食。

宿食病，为什么作为一个篇章，腹满、寒疝后面还有一个宿食？宿食是伤食，宿，是停留的意思，吃下去的东西经宿不化，过了一个晚上，没有消化，停留在胃里面，很难受，有腹满腹痛，想要呕吐，或者是下利，所以它的症状主要在腹满，也许和太阴、和阳明都有一些关联的。我们现在会说，主要是由于饮食不节，脾胃的运化有问题，胃肠道的气机有紊乱等，都可以。我们简单看一下，宿食也是篇幅不太大，点到为止。

我们看原文第二十五、第二十六条，“脉紧如转索无常者，有宿食”，“脉紧头痛，风寒，腹中有宿食不化也”。临床上的问题比较现实，原文中这样的提法，我们要思考。我有时候念到这样的地方，比如说宿食，很简单的问题，主要是腹部症状，一般我们不会根据脉象来判断，因为脉象是这样的。有时候也许靠谱，有时候不靠谱，你光摸脉能说准了吗？所以我们直接用问诊，特别比较熟悉的，他直接告诉你，我昨天吃多了，现在肚子胀的难受，我想吐或者是伤了肠胃了，有点拉肚子，消化道没有恢复，不想吃东西。吃伤了以后，“一顿吃伤十天喝汤”。我们日常生活中也常见。所以这样的一个问题，我们看一下原文第二十五、第二十六条，也许这个宿食是因为跟在伤寒后面的，《伤寒论》、《金匮要略》中的伤寒杂病，对脉象的描述一直是比较重视的，所以脉象作为一个补充。“脉象转索无常”，怎么去认识？我们可以看一下参考的注文，我的想法，不要过于拘泥。我们临床上呢，面对症状比如这里讲的脉紧头痛，风寒，很明显的这个宿食，它是走在热病中间有表证的。有表证的情况下又有宿食，你怎么处理？

我们接下去看，还是讲脉象。“问曰：人病有宿食，何以别之？师曰：寸口脉浮而大，按之反涩，尺中亦微而涩，故知有宿食，大承气汤主之。”也是通过脉象来判断，说因为这样的脉，所以知道有宿食停留，后面出一张方大承气。那么脉象我们注意到浮大可以理解，宿食停留，人的气血比较旺盛，因为要抵抗、要消化、要排除，气血比较旺盛。浮大，我们现在会说滑，弦滑，很自然的。但是这里讲的按之反涩，尺中亦微而涩，涩脉你怎么理解？比如说涩脉是一个虚脉，虚脉的话也是宿食吗？我们现在一般的讲法，弦滑的脉，宿食，习惯了，不加思索的，滑脉。我们再看下去原文是提到滑脉，脉数而滑者，实也，此有宿食，这个都容易理解了，下之愈，宜大承气汤。滑的脉象这里提出用承气汤。再往下看一条，“下利不欲食者，有宿食也，当下之”。宿食停留在中，停留在胃肠道，承气的下法是一个选择。本身如果我们吃坏了，一个吐，一个下，这个会呕吐的，吐掉了就好了。气机升降紊乱，胃肠道紊乱，造成下利，下完了就好了。有的不好，用承气的话，在这个地方我们会理解，或者是换一个表达，叫通因通用，已经下利了，我还是要用下法，因为里面有积滞，需要把停留在里面的积滞排除掉，这个也是一个方法，用承气类。我们前面讲，因为大便秘结，因为便秘，因为里面有停留，一般大便不通的多，通便，那么现在大便反而是通的，腹泻的，我们也可以考虑用承气，所以《金匮要略》这个地方脉象我们作为一个参考，用承气，一般是比较弦滑的脉，换句话说这个患者的体力还可以，能够承受承气的攻下，不要紧，用承气。如果这个患者很虚弱的身体，也许我们要变化，所以下法在《金匮要略》的宿食中，我们看一下，因势利导，攻下积滞，滑脉要注意，在这个地方有出处，脉象能够反映身体的一般状态，我们在选择治疗方法的时候作为一个依据，不一定把它作为一个诊断的标准来理解。

吐法，瓜蒂散，我们现在也是很少用的，临床上不大会这么用，作为一个方法它是存在的。如果是在上，停留在上，不是下，那么就近而出，用吐法。这个吐法，如果我们把它打开的话，胃内异物，不当心，什么东西吞下去了，如果胃里面有很多东西，我们用涌吐的方法，也可以排出。当然现在有胃镜，有更加精确细致的方法，也许可以。更加简单的应该是吐法，有积滞要排除，在上的用吐，在下用攻下的方法。那么另外这里要提一下的，宿食我们比较习惯消导法，为什么在《金匮要略》中没有提出？我们可以思考，要补充，比如你用了吐法、下法，我再用和胃的、消导的、健脾行气的也可以，所以我这里提的，后来的保和丸，我们很熟悉，枳实导滞丸我们也很熟悉。《金匮要略》的内容前后要贯穿，不足的部分我们可以做一些展开。

最后我简单地提一下脾约，也有一个排便的问题。麻子仁丸我们很熟悉。这一条原文提出，胃气强，小便数，大便坚，其脾为约。脾约，我们简单一点讲胃强脾弱，胃热，脾呢是虚。脾虚我们有时候接近脾阴不足，津液亏耗，肠道一个排泄有问题。在《伤寒论》中也有，在《金匮要略》中是和肝着、肾着放在一起的，在五脏风寒积聚病篇中。我们阅读原文可能会产生一些问题的，大便坚是硬，没问题。小便数，你怎么理解？如果我们用到现代临床，我用麻子仁丸，习惯性的便秘，你去注意患者，一定具备小便数吗？未必。一般小便没有什么问题的，那么原文为什么这么提？它有时代背景，有临床背景的。所以《伤寒论》中也有这个问题，如果我们把这个问题暂时放下的话，我们看看麻子仁丸，里面有一个承气汤，枳实、大黄、厚朴，里面用了芍药，用了麻子仁。麻仁丸谁都会用，对症，大便秘结，麻仁、杏仁，有时候我再加一个桃仁，加个郁李仁。便秘的问题，我们临床上是个常见的问题，找中医的很多。我前面告诉大家，在湿病的地方，白术重用，有时候也有效，它的一张基础方补中益气汤。所以我们临床上要把思路拓展，麻子仁丸一般有成药，我照用就可以了，一般不开方，那么开方的话，用承气，大家都知道，用苦寒药，阳明的、攻下的方法，大家都会用。有时候我们反过来，会用补中益气汤，有时候也可以达到通便的作用。那么它的适应证？面对什么样的情况？应该做什么样的选择？这个临床思维请大家把握，所以脾约麻仁丸后面，有新加黄龙汤、济川煎等后世的这些方剂，我们都可以参考。

这一节课我们讲到这里，留下一些问题，大家进一步去想。寒疝的问题，为什么过去强调，现在比较淡化？宿食为什么《金匮要略》中只有吐下，没有消导？阴狐疝的概念和证治？蜘蛛散现在为什么不用了？我们现在应该怎么面对？还有蛔虫病的证治，给了我们一个什么临床思考？有一些什么启发？

串讲 20　呕吐、哕

【呕吐提纲】

呕吐为胃肠道病证，其病机、治法也可用"实则阳明，虚则太阴"，以及寒热虚实错杂者少阳，这样一分为三的方法加以概括。

与《伤寒论》中的相关内容作了沟通，六经病证皆与呕吐有关。

将胃反证治另立，加以强调。

1. 治则

夫呕家有痈脓，不可治呕，脓尽自愈。（一）

病人欲吐者，不可下之。（六）

2. 寒证

（1）胃反

问曰：患者脉数，数为热，当消谷引食，而反吐者，何也？师曰：以发其汗，令阳微，膈气虚，脉乃数。数为客热，不能消谷，胃中虚冷故也。

脉弦者，虚也，胃气无余，朝食暮吐，变为胃反。寒在于上，医反下之，今脉反弦，故名曰虚。（三）

寸口脉微而数，微则无气，无气则营虚，营虚则血不足，血不足则胸中冷。（四）

趺阳脉浮而涩，浮则为虚，涩则伤脾，脾伤则不磨，朝食暮吐，暮食朝吐，宿谷不化，名曰胃反。脉紧而涩，其病难治。（五）

胃反呕吐者，大半夏汤主之。《千金》云：治胃反不受，食入即吐。《外台》云：治呕，心下痞鞕者。（十六）

(2) 胃虚寒凝

呕而胸满者，茱萸汤主之。（八）

(3) 阴盛格阳

呕而脉弱，小便复利，身有微热，见厥者，难治，四逆汤主之。（十四）

(4) 饮停致呕

先呕却渴者，此为欲解。先渴却呕者，为水停心下，此属饮家。

呕家本渴，今反不渴者，以心下有支饮故也，此属支饮。（二）

1) 饮停气逆

诸呕吐，谷不得下者，小半夏汤主之。方见痰饮中。（十二）

2) 吐后思水

呕吐而病在膈上，后思水者，解，急与之。思水者，猪苓散主之。（十三）

3) 呕甚渴饮

胃反，吐而渴，欲饮水者，茯苓泽泻汤主之。（十八）

4) 寒饮内盛

干呕、吐逆、吐涎沫，半夏干姜散主之。（二十）

5) 饮聚气结

患者胸中似喘不喘，似呕不呕，似哕不哕，彻心中愦愦然无奈者，生姜半夏汤主之。（二十一）

3. 热证

(1) 湿热中阻

干呕而利者，黄芩加半夏生姜汤主之。（十一）

(2) 胃肠实热

食已即吐者，大黄甘草汤主之。《外台》方：又治吐水。（十七）

(3) 少阳邪热

呕而发热者，小柴胡汤主之。（十五）

4. 寒热错杂

呕而肠鸣，心下痞者，半夏泻心汤主之。（十）

【哕提纲】

哕分虚实，实证用通利的方法易愈，虚者和胃补中降逆。

1. 实证治则

哕而腹满，视其前后，知何部不利，利之即愈。（七）

2. 胃寒气逆

干呕哕，若手足厥者，橘皮汤主之。（二十二）

3. 胃虚有热

哕逆者，橘皮竹茹汤主之。（二十三）

【串讲】

下面要讲《金匮要略》中的呕吐，后面带一个哕病。呕吐作为一个病证，作为一个篇名，在《金匮要略》中叫呕吐、哕、下利。这一篇的内容大家注意，原文应该是最多的了。《伤寒论》中呕吐、下利相关的原文，在《金匮要略》中有相当的重复，如果我们看一下《伤寒论》的话，呕吐、哕、下利，也有一个专题，在厥阴病篇那个地方有所展开。那么这样一想的话，我们作为临床医生的都会理解，消化道的问题，临床上一个呕，一个利的问题，在我们的工作中，临床上是一个最为常见的问题，我们怎么应对？当然这个地方有一些特殊，《伤寒论》、《金匮要略》中原来要面对的是怎么样的一个临床，我们可以进一步去思考，为什么在《伤寒论》中强调过的，在《金匮要略》中还要独立有一个篇章专门讨论这个问题。

作为一个病证名，我们今天大概会这么想，呕吐、哕和下利实际上都是一个症状，不难理解，这个症状常见，那么中医是作为一个病名的。所以我们在临床上，要去治疗它的话，要有一些基本的思路，对它常见的病因病机，或者我们说的辨证论治，有一些什么样的基本方法，这个我们要熟悉。因为呕吐和下利的话，病位主要也是在中焦脾和胃，一个阳明，一个太阴，所以仍然可以和腹满做一个对照，实则阳明，虚则太阴。寒热虚实的问题，在这个中是一个基本的辨证。所以太阴的和阳明的是两个基本把握。然后有一些特殊地方，少阳呕吐，或者其他的六经中也会出现呕吐，我们在这方面如何治疗，相对的内容比较多。我先看一下呕吐的这些原文，一般的论述，比较少，就是第一、第六条。然后都是具体的方证，我们从寒热的角度，做一个归纳。然后我们按照这个顺序往下看，首先有一个一般的议论，原文第一条讲，“呕家有痈脓，不可治呕，脓尽自愈”。呕吐的这个患者，如果有痈脓，痈脓在哪里？有的说在胃里，那么叫胃痈，有的也许做其他的联想，这个痈脓的一个呕吐，我们可以这样理解，本身是机体的一个排斥、抵抗，这个时候不可治呕，不要用止呕的药去治它，呕本身是一个好的现象，把痈脓排出去，我们现在讲叫审因论治，它这个原因在痈脓的话，那么你要针对痈脓进行治疗，不是对症处理，脓尽自愈，或许你要帮他一把，排脓，脓排掉了，这个症状就缓解了，这个我们可以联想前面讲过的肺痈，有桔梗汤，有千金苇茎汤可以参照。因为具体的部位我们还可以做一些推测，临床上必定是一个具体原则存在，审因论治。

原文第六条讲，“患者欲吐者，不可下”。患者要呕吐的，呕吐本身是一个好的事情，因为机体要抵抗，要排除，胃气要上逆，比如宿食，我们把它排除掉，我们就轻快了。不可下之，你不要用反了，或许这个患者想吐的，你推他一把，帮他一把，用一个吐法，也有可能，这个是我们经常讲的这句话，叫因势利导。机体的抵抗向上的，你不要压抑他，用了一个下法，就是这个道理，所以比较抽象，仅供参考，作为一个临床的思路存在。

然后我们往下看具体的治疗，第一个偏于寒的呕吐证治。大家注意在《金匮要略》中有一个病证比较特殊，胃反，专门提出来。因为时间的关系，我在这里简化，原文比较长，课后可以做一个阅读。我们只要有一个主症的把握，这个胃反主要的症状是什么？原文提到的我们看第三条，“朝食暮吐”。原文中强调的胃气无余，是一个虚，这个根据原文的一个讲法，也许和误治有关，比如发汗的方法，或者这里第三条讲的有一个下法，造成了这样的一个胃反的情况，叫朝食暮吐。那么我们看看第四条也是这样的描述，叫胸中冷，营虚，血不足，微则无气等，原文的这样的描述，对我们理解有帮助的。第五条的描述比较全面，我们可以重点探讨一下，主症在这里，“朝食暮吐，暮食朝吐”。早上吃的，傍晚就吐了出来，不是吃下去就吐，晚上吃下去的东西，过一个晚上，第二天又吐出来。这八个字对症状的一个描述比较形象，突出了一个主症。其他有什么？没有交代。那么病机上是这样讲的，通过脉象，浮而涩，浮则为虚，涩则伤脾，脾伤则不磨。很特殊，脾伤，脾的运化有所伤害，有所障碍，有所低下了，那么造成这个情况，我们现在讲叫脾胃的运化不健，脾胃的运化有问题，造成的一个结果。宿谷不化，好像和前面讲的宿食多少又有些关联，这样的一个状态我们叫胃反。胃反是一个很特殊的病名，吃下去不是马上出来，要过一段时间才吐出来，根据我们现在的解剖知识，生理病理，现代的概念，胃上面有贲门，下面有幽门，进去没有问题，但是通过有问题，东西停留在胃，不能够下去，到了一定的时候又吐出来了。很明显，容易理解，幽门这个地方的通过，完全或者不完全的幽门梗阻。那么通过有问题，再想下去，什么问题？肿瘤？或者是什么瘢痕？或者是一时性的，有很多可能，所以我注意到这个胃反，现在有的书放到胃癌中去，因为肿瘤常见的。梗阻了以后，如果不手术的话，毫无疑问，通不过了，在古代是不是这样的情况，我们可以思考，也许是，也许不是，或者还有其他的什么可能？

那么我们重点看一下它的治疗，原文第十六条。“胃反呕吐者，大半夏汤主之”。胃反造成的朝食暮吐，暮食朝吐，和前面对应起来的，很多原文在这方面作了一些论述探讨。治疗就是这一张方，大半夏汤。我们很了解，半夏汤用的是小半夏，这里是个大半夏，经方中，大小很多，大青龙、小青龙，大柴胡、小柴胡。这里大半夏，大的意思在什么地方？为什么用大，用的药物半夏，毫无疑问，和胃降逆。后面的药物不对了，这里使用人参、白蜜，半夏和胃止呕，人参补虚，白蜜是干什么的？我们刚才分析胃反有可能是幽门梗阻，用下去有用还是没用？我们今天碰到这样朝食暮吐，暮食朝吐，应该怎么处理？

《金匮要略》的大半夏汤，我们要做一些扩展，它的一个病机上的描述，脾伤，脾不磨谷，这样的一种病机，或者我们可以推理，因为东西停留在那里，宿谷不化，那么脾不磨谷，我们现在讲脾胃不能健运，我们反过来要思考，你用一般的健脾药能解决问题吗？像这样的患者朝食暮吐，暮食朝吐，也许持续的时间比较久，整个身体毫无疑问，营养状态会受到影响，身体比较羸瘦，原文没有强调，但是我们可以理解，所以你用人参补气，应该没错，补它的元气，健它的脾胃，用半夏和胃降逆也可以。如果真的是有堵塞，是一个幽门梗阻的话，我们要从这里的大半夏拓展临床上你必定会考虑其他的治疗方法，在中医中可能不止大半夏，还有其他的一些方药，我们可以做一些联通，我们现在可以用一些疏肝的，行气的，这样的一些药物也可以，不必停留在大半夏上。这个地方提到这样的一个病证很特殊，作为一个另类，我们另外要做一些思考也是很有必要的。它提醒我们，呕吐还会有各种各样其他的复杂情况。

然后我们看下去，原文第八、第九条，胃虚寒凝，吴茱萸汤。吴茱萸汤，《伤寒论》中会讲很多，在六经中的定位我们可以思考，你定在哪里？在阳明？在太阴？在厥阴？在少阴？需要大家去思考。吴茱萸汤的药物，我们可以注意一下，吴茱萸、人参、生姜、大枣。人参和吴茱萸，人参前面的大半夏汤也用，人参补气。吴茱萸散寒，我们往往和肝连在一起的，那么至少它是一个温，吴茱萸也温中，吴茱萸这一味药，我们在临床上也用得较多，那么我们要注意的是，吴茱萸和前面讲的大半夏，半夏，关联怎么样？临床上什么情况下用吴茱萸，什么情况下我用一般的半夏就可以？从原文的描述，呕而胸满，干呕吐涎沫，头痛。吴茱萸治疗呕吐严重，手脚也凉了，全身的情况比较严重者，所以这个呕有的是在阳明，有的在太阴，有的在少阴，有的在厥阴，我们需要认真把握。所以我的理解是吴茱萸治疗的呕，一般相对小半夏治疗的呕要重一点，另外临床上我们讲的寒饮内停，肝气犯胃，往上了，头痛，我们有时候会说巅顶，肝，厥阴，这样联系，也对。所以吴茱萸汤，温阳散寒，降逆止呕。

再往下看原文第十四条，阴盛格阳，四逆汤证也有呕。这个呕注意，“脉弱，小便复利，身有微热”。原文讲，见厥者，厥是手脚发凉，难治。我们要联想，这个厥提示什么？也许是四逆汤证中的比较严重的，四肢厥冷，脉微细，但欲寐这样的一种情况。这个手脚发冷，我们如何联想到少阴的寒化，四逆汤证，少阴病，“脉微细，但欲寐”。全身的状态低下，那么少阴用四逆汤，这个地方呕吐也用四逆汤，我们对照一下就明白了，这个呕吐也许全身情况比较严重，走在少阴，不是一般太阴。不是单纯的一个胃的问题，不是用半夏可以解决的。你把全身的情况调整好，阳虚内寒，用姜附剂，我们助阳了，散寒了，全身的情况调整好以后，阳气充实了，上升了，那么呕的情况也会缓解的。所以这个呕吐在临床上出现，那么我们要辨别，这个患者的一个整体状态也是一个主要的参考。寒呕，我们前面议论的两张方，都是《伤寒论》中出现的吴茱萸汤和四逆汤。如果说吴茱萸偏在太阴的话，四逆汤偏在少阴，都是一个寒证，病位有所不同，程度有所不一样。

然后我们再看，水饮的停滞、停留造成的呕吐。这个地方把它另立，因为在《伤寒论》、《金匮要略》中比较常见，也是一个话题。原文第二条，讲的是先呕却渴，却，是后。先有呕吐，后有口渴，这个是好现象。因为呕了以后嘴巴干，先渴后呕，水停心下，属于饮家，饮家就是水饮呕家本渴，今反不渴，心下有支饮故也。此属支饮这个水饮的问题，我们后面痰饮病还会讨论，还有一些更具体的一些展开，所以我们这里看看它的一些主要一些治法。一个是小半夏，“诸呕吐，谷不得下”。呕得厉害，不能饮食了，这个呕，一般我们考虑到使用小半夏，实际上是一个药对，半夏和生姜这样的配合，散寒化饮，和胃降逆，达到止呕的目的。

原文第十三条，呕吐以后，呕吐而病在膈上。膈，胸膈。后思水者，解。呕了以后嘴巴干，想要喝点水，这个是好现象，是向好的方面发展。急与之，赶快给他，给他什么？少少与饮之。《伤寒论》中讲的五苓散，给他喝点水。“思水者，猪苓散主之”。这个患者要喝水的话，你给他喝水的同时，用猪苓散。猪苓散是什么？猪苓、茯苓、白术。我们注意不要和猪苓汤混淆，猪苓散是跟着五苓散，五苓散有五，猪苓散只有三，去掉了什么？桂枝没有用，泽泻没有用。桂枝偏温，泽泻偏寒一点，也就是说猪苓散可以理解为五苓散的一个简化版，因为我再简单一点，怎么样？我少用两味药也可以吧？因为是呕吐，所以用散，也容易明白。你不要让它再喝很多的水，一下子喝进去，又要吐了，那么用散。所以这个水饮内停的话，想要喝水的话，猪苓散也是一个方法，它是和五苓散相对应的。我们做一些引申的话，和五苓散做一个对照。那个时代这方面的方药的变化还有，总的体现了一个通阳化气行水。

原文第十八条，也讲胃反证治。这个胃反，一般不作为大半夏汤的胃反病，不是朝食暮吐了。吐而渴，欲饮水，呕吐很厉害，反反复复的，嘴巴干，想要饮水，那么茯苓泽泻汤。茯苓、泽泻、桂枝、白术，这样一看的话。还是有点像苓桂术甘，五苓的意思在里面。药量可能有调整，总的意思有了，五苓散我们很熟悉。五苓散用得轻一点，前面的一个猪苓散。五苓散如果我们变化一点，用得重一点，是否茯苓泽泻汤这样的变化，有一个基本的代表的东西，然后《金匮要略》原文做一些展开，做一些加减变化，提供给你，也是通阳化气利水，也许在临床上还有其他的一些表现，所以胃反两个字，我们要注意和其他前面提到的胃反病做一个区别。我刚才提到的苓桂剂，五苓、苓桂术甘这一类，我们前面提到了和苓桂剂要对应的思考，它的一些变化轻重，那么进一步思考的话，还有一个问题。在《伤寒论》、《金匮要略》中，为什么这一类方药的使用那么频繁？变化那么多端？它的一个背景，临床上遇到什么问题了？我们现在在临床上这一类的方剂也是运用比较多，各个方面都可以去考虑。

然后再往下看，原文第二十条，半夏干姜散，半夏、干姜，“干呕吐逆，吐涎沫”。吐涎沫，前面吴茱萸汤也有，这个地方用半夏干姜，注意小半夏汤，是用半夏、生姜，它要用干姜。一般我们会说生姜偏于表散，干姜偏于温中，这个是一个定论。也就是说用干姜可能走中，温中，吐逆，吐涎沫，这个呕吐是不是比小半夏的情况要加重了？温的力量需要加重一点，所以有半夏干姜这样的一个变化。

原文第二十一条，生姜半夏汤，患者原文讲“胸中似喘不喘，似呕不呕，似哕不哕，彻心中愦愦然无奈。”原文讲得很有特征，这个也不像喘，也不像呕，也不是打呃逆了，但是整个心胸，上腹部这个地方就是有点万般无奈的不舒服，难以名状的，很郁闷的，这样的一种情况，用生姜半夏汤。那么我们可以看一下，它又有变化了，半夏、生姜，生姜用姜汁一升，新鲜的生姜，我要取汁。我们可以体会，在这个地方姜的用量最大，为什么要用姜汁？有时候我们在日常生活中间，碰到呕吐可能也会用生姜，有的也会用姜汁。姜是辛温的，辛辣的，气机郁闷，辛温的东西，生姜取它通阳行气，辛者行也，在这个地方体现出来了，辛温药能够行气的，郁闷的时候，“彻心中愦愦然无奈”，这个时候我们可以试试看，这个辛温的药，力量要加强。所以这里我们可以注意一下，提示一个方法，小半夏、半夏干姜、半夏生姜，三张方列在一起，小半夏是基础方，用辛温药，和胃降逆，也可以用干姜，也可以用姜汁。辛可以行，通达阳气，化解瘀滞。再拓展一点，辛温药，麻黄、附子都可以考虑。那么关于寒的这一类主要的方证，有的和六经相符，有的单独列出来，特别是水饮，应该怎么理解，是我们应该思考的。

下面讲呕吐偏于热的。偏于实热的，原文第十一条，“干呕而利，黄芩加半夏生姜汤”。《伤寒论》中有黄芩汤，黄芩、芍药，苦寒药，治疗下利。这个下利，偏于湿热，这些都没有疑问，那么下利又有呕呢？用半夏生姜汤，它的一个基础是苦寒药加上半夏生姜，半夏生姜辛温药。这样一看的话，苦寒是降下，辛温是升上，也有了一点辛开苦降的意思，你说它是一个黄芩汤的加减变化也可以，这个在临床上比较常用。那么我这里提一个医案，也是自己印象比较深刻的，不是湿热，是寒湿，应该放在前面也可以的，但是可以对照。急性的胃肠炎，这个患者年纪很轻，还在念书，经过西医急诊的静脉点滴和观察，没有缓解，前来求诊处方有点靠近藿香正气散，二陈汤，用了中药以后，得到了缓解，然后再服药后，基本上就好了。所以黄芩加半夏生姜可以参考，后来的有一些方也可以参考，比如说藿香正气什么的，要考虑到热，比如说你考虑到炎症，那么清热，用黄芩，用黄连，这个都可以。但是我举这个病案，是提醒大家中医治疗是以人为本的急性胃肠炎，比如我们现在讲是炎症，感染。这个患者是一个寒象的，痛得厉害的，脸是白的，舌苔也是白的，热象不明显的，所以我们在治疗上要变通。中医的一个思路比较宽泛，不是仅仅一个抗感染，消炎的问题。

再往下看，原文第十七条，大黄甘草汤，两味药。前面一开始有一条原文讲，你这里怎么吃完了就要吐，反而要下了呢？大黄甘草汤，所以具体的情况，要具体分析。那么因为原文的一个交代比较简单，我们要补充，食已即吐，你要用大黄甘草，一般这个患者,也许大便不太通畅更加合适,腑行不畅,下面不通,上面受影响,要呕吐了。这个时候用大黄甘草,大黄甘草汤两味药,经方中的两味药都是一个出发,是一个基础,我们一看就知道大黄是攻下的药,大黄、芒硝、甘草呢?承气汤的一个原形。你在这儿找到,承气汤三味药,四味药,我在这里两味药。为什么要两味药呢?有时候简单一点不好吗?或者我们一开始用轻一点,不用芒硝,有一些老年人,有一些小孩或许身体方面有一些原因,我们简单一点,日常生活中有一些患者,便秘搞一些大黄通通便了,大概也是这个意思。中医在我们的生活中,老百姓都了解,都喜欢用,因为方便,能够解决问题就可以。所以这个地方的大黄甘草汤我们要做一些拓展,从大黄甘草汤,联想到承气汤,它会怎么走下去,出发在这里。

原文第十五条,小柴胡汤,呕而发热。这个大家很熟悉,不用多讲,《伤寒论》原文中小柴胡汤证有五个,“寒热往来,胸胁苦闷,默默不欲饮食,心烦喜呕”。但是有一句话,柴胡证,但见一证便是,不必悉具。原文在这个地方,《伤寒论》中也有,“呕而发热”,可以说是一个最简约的对小柴胡汤证的表述。一个有呕,一个有发热,发热,少阳邪热,这个邪热会影响到胃肠,一般发热的患者见到呕吐,也是比较常见,特别是小孩子,我们有时候用阳明的方法,有时候也要想到用柴胡汤的方法,所以小柴胡汤基本上是偏在热,有发热的,那么我们在六经中小柴胡汤居中,两边比如说一边是太阴,一边是阳明,把小柴胡汤放到寒热错杂、表里虚实都有一些夹杂的疾病治疗,这样去认识呢,也可以。

最后提一下原文第十条,寒热错杂的半夏泻心汤。我的理解,半夏泻心汤,它的位置是跟在小柴胡汤后面。小柴胡汤针对发热,半夏泻心汤针对原文讲的心下痞。《伤寒论》中也有五个泻心汤,所以我们看心下,上腹部,是一个痞满,痞胀,呕。肠鸣,联系临床上,有的说是腹泻也可以。它有呕利,当中在上腹部,腹部会有胀满痞闷的感觉。就是这一张方,大家也很熟悉。辛开、苦降、甘补,我讲的它有这样的三个方面,需要注意,辛温药,苦寒药,然后甘补药。三个方面很全面,可以把它和小柴胡汤,对应起来思考,两张方是有关联的,有什么变化?首先都是居中。然后我们可以考虑在呕吐,或者是下利的一个治疗中,六经的病证,六经辨证,你怎么定位?温补、寒泻和辛开苦降,应该是临床上最常用的三个方法。这个呕吐因为是一个症状,我们要辨证论治。有时候如果你能够把握这个病因,那么病因解除,也能直接达到治疗的效果。所以辨病辨证,从中医的一个处理,毫无疑问。六经还是在这个中间的,所以根据寒热,寒热错杂。这样来区分还是很到位的,我们可以参考一下后来的方剂,比如说温胆汤、二陈汤或者藿香正气散等。

最后有一个小话题,哕。这个哕,我们现在换成一个通俗的讲法,呃逆。大家也很了解,和胃肠道的直接关联不大,主要是一个膈肌痉挛,病位在横膈,比如我们都有经验,突然受了冷了,或者是吸了冷风,一下子打呃逆了,喝点温水。或者是其他的刺激穴位啊,缓解了。这个哕,我们注意一下,在《伤寒论》、《金匮要略》中,是跟着呕吐，下利走的，占的篇幅不太大。原文第七条，是从《伤寒论》来的，《金匮要略》这里补充两张方。我们可以看一下《伤寒论》中的描述，"哕而腹满，视其前后，知何部不利，利之即愈"。这个大家比较熟悉，前后，大小便。大小便不利造成的哕逆的话，很简单，通利的方法，利小便，通大便。这是偏于实证的，实证容易解决。

那么《金匮要略》中，补充的两张方，我们可以看一下原文第二十二、二十三条。一张橘皮汤，"干呕，哕，手足厥"。手脚发凉，阳气不能通达，这个手足厥，大概不能和四逆汤证混在一起的，没那么严重。一般就是一个呕，和一个哕逆的问题，阳气不通。所以我们看一下，橘皮生姜，橘皮我们现在临床上处方大概直接写陈皮，陈皮、生姜，为什么不是半夏、生姜，换了一个橘皮，这里需要体会一下，药物的选择有很多。然后我们看一下，第二张方橘皮竹茹汤，竹茹我们在临床上也较熟悉，偏于寒凉，止呕的，里面有人参、生姜、橘皮、甘草、大枣，这样一些甘补的药在里面。这样的话，我们讲这一张方更加偏向于虚，提纲给它一个表达叫胃虚有热。竹茹偏于寒的，这两张方对呃逆的一个治疗也许我们会遗忘的，现在可能我们更多使用的是时方，比如说丁香散、丁香柿蒂这一类，或者有的用益胃汤等，都可以。这个地方要展开了，《金匮要略》开了一个头，一个实证，一个虚证，另外也有对症的处理，但是呃逆还有什么其他的处理方法？需要去思考，用什么方法可以缓解的，一般是在慢性病的过程中，特别是有一些身体特别衰弱，整体情况差的，卧床的，如果出现呃逆，我们讲的虚，一般疗效比较差。还有临时性的一下子受了什么刺激，造成的呃逆，有时候不需要到医院去，不用药会自然缓解，所以临床上这个问题比较复杂，我们需要有一个大概把握。

呕吐和哕的问题我们大体上讲到这里，内容呢也比较多，临床上也比较常见。《金匮要略》中的内容我们可以思考一下，我提几个问题，一个比如胃反病，我们现在怎么思考？怎么理解？《金匮要略》中的不足，后来是怎么补充的？比如原文讲的一个说，呕吐的不能下，一个说吃下去就吐，可以用下，是不是矛盾？怎么理解这两条原文的？第三个，比如半夏和姜的用法给我们提示了什么？小半夏，半夏、干姜，半夏、生姜的使用，为什么会有这样不同的用法？整体上对呕吐的一个表里寒热虚实，从六经的角度应该怎么把握？有没有基本的原则性的东西可以作为参考的？

串讲 21　下利

【提纲】

下利主要和脾胃运化、升降失司直接相关，病机可以用"实则阳明，虚则太阴”概括。

后世分下利为泄泻和痢疾。

与《伤寒论》的内容作了沟通，下利可见于六经病证中。

气利、下利便脓血等证治有独到。

1．呕吐哕下利的总病机

夫六腑气绝于外者，手足寒，上气，脚缩；五脏气绝于内者，利不禁、下甚者，手足不仁。（二十四）

2．泄泻

（1）虚寒

1）阳虚内寒

下利清谷，不可攻其表，汗出必胀满。（三十三）

下利腹胀满，身体疼痛者，先温其里，乃攻其表，温里宜四逆汤，攻表宜桂枝汤。（三十六）

2）里寒外热

下利清谷，里寒外热，汗出而厥者，通脉四逆汤主之。（四十五）

3）气利

气利，诃梨勒散主之。（四十七）

下利气者，当利其小便。（三十一）

（2）实热

1）积滞内停

下利三部脉皆平，按之心下坚者，急下之，宜大承气汤。（三十七）

下利脉迟而滑者，实也。利未欲止，急下之，宜大承气汤。（三十八）

下利脉反滑者，当有所去，下乃愈，宜大承气汤。（三十九）

2）热结旁流

下利谵语者，有燥屎也，小承气汤主之。（四十一）

3）热扰胸膈

下利后更烦，按之心下濡者，为虚烦也，栀子豉汤主之。（四十四）

3．痢疾

（1）虚寒

下利便脓血者，桃花汤主之。（四十二）

（2）实热

1）湿热

下利，寸脉反浮数，尺中自涩者，必圊脓血。（三十二）

热利下重者，白头翁汤主之。（四十三）

2）热毒

下利肺痈，紫参汤主之。（四十六）

3）休息痢

下利已差，至其年月日时复发者，以病不尽故也，当下之，宜大承气汤。（四十）

4．预后

下利脉沉弦者，下重；脉大者，为未止；脉微弱数者，为欲自止，虽发热不死。（二十五）

下利，手足厥冷，无脉者，灸之不温；若脉不还，反微喘者，死。少阴负趺阳者，为顺也。（二十六）

下利有微热而渴，脉弱者，今自愈。（二十七）

下利脉数，有微热汗出，今自愈，设脉紧为未解。（二十八）

下利脉数而渴者，今自愈，设不差，必圊脓血，以有热故也。（二十九）

下利脉反弦，发热身汗者，自愈。（三十）

下利脉沉而迟，其人面少赤，身有微热，下利清谷者，必郁冒，汗出而解，病人必微热。所以然者，其面戴阳，下虚故也。（三十四）

下利后脉绝，手足厥冷，晬时脉还，手足温者生，脉不还者死。（三十五）

【串讲】

这节课给大家讲《金匮要略》的下利，前面我们讲过呕吐、哕、下利，我前面也提到呕吐和下利，在《伤寒论》、《金匮要略》中是一个庞大的内容，这里作为一个篇章提出来，另外我们可以联系到六经病中，在《金匮要略》的腹满、痰饮，其他的篇章中间，随处可见，所以是临床上的常见症状。这里要注意的是下利两字，我们现在在临床不这样表达了，我写脉案不会写下利两个字，后来有了变化，我们汉唐时期用下利的表述，或者原文中，相关医书中，我们注意到后来的医书中。就逐渐走得细了一些，下利把它分开了，一个很明确的是叫泄泻，一个叫痢疾。所以受这样的影响，我们提纲也做了这样的努力，一部分叫泄泻，一部分叫痢疾。这个走细一点呢我们可以这样做，但是话又要说回来，你也不要太拘泥我们这样的一个提纲区分，有一些地方可能还是有问题。

下利作为一个病名，作为一个名词，总的大概主要还是指大便的次数多，大便比较稀薄，这样的一种状态。后来呢我们临床上对一些问题认识的比较细了，比较到位了，做了一些区分了，这是后来的事情。所以按照我们现在的眼光，我在讲课中也做了这样一些区别，一部分的内容我们从泄泻的角度来理解，泄泻也有虚寒也有实热。另外一部分内容我们不妨从痢疾的角度，也是我们现在常用的一些方，所以请大家要注意这个问题。当然这个下利和呕吐一样的，很多原文都是从《伤寒论》中发展过来的，我们在阅读理解原文的时候，经常要回到《伤寒论》那里去看看。

我们现在看一下原文第二十四条，这一条在原文中起一个承上启下的作用，我在提纲中没有列出来，但是我们仍要了解。整个篇章原文有四十七条，在中间有这样的一段原文，我们来看看它议论了什么。原文说，“六腑气绝于外者，手足寒，上气，脚缩”。好像没有提到呕吐和下利的问题，从六腑的角度，从外，外是体表，提出肢冷。提出气喘，四肢的这样的一些表现。后面的一半，“五脏气绝于内者，利不禁，下甚者，手足不仁”。如果我们按照原文走，好像过于绝对化了，六腑是一个外，外是体表。五脏是一个内，内它提到了，有下利不止，下利得厉害，手足会不仁，也许四肢厥冷，这样好像有点少阴的这样的情况。那么我自己的理解，这个地方六腑五脏是一个对照，一个外，一个内，也是一个对举。那么我们是否可以把它关联在一起看五脏六腑，内外实际上是贯通，举的这样的一些症状，我们不妨也把它展开，在呕吐、哕、下利的整个过程中，或者我们对整个病情把握的时候，要注意五脏六腑整个内脏，它的一个阳气，整个状态，我们要把握，那么这个呕吐和下利，息息相关，我们讲的一个病因病机、五脏六腑，内外这样的整体的把握整体的眼光，毫无疑问，六经辨证，太阳、阳明、少阳、太阴、少阴、厥阴，这个六经都在里面了。

那么下面我们看泄泻的具体治疗。泄泻有一个虚寒的，原文第三十三条，这个《伤寒论》中也有原文，“下利清谷，不可攻其表，汗出必胀满”。我们容易理解，有一个泄泻的患者很严重，里面的阳气亏虚，那么不要用辛温发散的药，去发散它的阳气，如果这样做呢，腹部的症状会加重，我们平时讲的虚寒下利，在治疗上，特别要注意的。在《伤寒论》中，这方面可下不可下，应该有所把握。原文第三十六条，下利腹满胀，胀满，身体疼痛，有表证，既有里，又有外，先温其里，乃攻其表，有个先后关系。先温里，温里要四逆汤。攻表是治疗表证，用桂枝汤。桂枝汤比麻黄汤要更加容易接受，是一个和解。所以这个原文我想大家很熟悉，先里后表，先表后里，或者表里兼治，这样的一些原则，在《伤寒论》、《金匮要略》中，经常会提到的。这个也是我们临床医生根据具体情况需要做的一个把握。那么这里的一个下利，我们可以理解，有的比较严重的，里阳亏虚，比如用四逆汤的，是一个全身情况的问题，全身的阳气有所虚衰，会出现下利，临床上我们会有体会，有一些患者，不是脾胃直接的问题，比如我们现在讲的肾脏的问题，或者心脏的问题，特别是心力衰竭造成的，有时候也会像泄泻那样，大便次数比较多。我们现在考虑的，在辨证上要把握得恰如其分。这样我们要用温阳，温阳利水的，要用附子干姜这一类药来解决，不是所有的泄泻我们都用健脾的方法可以解决。所以这个原文，从六经的角度，强调了这样的一个情况。第四十五条，里寒外热，下利清谷，“里寒外热，汗出而厥者，通脉四逆汤主之”。这个也是少阴过来的，通脉四逆，强调了一个温通助阳的，这样的力量要加大。那么我们给它一个表述，提纲上讲里寒外热，就是有一些虚阳，虚阳外越了，这样的情况，我们不要误以为是热证，反过来要用寒凉药了。仍然是一个寒证，所以仍然是通脉四逆汤，用温阳散寒的这样的一个方法，我们可以联系《伤寒论》中的一些论述。

上面这些论述，都是从六经的角度来思考，那么《金匮要略》这里呢，转过来讲气利。原文第三十一条，“下利气者，当利其小便”。我们一般是这样理解的，下利是腹泻，气是放屁。腹泻的时候好像气体比较多，没有出方，说当利其小便，我们有时候只好反推，泄泻是一个湿，或者是一个阳虚阴寒，或者脾虚不运，排气比较多，那么这个时候要利其小便。利小便，一般我们会想到要用五苓散，温阳化气利水的，有时候我们讲是利小便，实大便。有时候我们讲，急开支河，大便水分太多了，次数太多了，我通利小便，让水分从小便这里走。这个也是临床上的方法之一，特别是湿偏盛的时候，五苓散也能治疗泄泻，有一些小孩子的无菌性的泄泻。用了一般的西药，效果也不太好，这时候我们要想到这样的一些方法。《金匮要略》中，这个地方没有出方，苓桂术甘汤，苓桂剂，五苓散什么的，我们均可以做一个参考。

和它对应的，我们看一下原文第四十七条，它的提法，“气利，诃梨勒散主之”。诃梨勒，我们现在处方名，诃子。在张仲景的那个年代，据说这个药还是从外域引进的，不是我们中原地区本土生长的，那么也是一个进口药这样的一个概念，运用得不太频繁。但是我们看一下，这个地方讲的气利两个字，好像没有展开，气放在前面了，气是排气，在放屁的时候大便有时候失禁，忍不住大便也出来。一般地讲老年人比较多，身体特别虚弱的人，会碰到这种情况，也会来找中医。所以诃梨勒，诃子，我们很熟悉，是一味收敛药，所以它用一味药诃梨勒来对应这样的一个情况。那么如果真的是临床上比如腹泻，有滑脱不禁，放屁的时候大便也随着出来了，老年人有时会有这样的一个主诉。那么我们讲这个属于中气亏虚，或者肾气亏虚。我们会想到收敛，但是这个地方，我们要做一些扩展的话，临床上你光用收敛药可以吗？我用点五味子，用点诃子，或者是其他的收敛药。好像还不够，不一定能够全部到位，如果这个患者真的是全身情况比较差，你毫无疑问还是要想到基本方，如果是在太阴，如果是在少阴，有一些我们常用的理中、四逆，或者是有一些补中益气剂，或者乌梅丸等，后世也有一些方子，这些方我们要考虑。诃梨勒有点像对症的药，我们不妨这样理解一下，我们觉得比较符合临床。

讲到泄泻，我这里稍微补充几个病案。这个患者我印象很深刻的，68岁，年轻的时候，他说患过痢疾，那么以后经常有泄泻，后来在其他的医院诊断为过敏性肠炎。他的一个问题就是大便每天三四次，五六次，大便比较稀，有时候好一点，有时候重一点，中药也治疗过，但是疗效好像不是太满意。最近还是在服药，大便好像反而是蛮多的，前来求诊。我给他这样的一张处方，基本上是按照乌梅丸加减。我前面讲到蛔虫病，提到乌梅丸的时候，没有展开，乌梅丸用在泄泻的治疗中，我们应该想到，在六经中间走在厥阴。所以它的一个力度，要比理中要厉害了，走到下面来了。它的一个温补的力量加强，苦寒药有所减轻，乌梅是酸，如果我们理解为是收敛也可以，和诃梨勒也可以对应起来。所以临床上不是一个急性的问题，是慢性的长期性的这样的一个疾病呢，我们的思路必须要打开，不是一个诃梨勒能够解决的。我们非常熟悉的乌梅丸后面跟了一句话“又主久利”。所以这个慢性的泄泻有时候，我们必须想到临床上的实际情况。这个患者用了以后很明显就有改善，那么目前还在继续服用，慢慢地我再把他的药减量，力度减小一点，让他能够巩固。

还有一个患者我的印象也很深，年纪快60了，也是有慢性的肠胃炎，将近20年了，就是排便次数多，至少一天要三四次，有时候早饭以后特别明显的，上班的路上很恐惧，千万不要有意外，否则找也找不到地方。前来求诊，我给他这样一张处方，柴胡、白芍、枳壳，这个大家很熟悉，四逆散。那么另外有白术、防风，有一点像痛泻要方的感觉，用了葛根，用了黄芩，葛根芩连汤这样的意思也有。那么也用了一点乌梅，我这个地方没有用诃子，所以临床上，不是我们书本上讲的那么单纯绝对的情况。我们掌握了这些基本的思路以后，有时候在临床上要学会变通，那么把经方中有一些用药的东西，根据患者的一个情况，比如说病史20～30年，你用几味药，大概不行，所以要善于思考，善于变化。这个患者用药以后，效果也很满意，改善很大，很高兴。后来从乌梅丸的地方最后做一个巩固，好像基本上没有什么大问题了。

泄泻的另外一面，热证。泄泻，偏于虚寒也许多一点，但是也不排除有的拉肚子偏热的。那么原文中我们看一下，积滞内停，这个大家有体会，前面讲过宿食也要用大承气，呕吐中间也有承气的影子。下的方法还是必须了解的，原文这里连在一起的，第三十七、第三十八、第三十九条，“下利三部脉皆平”，它的特点心下坚。坚，心下实，是有形的东西也许停留在那里。急下之，这个容易理解，承气汤通因通用。“下利脉迟而滑实也”，这个也是讲的蛮到位的，利未欲止，利是有形之邪造成的，那么急下之。下利脉反滑，当有所去，滑也是一个实象，至少这个患者的体能、体力是有的，有抵抗，又有下利，那么当有所去，下。所以大承气，放在偏于热的这样的一个泄泻中提出来。我们可以理解，是一个通因通用的方法。

原文第四十一条，“下利谵语者，有燥屎也，小承气汤”。基本上差不多，因为是在热病的过程中出现的，所以提纲上我们给它一个表述，叫“热结旁流”，也是要用通利的方法解决。所以实热的下利，有积滞的下利，不要害怕，承气是一个选择，试试看。下了以后，实热、实邪去除了以后，下利会有缓解。这里提到的第四十四条讲的栀子豉汤，实际上是一个下利以后的处理，利后更烦。泄泻以后，按之心下濡，我们跟承气可以对照，承气是心下坚，有实邪，当有所去，用了下法以后，或者下利以后，邪没有了，原文讲，为虚烦也，这个虚不是说虚证的虚，邪没有了，但是还有余热，用栀子豉汤。以这个地方是一个旁开，这个下利的过程中，下利以后有了变化。我们再考虑，栀子豉汤是一个苦寒药，苦寒的力量相对轻缓一点，容易接受一点，位偏于高一点，是心下这个部位，不是脐周，这是一个基本的把握。前面我们讲了泄泻的问题，分成两端，一个寒，一个热，实际上一个太阴，或者跟少阴有关，一个阳明，要用苦寒攻下的方法来解决。那么这里实际上我们还可以展开的，你有兴趣，再看看《伤寒论》中泄泻下利还有很多方药，我们课后可以做一些归纳整理。

往下看，痢疾。我前面解释过，这个痢疾是我们归纳的时候加上去的，原文中间没有这个表述，还是下利两个字。原文第四十二条，“下利便脓血者，桃花汤”。桃花汤是什么？桃花是指粉红色。这个地方出现了赤石脂，我们前面有一张方，乌头赤石脂丸，我曾经问大家，赤石脂在那个地方起什么作用？现在赤石脂又出现了，桃花汤中是应对什么问题呢？泄泻，有大便次数多，同时呢，有便脓血，把它放到痢疾中间。大概更加注意到，便脓血这三个字，我们可以看一下的，这个地方又出现赤石脂，赤石脂有什么用处呢？在这里。从原文来看，“下利便脓血”，从桃花汤的一个用药我们可以反推，赤石脂作为一个主要的药物，是粉红色的。桃花汤，也有桃花两个字。干姜和粳米，姜温中，赤石脂收敛。赤石脂的用法我们注意一下赤石脂一半要把它锉成粉末，纳赤石脂方寸匕，赤石脂直接把它吃进去，让它到肠道中间，那么对这个腹泻的情况会有所缓解，它的一个问题是有便脓血。脓血，我们马上会想到这个脓血便，是痢疾了。那么我们会想到另外一张方白头翁汤，清热，要燥湿，要凉血，要止痢，这个放在后面了。桃花汤是第四十二条提出来的一个方法，如果是痢疾的话，一般不是急性的，这个是一个常识，是一个慢性化的，整个身体的情况应该有所低下。下利，腹泻，或者是痢疾，时间比较久了，脓血是比较暗的、紫黯的，不是那么鲜红的出血，滑脱不禁了，身体乏力了，甚至腹部有一些隐痛了，这个患者是属于虚寒，喜按喜温等，脉象、舌象，我们都可以做一个把握。中焦的阳气受到损伤，气血虚弱了。如果是一个痢疾的话，那么我们讲热毒、热邪还是有一点的，那么这个时候了，可能不是主要问题了，那么我们看他的身体，作一些调整，就是这个桃花汤。我们现在在临床上，作为一张温中涩肠固脱的方子，不限痢疾，可能在泄泻中用的更加多一些。

为了对举方便，我们把它和白头翁汤放在一起。原文第四十三条，白头翁汤大家很熟悉，“热利下重”。这个“热利下重”，我们是从湿热下注这个角度来理解。第三十二条我们的讲到“必圊脓血”，原文没有出方，但是我们有时候把它放在一起联想。所以白头翁汤，大家很熟悉，这几味药，苦寒药，黄连、黄柏、秦皮和白头翁放在一起。那么这一张倒真的是成了后世痢疾急性期的专方，我们在临床上是作为一张基本方。几乎我们学过中医的人都不会忘记，都会想到现代临床上细菌性痢疾，我们现在讲有里急后重的，大便有出血，那么这个是一个临床上偏于热。“热利下重便脓血”，这个出血的颜色比较红一点，身体的情况应该和桃花汤反过来，偏于阳明，桃花汤偏于太阴，所以这个是湿热，或者是热毒停留在肠道，造成的一个病情，那么白头翁汤功效清热燥湿，或者我们现在讲凉血止痢也可以。

以上两张方作为一个配对，在《金匮要略》中提出来了，那么我这里可以再举一个腹泻的案例。这个患者70多岁，前来求诊，手术切除肠息肉以后，常会发生腹痛，一般常发生在半夜里，痛了就要泻，大便比较溏薄，白天偶有发生，有时候有里急后重的这种感觉，身体的情况稍微有一点差。那么我给他的处方是这样，走的不一定是白头翁汤和桃花汤，这个有点像四逆散、痛泻要方这样的意思，用一点乌梅，补肾的药，红藤、大黄炭、炮姜，用药比较杂的，在治疗的过程中间，效果也是蛮好的。因为患者常常用了一般的西药，取效不明显。前来求治于中医，医生就要斟酌，要会变化，要在基本方的基础上进行加减。

原文第四十条，有这样的描述。我们会联想到现在痢疾中的休息痢，利已差，至其年月日时复发，到了一定的时候潜伏在里面，没有完全去除的病邪，当身体状态低下时，或者遇到有什么情况，死灰复燃，它又蠢蠢欲动，重新发作，那么这个时候，提出一个治法，下之，宜大承气汤。这个下之，大家要把它扩大一点，下是去除。不尽，你要把它去除掉，这个病邪在里面，那么用大承气汤。临床上是不是真的休息痢就用大承气要慎重考虑，一般我们讲是标本兼治的多，或者一般的情况，急性发作的时候比较严重时候治标，平时治本。所以原文提示的这种情况，我们要做一些考虑，可能是急性发作。

然后在下利中有一些预后的描述，我想这一部分的原文和《伤寒论》的原文重复的比较多，有兴趣的可以再看看在《伤寒论》中这些条文的描述。大体上一个是通过脉象来强调，另外一个是按照全身的情况，全身的情况差，手脚冷，四肢厥冷了，脉象没有了，肯定这个预后要注意了。我们在治疗上特别要把握的，为什么下利会提到这样预后的问题？我们要理解，在整个伤寒病的过程中，我们必须要把握的，轻的呢问题不大，或者是慢一点不要紧。有的需要马上要回阳要救逆，用药就必须到位，这个时机有时候不能错过。所以在热病的治疗中，这个把握非常要紧。预后的这些原文，我们如果现在做临床，坐门诊的话，我想可能体会不深，因为遇不到。做急诊的时候，在病房里面观察的时候，大概更加容易体会。所以这些预后的原文，基本在《伤寒论》中已经描述的，大家可以课后做一些思考。

我把下利的问题可以再归结一下，《黄帝内经》中有很多不同的表述。《伤寒论》中下利内容很多，《金匮要略》中做一个专门的篇章把它列出来。《金匮要略》中也有一些旁开，比如说诃梨勒散，气利啊，这样的一些表述，我们也可进行思考讨论。我们很熟悉李东垣《脾胃论》中的方子，我们经常用的有四神丸（五更泻），以及痛泻要方、真人养脏汤等，这些方我们都可以作为参考。

下面给大家提几个思考题，原文中的下利，我在提纲中分了泄泻、痢疾，这样的分法是否合理？我们可以思考。我们怎么去认识在那个时代，汉唐时期下利这样的提法，为什么是这样？第二个下利的表里寒热虚实，一句话说也是六经，六经确实是一个基础，离不开，我们想想看，这些方我们怎么用六经的证治框架去认识它，还有原文中有一些争议的地方，气利和下利气，我们是否可以区别一下？比如下利气的话，我前面提到是五苓散，那么气利是诃梨勒散，有的地方不区别，有的医家提出不用区别，也有很认真作鉴别的，我们从临床的角度思考一下，它的异和同在哪里？我们再拓展一下，还可以从哪些方面做补充？

串讲 22　吐衄下血

【提纲】

主症：论及各种出血证，主要与热病相关。

病机：病机大体分为实热和虚寒两端。

治疗：以温清两法为主，或清泻，或温补。

1．病机、脉症、治禁及预后

（1）衄血与季节

又曰：从春至夏衄者太阳，从秋至冬衄者阳明。（三）

（2）酒客吐衄

夫酒客咳者，必致吐血，此因极饮过度所致也。（七）

（3）内伤失血

病人面无色，无寒热，脉沉弦者，衄。浮弱，手按之绝者，下血。烦渴者，必吐血。（五）

（4）亡血脉症

寸口脉弦而大，弦则为减，大则为芤，减则为寒，芤则为虚，寒虚相搏，此名曰革。妇人则半产漏下，男子则亡血。（八）

（5）衄家误汗

衄家不可汗，汗出必额上陷，脉紧急，直视不能眴，不得眠。（四）

（6）亡血误汗

亡血不可发其表，汗出即寒栗而振。（九）

（7）衄血预后

师曰：夫脉浮，目睛晕黄，衄未止；晕黄去，目睛慧了，知衄今止。（二）

（8）吐血预后

夫吐血，咳逆上气，其脉数而有热，不得卧者，死。（六）

2．证治

（1）虚寒吐血

吐血不止者，柏叶汤主之。（十四）

(2) 实热吐衄

心气不足,吐血衄血。泻心汤主之。(十七)

(3) 远血

下血,先便后血,此远血也,黄土汤主之。(十五)

(4) 近血

下血,先血后便,此近血也,赤小豆当归散主之。方见狐惑中。(十六)

【串讲】

这节课我们要讨论《金匮要略》中的吐衄下血,这四个字我们一般印象均较深,应该是一个血证,就是出血的问题,你怎么应对?作为篇名是这样的,吐衄下血在中间,前面有惊悸两个字,惊悸。吐衄下血后面有胸满瘀血。所以作为一个篇章的话,篇名是这样表达。我为了讲课的方便,把惊悸放到前面,和奔豚放在一起议论。这个瘀血,我们后面还有交代。

我们这节课主要看一下吐衄下血的问题,这个出血,我们怎么应对的?另外大概要考虑的是,《金匮要略》中为什么专门有这样的篇章,展开关于血证的问题?我们也很了解,后来有唐容川的《血证论》,后来有某些医家在这方面的一些论述,我们都会做一些参考。所以这个出血,从临床上的治疗,比如寒热虚实,我们怎么把握?我们看一下原文,大概是有这样的两部分:一部分是专门做一些泛论,议论的内容也有不少,这一部分作为参考,我们大概的做一些了解。然后有四张方,这个四张方我们习惯上叫血证四方,《金匮要略》中讲到出血的治疗,这四张方是我们学习的重点。

下面我们来看一下具体的原文,首先是一般议论的,什么病机、临床表现、治疗禁忌、预后等,这样的一些东西。原文第三条,讲衄血,议论出血和季节的问题。原文讲,从春至夏衄者通常是太阳病。太阳是六经的一个概念,太阳病,太阳是表。从秋至冬衄者,这个时候衄血,是阳明病。原文从四季,从气候这个角度展开,来议论这个衄血的问题。可能我们会觉得猛地一下,比较别扭。从春到夏的,阳明不会吗?从秋到冬的衄血,太阳也许呢?所以我们要做一些分析,和季节相关的,它这个衄血一般是发生在外感热病的过程中,和具体的治疗方法也有一定的关联,也许这样的一个议论,是提示我们应该注意的一些问题,不一定很绝对的是太阳病、阳明病。

我们学过《伤寒论》以后,它的一个病因病机的定位的问题,我们应该很熟悉,阳明是一个里热、实热,太阳是一个表寒证,外感风寒的。如果我们还有一些记忆的话,那么太阳病中,麻黄汤证中也会看到有衄血的问题,怎么处理的?有的说,衄乃愈。我们有时候可能不理解它有衄血,这个衄血怎么以后就痊愈了呢?很多原文都会提到。我们伤寒在这方面也有一些独到的见解,我们可以参考的,这个出血和太阳有关，和阳明有关，我们如果从治疗的角度，春夏阳气要升，阳气走表，阳气发越，也许是和太阳关联比较多点。秋冬的话，往里走，潜藏，也许里面一个热象明显一点，那么从这个季节的角度比如秋冬的话，我们考虑阳明多一点，放在第一位，在春夏的话我们更加要注意太阳的问题等，这个呢还可以进一步去商榷，我想在临床上，大概必须要有针对才可以做到，要对具体的疾病以及患者的体质，做一个综合性的把握，才可下定论。对原文不要过分的拘泥，作为一个参考，知道和季节有关即可。

原文第七条提的酒客，经常饮酒的人有咳嗽，必致吐血，极饮过度。如果是外感病，那么酒客怎么样？为什么放在这里讲？我们可能也会联想到方面的一个问题。当然原文没有过分的展开，平时经常饮酒的患者，这个酒是助湿蕴热的，也许没有我们今天所谓的高度酒那么厉害。但酒会伤身，饮用太多，内脏肯定会出现问题，那么这里讲的酒客，经常饮酒的人，要吐血，极饮过度是一个判断，你饮用过多了，这个酒太厉害了，是否提示这样的一个患者在出血，碰到出血，你要注意他的身体情况，是不是本来就像这种患者，内热偏盛，或者是湿热偏盛，就像《伤寒论》中也会提到的，我们在用药的时候可以作为一个参考，比如说温热的药要少用，寒凉的药要把握到位，都可以。因为这个热会影响到胃，影响到肺。

原文第五条讲的内伤失血，“病人面无色，无寒热”。发热的情况已经不成问题了，“脉沉弦者，衄，浮弱手按之绝者，下血。烦咳者，必吐血”。这里原文提出有一个前提，前面强调的面无色，脸色不对了，脸色苍白，或者是无华了，寒热倒不是问题了，现在是出血的问题。那么出血呢，一个是衄血，一个是下血，一个是吐血。吐衄下血，按照脉象来判断的话，浮弱的，手按之绝的就肯定是下血吗？沉弦的一定是衄血吗？有烦咳的就一定会吐血吗？我想我们这里在理解上大概要灵活一点，一般下血如果厉害的话，毫无疑问，失血的量会比较多一点，所以原文讲的手按之绝，脉象沉绝，我们现在讲有效循环量不够血容量不够了，那个脉象你肯定能够感觉到了，手按之绝了。那么出血量大的，浮弱，甚至于我们可以与现在讲的芤脉相参考，按之中空，出血量大的急性的这样的情况要把握，采取措施。沉弦者衄的话，一般出血的量不会太大。那么烦咳，这个烦躁，有咳，有气往上，必吐血。这个必，也要灵活看待，不是必须，而是有这个可能，要注意这样的一种情况。前面讲无寒热，那么有寒热呢？如果是发热呢？所以我们又要回到老话，它的前提是伤寒热病，在这个过程中，会出现各种各样的出血，要把握和注意，这个从临床上给我们做了一些提示，我们可以联系《黄帝内经》中比如出血的患者面色白的，没有光泽了等都可以。有的我们从后来的病机上的一个发挥进行推理都可以。

原文第八条提到亡血的脉证，“脉弦而大，弦则为减，大则为芤”。这一条脉象描述好像在《金匮要略》中是反复出现的，在虚劳病中也会有。“减则为寒，芤则为虚，虚寒相搏，此名为革。妇人则半产漏下，男子则亡血”。这段原文呢，是通过脉象来讲出血的问题。这个脉象呢，前面讲的弦而大，弦没有力量了，不是我们想象中有力的，大是一个芤，减则为寒，芤则为虚，力度不够，我们现在讲叫芤脉也可以。手按上去如按葱管，这样一个讲法，稍微用一点力，这个脉管瘪掉了。现在想象的话，应该有效血容量也是不够，是机体的一个代偿功能，所以脉管有一些扩张，是一时性的。所以最后，他要做一个总结，此名为革。芤脉、革脉，往往我们放在一起，这个几乎相近的，那么芤，我们一般提到的比较多。最后讲的可以联想到的一些情况，我们看一下半产漏下都是出血，男子亡血失精亡血也是出血，一般在临床上出血的量是大的，如果仅仅某一个部位，出血的量比较少，不会有这样的脉象变化。

原文第四条提出，出血的患者，衄血，“衄家不可汗”，不要用辛温药麻桂这一类去发它的汗，“汗出必额上陷，脉紧急”，后面讲的直视不能眴，不得眠，就是这个患者眼睛直瞪瞪的不能动，不能够睡，烦躁。那么这个原文的一个描述，我们有一些费解。就是在原文的解释上，我们会注意一下有不同的理解，你用了发汗这样的一个方法以后，衄家不可汗，这个我们可以理解。因为衄，出血的患者，阴血亏虚，你再用汗，发散他的阳气，是发散他的津液，津血同源，那么这个做法，你必须要谨慎。如果要发汗，你也要注意一个力度的把握。大汗以后，伤了他的正，这里的问题在“额上陷，脉紧急”。额，我们这个部位是有头骨的，硬的，怎么会陷下去？好像不可思议。有的说是额部的，或者是太阳穴的一个脉管很明显瘪下去了。这样的一个讲法、理解，好像在临床上还是有一些争议。那么我们有的老师，有的医家他对其他的古籍比较精通，在这个地方会做一个联系，这样的话我们看看文字的断句上，我们可以这样，额上陷脉紧急，中间不要断开。额部，额上陷脉作为一个名词来理解，我想也可以。陷在里面的脉，具体是什么？我们也不知道。也许是古人有这样的认识、推断，我们肉眼不能直接看到。这个是一个陷脉，就在额，我们现在讲是头、脑部这个地方出里问题，脉紧急。这个脉紧急，也不是你寸口脉，是一个陷脉紧急，为什么呢？因为发汗伤了阴液经脉，或者这个滋养受到了影响，或者它出现了什么问题，直视不能眴，不得眠。这样大概可以理解这个出血的患者，你要过用汗法的话，它会造成一些脑部的，或者神经系统的一些问题，眼睛的，我们现在讲动眼神经，眼睛的转动有问题，直视不能眴，睡觉有问题，这样去理解，我想也可以。也是在出血的患者临床观察中，我们古人在这方面观察的非常仔细。

原文第九条，有这样的一个描述留给我们，“亡血误汗”。亡血，一般我们理解为出血，出血的患者不可发其表，不可汗，“汗出寒栗而振”，这个可以理解。这个是已经出血的患者，你再用发汗的方法，伤了他的阳气，伤了他的阴液，这个患者阳虚内寒，身体会怕冷，这个寒栗而振，这个情况比较重。

我们看一下，出血还有一个预后的情况，原文第二条讲“脉浮，目睛晕黄，衄未止，晕黄去，目睛慧了”，衄马上要止了。我们现在在临床上的观察，大概没有这样的一个机会，或者是已经没有这样的经验了。出血的患者，衄血的患者，他的目睛晕黄，目睛慧了，我们可以通过这样的观察，这样的一个结果，对他的预后可以做一点把握。那么我们如果是没有前提，无限的夸大了，我看到出血的患者，是鼻出血的，他没有目睛晕黄了，也没有目睛慧了，不大容易理解了。所以我前面序言中讲过，它有一个前提是伤寒这个病，它容易见到各式各样出血，把他放到这个特定的环境背景中去这样理解，大概更加容易搞清楚它的一个本来面目。所以有一些讲不清楚的地方，我们清代医家也都会做一些判断，做一些分析，做一些自己的理解，那么我想充其量作为一个参考即可。实在讲不通的有一些地方，我们存疑也不要紧，也许你今天不理解，将来知识丰富了会理解，如果不理解，也无碍大局的。我们对原文的一个学习理解，有时候就要了解，要去把他搞懂，有时候搞不懂就暂时的放一放，我们往后再回来看，也可以。所以像这个预后的判断，我们暂时放一下也不要紧。

原文第六条，也是讲预后。“吐血，咳逆上气，脉数有热，不得卧者死”。脉跳的快，有热，这是一个判断，他有咳逆上气，咳喘，又有吐血的，这个多方面的几个因素都合在一起，最后有一句话，不得卧。不得卧，烦躁，坐立不安，厉害的可能原文中，惊狂这样表述都会有。死，是一个判断，不一定是真的死。我们可以预测到，这样的一个病情比较危重了，我们在处理上要特别当心，要采取恰当的措施。是不是要止血，或者要清热，或者要做什么，因为原文是一般论述，没有出方，所以呢我们讲是作为一个预后方面，临床上作为提醒，我们要注意这方面的一个情况。

讲到这里，我们可以停下来思考一下，血证的问题，出血为什么在《金匮要略》中作为一个篇章提出来，惊悸吐衄下血胸满瘀血，可以讲是直接和血证有关的，有这个必要吗？伤寒或者《伤寒杂病论》这一本书，这一个病，如果是我们平时认识中的一般的流感一般的伤风感冒，你碰不到出血的，像这样的一种血证哪有？我们在门诊上，在现在的诊疗中，不大会有，所以我们学习经典原文的时候，还是要思考这个问题，他原来的背景是什么，他是在什么前提下提出这样的一些论述的？和治疗方法和预后密切相关的，我们应该怎么理解？这方面我想课后有兴趣的把它展开，可去看看《伤寒论》中的有关内容，我们联系起来，或者《金匮要略》中其他篇章的一些问题，关联起来，这样我想我们一定会有收获。

然后我们可以看一下具体的治疗的四张方，这四张方比较整齐，两张是治疗上面，两张是治疗下面。我们看一下，柏叶汤是吐血不止，泻心汤是吐血衄血。柏叶汤，我们看一下，我们给他提纲一个表示是虚寒的吐血，泻心汤我们看一下，它是一个热盛吐衄。所以在上面一个是虚寒，一个是实热性的。对应的虚寒应该跑在太阴这一边，实热在阳明这一边，一个要泻热的，要清热的，一个要温补的，要温中的，这是六经的一个基本的框架出来了。然后我们再看一下，下面的两张方，一个是黄土汤，一个是赤小豆当归散，这两张方也是一个对应的，这两张方也很有意思，正好是一个配对。黄土汤是一个虚寒的，赤小豆当归汤是治疗湿热便血的，一热一寒，一上一下，正好是一个六经框架。

那么我们先看看柏叶汤的问题，原文第十四条，柏叶汤。我们要做补充，原文叙述不够，“吐血不止者，柏叶汤主之”。用的药物，我们看一下柏叶，侧柏叶，偏凉的。干姜，艾叶，偏温的。后面有个马通汁，我们现在不会用了。那么如果主要是三味药的话，两味药是偏温，所以我们整体上把它放在虚寒，属于一个虚寒吐血。那么在症状上的描述，我们会做一些把握，在临床上虚寒吐血，一般整个身体的情况，面色白无华，或者萎黄的，舌是淡的，脉是微弱的，或者是虚而无力的。从病机的角度，中气虚寒，血不归经。所以柏叶汤它的一个治法，温中止血。我们在临床上，也许不一定原封不动用柏叶汤。我们现在在临床上大概也不一定会去处理像这样的一种吐血的问题，西医走在前面，把这个问题处理了，当时的一个历史条件下，我们有这样的做法，这样的记载，我们应该了解，临床上遇到这种虚寒的，上部出血的，温中止血是一个方向，一个基本的方法临床可以参考。

然后看原文第十七条，泻心汤。“心气不足，吐血衄血”。原文表述，心气不足，我们也不理解，什么是心气不足？看了一下《备急千金要方》，是心气不定，不足这个字，和定字形有些相近的，也许是字有误了，如果把它改一下，不是不足，是不定。所谓不定呢，从一个症状上想的话，这个是一个实热的，热盛的，邪热亢盛，要扰动心神，这个患者烦躁不安。这样来讲，心气不定，也可以。那么我们看一下可以补充的，一般这个患者和前面的那张方反过来，面赤，舌是红的，有烦咳，也许有便秘，脉一般是有力的。我们从病机的角度去把握它，也许会这样说，心火亢盛，迫血妄行。所以这个泻心汤，我们看一下它的一个用的药物，大黄、黄连、黄芩，大黄黄连泻心汤，在《伤寒论》中，大黄黄连泻心汤，那么黄芩这一味有一些争议。我们这里看一下，泻心汤直接出来的苦寒药加上泻下药，苦寒药本身是降，大黄的泻下也是降，那么我们可以体会降的力度不是像一个黄连解毒汤，也不是像一个单纯的承气汤通一下大便而已。这里用大黄，这个对比，就跟柏叶汤对比很明确的，火热亢盛，血热妄行，上部充血那么我们要用苦寒药、泻下药，往下走。

关于这一张方，泻心汤，我在这里议论几句大黄。这个大黄，很有意思，东方，是作为一个泻下药，西方，是作为一个补药。我们上海有一个专门研究了大黄 30 年的焦东海，焦大黄，这个人了不起。他可能以前下乡的时候，到过甘肃、西北地区，对大黄留下深刻的印象，是个医生，是西医学中医。回到上海以后，研究大黄，第一步就是大黄止血，因为这个大黄单味药，还不是我们这里讲的泻心汤。单味药，就用在上消化道出血，有疗效，有效果的。我这里讲的，东方泻，西方补，也蛮有意思的。后来西方人，也把他请过去的，意大利，西方也用大黄，大黄做成酒，叫大黄酒，大黄放在我们日常的饮食中，做个蛋糕，大黄布丁。我以前看书，我们上海的一位老师到李约瑟那里搞研究了，他说有一天半夜里，隔壁的英国老太敲他的门，他以为什么事这么危急，打开门，老太说我拉肚子了，他说你吃过什么？大黄布丁。

他想不要紧，你们西方人吃大黄布丁，少量的大黄，这一位老太我估计大概比较敏感，或者身体比较弱，少量也要拉肚子，一般人不会。所以大黄这味药，《神农本草经》中一个讲法，我印象非常深刻，八个字叫荡涤肠胃，推陈致新。大黄是一味好药，我们可以看看，大黄这味药不光是在这儿出血用的，大黄的有效成分有止血的这一块。大黄，我们一般对它理解得很局限，就是一个通便的问题，其实不是这样的。大黄可以做成很多制剂，大黄在其他的方剂中都有应用，在传染病的治疗中，大黄也是不可或缺的，是必须要用大黄，大黄用了症情就缓解，所以有兴趣，我们可以看看这个焦大黄，焦东海的《大黄研究》这本书，是他 30 年的心得，后来用大黄减肥，现在老先生退休了，我不知道后面有没有专门有人研究。据我了解，那些年代在国际上都成立了大黄研究会，专门交流大黄的运用经验，大黄这一味药在经方中也是非常重要的。

下面我们看一下远血近血。下血的问题，原文第十五条，黄土汤，这个大家比较熟悉，方剂中肯定也是重点。《金匮要略》中这里讲的下血，大便便血，它有一个限定，先便后血。然后给它一个名称，叫远血。远，它的依据是什么？后面有一个近血，赤小豆当归散，近在哪里？远在哪里？总有一个标准，那么离肛门部比较远，换成通俗的话讲上消化道出血，这样容易理解，那么它应该是一个黑便，黄疸病中提到大便正黑，这个黑我们可以理解的是上消化道出血，因为要经过肠道的一个漫长的过程，颜色变黑，如果这个患者出血不是那么黑，那么一般量比较大，肠蠕动比较快，大便比较稀薄。整体上这个患者的状况会比较差，出血量比较大。患者的脸色、脉搏要特别注意，像现在都会送到病房里面去。所以先便后血，我们不要拘泥于文字的，它为了说明出血的部位，因为远，所以先排便然后见到血，没有讲这个血是什么颜色。那么我们在临床上要做一些扩展，黄土汤大家很熟悉，它是中焦虚寒，脾气虚寒，统摄无权，温脾摄血。下血可以打开，下血一个是上消化道出血，一个我们可以理解，妇科病中后面也会提到，也有出血，我们现在在临床上也会遇到，月经的量特别大，有的收不住，这个时候会要找中医治疗。西医的做法比较极端，做手术什么的，到中医这里来，你怎么处理？也是出血，黄土汤针对妇女的崩漏，也是一张基本的方，在消化道的疾病中，比如说过去比较多见，溃疡病出血，上消化道出血，黄土汤也是频繁运用的一张方，它提示的一个方法，温中摄血的方法。我们要了解药物，大家很熟悉，我就不做分析了。黄土，我这里提出来，比如说陈修园提到，赤石脂一斤代黄土如神。也许他有这方面的经验，我们前面讲过桃花汤，你要联系赤石脂，如果我不用灶心土，赤石脂也是收敛，它有吸附作用，对出血会有缓解。我这里讲的妇科崩漏方面的，我在临床上比如黄土汤和补中益气汤交替使用，出血停止，出血缓解，平时要用的补中益气汤加一点补肾药，在出血的那个期间，月经要来了，量很大的，他知道自己有这个情况，有的出血造成贫血的也有，整体情况很差，用西药有时也不一定有很好的效果，所以我这里罗列的一些药物，我们可以作为一个参考。

近血，原文第十六条，赤小豆当归散。下血，先血后便，先是血后是便，近血。我们以前有一个讲法，有点靠近像肠风、脏毒。我们现在去想像，首先会想到痔疮出血，鲜红的，那么不要忽略的，这种患者我们临床上都有经验，如果没有痔疮，突然哪一天说，大便里面见红了，或者是排完便也可以的，不一定是先血后便，我们要特别警惕，我们现在要做疾病的鉴别诊断，你要提醒患者去做一些检查，我们建议做肠镜，现在很方便，古代不行，然后做一些判断，问题在哪里？怎么处理？所以不一定全部都是内科的范围，有时候和外科也有关。作为一个药物治疗，如果是湿热造成的便血，清利湿热，也对。赤小豆当归散，药物过于简单，我们在这里要把它展开，清利湿热的药，清利解毒的药，都可以用。这个赤小豆当归散，我们有记忆的话，它在狐惑病中也用，狐惑酿脓，他也可能有一些脓血，局部有一些问题，在狐惑病中曾经也有议论的，是不是成脓？成在哪里？也许和肛门有关，也可以参照。所以这两张方又形成一个对照，黄土汤，赤小豆当归散。

所以《金匮要略》中关于出血的治疗，血证四方，这是一个重点，提示给我们一个框架，出血有部位的上下，出血有寒热虚实，这是一个基本把握，实际上还是走在六经中。如果我们要把血证的问题打开的话，不得了，《伤寒论》中你有这方面的兴趣，我建议你去看看衄血的条文，下血的条文，吐脓血的，斑疹的，蓄血是一个大头，蓄血，我后面还会提到，和出血相关的这些东西，全部归纳在一起，完了对照、把握，在经方中原来是这样认识的。有哪一些方？有哪一些具体的治疗？那么我们看一下后世的方，比如说犀角地黄汤、归脾汤、十灰散、四生丸等，王清任的方我们都可以参考。

我们有兴趣还可以看唐容川的书，我们现在临床上有一些老中医，这方面也有独到经验用药。所以《金匮要略》是奠基，是打开，不要把思路框住，要顺着它去研究，去参考其他的东西。这样理解才会比较深刻，这方面的内容讲到这里。

最后我提几个问题，前面原文有提到有关于血证的一般论述不出方的，议论蛮多的，为什么？柏叶汤和泻心汤，远血和近血，它的概念、证治，做一些比较，做一些对照，然后做一些延伸，看看后来有一些什么变化？我们可以做一些什么加减？这样的话，如果在临床上遇到这样的问题，大家大概心里会有底了。

串讲 23　消渴、小便不利、淋病

【消渴提纲】

作为症状指口渴引饮，作为病证以多饮、多食、多尿、消瘦为主要表现。
病因病机强调胃热气盛、肾虚等。

治疗有温振肾气，有清润肺胃。

1. 病机

寸口脉浮而迟，浮即为虚，迟即为劳；虚则卫气不足，劳则营气竭。

趺阳脉浮而数，浮即为气，数即消谷而大坚一作紧；气盛而溲数，溲数即坚，坚数相搏，即为消渴。（二）

趺阳脉数，胃中有热，即消谷引食，大便必坚，小便即数。（八）

2. 证治

（1）肾虚下消

男子消渴，小便反多，以饮一斗，小便一斗，肾气丸主之。方见脚气中。（三）

（2）热甚伤津

渴欲饮水，口干舌燥者，白虎加人参汤主之。方见中暍中。（十二）

（3）消渴的其他证治

厥阴之为病，消渴，气上冲心，心中疼热，饥而不欲食，食即吐，下之不肯止。（一）

渴欲饮水不止者，文蛤散主之。（六）

【小便不利提纲】

主要指小便量少，或指排出困难。若伴有疼痛，则与淋病相涉。

治疗或通阳化气，或清利，或温滋，或化瘀，或补益。

1. 气不化津

脉浮，小便不利，微热，消渴者，宜利小便，发汗，五苓散主之。方见上。（四）

渴欲饮水，水入则吐者，名曰水逆，五苓散主之。方见上。（五）

2. 水热互结

脉浮，发热，渴欲饮水，小便不利者，猪苓汤主之。（十三）

3. 下寒上燥

小便不利者，有水气，其人苦渴，栝蒌瞿麦丸主之。（十）

4. 其他治法

（1）清热化瘀：蒲灰散。

（2）消瘀利窍：滑石白鱼散。

（3）益肾健脾：茯苓戎盐汤方。

小便不利，蒲灰散主之；滑石白鱼散、茯苓戎盐汤并主之。（十一）

【淋病提纲】

以小便淋沥涩痛为主证，伴有腹痛。

其病机多为肾虚膀胱热。

1. 主症

淋之为病,小便如粟状,小腹弦急,痛引脐中。(七)

2. 治禁

淋家不可发汗,发汗则必便血。(九)

【串讲】

下面我给大家讲一下《金匮要略》中的消渴、小便不利、淋,这三个病证排列在一起。也很巧,本来篇章的排列,篇名也是这样,内容不是太多。但是很有意思,我们可以议论,可以理解,其中也有一些临证方药使用的问题。

我们先看消渴,我们很容易就想到内科中,或者我们平时常讲的消渴病,作为一个病名。《金匮要略》中消渴也是作为一个篇章,作为病名,我们可以联系《黄帝内经》,或者其他的典籍中,消渴范围很大。我们现在临床上更大,比如我们联系糖尿病的话,临床上是一个常见的大问题,中医也要面对。患者来找你,当然西药也在用的,我们会考虑这些问题。消渴从文字上理解,渴是口渴,嘴巴干了,要喝水。消渴两个字,渴而消水,或者有的地方讲,渴而欲饮,口渴想要饮水,这个是直接的,本意。这样一想的话,消渴,原来最初作为一个症状表示,嘴巴干,要喝水,这个是消渴。后来我们有一些发挥,把它作为一个病证,那么临床上可能复杂一些。我们会考虑病因病机,现在讲到消渴病的话,大家一定不会太陌生,所谓三消,要多饮,多食,多尿,人比较消瘦,几乎没有人不知道中医的消渴病,今天的糖尿病。为什么这样对应起来?那么这里我们一定要去想一下,在《伤寒论》、《金匮要略》中的消渴是不是就是我们今天讲的糖尿病?能够对应吗?哪些地方不一样?哪些地方可以关联起来?

消渴,在病因病机的强调上,原文不太多,比如胃热肾虚,在治疗上有温化肾气,温振肾气,也有清热,偏于肺胃。内容不是太多,也是我们需要思考的地方,为什么?原文大概主要是这样几条,讲病机的,第二条、第八条,然后出两张方。

我们看原文第二条,讲脉象,来展开议论。“寸口脉浮而迟,浮即为虚,迟即为劳,虚则卫气不足,劳则营气竭”。营卫,是一个虚劳,所以有的医书如《医宗金鉴》,有的注本它会提出,这一段文字是不是有问题?讲虚劳的,那么移到虚劳那里去,也许有一定的道理。我们看下去,下面的一段,上面是寸口,下面是趺阳,趺阳脉浮而数,浮即为气,数即消谷而大坚。大坚,大便坚,大便干结,气盛而溲数。溲,小便,这个热偏盛的话,小便会多,小便多的话,溲数即坚,会影响大便。坚数相搏,即为消渴。这段文字,我们前面讲过脾约,你不妨做一个联系看看,大便坚,小便数,胃热亢盛,脾阴不足,没有出方。原文的一个描述,一个强调,好像互相有一些关联，比较相近的这样的意思。那么为什么？如果我们联系麻子仁丸，里面有承气汤，有麻子仁，有芍药，有杏仁，承气汤是针对阳明的做法，阳明是针对胃热亢盛的，当然养阴的，也不足。所以我们把它作为消渴的病机，重点是在趺阳，胃热亢盛，那么在治疗上和后面有关。后面要用阳明的药，要出白虎汤的加减，白虎加人参。这个地方，第二条是一般议论，如果第一段、第二段联系起来，前面是一个寸口，后面是一个趺阳。如果从消渴，我们讲一个疾病，讲一个病，那么从寸口到趺阳好像也有一个过程，比如说寸口是心和肺，趺阳是脾胃，上面是肺，下面是胃，肺胃都有问题。当然前面的第一段没有太强调，肺热。上中下，我们讲的三消，有这样的一个思维定式，它讲到的是一个虚劳营卫的问题，我们这里不做结论，我们可以去想这个问题。从症状，从疾病的角度，从脉象展开，消渴最后是一个总结"坚数相搏"。

再看原文第八条，"趺阳脉数，胃中有热，即消谷引食，大便必坚，小便即数"。和前面第二条的下面的一段文字，几乎有点接近了。大便硬，小便的次数多，如果是从症状的描述上，我们去找一张方的话，会想到前面讲脾约的麻子仁。麻子仁丸在《伤寒论》、《金匮要略》中都出现了，脾约好像也是大家很熟悉的，这个病名一般都不会忘记。它讲的这样的一个病机，它能够解决这样的一个问题。在今天的临床上，我们怎么去理解它？前面讲的第一条的消渴，厥阴，我们做一个参考，这里不去作展开了，《伤寒论》中也有。

我们直接地看下面两张方，一个是肾气丸，原文第三条，男子消渴，前面有男子两个字，问题在这里。"消渴，嘴巴干，小便反多，小便多，饮一斗，小便一斗"，这个描述很夸张，印象很深刻。我们有的人立即会想到，这个是不是像我们现在讲的尿崩症，它是一个多尿，嘴巴干的人，多尿。多尿以后嘴巴干，这样理解也可以。因为津液亏耗了，水液不够了，这个时候拼命补充水分，小便排泄太多，吃下去多少，排出去多少。多尿的情况叫消渴，用肾气丸，定位在肾，在下焦。所以我们提纲上你注意，叫肾虚下消。这个对应了我们现在讲的消渴，这样的一个病能够对应还是不能对应？都可以商榷的。我们自己去思考，是现在讲的消渴吗？是现在讲的糖尿病吗？我们这样想，也可以。主要要理解肾气丸，为什么可以这么用法？肾气丸我是放在后面，虚劳是一个重点，要讲解肾气丸的。这个肾气丸在小便不利、痰饮中均有，是小便不利，肾气丸好像治疗小便不利的多，这个地方是小便反多。那么问题来了，小便不利的话，小便量少，用肾气丸，小便多的话，又是肾气丸。这个肾气丸很微妙，它有一个双向的调节，这样的话，我们必须从病因病机的角度来理解。膀胱和肾，膀胱是气化，它的后面有一个肾，那么肾阳亏虚，肾阳的一个温振的作用不够，膀胱的气化会有问题。表现出来有两个可能，一个小便少，一个小便多。在临床上，如果你再放一个前提，是外感病，是一个热病，或者是一个传染病，它会出现小便少，它接着又会出现小便多，也有这种可能的。

我们现在去看温病，在一些传染病中，温病的一个处理，如果出现小便多的，怎么办？用什么方？肾气丸是选择之一。一般多尿是在后期，不是在前期，少尿出现在前，这个我们现在知道和肾脏的功能有关系，功能障碍，小便排不出来，我们可以考虑用肾气丸。到后来功能还是障碍，但是小便太多了，多尿期，也是肾气丸。

那么我们把话题收回来，我们不讲热病，如果理解为杂病，消渴是一个慢性病，糖尿病，我们都会想到病机上也许会有一些变化，比如说我们强调阴虚内热，养阴，要清热的，那么怎么还是肾气丸？也许我们会想到知柏地黄丸、六味地黄丸，这个很自然的，可以这么去选择。我们在地黄丸的运用上可以做这样的选择，但是我们要注意的，金匮肾气丸它的一个独到的地方，我们后面还会议论，六味地黄丸是在后面《小儿药证直诀》中出现的，这个地黄丸最初就是在《金匮要略》中，叫八味丸。那么它原来的一个配伍是八，在六味的基础上，我们现在讲六味，它要加上附子和桂枝，当然阴阳的配比要注意阴为主，阳是少量，我们有时候讲这个叫少火生气，少量的阳药，和比较多的阴药合在一起，因为阴是阳的基础，少火生气。所以这样的一个配比，这样的一个用法，我们在临床上应该也是一个思路，要想到，要熟悉，我们不能很简单的对号入座，凡是糖尿病的我们要养阴清热，都是知柏地黄丸，不一定的。就是用一点点温药，对内脏的功能，有的提出比如说我们对胰腺胰脏的功能或许有一定的促进作用。一派阴药，全部都是苦寒的、寒凉的、甘寒的，比较压抑。人体有阴有阳，这点要注意。那么我这里做一个引申的话，刚才也提到热病过程中的渴，小便利否什么的，我们这个可以做一些联想，这个前提是一个热病，它会有口渴，为什么小便有时候不利，有时候自利，有时候反多，这样的一个变化，我们现在用什么眼光去看？怎么理解？

然后看原文第十二条，“渴欲饮水，口干舌燥者，白虎加人参汤主之”。这一张方，我们很熟悉，阳明，白虎汤，清热加人参，益气生津。因为它有消渴，嘴巴干，要饮水，饮下去的水要运化，如果不能够运化，外感热病饮水多，水入则吐，有这个可能，口干舌燥，是因为出汗比较多，是热耗了津液。那么这个时候用白虎汤，毫无疑问，用白虎加人参。加人参的话，人参补气，人参直接我们不会认为是一个生津的药，直接不讲，也许有这样的学术上的一个探讨、见解，不要紧。我的理解人参是益气，益气以后阳气转动，津液能够四布，能够生化出来，所以益气生津四个字在一起，和白虎一起用，有点像我们现在讲的，比如这个人嘴巴比较干，既有热象，又有气虚，气阴两虚了，那么我们在用参的时候也会考虑，比如西洋参是不是更加合适一点等，用药不要太温，这个都是现在临床上的问题。

那么在《金匮要略》的原文中，前面的肾气丸偏于下，白虎加人参汤偏于中，或者偏于上，肺和胃热偏盛，津液有所亏耗，不一定就是我们现在讲的糖尿病。外感热病过程中，比较常见的，比较多见的，所以原文也没有出现消渴两个字，这个我们要注意。很有意思的就是我们曾经对白虎加人参汤做过药理研究，好多年以前得出的结论，这张方对血糖会有一定的调整，动物实验它能够降血糖，就是这样原封不动的也可以，所以作为这样的一个研究成果，我们现在临床上也可以参考，糖尿病的患者有时候我们用白虎加人参汤也是一个方法。因为这个患者有热象，或许嘴巴干，或许不是那么干，那么我们从研究的成果作为依据，有时候试试看，也有一定的效果。

我这里提供的一个病案，也确实是从现在临床出发，患者血糖高，来找我，55岁的男性，好像是从内地来的，小孩在上海，建议求诊中医，也不想吃西药的，查下来血糖是比较高的。我用的这个方法，增液汤，气阴两虚的，用黄芪、桂枝，但是注意黄连15克，有的再加黄芩，我知道北京有的老师厉害，这方面也是经方，用得很好。苦寒药加重剂量，有点像《伤寒论》中的葛根芩连汤，黄连、黄芩苦寒药加重用，在阳明，阳明要清热，所以我们《金匮要略》这个地方提供的白虎加人参汤是一个方法，其他的地方，或者其他的方子，也可以考虑方法在临床上不嫌多，但要注意鉴别把握。这个患者用了以后，很明显血糖一步步降下来，这个黄连用到18克。一个过程好像很明显，这个患者也很相信中医，后来就回内地去了，以后没有联系，最终他怎么样，也不知道。所以我们在研究古方，《伤寒论》、《金匮要略》的古方要来治疗今病，注意古方今病不相能，就是配不上。我们必须要懂得加减变化。古方我们变化了以后，加减了以后，对我们现在的疾病的治疗，还是有相当的疗效。问题在于我们要动脑筋。

现在如果是应对糖尿病的话，这个消渴我们可以看看后来的有一些方，比如玉泉丸、玉液汤、增液承气汤、知柏地黄丸，还有我们这里举的几张方，大家可以参考一下。消渴我这里不多展开，如果从一个病的角度，毫无疑问，《金匮要略》方剂不够，但我们要考虑《金匮要略》的描述为什么不够？它的立点在哪里？我们应该怎么补充？为什么后来有很多拓展？在《黄帝内经》中有一些不同的讲法，特别请大家注意的后来的一些治法，我们会注意到《医学衷中参西录》张锡纯的方子等，很多对糖尿病很有效的，我们现在临床上一些老先生的用药经验都可以拿过来，也许比较杂乱，那么要用六经的方法归归类，研究什么情况下可以加减？

下面呢我们变换一下话题，讲小便不利。原来的篇名是小便利，那么后来因为原文中都是讲的小便不利，这个篇名是不是有问题？好像应该是小便不利了，所以我们现在大部分教材中，有的没有改动也有的改动了，你一看篇名叫消渴小便利淋病，有的直接改动了，消渴、小便不利、淋病。所以小便利和小便不利，我们原文中都有，消渴和小便不利互相都有交叉，这个我们要注意。不是分得那么清楚，我们在讲解的时候把它分开，为了讲清楚，讲明白。桥是桥，路是路，我们把它分开。但是在现实中你分不开，这个患者又有消渴，又有小便不利，都有可能。所以我们看看原文，有一些是从《伤寒论》中过来的，有一些是《金匮要略》独到。大概是这样的一些原文，五苓散、猪苓汤，这个是《伤寒论》中的，栝蒌瞿麦丸，伤寒没有，《金匮要略》中的，下面几张方也是《金匮要略》中的。我们看看这个具体的方药，《伤寒论》

有的，简单一点，把它一步带过。

五苓散，大家很熟悉。消渴小便不利的，有的说小便不利是个主症，或许有时候消渴是个主症，或许两者是关联的，一起出现的。它是出现在热病过程中，这个消渴，我们一般不作为消渴病，所以前面的消渴，我们从病的角度去想的话，就不把五苓散放进去了，把它放在小便不利。我们曾经做过统计，五苓散证，第一位症状大概还是小便不利居多，很多临床文献报告，五苓散的使用适宜证第一位是考虑小便不利。这个小便不利到底是怎么一回事？我们现在也不会写小便不利了，所以小便不利的定义，我们可以探讨一下，小便的量少，大概原文第一位，我们看原文想到的是这样的一个问题。然后想到排尿有一些不畅，排尿不畅的话，如果有疼痛，那么走到淋的位置上去。如果没有，排尿有一些障碍，排尿中断了，有残尿感，这个是后来我们讲的癃。这个癃字在《金匮要略》中没有出现，在《黄帝内经》中有，所以后来在这方面有一些混乱，后来我们再做一些整理，癃是癃病，淋是淋病。小便不利，不足以作为一个专门的病提出来，这样的过程，请大家注意。在《金匮要略》中，在原文的表述中，我们应该有这样的一个看法，小便不利是一个比较宽泛的概念，是一个主要的症状，然后我们还需做具体的区别。小便不利，有时候叫小便难，小便排不出来，量少了。这个原文中会有很多的描述，我们将来可以去看一下。所以一个五苓散，我们讲是表里分消，所以原文利小便发汗，小便通利，微微出一点汗，整个身体的情况改善，它能够通达阳气。

现在讲五苓散的原文，我们看一下第五条。渴欲饮水，水入则吐者，名曰水逆。这个比较极端，这个患者嘴巴干，消渴，要喝水，但是水一喝下去吐出来，不能够接收，不能够运化，那么要用五苓散。前面的呕吐，议论到猪苓散，思水者，想要喝水的，我们要让他喝，不要喝得太多。同时用猪苓散，那么五苓散，大概也是这个意思，嘴巴干的人，你要少少与饮之，给他补充水分，这个在热病的过程中很自然的，古代没有静脉点滴，我们现在有了静脉点滴这样先进的技术，直接可以补。那么像这个问题，相对我们有时候不大理解，中医强调脾胃，胃气运化，要使水津、水液能够四布，脾胃的运化很重要。那么我们在五苓散的这个地方大概可以体会，这个水分是靠嘴巴接收进去的，如果不能接收就很困难了，体液无法补充，要用五苓散。所以化气布津，这是一个方法，以前小便不利，现在小便利了，我们一看，这个是全身情况改善了，所以五苓散的一个定位，我的一个理解，定位在中焦，不是在膀胱。因为《伤寒论》中有一个膀胱蓄水这样的讲法，比较直观，我们直接观察小便，小便通利了，全身情况就好了，水液能够吸收能够布散了，嘴巴干也改善了，小便也出来了，这个是临床上的话题，我想一般我们医生都能理解。五苓散，我们做这样的简单议论。

原文第十三条，猪苓汤，利水的药比如猪苓、茯苓、泽泻，照样用。但是桂枝不用，白术不用，改成什么呢？滑石、阿胶，阿胶养阴，滑石清利，所以我们一般在病机上给它换了一个说法，说水热互结，郁热伤阴，要清热利水养阴。那么猪苓汤，我们比较熟悉的话，和五苓散不一样，偏凉一点，那么我们往往把它移到后面的淋病中讨论，我们现在讲的尿路感染，或者其他的一些什么。下焦膀胱有一些湿热，要清热利水，那么可以用猪苓汤。所以这两张方应该也是配对的，在症状的表现上，几乎相近，都有脉浮，都有渴，都有小便不利的，但是处理的方法不一样。所以《伤寒论》中的这两张方，我想《伤寒论》的授课老师一定会讲解的更加详细，所以简单地给大家做一个回顾。

我们看一下《金匮要略》中，原文第十条的地方，小便不利出一张方，栝蒌瞿麦丸。也许有的会感到陌生，没有读过原文，你不会想到它。强调小便不利，有水气，其人苦渴。或者有的版本，其人若渴，都可以的。苦渴，嘴巴干得厉害，那么一个消渴，一个小便不利，和前面的五苓散的消渴小便不利又有关联。有水气，水饮停留在内。那么它的一个病机很有意思，“小便不利，其人苦渴，有水气”。那么小便不利，下焦阳虚，膀胱气化有问题。这个水、津液不能够上承，嘴巴要干，处理的一个方法，栝蒌瞿麦丸。瓜蒌是瓜蒌根，我们现在讲的天花粉，那么这个是润燥生津的，偏凉的。另外它用了附子，附子是温的。然后用瞿麦通利，用茯苓，用山药，这样的一个用法。所以后来的注家这两句话也蛮到位的，就是下焦下积之阴，阴寒，非暖不消，暖是指温下焦的，要用附子。上浮之焰，焰是热，往上走的，停留在上的热象，非滋不息，你不用滋润的方法，它解决不了，那么用瓜蒌根，用天花粉，用山药也可以。所以这个方法后来也有一些议论，《医宗金鉴》把这一张方称为肾气丸的变制，所谓变制，变化了的肾气丸。

我们可以联系前面讲的肾气丸，肾气丸在治疗消渴中，它是反过来，小便反多，那么肾气丸也可以治疗小便不利。所以小便不利的一个展开，我们自己要去考虑哪一些方和药？那么我这里提供的一个医案，也是我经历印象比较深刻的，是现在讲的干燥综合征，患者，50岁，女性，过去都是在光华医院治疗，因为交通不便，转来我处求诊。我看她情况不是那么严重，所以我给它一个辨证，偏于气阴两虚，治疗方法是这样的，比如我们现在讲的干燥综合征或者相对比较疑难杂症，治疗有时候过程比较长，用药比较多，都是一个大方，所以大体上要养阴，要益气，但是我这个里面适当的也用了一些桂枝、肉桂这些偏于温的药，藿香、苏叶、砂仁这种也是偏于温的，并非在临床上只要是糖尿病、干燥综合征，就拼命地用养阴药、清热药而是养阴药、清热药中适当的配一点温热的药，这个有它的妙处，我们从肾气丸可以体会，比如从刚才的栝蒌瞿麦丸也是这样，它要用一点附子，附子的作用非同小可，同时临床效果就会好很多。

小便不利的其他治法，比如说清热化瘀、化瘀利窍、益肾健脾。原文第十一条提出蒲灰散、滑石白鱼散、茯苓戎盐汤等。这个不是重点，我们一般了解一下就可以了，提示几个方向，有一些药物，我们也不会用，比如说滑石白鱼，这个白鱼，不是我们菜市场中的白鱼，这个白鱼，是一个书里面的蛀虫，银灰色，银白色，有时候我们翻线装书，它会跑出来，古代会这么用，我们现在也不用。比如茯苓戎盐汤，戎盐，我们现在也很少用，这些方药的存在，提出经方不一定我们要原封不动的去照办，用这些药，如果感兴趣可以研究。作为临床的运用，一般是这样的，经方提出一个治法，药物我们把它展开，非不用这个药，换用那个药。所以这三张方，提出的是清热化瘀、化利窍瘀、益肾健脾。我们往往把它转到这个小便不利，我刚才讲，涵盖的面比较大，一般是我们后来讲的淋病的治疗，《金匮要略》中淋没有出方，所以这个要把它互相做一个沟通。

我们来看一下淋，内容不多，很简单。一个是主症，一个是治疗禁忌，原文第九条，从《伤寒论》中过来。主要是原文第七条，我们看一下它的一个描述，“淋之为病，小便如粟状，小腹弦急，痛引脐中”。淋这样的一个病证，它小便像粟，粟米，我们理解为小米，有点像沙粒那样的，很细小的一粒一粒。这样一想的话，这个粟状，也许我们很快马上会对应于我们后来讲的叫石淋，尿路积石，排尿时出来细小的沙石这样的东西，这样也可以。那么《金匮要略》这一条讲的是否是一个尿路结石，不一定，不可以去画一个等号，但是可以这么联想。这个淋，石淋，也许是其他的淋，小便如粟状，小便排出来点点滴滴的，不太顺畅的，也有可能，所以宽泛一点理解，或者比较狭窄的，都可以，我们做一些联想。那么“小腹弦急，痛引脐中”，是一个补充，不光是小便有问题，它想要鉴别什么？我前面讲肠痈提到过薏苡附子败酱散和大黄牡丹皮汤，一个要鉴别癥瘕，一个要鉴别淋。大黄牡丹皮汤，按之即痛如淋，后面讲小便自调，它排除掉，不是淋。我认为古人的观察区别倒是很了不起，类似现在的疾病鉴别诊断。

那么如果是沙石的话，或者是我们现在的淋病的话，因为原文没有展开，那么我们怎么去认识它？那么大概是《诸病源候论》中的这句话，“淋之病，由肾虚膀胱热”。虚实的角度，膀胱湿热，虚的角度是肾，热的角度是膀胱。一虚一实，一表一里，在急性的发作期，我们要注意膀胱，要清热通利，清热利湿，这个我们都会想到，后来的有很多的方子，如八正散等。肾虚，我们也会想到经方中的方子，这个淋的问题，一般的调理是在缓解期。急性的发作期，这个临床上有很多方法，我这里给大家提供一张方，这个是针对尿路积石的，我用下来效果感觉蛮好的，这个我经历过，这张方是我在安徽的一个老师的书中看到的，原封不动用了。我这个患者，医院里面明确诊断尿路结石，医生说可以用碎石疗法等，这个患者觉得太麻烦，前来求治于中医。我给他拟了这张方，黄芪、当归，然后是金钱草、海金沙、鸡内金三个金，然后是滑石、黄柏清利的，黄芪、当归是补气补血的。那个金钱草、海金沙、鸡内金、是对症的，一般我们都知道排石三金。另外通利的药，冬葵子、牛膝、荔枝核、乌药、王不留行、穿山甲，这些药物集中在一起。有点像治疗疾病的通用方，有时候我也不辨证，先用用看，有效了，就可以了。没效，我再动脑筋。这个患者很有意思，用了以后就有效。有时候我把这张方告诉患者，他自己去用，用下来效果好，然后他再告诉他有同样问题的朋友，完了他再告诉我，朋友的问题也解决了，这样有时候可以不辨证。我们也要掌握一些这种方子，一般是通用的，像我们的一个协定处方，手里面备几张，有时候用起来很方便，如果用下来不好，我们再做一些思考，再做一些变化。

这个治疗的禁忌，我这里不解释，《伤寒论》中，“淋家不可发汗，发汗则必便血”。便血两个字注意，不是今天的便血。我们今天讲大便出血，便血。这个地方是小便，所以放在淋这个地方，小便出血的话，小便正赤，大概是这样的一个描述。淋，本身这个患者阴血有点亏耗，你再用辛温药，要特别当心。然后我们再看看后世的一些方剂，比如我们熟悉的八正散、清心莲子饮等，小蓟饮子这个可能我们临床也是常用的，比如五味消毒饮，清热解毒的，都可以参考。所以最后我们可以总结一下，淋的原文特别欠缺，只有一条原文，所以我们思路必须打开，我们临证治疗要参照后来的一些方子。

最后留几个思考题，《金匮要略》中的消渴，一定要思考，作为一个症状，作为一个病证，作为病证后来会有什么变化？然后肾气丸，栝蒌瞿麦丸，要去对比，对照一下，有什么相同的地方？不同的地方？然后考虑一下淋的问题，后来医家论述的内容很多，具体的方药也很多，那么《金匮要略》中只有一条原文，是比较少了点。这样的话，消渴、小便不利、淋病这个篇章相对内容比较少，我们从后世的一些补充可以把它展开，临床上内容就会丰满起来。

串讲24　插入话题2：《金匮要略》中的杂病原来以伤寒为前提

【提纲】

1. 杂病原来与伤寒为一体

《伤寒杂病论》，伤寒与杂病原来合一。

《金匮要略》中的主要内容：① 痉湿暍（脑、神经系统等）；② 百合狐惑阴阳毒（恢复期、咽喉与眼部病变、斑疹等）；③ 肺痿肺痈咳嗽上气（呼吸系统等）；④ 胸痹心痛短气（循环系统等）；⑤ 腹满寒疝宿食（急腹症等）；⑥ 痰饮咳嗽（胸腹水等）；⑦ 消渴小便利淋（少尿、多尿等）；⑧ 水气（水肿、胸腹水等）；⑨ 黄疸（肝脏损害等）；⑩ 惊悸吐衄下血胸满瘀血（出血等）；⑪ 呕吐哕下利（消化系统等）。

《脉经》中的伤寒与杂病。《脉经·卷七》的主要病证（伤寒）。

《脉经·卷八》的主要病证（杂病）：① 卒尸厥；② 痉湿暍；③ 阳毒阴毒百合狐惑；④ 霍乱转筋；⑤ 中风历节；⑥ 血痹虚劳；⑦ 消渴小便利淋；⑧ 水气黄汗气分；

⑨ 黄疸寒热疟；⑩ 胸痹心痛短气贲豚；⑪ 腹满寒疝宿食；⑫ 五脏积聚；⑬ 惊悸吐衄下血胸满瘀血；⑭ 呕吐哕下利；⑮ 肺痿肺痈咳逆上气淡饮；⑯ 痈肿肠痈金疮侵淫。

《脉经·卷八》的内容，基本上和《金匮要略》相对应。“尸厥”类似于《金匮要略》首篇中对“卒厥”入脏和入腑的区别，可以把握预后和及时治疗。其余的篇章和《金匮要略》基本相同，值得注意的是，转筋和霍乱、奔豚和胸痹、痰饮和咳逆上气在一起。

2. 了解出血热的临床表现

关于流行性出血热，病因(泛嗜性病毒)，人体受到感染后，病毒可以直接侵入血管内皮细胞、单核巨噬细胞、淋巴细胞、血小板、骨髓、肾、脑、神经、心肌、肺、胃肠、肝、内分泌腺等组织器官，病毒可以起到直接的损害作用，同时引起一系列的连锁反应。

病原体的传播，以革螨、恙螨为主(可以除外蚊、蝇、蚤、虱)。也有通过呼吸道、消化道或通过伤口传播的，或者还有另外的途径。病毒的自然宿主多达170种(以啮齿类动物为最多)。流行特征(高度散发和暴发流行)，疫源地遍及五大洲78个地区国家(分野鼠型、家鼠型、混合型三种疫区)，本病多发生在平原或半丘陵的农业区，或灌木丛林地带(适合鼠类繁衍的地区)。发病的特点为高度散发和暴发流行，本病的发生有边缘性、局限性、周期性、季节性等特点。

流行性出血热临床分期：① 发热期；② 低血压休克期；③ 少尿期；④ 多尿期；⑤ 恢复期。

《伤寒论》原文内容的重新归纳(参见《伤寒卒病新解》)：

(1) 发热期：① 太阳病；② 阳明病；③ 少阳病；④ 发热期常见的伴随症状：出血症状；胸腹膜炎；神经系统(脑部)症状；消化系统(腹部)症状；斑疹(咽部症状)；黄疸；其他。

(2) 低血压休克期。

(3) 少尿期(移行期)和多尿期。

(4) 恢复期。

附：① 关于传变；② 关于治则；③ 关于预后；④ 关于卒病。

3.《诸病源候论》中的伤寒

《诸病源候论》可以说是对魏晋南北朝时期医学临床和文献的较为完整的反映。对热病以伤寒为主，然后有温病、热病、时行、疫疠等的展开。无疑，伤寒的内容最为丰富。

思考《伤寒卒病论》和流行性出血热，不应该无视《诸病源候论》的“伤寒候”。从时空的角度看，《诸病源候论》的记载离开汉末魏晋时代更近，也更加靠近中原地区，因此可信度亦高，作为接近临床的文献记载，可靠。

《诸病源候论》中列举出的“伤寒候”竟然有77种之多，和并立在一起的热病、温病、时行、疫疠等描述形成了明显的反差。这77候主要是对伤寒病临床表现的全面归纳和具体描述，这样丰富多彩的内容，我们既可以从《伤寒卒病论》的角度加以解读，也完全可以从今天流行性出血热的立场进行分析。

消化系统症状：24伤寒呕候；25伤寒干呕候；26伤寒吐逆候；27伤寒哕候；37伤寒心腹胀满痛候；38伤寒宿食不消候；39伤寒大便不通候；41伤寒热毒利候；43伤寒利候；44伤寒病后胃气不和利候；68伤寒病后渴利候。

呼吸系统症状：28伤寒喘候；45伤寒上气候；46伤寒咳嗽候；69伤寒肺痿候。

出血证候：14伤寒咽喉痛候；15伤寒斑疮候；16伤寒口疮候；42伤寒脓血利候；47伤寒衄血候；48伤寒吐血候；49伤寒阴阳毒候；52伤寒狐惑候；53伤寒湿䘌候；54伤寒下部痛候；61伤寒内有瘀血候；62伤寒毒攻眼候；70伤寒失声候。

其他的伴见症状：19伤寒谬语候；20伤寒烦候；21伤寒虚烦候；22伤寒烦闷候；23伤寒渴候；29伤寒厥候；30伤寒悸候；31伤寒痉候；32伤寒心痞候；33伤寒结胸候；34伤寒余热候；35伤寒五脏热候；36伤寒变成黄候；40伤寒小便不通候；63伤寒毒攻手足候；64伤寒毒流肿候；65伤寒病后脚气候；71伤寒梦泄精候。

相关的鉴别诊断：17伤寒豌豆疮候；18伤寒豌豆疮后灭瘢候；66伤寒病后霍乱候；67伤寒病后疟候。

恢复期的常见证候：51伤寒百合病；55伤寒病后热不除候；56伤寒病后渴候；57伤寒病后不得眠候；58伤寒病后虚羸候；59伤寒病后不能食候；60伤寒病后虚汗候；72伤寒劳复候；73伤寒病后食复候；74伤寒病后令不复候；75伤寒阴阳易候；76伤寒交接劳复候；77伤寒令不相染易候。

伤寒病后的恢复期相对较长，具体表现也不尽一致。很明显，食复、劳复是最常见的。

莫枚士(《研经言》)：所谓《伤寒杂病论》者，为伤寒中之杂病说，非为一切杂病说。丹溪谓《金匮要略》为论杂病之书，以示别于《伤寒论》似也。亦知《金匮要略》即论伤寒中杂病，非论一切杂病乎！

《伤寒论》主要处理发热(三阳)、休克(少阴、厥阴)、胃肠道反应(太阴)等，也涉及杂病(并发症)。《金匮要略》主要处理杂病(并发症)及鉴别诊断，具体证治还是离不开六经证治。《伤寒论》的六经主要解决热病主要阶段的证治，奠定辨证论治的基础，解决主要治法的可与不可。《金匮要略》的脏腑经络主要解决并发症的证治及鉴别诊断，是对六经的补充，用脏腑经络先后病的方式加以总结、归纳和表述。但并发症出现的先后实在没有规律，治疗的基础仍然是六经，不过有所延伸和偏重。

《伤寒杂病论》给我们的临床证治体系：辨证基本方；辨病通用方；对症常用药。

所以有人说，一本《伤寒杂病论》，一个流行性出血热，就是一部实用内科学。

主要从一个病，从一个病的并发症和鉴别诊断来理解《伤寒杂病论》，这样考虑的话，伤寒杂病在临床上就有了着落，不抽象，易理解，这样也方便与西医同道沟通，中医药的临床治疗规律也容易被整个医学界所接受。

【串讲】

这节课我要做一个插入，展开一个话题。大家知道，我前面有个话题已经插进去了，是在热病后面展开的，我提到这个热病是基础，中医的一些临床的治法方药，一个证治框架是从那里过来的。那么在这个过程中，出来了一个六经，六经这样的证治框架是最精华的部分，我们必须深刻理解。把握住六经的证治框架，就是辨证论治的基础。六经这样的证治框架，其实光有一个框架还不够，还要了解它的变化，六经有传变，六经有合并病。前面的第一个插话，我解决这个问题。

现在我把《金匮要略》中所谓的卒病，或者我们讲杂病也可以的，做了一个归纳，以上给大家介绍完了。然后我要插入一个话题，把《金匮要略》和《伤寒论》做一个联系，《金匮要略》和《伤寒论》原来是一本书，没有分开。为什么？所以我这个标题，大家体会一下，给它一个名称，《金匮要略》中的杂病原来是以伤寒为前提的。这个伤寒，也许可以理解为伤寒病，当时都是这么叫。

伤寒是一个前提，《金匮要略》内容跟在他的后面。一般我们讲这个伤寒，直接会想到的是温病。《伤寒论》的六经和《金匮要略》的一个杂病，我们有时候甚至会强调它的不同，伤寒用六经，金匮杂病要用脏腑经络这样的辨证，杂病要用脏腑辨证，这是我们现在的认识。那么过去到底是怎么一回事？伤寒温病肯定有联系，那么伤寒杂病是怎么联系的？我们要思考。我这里提出杂病，它的前提是伤寒，那么我们可以认识到，这个《金匮要略》的杂病证治，它的前提是伤寒的话，它是有限制的，不是无限的，不是我们现在讲的包罗万象的杂病，尤其是各种慢性疾患。所以这样去想问题的话，大概有有利于我们理解《金匮要略》相关内容。

这节课的内容展开的话，有三个话题：第一个，杂病原来和伤寒是一体的，合一的；第二个，我适当要展开一点，介绍一下出血热与伤寒是怎么一回事，完了我们再理解《金匮要略》；第三个，我不看《伤寒论》、《金匮要略》，我们旁边找一个参照，如选《诸病源候论》，它中间也有伤寒，它是怎么表述的？这个有利于我们把握《伤寒杂病论》原来针对的是一种什么样的疾病，为什么在六经病后面马上就跟着一个杂病部分？为什么在六经后面有一个汗吐下的可与不可？为什么那么重要，必须要有？还有其他的问题，都可以帮助我们思考。

在去年的读报过程中，这一段话对我的印象非常深刻。《文汇读书周报》中有篇文章，作者提到了："当你在不知其详细的历史背景的情况下，孤立地要去读一本书的时候，你是看不清也看不懂它的内容，只有在你胸中树立了更多的参照系以后，你才有可能去识别其中语码的真伪，你才有可能站在一个更高的境界来衡量一本书的份量。”因为我是搞《金匮要略》的，《金匮要略》是一本书，《伤寒论》也是一本书，过去不注意，我们学《金匮要略》的，读《金匮要略》，学《伤寒论》的，读《伤寒论》，就是守着一本书，有空念念，我要熟悉它。不够，要打开，所以我读《金匮要略》，必须要读《伤寒论》，比如要读《伤寒论》，也要看看《金匮要略》。看张仲景的书，还要看看其他的医书，和当时的年代相近的医书，以及和当时的年代远离的书，比如现代的医书，包括西医的书。看看怎么样？也会有启发的。我们今天对这个疾病有这样的一个认识，也许过去没有。过去对这个疾病是散在的，无意识的，但是都有客观的记载。当大家有了这样的一个参照系，看问题比较方便。所以这段话我特别花一点时间介绍给大家，我们可以琢磨琢磨。我们读书，我们学习，是不是这样的一件事情？

第一个话题，杂病原来和伤寒是一体的。这可能相对容易理解，本来《伤寒论》、《金匮要略》是一本书。《伤寒论》的篇章是这样的，前面我在绪言中提到过三阳三阴，六经病在中间。作为一本书有一个头，有一个尾。尾，强调的是可与不可。然后看《金匮要略》，《金匮要略》的篇章是这样的，这个杂病跟在《伤寒论》后面展开来，对伤寒是一个补充，《金匮要略》中的内容，如果我们从现代医学的眼光，当然我后面括弧中是一个思考，大致的范围可以这么去想问题，不一定对的，不是那么绝对的，但我们可以联想。比如痉、湿、暍是什么问题？百合、狐惑、阴阳毒是什么问题？胸痹、心痛是什么问题？也许是循环系统疾病？也许还要扩大一点。肺痿、肺痈、咳嗽上气，主要是呼吸系统疾病，也许还牵涉其他，都有可能。但是要有一个目标参照去想。我给大家讲的比如腹满、寒疝，提到急腹症，后面我们会提到痰饮，胸水、腹水问题，消渴、小便不利，提到少尿多尿的问题等，水气病、黄疸、出血，消化系统呕吐下利等，从今天的眼光，我们可以思考《金匮要略》举出来的这些内容。

那么我们换个角度，看看《脉经》中的伤寒和杂病，《脉经》中相关的有卷七、卷八两卷。卷七是伤寒，主要是从可不可这个角度进行归纳的，好像没有很明显地出现六经病证，后面有一些预后判断，这是伤寒。然后卷八倒不一定就是《金匮要略》或者杂病这样的直接表述，跟在卷七后面应该也是伤寒。它展开的一些病名，几乎和《金匮要略》现在的篇名相同，但是又有一些不同，细微的个别的地方有所不同。所以我们从《脉经》中可以看到卷七、卷八连一起，伤寒杂病如果是这样的话，不可分的，是一回事。杂病是跟在伤寒后面，做补充，做展开的，那么这样一想的话，这个杂病还是伤寒临床上的一个展开。所以《脉经》可以给我们提示的，我们现在讲的脏腑经络先后病这些内容，在《脉经》中几乎没有，就是一个尸厥、卒厥这样的预后的把握。《脉经》的一个着眼点，着眼于治法，着眼于预后，着眼于伤寒的各种各样疾病临床上的表现，是这样的一个视野。那么我们这里提问题了，为什么《脉经》中没有六经病的表述？六经病这个表述是从哪里来的？我们可以思考。是什么时候，或者在什么书中，六经病证的来源在哪里？我们可以去想。当然也应该注意，

《脉经》也是经过宋代的人校定，现在很多医书都是宋定，后来校订是不是又有一些变化？但是多少《脉经》是更加靠近张仲景的《伤寒杂病论》的，王叔和的东西靠近张仲景，越是靠近变化越少，距离越远，这个过程越长，变化越大，这个是一般规律。

第二个话题，我这里展开一点，要议论一下出血热。这个出血热，我们现在大概会叫流行性出血热。这个出血热，我们搞温病的人大概比较熟悉。它的病因，我们现在了解，叫泛嗜性病毒，是病毒不是细菌。人受到这个病毒感染以后，这个病毒主要进入到血管内皮细胞，侵入到人体的这些细胞中，那么会造成人体的各个器官非常广泛的病变，(不像有一些传染病它就是一个部位，比如说肝炎就是肝，脑炎就是脑，其他的脏器好像稍微可以远离一点的)。它的一个特点，全身到处跑，所以我有时候想到百合病中的一句话，叫百脉一宗，悉致其病。古代的医家不了解什么病毒，什么细菌，肉眼看不到但是他能够想到，这样的一个病产生了以后，身体上会出现各式各样的一个情况，呼吸系统、循环系统、中枢神经系统、泌尿系统等，所有的系统都被他累及，这个呢我们是通过现代医学的知识了解到的。

这个病原的传播，我们可以考虑，它有一个媒介。这个病在世界上到处都有，非常广泛。也许称呼不一样，它的危害轻重缓急，也许会有一些变化。我们这里可以介绍的是在20世纪30～40年代，军队的打仗，日本人来到东北，生病后就是发热，那么在什么地方就叫什么热，比如在虎林就叫虎林热，在孙吴就叫孙吴热，不明原因。但是部队里面，很多士兵受影响了，发热死亡了，得了传染病。我这里讲在朝鲜战争的时候，三八线，朝鲜半岛，美国人也发病，我前面讲到病原要欺生，特别是移动到陌生的地方，就容易受到影响。在70年代末的韩国，在那个地方叫汉滩江畔抓到的老鼠，从肺组织中分离出这个病毒。我们现在医学上大概命名为汉坦病毒，这是出血热的罪魁祸首。那么我们的国家，我们这一块地方是出血热的高发区，这个病我们这里占了一大块，据说占了世界上总发病率的98%。50年代限于7个省，到了80年代扩大到26个省，有70万人患病。所以曾经有过统计的，这个病我们看一下发病前10位，比如我这里举的黑龙江、山东、河北、河南、陕西、湖南，好像偏于北方多一点，每年3～5月，10月份到次年的1月份，往往会出现发病高峰。3～5月好像是春天，10到1月份是一个秋冬，而且有规律，5年有一个小高峰，10年有一个大的高峰。这个现在都可以总结，都可以观察。

那么这个病的临床分期，我们注意一下，有发热期、低血压休克期、少尿多尿、恢复期，这个是西医的分法。它的并发症我这里罗列出来，我们看一下，一直可以有15个，可能还有。整个身体到处都累及了，有轻有重。具体的临床表现，从各个系统，我们都可以看到。当然我前面讲的是病毒，那么它也有继发感染。它的特点，全身的血管内皮容易受到影响，肿胀，破溃，厉害的毫无疑问要出血，那么容易受到影响的，毫无疑问。我们可以想像，都是人体的黏膜部位，黏膜比较丰富的部位，眼睛、鼻子、口腔消化道、肺，这样的一些部位问题特别多，尤其是消化系统，从口腔到肛门这个距离比较长，完完全全里面都是黏膜，这个地方发生了问题，分泌物多了，渗漏了，出血了。原文中会有很多描述，十分复杂，急性胃肠炎。伤寒我们现在容易想到的是肠伤寒，其实肝炎、肾炎、急腹症、脑炎，有的是像肺炎，皮下出血、斑疹、腔道出血等都有可能。这个是西医知识，我们要了解一点，这里不展开。出血热，我利用这个机会点一下，如果有兴趣可以去找相关的书，了解一下。

了解基本知识以后，比如我们这里讲的恢复期，这个也是现代临床出血热，2～4周以后，这个少尿多尿，整个身体的状态，临床上可以见到的一些症状，现代医学也认为这样的一个疾病恢复期特别长，一般需要1～2个月，甚至于有的要3～6个月，你得了这个病，不要急于马上去做比较需要体力的事情，因为身体并没有完全恢复。这个我们可以去思考《伤寒论》中瘥后劳复阴阳易什么的，《金匮要略》中有百合病，我讲百合病的时候，没有打开讲，我们可以做一些联系，20天、40天、60天，好像和我们现在的一个认识有一定的关联。

所以从流行性出血热这样的一个疾病，可以回过头来看看伤寒杂病，伤寒是什么？这样可以了解，原来金匮跟在伤寒后面，伤寒后面必须有一个杂病，是这样的一件事情。临床上它有一定的疾病背景，当然我这里要告诉大家，这不是绝对的，我提出这样的一个自己的一个见解，并不是说，肯定100%全部都是这么一回事，因为临床是复杂的。主要是出血热，那么它可能还有其他的问题呢？这个人确实是急性胃肠炎，不是出血热，也许它是一个鼠疫或者是其他的流感也有可能的，不是100%。但是《伤寒杂病论》留给我们的这些文字，主要给我们一个依据，我们把它作为一个整体这样来看的话，我认为还是对的。总有一个对应的，它不是那么散在，如果这样看的话，我们可以明白，疾病在现实中都是具体的，不是抽象的。

我们往往把《伤寒论》理解为抽象的东西，是张仲景勤求古训，博采众方，总结了外感热病的临床经验，他写下了《伤寒杂病论》，写下了伤寒，他总结了六经，他提供了这样的一个规律。这样的一个说法，原则上不会错。但是我们作为一个学术，你要去想问题，我觉得我们不妨把临床上的问题想得更加具体一点，这样能够理解得到位一点。实践出真知，这个真知不是出在书斋里面，我们在实践中遇到问题，我去翻翻书。不是先设计好一个问题，然后实践按照你的设计表现出来了，真的都是六经一日一经什么的。应该是先有实践，后有总结，这是常识。

所以感兴趣可以看看现代医学，林永焕的两本书，20世纪80年代有过总结，20世纪初，有一本书《流行性出血热诊疗学》。我大体上都翻过，看了以后很有感触，很有帮助。从我们中医，江西的万老万友生《寒温统一论》，辽宁杨麦青的《伤寒论现代临床研究》，南京周老的《从瘀热论治内科难治病》，有兴趣可以翻翻。这方面我有一些展开，不要紧的，你看了觉得不同意，你提出一些自己的看法都可以。这方面我觉得要重视《伤寒论》的原文，如果重新归纳一下的话，从现在的角度，发热期，太阳病、阳明病、少阳病，然后常见的伴随症状，出血症状、胸膜炎、腹膜炎、神经系统、脑部症状、消化系统症状、斑疹的问题、咽喉的问题、黄疸其他等，这个是在我的书中有一些归纳，大家感兴趣，可以去翻翻看。

那么从出血热，我们进一步想的话，这个伤寒的问题可以想清楚，可以帮助我们理解为什么有六经，这个《伤寒论》为什么不是出现在金元时期，不是在明清，而是在汉末。这个六经，不是出在叶天士书中，而是出在张仲景的书中，这个背景，这个实践是决定的。六经在前面，历史上有很多的事情带有一定的偶然性，叫无巧不成书，巧合，这个偶然性，有一定必然性，它必定是这样的。所以出血热提供的一个临床的舞台，造就成就了《伤寒杂病论》，成就了六经这个框架，它不是出在后来，是出在这样的一个疾病背景下。然后我们从《伤寒论》考虑《金匮要略》的杂病、卒病，这样一想的话，一件事情的两个方面，《伤寒论》提供一个规律性的东西，六经辨证论治的基础。这个是一个普遍规律，我们说放之四海而皆准，不可动摇，所有的辨证论治以此为准，它是一个基础。《金匮要略》作为一个杂病，好像对应疾病的并发症，临床上我们西医会说这个疾病会有什么并发症，有什么需要鉴别诊断的，放在一起讨论，那么在古代医家也注意到这个问题了。有的大部分可能都是并发症，有的也许是一个鉴别诊断，比如我这里提的《金匮要略》中的疟病，疟病的问题用的方法不是六经，是一个专病专药的东西，也许还有。

这个方面请大家注意，所以我们从出血热的角度可以做沟通。伤寒六经在前，温病的卫气营血在后，在前的把基础奠定，在后的在这个基础上做了补充，你具体的方法不到位的地方，我有体会，我有经验，我把它扩充一下，所以阳明、少阳，或者寒凉药的一个运用，养阴、清热、凉血、息风等，张仲景没有的地方，温病把它打开，那么框架是在前，补充是在后，这样也容易理解。所以我这里讲一下，我们要找到一个规律性的东西，它要有一个实践作为一个基础，是要有疾病的。在古代不具备我们像现在大范围做一个调查，或者召开一个学术会议，大家来切磋，这个可能性不大。我遇到什么，我写一本书留下，留给后人，或者留给家人而已，有的还不愿意公开，交流不是那么频繁，所以对一个规律性的东西的产生，它一定有要求，我前面也提到对疾病的要求，不能太轻不能太重，那么临床上的表现必须复杂多样，什么都有，所以有的说，出血热就是一本内科书，《伤寒杂病论》就是一本内科书，道理在这里，它的基础你要考虑。然后对病原，不能够太厉害，一下子把人全部都搞死，死亡率那么高不行，第二个对易感人群，易感人群在古代，在野外的多，比如说移动的士兵，还有劳苦大众，饥寒交迫的，得传染病的可能性更大。所以我们按照这样的几个方面去想问题呢，应该容易理解。在古代社会为什么是这样的，对我们的古书的一个把握，更加可以到位。

最后，我们来看看《诸病源候论》中的伤寒。过去我也不大注意，因为最近若干年，我比较注意这个问题，然后我再看《诸病源候论》，感受不一样了。《诸病源候论》中的热病部分，伤寒是一个大头，和它并列在一起的，除了伤寒以外，有温病、热病、时行、疫病，也有一个展开，但是伤寒是一个大头。伤寒的内容特多，伤寒的列举出来有77多种，这个70种我们把它罗列出来的话，我这里做了归类，前面的数字是原来的，《诸病源候论》的一个原文的顺序。消化系统的症状，它分的很细，说明古代观察比较细致，呼吸系统、出血的症状，前面都是两个字，伤寒。我们看一下，全部都是两个字，伤寒什么。其他伴随的症状也是伤寒两个字，70多种，然后我们看一下相关的鉴别，也有伤寒豌豆疮，这个对应，我们现在讲的天花，那个时候也有流行。恢复期的常见的证候也蛮多的，百合也在里面，恢复期能够碰到一些什么问题？阴阳易也在里面，失眠的问题、饮食上的问题、体力的问题等，常见的证候。

所以我们把《诸病源候论》中的伤寒拿出来看一下，它前面有六经的，按照一日一经这样的一个走法，大部分内容是补充了临床上常见的症状，实际上临床表现，我们现在讲叫并发症，伴随的证候，伤寒这个病真的有那么多吗？为什么有那么多？我们搞不懂。我们结合一些现代医学的知识，我想大概可以明白，那么这样的一个认识我把它打住了，我们今天会这么去认识，也许我们今天这样去认识的人比较少，因为我们已经有了传统的习惯，我们大部分人对原文是以经解经，有时候甚至忽略了它的临床历史背景，它的疾病背景，我们都懒得思考。前人是这么思考的我们接下去，他讲的是对的吗？我们就照他说。我发现《金匮要略》的杂病是跟在伤寒后面的这样的一个见解，不是今天的。清代的医家不得了，莫枚士《研经言》，我再去看一遍的话，他讲到位。他说《伤寒杂病论》是伤寒中之杂病说，非为一切杂病说。杂病仅仅讲的是伤寒中的杂病，不是我们现代概念中的，当然他是清代的，你以为所有的杂病都在里面吗？不是。

最后的一行字，这个《金匮要略》，它论的是伤寒中的杂病，不是讲一切的杂病，这个道理真正能够搞懂的人不多，这个搞懂搞不懂可能跟我们临床上治疗也许关系不太大。但是和我们中医的素养有关，也许这个是一个没有用的知识，了解或者不了解，大家并不关心。我们有时候讲这种知识叫无用之用，看来无用，实际有用，其实知道不知道是不一样的，所以我们作为一个中医的高级人才，要往上走，对中医要有把握，对经方要有把握，对经典要理解，要有深度，要有视野，那理解在哪里？我们要做知识的贯通，前人有前人的努力，他们的见解有时代局限，我们这一代人也要作出自己的努力，把这个认识是不是可以再往前推一下，试试看。每一代人，我们中医也是这样，我们在这个领域里面能不能有自己的一些见解心得，因为大家具备了前人所不具备的知识，不努力，不去沟通，就很可惜，而且对一件事情的认识，往往就有局限，所以我这里提到莫枚士这个话。

然后我们看一下整个《伤寒杂病论》给我们临床的证治体系提供了什么？这个我后面还会谈到，辨证的基本方，辨病的通用方，对症的常用药，临床上体系性的东西，不光是六经，几乎可以说是面面俱到。病，疾病；证，证候；症，症状。这三个方面我们做临床医生的每天都在思考，都在接触，要鉴别，要判断。中医主要立足在辨证，要讲六经，所以最后我可以用这样的话来打住，也是借用其他学者的，纽约大学的比较文学系，他可能不是搞医学的，有一句话，“经典不是为全人类写的”，不是张仲景他考虑到这个将来我们要治疗外感热病，我给你写一本书，给你们一个指导吧，不是这样的。而是写在一个相对封闭的空间，时空有局限。他讲到，举到希腊的问题，它有一个限制，那么如果我们认为这个经典天然的都是超越时空的，有普世价值的，就弄错了它本来的意味。我理解，经典的产生它本身有一个时空限定，然后经典的永存，经典的魅力，是和我们一代一代对它的理解，它的一个指导，它的普遍的价值，大概是这样体现出来的，所以每一代人或者是每一个时代的每一个人，对经典都会产生一些不同的理解，这个不要紧。

但是我这里强调的，特别是《伤寒论》、《金匮要略》，它的原来的一个时空，它为什么是这样的？大家搞懂了以后，它的一个普遍的东西，相对就容易理解了。这样的话，我们寒温可以统一，内伤和外感可以统一，所以前面我提到有的医家指出的不会治伤寒，就不会治内伤，我们要注意杂病和伤寒的联系。《伤寒论》的六经病证、六经辨证仍然是《金匮要略》杂病证治的基础，不要把它忽略掉了，我们习惯上讲的脏腑辨证，我们现在内科中走得比较细的，是对它的一个细化，这个话题我后面还会提到。所以我这一节课的话题在这里打住，最后给大家讲一句话，这个也是古人的，“不谋全局者不足谋一域”。我在上课的时候经常会给研究生，会给学生强调这一句话，我们要有一个大视野来看《金匮要略》和《伤寒论》的问题，这个是理解经典的基本立场。

第四章 难 病

串讲 25 虚劳

【提纲】

虚劳主要指由五脏虚损而导致的慢性衰弱性疾病。
篇中论及虚劳病证的临床常见表现，如脉象、出血、出汗、无子、腹泻等。
在病机上重视阴阳两虚。
在五脏中重视脾肾两脏。
在治法上重视甘温扶阳。

1. 脉症

(1) 典型脉象

夫男子平人，脉大为劳，极虚亦为劳。(三)

(2) 阴虚阳浮

男子面色薄者，主渴及亡血，卒喘悸，脉浮者，里虚也。(四)

(3) 阴阳两虚

男子脉虚沉弦，无寒热，短气里急，小便不利，面色白，时目瞑，兼衄，少腹满，此为劳使之然。(五)

劳之为病，其脉浮大，手足烦，春夏剧，秋冬瘥，阴寒精自出，酸削不能行。(六)

(4) 虚劳盗汗

男子平人，脉虚弱细微者，善盗汗也。(九)

(5) 虚劳无子

男子脉浮弱而涩，为无子，精气清冷。一作冷。(七)

(6) 大脉兼症

人年五六十，其病脉大者，痹侠背行，苦肠鸣、马刀侠瘿者，皆为劳得之。(十)

(7) 脾肾两虚

脉沉小迟，名脱气，其人疾行则喘喝，手足逆寒，腹满，甚则溏泻，食不消化也。(十一)

(8) 精血亏损

脉弦而大，弦则为减，大则为芤，减则为寒，芤则为虚，虚寒相搏，此名为革，妇人则半产漏下，男子则亡血失精。(十二)

2. 证治

(1) 失精

夫失精家，少腹弦急，阴头寒，目眩一作目眶痛，发落，脉极虚芤迟，为清谷亡血失精。脉得诸芤动微紧，男子失精，女子梦交。桂枝加龙骨牡蛎汤主之。(八)

(2) 里急

虚劳里急，悸衄，腹中痛，梦失精，四肢酸痛，手足烦热，咽干口燥，小建中汤主之。(十三)

虚劳里急，诸不足，黄芪建中汤主之。于小建中汤内加黄芪一两半，余依之法。气短胸满者，加生姜；腹满者，去枣，加茯苓一两半；及疗肺虚损不足，补气加半夏三两。(十四)

(3) 腰痛

虚劳腰痛，少腹拘急，小便不利者，八味肾气丸主之。方见脚气中。(十五)

(4) 兼风

虚劳诸不足，风气百疾，薯蓣丸主之。(十六)

(5) 失眠

虚劳虚烦不得眠，酸枣仁汤主之。(十七)

(6) 挟瘀

五劳虚极，羸瘦，腹满不能饮食。食伤，忧伤，饮伤，房室伤，饥伤，劳伤，经络荣卫气伤。内有干血，肌肤甲错，两目黯黑。缓中补虚，大黄䗪虫丸主之。(十八)

【串讲】

这节课给大家讲《金匮要略》中的虚劳病。整个《金匮要略》的串讲，前面有两个板块，一个是热病相关的一些病证，一个是卒病，就是我们平时讲的杂病。现在到了第三个板块难病，难，困难，疑难。所以有的人说《金匮要略》就是一本治疗疑难杂症的书。《金匮要略》确实记载有很多难治性的疾病和病证，在这里会有所展开。热病、卒病、难病，这个是我的一个归纳，仅供参考，因为我们到了临床上是不会分那么清楚的，热病中也有难病，卒病中也有难治性的问题，难治性的疾病，毫无疑问和热病、卒病也是关联在一起的。在现实临床上的一些问题是比较纠缠，比较重叠的，但在讲课的过程中，我们为了讲清楚一些问题呢，所以我做了这样的板块的划分，仅供参考。

虚劳是一个比较重要的篇章。虚劳病，在中医内科中，或者我们后世的一些文献中对它讲到的也比较多，那么作为一个临床医生，我们必须有一些基本的把握。《金匮要略》中对虚劳病有论有治，我们可以看一下整个原文，一半是一些论述性的，包括脉象、临床表现。然后是一些基本的方药，也是方证相对的。这样的两个部分合在一起，一个是论，一个是治。所以我这里呢，如果给它归纳一下的话，这个在病机上，在五脏的虚损中，在治法上它都有些独到的地方，我们后面结合原文要做一些展开。

对虚劳两个字，这个虚劳我们要理解一下。虚，我们平时讲的虚证，气虚、血虚、阴虚、阳虚，或者气血两虚、阴阳两虚等，我们在一般的比如中医基础理论、中医诊断，一般的书中都做了一些归纳整理，我们容易掌握的。那么虚劳作为一个病证，大概没有这么简单，比较复杂。这个劳，我们有时候叫劳损、劳伤，不是一般我们临证看到的，这个患者由于劳累，身体整个状态有所低下，需要到中医的这里来调理一下，这个也许是我们平时讲的虚证的一个范围。那么虚劳，我们从概念上去理解，一般是一个慢性的，也就是过程比较长，是一个衰弱性的这样的一个病证，那么和五脏，心、肝、脾、胃、肾的气血阴阳的亏损有关的。

注意五脏两个字，在《金匮要略》第一篇有脏腑经络先后病，脏一般表示疾病比较深入，这样的意思，在有一些篇章中都会有所展开，我们后面还会议论到，所以作为虚劳的一个概念，我们要理解。那么也许我们会奇怪，虚劳病有没有主要的临床表现？主症是什么？这个地方我们也很难说，说哪一个症状，像前面的有一些病证我们可以提出一个主症。虚劳涉及的面比较宽泛，所以作为一个病证的概念可以成立。我们用一句话表述的话。虚劳，它是指五脏气血亏损导致的慢性的衰弱性的这样的一类疾病或者病证。我们给他一个概念，大概这样把握。它临床的表现，多种多样，五脏它都有所论述，所以在表现上我们用原文来进行展开。

我们再看一下《金匮要略》的虚劳证治有些什么独到的地方，我总结了这样三点。第一个，在病机上我们要注意它比较注重阴阳两虚，也就是说，在临床上气虚、血虚、阳虚、阴虚，把它独立开来，我们在教科书中可以把它讲得清清楚楚。但是到了临床，到了患者那里，也许没有分得那么清楚，或者是我们从理论上换一个角度去理解的话，那么气血阴阳它都是互根的，阳虚的阴也有问题，气虚的血也有问题，都是关联在一起，所以到了临床上，也许表现不是那么典型，有一些错杂，阴损及阳，阳损及阴，这样的一个问题。那么在原文中或者在治疗中我们等一下可以看到，这个是《金匮要略》中首先要强调的。

第二个，我刚才讲了是五脏的亏损，五脏中你有没有重点？《金匮要略》中我们根据后面的一个方药的治疗可以看到，它的重点强调一个是脾，一个是肾，脾、肾的问题。脾有建中汤，肾有肾气丸，所以这两张方，它的一个基础，它的一个强调，在《金匮要略》的这个篇章中，我们可以慢慢地体会。那么脾、肾，我们讲的先天后天，大家都很熟悉。在五脏调补调理中，脾、肾的一个地位很重要。

第三个，在治疗的方法上，比如阴阳两虚，或者讲了脾肾，那么在治法上，是否有一个独到地方呢？我们看一下《金匮要略》中对虚劳的一个治疗，从整个方药，从原文的强调，偏重在甘温剂。甘温走中，甘温是温补，主要是扶助阳气的。所以在虚劳的调理这个过程中，比较注重用温补的方法，大概是这样的一个意思。那么我们可以结合《伤寒论》，我们一般也有这样的一个讲法，讲张仲景偏重于用温的药，比如一开始你要用麻桂什么，到严重的阶段要用姜附剂，附子、干姜这一类。那么在《金匮要略》这里虚劳病，用甘温扶阳。

我们现在现实中好像对这一个这样的治法也有所重视，近年来甘温扶阳，扶阳学派什么的，从经方角度做一些整理强调，提供一些经验，我觉得都很好。如果我们要找它的源头，就是你现在扶阳，最初我们可以看看张仲景的伤寒金匮中，它的一些方药是怎么用的，那么金匮的虚劳病篇可以提供给大家一些思路。最后应该补充一下的，《金匮要略》不是甘温扶阳？不是重视脾肾吗？那么也没有忽略养阴，它还有一张酸枣仁汤。《金匮要略》强调用补的方法虚劳，要扶助阳气，也没有忽略驱邪，所以它到最后出一张大黄䗪虫丸，我觉得很有意思。最后两张方，大黄䗪虫丸、酸枣仁汤，它点到为止，没有过多的一个发挥展开，但是思路已经给我们了。

那么下面我们看看具体的原文，第一部分都是一般的议论。我们看这里的原文第三条，“夫男子平人，脉大为劳，极虚亦为劳”。为什么强调男子？其他的篇章中比较少，我们前面的黄疸病，小建中汤，男子黄，提到男子。这个男子，它还有什么意思在里面？一般我们这样理解，男子以肾为本，男子主外，在外面劳作，农业社会，比较辛苦。那么男子作为一个肾的一个理解，强调肾的问题。平人，看上去很平常的，或者没有特别的异常，一般外观还可以的人。男子平人，脉象有问题了，脉大为劳，一个是大。第二句话，极虚也为劳，就是脉如果是极虚的，也要考虑到劳，这个劳，虚劳。这个第三条，我们一般作为虚劳病的脉象的所谓总纲。这个大，是强调了脉形的一个问题，手按上去幅度蛮大。脉大这个大，我们要做延伸，和它相关的我们可以考虑一些什么样的脉象？比较张扬的脉，比如说浮脉是靠在这里的，或者我们再进一步想，和虚劳有关的芤脉，严重一点的话革脉。这个大，再进一步想，它大是大而中空的无力的？还是大有力的？大有力的，洪大，浮大，有力的一般不在这个范围中，不是虚劳病了，或者是阳明实热，脉象洪大有力的，这样去想问题。因为原文的交代，没有那么仔细，我们要结合临床，自己要做一些思考推断来理解它。所以大是一个脉形的手感，好像这个脉很大，但是没有力。

极虚，换了一个角度。虚是没有力，如果我们按照这样一个脉，非常没有力脉，微细，我们想到那个少阴病，少阴寒化，脉微细，但欲寐，要用附子、干姜，那个是一个紧急情况，我们要用回阳救逆的，这个也对。如果这个人不是这种危急的情况，我们按下去细的，沉的，浮的，或者是一个极端的无力的脉象，也不是大，脉形不是那样，那么也要考虑到虚劳的问题。所以平人，脉象是已经有变化了。有时候我们给它一个这样的表达，像这样的一种情况，是脉患者不病，患者也许没有其他的一些很明显的这种不舒服，主诉也没有，但是我们从脉象上可以做一些把握。也许在临床上，这里除了脉象的一个描述之外，它还应该伴有其他的一些临床的症状，后面会展开。

所以也有的把这条原文从病机上作为一个依据，脉大为劳是大无力的，阳气有点浮到外面来，这个阳不是真的多了，是里面阴不足，阴血不足，阴阳的不协调，那么有的说这个是不是有点像阴虚阳浮。那么我们在临床上，有时候结合起来看，不要分得那么绝对，这个脉象是大脉，那个脉是一个极虚的，临床上往往是大而无力的脉象，我们要特别注意的，这个从虚劳的一个角度要做一些把握。所以我这里举了《医宗金鉴》讲的，叫大而无力，脉大为劳，劳役伤脾气也。这个人过劳，中焦的脾气受到损伤了。极虚是精气内损，肾的阴精、阴液阴血有所亏耗，那么这个脉象就不会大，但是摸上去是一个极虚的。所以《临证指南医案》中也有这样的描述，脉大之劳是烦劳伤气，气是阳，脉极虚之劳是精血内夺，从阴精阴血的角度和阳的角度，分别作了一个描述，做了一个理解，我想这个可以供我们参考。但是在临床上，在实际中，大概不要分得这么仔细。

接着我们看具体的描述，前面是一个脉象，总的论述如何把握。原文第四条展开一点，提纲上给它一个表述叫阴虚阳浮。阴，是阴血。原文讲的男子面色薄，平时我们很少这样表述。薄的反过来，对面是厚。这个患者的面色，我们一看，好像不是那么厚重，很稳重，或者很有光彩，很有神气那样的一种感觉。薄，有所不足，从脸色来看的话，我想大概应该靠在苍白。这个患者脸色比较苍白，这个血色不够，后面有展开有补充的，你要想到什么问题？主渴及亡血，渴是嘴巴干，口渴，亡血是出血。这个患者也许嘴巴干，也许有出血的情况。再往后看，卒，突然地，喘悸，喘是呼吸困难，悸是心跳，自己感觉到心口这个地方有悸动感，一般大概心跳快了一点。脉浮者，所以这个地方你看，没有用这个脉大。浮，我刚才讲了，归在一起吧，这个浮，浮而无力，不是一个表证了。你看这个患者这样的一个表述，最后两个字，里虚。什么虚？阴虚。这个虚，不是我们阴阳、阳虚阴虚的概念，阴血不足。从现在的临床上我们思考的话，这里没有出方，你会想到什么？你会做一个什么判断？这个患者讲了好几个症状，主要的一个症状在哪里？

我们从临床角度一想的话，我是这样理解的，亡血，你要记住，这个患者是一个出血患者，出血是一个主要问题。出血的量你要考虑的，多还是少？从伴随的症状，嘴巴干，呼吸有点急促，心跳也加快了，脉象是一个浮大，浮大如果是中空的，我们讲是芤脉，后面还会议论到。脸色，也能够有所把握，这个人神气气色不对了，脸色这样的一个问题。出血量也比较多，那么原文的一个表述比较简单，说里虚，直接的我们讲阴血不足，大出血的患者，阴血有所亏耗，跑出来了，那么阳气怎么样？

阴阳怎么样？都有关联的。所以这条原文，我们把它这样归纳一下的话，阴阳两个问题都有的，阴血不足以后，阳气有一些外浮，阳也有所亏虚，阳不足了，不能够固摄阴血了，我们有时候讲的叫气不摄血。所以好像从原文的一个描述，我们今天可以对号入座的，大概可以联系起来，好像临床上出血量比较大的这样的一个患者，在《金匮要略》这个地方有一个描述，那么有一些喘的问题，心跳加快的问题，脉象的问题，我们从出血的角度，我想我们做临床医生的应该不难理解。那么具体的是要想到这个问题，如果我们看到这样的一个情况，我们做医生的会怎么处理？

我这里提供一个案例，患者是一位30岁左右的女性，这是10多年前的事，我在外地参加一个门诊，当时从急诊过来一个患者，妇科方面的问题，子宫功能性出血，出了好几天，出血不止，西医说你应该怎么样，这个患者有点怕西医的手术治疗。血红蛋白跌得很低，人是他们家属两个人扶着过来的，很软，出汗，潮漉漉的，气色很差，人站不住。到我这里来说，想想办法，看中医还有什么办法。我一看她的这样的一个情况，出血，毫无疑问还没止，那么在治疗上，这个患者我们考虑像这样的一个情况，西医大概会想到用输血，阴血不足，我们直接的补充。那么中医呢？我们是考虑阳气的问题，我当时告诉她说，赶快去药房买一支野山参，二到三克的，稍微大一点问题也不大，这个野山参比较贵，赶快用。另外呢给她一张方，后来我们应该叫参附龙牡这样的一个加减，一边要用参，要补气，毫无疑问，我们平时讲的有形之血不能速生，无形之气所当及固。大补元气，阳气足了它能够固摄。这个患者按照我的话去做了，马上用了以后，第二天家属告诉我，很高兴，有效果，一用药就见效了，出血停止了。那么继续用益气养血的，后来开了一些方调理一下，也帮她躲过了一劫，年纪很轻，不愿意做西医的手术这样的治疗。所以我印象非常深刻，我们在临床上有时候也许会碰到，我们做中医，碰到这样的出血患者，我们要有一些应对的方法。

接着我们看原文第五条，强调阴阳两虚的，有这样的一个描述。原文讲，“男子脉虚沉弦，无寒热”。寒热已经没有了，“短气里急”，气有点接不上，呼吸有点急促。里急，一般理解为腹中有一些拘急。“小便不利”，拘急是阳虚内寒，不能够温煦，小便有点量比较少了，膀胱气化受影响，“面色白”，这个好像是从阳虚的角度强调，后面讲的目瞑，眼睛发花，头晕。兼衄，有衄血。“少腹满”，下腹部少腹部有点胀满的感觉。最后的总结，“此为劳使之然”，这样的一些情况，你要考虑这个是由于虚劳所造成的。所以这个原文也是作为一个症状的描述，既有阳虚的症状，又有阴虚不足的症状。在治疗上我们可以考虑，也许不是一个简单的问题，我们既要考虑到阴，也要考虑到阳，或者是阴阳两方面做一些协调，具体的在临床上我们还要做一些调查，他还有一些什么症状，偏于阴虚还是偏于阳虚？那么我们用药才会有一个把握。

原文第六条，也是议论阴阳两虚。“劳之为病”，虚劳这样的一个病证，“脉浮大”，前面讲过阳气外张，浮大无力。“手足烦”，烦有一些靠近像五心烦热。阳，阳虚了，阴也不足了，阴阳不协调。“春夏剧，秋冬瘥”。这样的一个描述，相对比较抽象一些，为什么这样的问题到了春夏会厉害一点？到了秋冬就会好一点？一个说法，阴阳不协调，阳气容易外张的话，春夏阳气升浮，这个季节，阳跑到外面来，升到上面来更加多一些，阴在里，阳在外，阴阳不协调这样的一个情况更加严重一些。到了秋冬这个时候，阳气也潜藏一些，这个仅仅是一个说法，我们可以参考。在临床上可能没有这么简单，也没有这么绝对。我们要根据具体的患者，或者疾病来分析。最后讲的一个症状，“阴寒精自出”，精自出，我们可以理解为遗精、滑精，好像男性方面的一个描述多，虚劳病。男子酸削不能行，这个患者腰酸背痛，四肢酸痛，人比较瘦弱，不能够远行，体力不够。所以这个第六条，我们讲从另外一个角度，做了一些议论，也是讨论阴阳两虚这个问题。

然后原文第九条，讲虚劳盗汗。“男子平人”，这个话反复出现的。“脉虚弱细微者”，脉象的描述很细致，虚弱的脉象，细微的脉象，前面讲的极虚也为劳。阴血不足，“善盗汗”，善是经常的意思，有的版本上用喜，喜欢的喜，也可以。这个患者临床上经常可以见到出汗的情况，这个出汗，这里讲的盗汗，很容易联系阴虚盗汗，也许对也许不对。这个盗汗、自汗，我们现在分得很清楚，一个是气虚阳虚，一个是阴虚，临床上可能没有这么简单。那么后来有一些医家提出，我们出汗的问题，可以提到桂枝加龙骨牡蛎汤，或者《外台秘要》的二加龙骨牡蛎汤等，有一些方我们可以参考的，后来我们有盗汗的当归六黄汤这样的一个做法，也可以参考。

原文第七条，议论虚劳无子。男子脉浮弱而涩，为无子。无子，不能生育，没有孩子，我们现在叫不育症。精气清冷四个字，我觉得这里把它拉到虚劳病中来，也蛮有意思。我们现在在临床上，大概也应该注意。原文讲精气清冷，《诸病源候论》把它打开，做了一些扩展。我们看一下，丈夫无子者，其精清如水。精液，这个比较具体，直观了，像水那样比较清稀。冷如冰铁，这个好像有点夸张，这个精液，一个清稀，一个冷感，皆为无子之候。这个你都要考虑了，在生育上会有一些问题，这个地方没有出方，那么像曹颖甫，我们上海民国时期，这个经方家他提出，像这样的一个情况，应该考虑当归生姜羊肉汤。他这样的一个提法，我们可以理解。这样的一个精神，就是如果真的是肾亏的话，阴血不足的话，应该用我们现在讲的血肉有情之品，不是一般的补肾，而应该叫填精补肾，要用填补的方法，这个来改善他的体质，这个也是一个临床上的思路。男子不能生育的，在《金匮要略》中作为一个虚劳病的原文叙述也会提到。

我们再看下去，原文第十条。人年五六十，一个人到了五六十岁，在古代社会，在农业社会，应该是一个相当的年龄了。其病脉大，脉大为劳，脉大而无力。痹侠背行，痹是一个麻木感，或者是酸痛感，沿着背部的脊柱两侧都有这样的感觉。若肠鸣，马刀侠瘿者，如果我还看到这个患者有肠鸣，我们在临床上有时候和腹泻连在一起，肠蠕动太快，排泄太多，大便比较清稀。马刀和侠瘿，马刀可能我们比较生疏，在那个时代的一些医书中都会涉及。侠瘿容易理解，瘿就是我们戴帽子，在下巴下面头颈部甲状腺的部位，我们要系绳子的地方，头颈的两侧，或者是头颈部，我们可以看到一些病变。那么临床上比如我们很多都和淋巴结的肿大联系在一起，颈部的淋巴结肿大，这个地方叫侠瘿马刀，换了一个部位，也许在腋下，一般指腋下的淋巴结有肿大，那么马刀是一个狭长形的，所以我们可以理解为这个淋巴结不是一颗，有好几颗，或者是连成一个串，像一个椭圆形的，狭长形的，淋巴结的肿大在腋部出现了。由此，我们进一步联想，有的时候这个可能和结核病有关。结核，有的时候，痨瘵，肺劳，也有这样的一个提法，这个都是后来的，那么和虚劳联系在一起，或者要和虚劳做一个鉴别，都有可能。那么到底是还是不是？我们不要马上做一个绝对的回答，可以做一个联想。在虚劳病中，我们会见到这样的一个表现，马刀侠瘿，淋巴结的肿胀。那么这个原文，最后也没有给我们一个治疗的提示，所以从整个原文来看，好像也和年龄有关，人年五六十，其病脉大，也许这样的一个情况还不在虚劳中，是随着年龄的增长，患者阳气阴血有所虚衰，然后痹侠背行，肠鸣腹泻，马刀侠瘿，这样的临床见症，那么我们要考虑了，皆为劳得之，这个和虚劳有关。有的和年龄有关，有的和虚劳有关，在临床上我们要做一些分析和鉴别。

再看下去，原文第十一条。“脉沉小迟，名脱气”。其人疾行，疾行是走得快，稍微走得快一点则喘喝，气喘吁吁，走得快了，气要接不上。如果我们现在的表达，比如这个患者走走路，稍微走几步，气要接不上，我们有时候会说肾不纳气。手脚是冷的，腹部是胀满的，严重的大便是水样的，吃下去的东西不能够消化的，叫食不消化也。我们提纲上给它一个说法，叫脾肾两虚，脾肾阳虚。脱气，这样的称呼，我们现在比较少。脉象是沉小迟，是一个虚脉，所以这个十一条的描述，偏在阳气的不足，那么我们在治疗上如果考虑的话，大概应该靠在太阴，或者少阴寒化，我们可以用理中，甚至于可以用四逆辈，姜附剂也可以，温补脾肾，或者要温中的，我们从六经的一个框架中去找，也很容易。

在一般的论述中，最后有原文第十二条。这个弦而大的脉象，弦则为减，大则为芤。我在前面的衄血吐血下血这个篇章中给大家做过分析，这里又出现。我们可以回顾一下，我这里不再做展开，我们看到这里虚劳病的这个地方，我们可以把它打住。这一部的原文都是一般论述，临床上可以见到什么问题，脉象上怎么样？我们可以怎么分析，怎么理解它？所以我们如果归纳一下的话，可以看到虚劳病常见的脉症，这里讲嘴巴干，消渴，亡血，喘悸，面色薄，目瞑，失精，不能远行的，盗汗的，无子的，马刀侠瘿的等，大便比较溏稀，范围比较宽，所以我前面讲的没有一个主症。那么在诊疗的过程中，四诊合参，不是靠一个脉象，还要做其他的一些调查，另外可以体会到阴阳的两虚。

下面我们进入到具体的治疗，首先是一张桂枝加龙骨牡蛎汤，原文第八条。

“失精家，少腹弦急，阴头寒，目眩发落，脉极虚芤迟，为清谷亡血失精”。到这个地方，我们可以断一断，这个是一个意思，就是失精家，我们可以理解为反反复复的时间比较久的，家字我们专门有讲法，有的时候我们可以理解为一个过程比较长，慢性化了，有的时候没有什么特别的意思。少腹弦急，阳虚内寒，阴头寒，阴部发冷，可以理解。目眩发落，阴血不足，脉极虚芤迟，芤有问题，大浮中空，没有力度。这里迟，如果理解为跳得比较慢，就给我们的一个印象，好像是偏于阴阳两虚，阳气不足为主，为清谷亡血失精，这个患者也许有腹泻很厉害，出血很厉害，失精很厉害，这样的一个情况。然后它又交代了一个问题，脉得诸芤动微紧，男子失精，女子梦交，桂枝加龙骨牡蛎汤主之。男子失精，女子梦交，我们可以把男女合起来看，男女失精梦交，从字面上我们讲这个是一个互文见义，也可以的，不要区别得那么清楚，都是这一类问题。也许其他的一些症状不明显，那么治疗上你怎么办？桂枝加龙骨牡蛎汤。因为原文比如说从头到尾，我们作为一条原文，第八条。我们有时候就容易把上面的一部分和下面的一部分贯穿起来了，如果这样理解的话，一口气念下来到最后，是一张桂枝加龙骨牡蛎汤。问题在原文的两个脉象描述，脉极虚芤迟后面，又来一个脉得诸芤动微紧。原文的分段是人为的，我把它分成两条，或者是我把它合在一起作为一条，这个都是后人加工的。这样一想的话，我觉得这个地方，我们把它分开，清谷亡血失精，这个地方分开，那么如果要考虑一张方的话，是这一张方天雄散，天雄、白术、桂枝、龙骨。这一张方用来应对这一条原文的上半，偏于阳虚的，要用天雄散。天雄，我们现在药房里大概没有这个区别了，我们直接用附子。我们过去有区别，天雄、附子、乌头，这样的。也就是说我们要用附子来助阳散寒，另外用桂枝，用白术，用龙骨，这样容易理解一点。

然后这个原文的后半，没有那么明显的一个寒象或者热象的，那么男子失精，女子梦交，一般的这样的情况，我们考虑用桂枝加龙骨牡蛎汤。所以这一张方我们一看的话，桂枝汤的一个加减，桂枝汤加上龙骨牡蛎。桂枝汤是一个调和的方，龙骨牡蛎加上去，它有一个收敛，有一个安神的作用，那么是针对失精也可以的。寒象热象不明显的，我们就这样用，所以是一张调和的方子。那么我们再往下看的话，这个地方大概是一条原文出了两张方，所以后面跟一张天雄散，那么这一张方我这里要提一下的，也许我们现在治疗失精用得少一点。

我在临床上，把桂枝加龙骨牡蛎汤作为一张治疗出汗异常的基本方。我们可以试试看，这个出汗，患者一般热象寒象不明显。我这里举一个病案，30岁的女性，自汗很多年，手心很明显。那么还有一些其他问题的，溃疡性结肠炎什么的，服用西药。那么中医她想试试看，人呢稍微一点怕冷，乏力，其他的一般情况都可以。桂枝、芍药、龙骨、牡蛎，有时候和前面的血痹黄芪桂枝五物汤合在一起用。时间比较久的，适当地用一些补肾药，健脾药也可以，加一点收敛药试试看也可以。但是基础在这个地方，桂枝加龙骨牡蛎，这样的一些药物是作为一个基本的组成加减，根据患者的情况，治疗的过程有的比较短，有的比较长，那么这个患者相对比较长一点，时间比较久，也是一个从国外过来的一个女性，后来要回国，带了一点药回去，中药用了以后，多少还是感到有相当的效果。这里举一个男性，我用这一张方，他因为夏天怕冷，空调受不了，45岁的男性，有点像桂枝加龙骨牡蛎，不够，桂枝加附子，《伤寒论》中的方，温阳。当归、川芎，我也给他了。用下来以后效果也是蛮好的，很理想，治疗的过程不太长，对中医的一个调理，效果很好，很高兴。

这节课讲到这里，还有一些内容放在后面。我给大家提几个思考题，虚劳病的临床表现，我们怎么总结？你可以归归类，虚劳的主脉，为什么这么提？然后桂枝汤在虚劳病的证治中它的变化？它的运用？我们后面还会谈，你要注意有什么规律性的东西。

串讲 26　虚劳、肾着、中风

【肾着原文】

肾着之病，其人身体重，腰中冷，如坐水中，形如水状，反不渴，小便自利，饮食如故，病属下焦。身劳汗出，衣里冷湿，久久得之。腰以下冷痛，腹重如带五千钱，甘草干姜苓术汤主之。（十六）

【中风提纲】

主症：半身不遂，口眼歪斜，甚者跌仆昏倒。

病机：正虚邪中（气血亏虚，外邪入中）。

辨证据脏腑经络分浅深轻重，提出中经络、中脏腑。

1. 脉症与病机

(1) 脉症

夫风之为病，当半身不遂，或但臂不遂者，此为痹。脉微而数，中风使然。（一）

(2) 㖞僻不遂的机理及中风轻重不同的表现

寸口脉浮而紧，紧则为寒，浮则为虚，寒虚相搏，邪在皮肤。浮者血虚，络脉空虚。贼邪不泻，或左或右。邪气反缓，正气即急。正气引邪，㖞僻不遂。

邪在于络，肌肤不仁；邪在于经，即重不胜；邪入于腑，即不识人；邪入于脏，舌即难言，口吐涎。（二）

(3) 中风与瘾疹的发病机制

寸口脉迟而缓，迟则为寒，缓则为虚；营缓则为亡血，卫缓则为中风。邪气中经，则身痒而瘾疹；心气不足，邪气入中，则胸满而短气。（三）

2. 证治(附方：侯氏黑散、风引汤、防己地黄汤、头风摩散、续命汤)

【串讲】

这节课我们接着上次的虚劳病继续讲下去，后面要顺带议论一下的，一个是肾着，一个是中风。我们先看虚劳的原文第十三条，大家很熟悉，小建中汤。在《金匮要略》的虚劳病的证治中，原文是怎么描述的？“虚劳里急，悸衄，腹中痛，梦失精，四肢酸痛，手足烦热，咽干口燥，小建中汤主之”。那么这个原文我们读了以后，会有这样的一个体会，就是症状的描述比较多，我们可能要抓住一个要点，就是主症是什么？小建中汤在虚劳病中，虚劳是一个帽子，虚劳病的过程中，如果患者里急，我们理解为腹中拘急，有一个拘紧感，然后后面的腹中疼痛，这个是小建中汤的主要症状。我们可以联系《伤寒论》中的小建中汤，它是怎么描述的，强调了什么？那么在《金匮要略》中，虚劳里急，腹中疼，腹部的疼痛，小建中、大建中，我们这里要做一个联想，大建中汤我们前面讲过，它在腹满寒疝那个篇章中出现过，有点类似于我们现在讲的肠梗阻，这样的一种从心下这个腹部整个的状态是疼痛，是一个剧痛。小建中，这里虚劳里急，腹中痛，一般我们理解为是一个隐痛。那么我们如果联系大建中汤那个地方来讲的话，大建中汤证是一个剧痛，小建中汤所治的虚劳是一个慢性的发病过程，里急腹中痛，一般我们理解不是那种痛得那么厉害。那么注意原文中的一个描述，一个是手足烦热，咽干口燥，悸衄，梦失精。这种好像和阴虚内热可以联合起来思考了，是不是有点内热了，那么里急腹中痛，阳虚内寒，不能够温煦，可以理解。那有阳虚，又有里虚，是不是这样的一种阴阳两虚？如果这样一想的话，我们又会想到前面讲过的那一张桂枝龙骨牡蛎汤，也是桂枝汤的一个加减，小建中汤是桂枝汤倍芍药加饴糖，倍芍药，我们能够理解，加饴糖，饴糖是甜的，甘者缓也，这样的讲法也能够成立。它主要是缓解急迫，缓中，有一点补虚的作用。那么桂枝龙骨牡蛎汤，前面男子失精，女子梦交，也是一个调和，那么失精时间比较久了，阴血不足，阴损及阳。小建中汤这里我们可以理解为阳虚不能够温煦了，时间久了以后，影响到阴，我们有时候讲叫阳损及阴。阴阳两虚，在临床的一个病机、症状表现上有一些不一样。

那么后面呢它跟着一张方，我们可以看一下，黄芪建中汤。虚劳里急，诸不足。诸不足，没有展开，好像各种各样的虚损的情况，我们都可以考虑用黄芪建中。后来建中也可以打开，我们还可以扩展，可以加减，其他的一些药物我们也可以放在里面。但是要注意，虚劳里急，还是这两个字里急，腹中拘急，偏于阳气不足的强调。如果我们去看一些文献，比如我们消化道的溃疡病，胃溃疡、十二指肠球部溃疡等，过去是临床上常见的，经常要处理的，中医也要面对的。所以临床上我们注意到，黄芪建中汤也许用得更加多一点，作为溃疡病的一个中焦虚寒，偏于虚寒型的，好像作为一张基本方在用。当然我们不限于这个病，在临床上这里讲的诸不足，里急，作为建中，我们可以推敲建中是什么意思，阴阳两虚的为什么要建中？这方面呢，我们古代的一些医家也会做一些思考，就是阴虚需要养阴，阳虚需要助阳，阴阳两虚，容易顾了这头，顾不了那头。所以我们有时候说，叫寒热错杂，气血两亏，用药不能够走极端，不能全部都是温，全部都是寒，要调和一点，一般从中焦入手，用建中建立中气，让患者的气血生化，气血充盈，那么阴阳两方面的问题容易得到一个调和。临床上一般对于腹痛的，我们现在也是这个经验，如果用芍药的话，一般用量要大一点，桂枝汤要倍芍药，这个地方可以理解，芍药、甘草缓急止痛。前面讲饴糖可以甘缓，合在一起了，那么阳偏虚的，过去的医家讲辛甘，辛味的，辛温的，甘味的合在一起，可以生阳。酸和甘，芍药、甘草汤合在一起，可以化阴。这样正好很对称，所以建中是从桂枝汤变化过来的，桂枝汤本身是一个调和剂，桂枝汤是可以加减变化的，根据具体情况，哪一个地方需要加权一点，加重一点，在临床上可根据具体情况加减变化。所以我们有的从桂枝汤、建中汤，一直到后来金元时期李东垣的补中益气汤，我们有时候临床上补中益气汤用得很多，那么后面可能还会提到补中益气汤和建中汤的一个关系。它是怎么变化过来的？我们临床上作为一个治疗，也是一张基础方，经方时方它的一个内在的变化，内在的联系，我们要充分地去理解它。那么黄芪建中汤和小建中汤应该并列在一起的，好像后来的文献对黄芪建中汤的补充展开也蛮多，所以建中汤在临床上是一个常用的方法，建中汤是一张基本的方剂。

再看原文第十五条，虚劳腰痛的治疗。“虚劳腰痛，少腹拘急，小便不利”。原文讲得比较简略，主症在前面的两个字，帽子是虚劳。在这个慢性的发病过程中，这个患者主要是腰痛，腰部的不舒服，伴随的少腹拘急，小便不利。小便不利，排尿少，肾有点亏虚，肾阳虚衰，那么膀胱气化不利，小便排出来的量少，下腹部有一些拘急的感觉。这个是阳气不能够向内温煦的关系，用八味肾气丸。肾气丸，我们很熟悉，金匮肾气丸，八味肾气丸，有的叫八味地黄丸，也可以。肾气丸在《金匮要略》中是一个应用比较多的，大概有五个地方都提到了，叫异病同治。我们前面讲到消渴的时候，大家还记得小便反多，以饮一斗，小便一斗，肾气丸。那么这个药物方面，我们可以展开，具体地看一下，地黄、山萸肉、薯蓣，薯蓣是山药，这三味是主要的，泽泻、牡丹皮、茯苓，我们现在习惯上会说，六味或者三补三泻，这个都不要紧，可以帮助我们理解它的一个药物的配伍。

那么应该注意的是，《金匮要略》这个地方的肾气丸，桂枝、附子在用量上要注意，前面的地黄、山萸肉、薯蓣合在一起量比较大，而桂枝和附子合在一起用的量比较小，大体上是八比一。如果说前面的三味药偏于补阴，那么补阴的药为主，加上少量的桂枝和附子，起一个什么作用呢？少量的助阳药，大量的滋阴补阴的药，合成一张方，里面也有一些通利的，我们讲的泻，泽泻、丹皮、茯苓，有的从肝脾肾这个地方去理解，有补有泻，有滋阴，有助阳。这样的话，又引起一些争议了，有人说肾气丸补阴的药为主，是补阴的。有的人说既有补阴，又有补阳，应该是阴阳并补这样的方剂，有时候我们也把它归在一个助阳的方剂中。肾气，气是阳，根据原文的一个描述，在这个地方主要是一个“腰痛，少腹拘急，小便不利”，好像还是着眼于阳气，阳气为主。要注意肾气，这个气字，肾的气化。不是我们想象中的回阳救逆。它是一个虚劳，在一个慢性过程中产生的一个阳气不足，所以这一张方我们把它放在助阳，温助阳气，也未尝不可。少量的助阳药，我们现在可以引用一些经典的讲法，叫少火生气。在比较多的阴药中，阴和阳，滋阴之虚以生气，阴阳互生，助阳之弱以化水，这个是古代医家的一个解释，阴阳两个方面都有考虑了，阴阳是互根的，但是偏重有所不同。所以对肾气丸的用药，我们这里做一些引申的话，阴药阳药，那么我们现在在临床上，如果你要开一个方，不是成药。成药的话，我要做成名字叫金匮的肾气丸，那么大概这个量的配比按照经典走，不能乱来。如果我自己开，自己出方，就有变动的权利了。我们根据患者的情况，阴药再少用一点可以吗？我阳药再加重一点可以吗？阴阳，温和凉的之间，我们可以去想，去选择，可自己移动。所以这个肾气丸，可以理解了，在后世变化出一个系列出来。这个是后世医家在临床上灵活运用的一个结果，我不受它的限制，我自己理解了，我自己上路了，我自己会用了，大概是这样的一个意思。那么我们还要理解的，前面一个是建中，这个地方一个是肾气，一个是脾，一个是肾，脾肾在《金匮要略》虚劳病的具体的治疗中，位置是非常重要的。

讲到肾气丸的腰痛，这里顺带要带出一个病，叫肾着。主症有病机也，治法也有，一张方很简单。我们可以看一下，这个在五脏风寒积聚病中，和肝着、脾约并列在一起的，有一个叫肾着。它的一个描述呢，“其人身体重，腰中冷”，腰部发凉了，身体沉重了，“如坐水中”，好像坐在水中，这个水，冰凉的，冷水。“形如水状”，也许有肿，反不渴，嘴巴不干。“小便自利的，饮食如故”的，我们一般理解为排尿没有问题，饮食、食欲也还可以。病属下焦，上、中焦没问题，主要在下。什么原因会得这样的一个腰痛呢？“身劳汗出”，劳作以后出汗，衣里冷湿，出了汗以后，应该就像我们现在运动以后出汗了，有条件的马上洗澡，或者没办法，我把湿的衣服换掉，不要捂在那里，特别是在冬天。寒湿，“久久得之”，腰以下冷，痛，腰下半身，往下走，冷啊痛啊这样的一种感觉。“腹重如带五千钱”，腹部沉重感，这个如带五千钱，这个五千钱，我们可以理解大概指就是古代的这种钱币，金属的很重，串在一起，好像困着在下半身。用的一张方叫甘草干姜茯苓白术汤，由甘草、白术、干姜、茯苓四味药组成，以健脾化湿为主。也许我们会奇怪，腰部的冷痛重，这样的一个情况，腰为肾之外府，你用肾气丸不行？你是不是应该补肾？那么这里讲的健脾和它是什么关系呢？治疗上要健脾燥湿，我把它放在一起，让我们有一个联系的感觉，腰痛我们考虑肾是对的，腰痛也许和脾有关呢？我们要用健脾化湿的方法呢？这也是一个思路。

从六经这个角度来看，少阴是肾，太阴是脾，也许和太阳也有关联，那么我们是不是要用麻黄桂枝了呢？这个都有可能。所以对腰痛的治疗，我们把思路要打开，不要局限在就是要补肾，就是一个肾气丸。我们在临床上，年纪大的人不一定是虚劳，腰痛腰酸，乏力，腰膝酸软，毫无疑问，大家都会考虑到用肾气丸。临床上有一些患者，如果脾虚湿偏盛的，是否也用肾气丸？是不是可以先用健脾化湿的方药呢？让患者脾胃的运化功能健旺起来，这个湿气容易化除掉，局部的症状也会改善。所以中医讲辨证论治的话，这个思路应该是打开的，很多可能性，你要想到。因为这两个病证不在一起，所以有时候我们把它忽略了，我这里讲的腰痛的一个温肾和健脾，两个方法有内在的联系，我们临床要注意。

再看薯蓣丸，原文第十六条。“虚劳诸不足”，还是诸不足，前面建中汤、黄芪建中汤证也是诸不足，建中是一个方法。诸不足的话，后面有一个补充，“风气百疾”，风气，风邪，风寒，风湿，通俗一点，我们现在讲的这个人容易感冒，容易外感，容易发热。百疾，各式各样的，其他的一些临床上这种表现，这里就用一句话就带过去了。薯蓣丸，薯蓣这两个字，我们熟悉了，因为后来避讳的关系，我们现在就写山药两个字，唐代、宋代的避讳。薯蓣丸，我们可以看一下这个方剂，我们现在讲也是个大复方，我们看一下它最后的一个服法，一百丸为剂。如果是空腹用酒服送下去一丸，炼蜜为丸，一百丸，如果每天一丸的话，一百天大概三个月左右，一剂，我们可以理解为 1 个疗程，就像这样的一个调理，需要一个时间过程，不是一周、两周，它的过程比较长，患者要有思想准备。所以做成丸剂，肾气丸也是丸剂，服用的时间长才有效。那么我们现在考虑的话，虚劳诸不足，也是一个宽泛的概念，各种各样的一种身体的虚损状态，又容易感受外邪的，正虚有时候邪实，邪正夹杂的，我们现在会说这个人免疫力偏低了，也到中医这里来调理。调理有大方，有小方，那么薯蓣丸，这里提供的我们看一下，它是一个比较大的方子。方中薯蓣为主，大概提示从中焦入手，它的用药我们可以看一下，健脾益气调中，健脾的药需要，然后滋养阴血，补气的有一些药，整个方剂调理脾胃为主，气血双补，祛风散邪，重点在扶正，也用一些祛邪药祛风的，散寒的。这样的过程，大概要服用三个月左右，才能比较见效，这是我们临床上一个常用的方法。

薯蓣丸，我有一次听讲座，我们的老先生在讲，他说《金匮要略》中有我们现在临床上用的膏方。膏方，大家应该有所了解，在体质的调理上，我们上海、江浙地区用得比较多一些，现在北方也开始使用，大家因为生活条件好，注意养生了，也会采用一些这样的方法。膏方在哪里？这位老先生他提示，虚劳病中的薯蓣丸，像《金匮要略》中的膏方。当然它不是我们现在意义上的膏方，实际上是一个丸剂，但是有联系，需要服用 3 个月，慢慢地可以调理身体的。后来在江南地区我们用膏方来调理，所以我这里顺带提几句膏方的调理，膏方我们在虚劳或者是身体虚弱的，年轻的年老的，到了冬季，冬令进补，都会来找中医。所以我们作为一个临床医生，多少也要熟悉，也要了解。这个膏方在南方，跟急性病的治疗是有距离的，这个真正是一个慢性杂病的，慢性病的一个缓解期、康复期，有时候我们把治疗的药也放在里面，我们可以试试看。《三因极一病证方论》中大山芋丸，我这里做一个提示，可以补充《金匮要略》薯蓣丸的一个描述，临床症状不够，原文就几个字，好像太抽象了，它这里做了一些提示，我们可以参考。薯蓣丸的疗程比较长，我们一看这个薯蓣丸中有后来的八珍，补气补血，扶正的，调补气血的加上一些驱邪的。

那么我们看现在膏方的一个做法，首先要有一个基本方，这个基本方比如说十全大补也可以，六味八味也可以，左归右归也可以，或者我用补中益气都可以。一个人来开膏方，首先想到有没有基本方，我可以有一个凭据，然后考虑加减。加减的药物比较复杂，我们现在比古代可能更加要注意，患者的具体情况，比如检查的数值的有无异常？那么作为加减的话，我们现在要考虑，有一些检查值，或者患者的一个体质的情况，他的偏向，比如说有一些数值高了，有一些数值低了，你有没有针对性地进行药物加减，或者是根据患者的体质阴阳气血，我们有针对性地做一些选择加减，这个是第二部分。然后因为是一个调补的方，要注意它对消化道的影响，要用一些消导行气的药。然后呢因为是膏方，我们讲叫细料了，要用人参、阿胶等，稍微贵重一点的，我们用一点枫斗、冬虫夏草、西红花等，这些贵重的药品我们要做一些把握，该用还是不该用？用多少？怎么用？最后对这个胶类或者糖类都会有一些选择的。我这里要提一下的意思，在古代我们用丸药调理，那么后来我们江南地区也有一些变化，比如用膏方调理，在临床上效果还可以，老百姓容易接受，现在每年都会有大批的人到医院进行膏方调理。有一些慢性病，在调理的过程中，它会缓解，它会改善。所以我们作为一个中医的临床医生，对膏方最好能够熟悉、了解、掌握。因为时间关系，我这里不便讲得太多，我想这方面均有一些书籍的介绍，感兴趣的可以进一步去了解。

再往下看酸枣仁汤，原文第十七条。文字很简单，虚劳“虚烦不得眠”，前面的一个帽子是虚劳。虚烦不得眠，虚烦两个字，我们容易和虚弱，联系在一起，那么是什么虚呢？酸枣仁汤的一个用药，我们看，有知母，有川芎，有酸枣仁，有茯苓，这样的用法。那么我们习惯上给它的一个讲法，这个是偏于肝阴心血有一点亏虚，所以偏于阴虚内热的这样的情况。这一张方，养阴清热，宁心安神。一般失眠的患者，也许我们会这样考虑，阴虚内热，心火旺什么什么，从阴血亏虚，不能滋养，那么内火往上，影响到心。肝阴不足，心血亏耗，或者是心火扰动啊这样的考虑，所以一般是用寒凉药的比较多。那么这一张方给我们的提示，一个是要用寒凉药，养阴药，清热安神。那么有一味川芎，川芎偏于温燥一点，川芎可以往上走一点，如果我们不用川芎，你怎么考虑？川芎偏于温，和前面讲的这些偏于养阴的药物的一个协调，在失眠的一个治疗中，大概要注意的是调和的方法。阴和阳怎么交通？我们讲的卫气要入阴，营卫。所以从这个角度，我们再往上推，那么桂枝加龙骨牡蛎也可以考虑，我前面讲的是失精，原文讲失精，我们治疗出汗的问题，这个地方用酸枣仁汤，没有提到桂枝汤的加减变化，我们把它拉过来。所以我在临床上有时候把酸枣仁汤和桂枝加龙骨牡蛎汤合在一起用，桂枝汤一个交通的作用更加强一些。所以酸枣仁汤中的一个川芎，我们要注意一下，有时候不是一派全部用阴药，寒凉泻火安神的，不一定的。我们要注意交通，一个是养阴，一个适当地用一些助阳或者补气，或者往上升的药，那样容易协调。所以酸枣仁汤我们了解，一般都知道。桂枝汤我们要了解，柴胡汤也是一张调和的方，我们也要了解。所以桂枝加龙骨牡蛎可以和酸枣仁汤合在一起，也可以用。另外从柴胡汤的角度，柴胡加龙骨牡蛎汤也是一个方法，失眠的治疗，《金匮要略》出一张酸枣仁汤，是有限的，没有充分的打开，但是提示的一个要点，我们可以理解。一般偏于清热养阴安神的这样用法比较多，这个也对。从现在的考虑，比如这一类方剂对整个大脑中枢的一个安定作用是客观存在的，所以失眠的一个治疗上，我们要注意交通营卫的问题，和谐阴阳的问题。

再看原文第十八条，大黄䗪虫丸。“五劳虚极羸瘦，腹满不能饮食，食伤、忧伤、饮伤、房室伤、饥伤、劳伤、经络荣卫气伤”。中间的一行字，从食伤、忧伤到经络营卫气伤，好像是插入，对整个状态的一个分析，一个总结，最后的一句话，经络营卫气伤，各种各样的原因，会造成经络营卫一个通行受到损伤，受到障碍，导致的一个结果，“内有干血，肌肤甲错”。干血理解为瘀血，出现的症状，“肌肤甲错，两目黯黑”。这个我们很熟悉，瘀血前面讲的羸瘦，腹满，不能饮食，如果合在一起看这个患者，人比较消瘦，比较虚弱，肚子比较胀满，饮食有问题，同时呢又有肌肤甲错，两目黯黑，整个身体的状态比较低下。我们从虚的角度，从瘀的角度，都可以理解。最后的四个字，缓中补虚，要用大黄䗪虫丸。缓中补虚，引起一些。我们在理解上，缓中补虚，大黄䗪虫丸是补虚的吗？这样的一个问题来了，我们知道，大黄䗪虫丸是一张化瘀的药方，不是补虚的药物。那么原文说是补虚的，所以有点解释不通了。那么我们一般在课堂上会这样说，大黄䗪虫丸是一张对瘀血的治疗的方子，活血化瘀，软坚散结，有点像前面的鳖甲煎丸。之所以提缓中补虚，那么我们自圆其说，说在缓消瘀血之中，达到补虚的目的，这样来把这个问题讲顺了。

在文字上会有一些疑义，有的医家很有趣，他说缓中补虚，这个中，也许过去是一个用，使用的用，我们上海的以前的医家也有这样的提法。那么应该是缓用补虚。就是说虚劳到了这一步，你不要拼命地补虚了，你应该祛瘀。那么大黄䗪虫丸从临床的角度这样去理解，我觉得完全是对的。前面你用建中，你用肾气，你用薯蓣丸，主要调补为主的，我这里出现了一个特殊的情况，瘀血的症状比较明显了，那么我要改动方剂，我要用其他的一些药物来缓解。大黄䗪虫丸，一般我们是用成药，现在也许比较少了，过去作为一个成药、丸药药房里面有备，像鳖甲煎丸那样，我们不开具体的方子。那么作为一个具体的治疗，我们要记住，大黄䗪虫丸提供给我们的是一个活血化瘀，当然你说里面有补虚的药也对。它是一个丸药，所以也是一个过程比较长的这样的一个治疗。那么在临床上有时候和鳖甲煎丸一样，有一些肝脾肿大的，或者我们后来现在临床上有一些扩展，血黏度比较高，有的血脂比较高，我也试试看，慢性肝病用得比较多一些。所以这一张方，在虚劳中是殿后，整个虚劳病我们讲到这个地方呢，我们可以把它打住了。

我们可以根据大黄䗪虫丸这张方，稍微做一点引申的话，虚劳病中瘀的问题，我们怎么来理解？因虚致瘀，有这样的一个讲法。虚和瘀，在虚劳病中，在最后原文的论述中，走到一起来了。或者是我们平时习惯上，久病必瘀，久病入络，久病必虚，有的提出老年人身体虚，这个是对的，老年人也多瘀，所以虚和瘀，走到一起了，在虚劳病的最后出一张大黄䗪虫丸，我觉得也是点睛之笔，点一下，我们顺着它去想问题，那么在临床上虚和瘀关联密切，是这样的一个治疗。我们比如说年纪大了，或者久病的人，一个是要考虑到虚，另外要考虑到瘀，考虑到瘀的话，活血化瘀的药和补益的药可以合在一起用。这个呢我们如果经常在临床上接触的话，很多慢性病，实际上都在走这一条路。那么看一下后世的一些方，比如说四物汤、六君子汤、生脉饮、当归建中汤、加减复脉汤、归脾汤、补中益气汤、左归丸、右归丸等，大家很熟悉，地黄丸的一个系列，我们也很熟悉，这个地方我们可以和《金匮要略》的虚劳病证治联系起来看。

所以把《金匮要略》的虚劳病证治简单的归结一下的话，重点是在具体的方证。这个方证，你看一下，桂枝汤的加减多一些，如果把血痹拉过来，血痹病，黄芪桂枝五物汤。那么虚劳，桂枝加龙骨牡蛎汤、小建中汤、黄芪建中汤，或者薯蓣丸也是走在这一步，健脾调和的，调和营卫为主。然后肾气丸，点一下，展开不太多，那么我们要联系其他的一些篇章，其他的一些病证，肾气丸有很多应用。然后看一下酸枣仁汤，看一下大黄䗪虫丸，主要的内容，比如七张方，五张是偏重在甘温扶阳，偏重在脾肾，两张方拖在后面，对阴虚内热失眠的，我做一些补充，阴虚内热失眠的话，如果是外感热病，你会想到哪一张方？它在恢复期，我前面讲过百合知母也可以考虑，我们一定要联想。大黄䗪虫丸，我前面提到过，我们要联想，这样的话，把思路打开。《金匮要略》点到的地方，没有展开的地方，不足的地方，我们从后世医家，或者是现代的临床上，都可以做一些补充。虚劳后来会变得内容比较庞大，甚至于有专门的论述，专门的书本，有一些医家在这方面有一些独到的经验。由于时间的关系，我在这里不多展开，内科中会有，我们感兴趣在这方面做一些梳理也可以。这个是临床上基本的应对，有一些认识和方药。

最后，这节课我要提一下中风。中风在《金匮要略》中没有太多的展开，但是我们必须了解一下，和虚劳合在一起。生活中我们讲到中风，一般现在限定在老年人，突然的半身不遂，口眼歪斜的，我们讲卒中，脑中风，比较容易懂的。那么在《金匮要略》，或者在汉唐时代，这个中风，我们如果熟悉《伤寒论》的话，《伤寒论》中有中风，叫太阳中风桂枝汤证，如果我们看一下当时的一些医学书籍，《金匮要略》中有五脏风寒结聚病，五脏的中风中寒，中风在当时的年代，我们现在根据医学典籍的相关医书去看，是一个普遍的提法，它包含的一个量，内容比较宽泛。那么《金匮要略》中，这个地方把中风，原来和历节病列在一起的，叫中风历节病。这个中风主要是指什么？是不是我们现在讲的脑中风半身不遂为主的？还有什么可能性？我们要思考，可以联系，不一定是绝对地对等起来，肯定是我们现在讲的脑中风，不一定。但是有联系，所以我们可以看一下它的一个主症，半身不遂，我们可以理解，口眼歪斜，严重的跌仆昏倒，严重的倒在地上，情况很危急，要抢救。病机上的一个描述，正虚邪中。正，气血，这个患者元气，气血不足了。然后中受外邪了，这个中受外邪，也许要打一个问号，我们现在如果是一般的叫脑中风的话，不会想到外邪吧？血管系统，血管出血，或者堵塞了，这样的概念。古代的认识也许有问题，和外邪没有关系，或者没有直接关系，但是要注意到，治疗上是相关的，它会用一些祛风的药，那么我们现在认识的话，这个外邪不一定有直接的关系，但是这样的一个认识，我们要注意到它和治疗有关，也就是说，在这样的一个中风病证的治疗中，我们用祛风通络这样的方法也有一定的疗效，这个不可否认，不是我们现在讲的活血化瘀，只有一种药。所以古方中的一些好的地方，有一些用药经验，我们要吸取。那么《金匮要略》中对于中风的一个论述，我们看一下，主要是两条原文，这个没有具体的方，我们看一下这里主要是一个附方，侯氏黑散、风引汤、防己地黄汤、头风摩散，可以作为一个参考。

我们看一下具体的内容，原文第一条。“风之为病，当半身不遂”。半身不遂，容易理解。或但臂不遂者，如果是仅仅上肢的某一侧，这个活动受限的话，此为痹。痹一般理解为痹证。也就是前面讲的湿病、历节病这一类的东西，和中风无关。临床上这个鉴别应该不困难，一个半身不遂，一个是手脚关节的疼痛。那么也有的提出，这个地方的但臂不遂，此为痹。也许在病机上做一个强调，这个痹是痹阻不通的意思，那么有的医家在这个方面，做一些延伸扩展，老年人经常有肢体麻木的，特别是上肢什么的，那么要注意了，气血不通，容易造成半身不遂，像我们现在讲的中风的一个预兆，特别要当心，当然现在我们临床上有了更多的把握方法，血压的情况，血黏度的情况，血脂的情况等，也许比古人那个时代要强得多。但是作为一个经验，比如我们在临床上，听到有的患者经常讲肢体麻木，有这方面的情况，那么从病机上考虑气血的痹阻的问题，前面讲的血痹病，黄芪桂枝五物汤要益气，要补气，要活血。最后讲“脉微而数，中风使然”，患者的脉象，肯定是像原文描述的这样微弱的，数是快的意思，不一定。所以脉象的话，我们有时候借题发挥一下，微是微弱，正虚，数是感受到外邪，那么是正虚邪中，这样的病机。这个病机，我们另外要注意到后来有变化的，这个正虚邪中，在汉唐时期偏重于外邪，我刚才讲的用祛风药，散寒药。那么汉唐以后有变化，在临床上，小孩子好像中风比较少，都是年纪大的，或者有的膏粱厚味，营养状态比较好，生活比较优越的，前面讲的盛人、尊荣人，元气亏虚了等。虚的问题，瘀的问题，后来的医家提出来，病机的认识在历代都会有一些侧重，我们要注意到。最后，王清任活血化瘀的补阳还五汤等，这个我们要用一根线把它串起来。原文这里没有出方，作了一个一般的议论。

我们再看原文第二条，“寸口脉浮而紧，紧则为寒，浮则为虚，寒虚相搏”。以脉论病的，大概的四个字，是大概的，这样的一个格调。有的讲这样的一个原文，有点像脉经家言，搞脉的人，王叔和，《脉经》通过脉象来议论，阐述一个问题。所以原文讲的“浮者血虚，络脉空虚”。浮大或者有一些中空的，脉络空了，那么贼邪不泻，外邪容易入中，或左或右，邪气反缓，正气即急。有时候我们联系邪气反缓，缓是废用了，不能够动了。正气即急，比较拘急的一侧。正气引邪，我们从临床上去讲的话，正气，比较没有疾病的健侧，有时候邪气反缓的，那个是一个患侧。最后讲的叫喎僻不遂，口眼歪斜的，颜面有一些歪斜。那么原文是通过脉象在讲这个机理，为什么产生症状的一个情况。络脉空虚，外邪入中，好的一边拘急的，牵拉不好的一边，健侧牵引患侧。所以我们打针灸的时候，大概是打松弛的那一侧。没有出药方，不知道你要用什么方药解决呢？所以方药我们可以留下一个思考，我们看看，比如是用药的话，应该怎么样？

第二条的上半段，做了一个病机病因方面的描述。然后下半段说，“邪在于络，肌肤不仁。邪在于经，即重不胜。邪入于腑，即不识人。邪入于脏，舌即难言，口吐涎”。我们看一下，这样的描述正好对应了《金匮要略》中第一篇的脏腑经络。脏腑经络，络最浅，脏最深，络是不仁，经是不胜，我后面打一个括弧，这个是有点现代感的，不仁，感觉障碍。不胜，运动障碍，肢体不能动了。不识人，意识障碍。舌即难言，口吐涎，这个是具体描述，这个患者舌头不能动了，你讲话，舌头要动，舌头不能协调，不能动了，讲话发音糊里糊涂听不清了，口吐涎，可能嘴关不住了，口眼歪斜，口水流出来了。所以这样经络脏腑，正好是对应了我们后来讲的中风的中经络中脏腑，中脏腑是比较重的，预后比较差，中经络相对比较轻一点，我们内科中肯定会强调，对我们医生在临床上判断这样的一个病证，有一定的帮助。所以经络脏腑，我们在临床上判断中风的一个轻重缓急，毫无疑问，这样的一个基本的概念，基本的认识，是不会错的。

我们注意一下在临床上的治疗，前面讲过益气活血，《金匮要略》中有黄芪桂枝五物汤，血痹病。后来呢，比如我们都很了解的补阳还五汤。清代王清任对半身不遂是怎么理解的，他是怎么说的？补阳还五为什么叫补阳还五？《金匮要略》中前面第二条的上半段，有一个喎僻不遂的理解，络脉空虚，贼邪不泻等。正虚邪中，走到清代，为什么王清任是这么讲？这个需要大家去做一些拓展，古方和后来的方，经方和时方一定会有一些联系，看起来好像毫不相关，张仲景的《伤寒论》，王清任的《医林改错》，王清任是偏于内脏解剖方面的一个思考，看到瘀血，然后在活血化瘀药方面搞出一个系列，张仲景面对的是一个外感热病，这两者好像是风马牛不相及那样。但是你在临床上，对有一些病证的处理上，有一些方药的运用上，还是有联系，我们要把这个主要的脉络去理一下的话，我想我们在临床上大概能够对付得比较自如一点。所以中经络和中脏腑，在《金匮要略》这个地方，尽管没有出方，但是概念已经提出来，作为具体的证治，我这里只能提一下几张附方，这里作为一个参考。那么这几张方，各有千秋，我这里做一个引申，侯氏黑散、风引汤、防己地黄汤，还可以提一张续命汤，大续命小续命，在那个时代，不是强调外邪的事情吗？续命汤大概是这样的一个表示，它有一些辛温发散的药，我们觉得这个不是表证吗？这个是散邪的吗？辛温发散的药，有没有活血通达的作用，也可以这样去想，走表的药，我们今天讲的对血管的一个收缩舒张，对整个血液循环的情况有改善还是没改善？这样的一些药物，应该还是可以考虑，有一定的参考价值。有时候我们可以合起来用，不能够把思路仅仅停留在书本、教科书规定的这些活血药。那么我需要活血的时候，我用这个药，四物汤、桃红四物汤这些都是基础。还不够，你要打开，我辛温发散的药，活血，我行气的药，活血吗？有的说麻黄的也活血，有的说附子也活血，从不同的角度，我们只能这样理解。我们用了这样一些比如辛温的药，温散的药，实际上它有时候也能达到这样的效果。

那么侯氏黑散、防己地黄汤，这样的一个治法，也要注意在后来有一些什么变化？比如侯氏黑散，它的一个用药的特点在哪里？它为什么这样运用？我们现在有时候有的医家用在中风后遗症的一个调理中，说效果很好，我们大多数人不大了解。侯氏黑散，风引汤，都是石药，石药是重的，重镇的，清热的，用在热病中，我们现在讲高血压，肝阳上亢的，你要重镇的，那么这个地方，也是它的基础。防己地黄汤，凉润的，我前面也议论到关节疼痛，偏于热的，我们也可以参考使用。所以这几张附方，我不多做展开，这里提一下，我们感兴趣的可以查找一些相关的资料，这方面对我们临床上的一个启发还是很大的。关于中风，比如我们后来的一些方，大秦艽汤、镇肝熄风汤、地黄饮子，我们很熟悉，临床上也许有的第一步走到西医那里，在康复期走到中医这里，我们要做一些应对。所以在《金匮要略》中的中风，几乎没有方，只有附方，有一些论述，在临床上对后世也是有相当的影响。在《金匮要略》中这一部分内容也不能够忽略，我们做一些前后的联系，做一些把握，我想在临床上也是一个很好的启发。

最后给大家提几个思考题，我前面提到的虚劳干血的缓中补虚和大黄䗪虫丸，你会有什么想法？你是怎么解释这一句话的？整个虚劳病的证治特点，请你做一些描述试试看。大概能讲出来几张方？有什么特点？中风的脏腑，为什么要这么强调？有什么实用价值？另外对于附方，有没有心得体会？课后可以去做一些整理思考。

串讲 27　痰饮

【提纲】

痰饮由体内水液代谢紊乱，水液停留于局部所致。

根据水饮停留的部位不同，有四饮的分类，又有五脏饮及留饮、伏饮、微饮之说。

痰饮的病机与阳气虚弱、肺脾肾三焦气化失司有关。

痰饮的临床见症广泛，可见咳、喘、胀、满、呕、利、眩、悸、肿、痛等。

治疗以温药振奋阳气治本，用汗吐下通利的方法治标，以缓解症状。

1．分类、脉症、病因、治则及预后

(1) 分类与主症

问曰：夫饮有四，何谓也？师曰：有痰饮，有悬饮，有溢饮，有支饮。(一)

问曰：四饮何以为异？师曰：其人素盛今瘦，水走肠间，沥沥有声，谓之痰饮；饮后水流在胁下，咳唾引痛，谓之悬饮；饮水流行，归于四肢，当汗出而不汗出，身体疼重，谓之溢饮；咳逆倚息，短气不得卧，其形如肿，谓之支饮。(二)

(2) 五脏饮

水在心，心下坚筑，短气，恶水不欲饮。(三)

水在肺，吐涎沫，欲饮水。(四)

水在脾，少气身重。(五)

水在肝，胁下支满，嚏而痛。(六)

水在肾，心下悸。(七)

(3) 留饮与伏饮

夫心下有留饮，其人背寒冷如手大。(八)

留饮者，胁下痛引缺盆，咳嗽则辄已。一作转甚。(九)

胸中有留饮，其人短气而渴，四肢历节痛。脉沉者，有留饮。(十)

膈上病痰，满喘咳吐，发则寒热，背痛腰疼，目泣自出，其人振振身瞤剧，必有伏饮。(十一)

(4) 病因与脉象

夫病人饮水多，必暴喘满；凡食少饮多，水停心下，甚者则悸，微者短气。

脉双弦者，寒也，皆大下后善虚；脉偏弦者，饮也。(十二)

肺饮不弦，但苦喘短气。(十三)

支饮亦喘而不能卧，加短气，其脉平也。(十四)

脉浮而细滑，伤饮。（十九）

脉弦数，有寒饮，冬夏难治。（二十）

(5) 治则

病痰饮者，当以温药和之。（十五）

(6) 预后

脉弦数，有寒饮，冬夏难治。（二十）

久咳数岁，其脉弱者，可治；实大数者死。其脉虚者必苦冒，其人本有支饮在胸中故也，治属饮家。（三十四）

2. 证治

(1) 痰饮

1) 短气

健脾：苓桂术甘汤。

温肾：肾气丸。

心下有痰饮，胸胁支满，目眩，苓桂术甘汤主之。（十六）

夫短气，有微饮，当从小便去之，苓桂术甘汤主之；方见上。肾气丸亦主之。方见脚气中。（十七）

2) 下利

病者脉伏，其人欲自利，利反快，虽利，心下续坚满，此为留饮欲去故也，甘遂半夏汤主之。（十八）

3) 眩冒

心下有支饮，其人苦冒眩，泽泻汤主之。（二十五）

4) 腹满

腹满，口舌干燥，此肠间有水气，己椒苈黄丸主之。（二十九）

5) 悸动

假令瘦人，脐下有悸，吐涎沫而癫眩，此水也，五苓散主之。（三十一）

6) 呕吐

呕家本渴，渴者为欲解，今反不渴，心下有支饮故也，小半夏汤主之。《千金》云小半夏加茯苓汤。（二十八）

卒呕吐，心下痞，膈间有水，眩悸者，小半夏茯苓汤主之。（三十）

先渴后呕，为水停心下，此属饮家，小半夏加茯苓汤主之。方见上。（四十一）

(2) 悬饮

脉沉而弦者，悬饮内痛。（二十一）

病悬饮者，十枣汤主之。（二十二）

咳家其脉弦，为有水，十枣汤主之。方见上。（三十二）

夫有支饮家，咳烦，胸中痛者，不卒死，至一百日或一岁，宜十枣汤。方见上。（三

十三）

（3）溢饮

1）表寒里热：大青龙汤。

2）表寒里饮：小青龙汤。

病溢饮者，当发其汗，大青龙汤主之；小青龙汤亦主之。（二十三）

（4）支饮

1）咳喘痞坚

膈间支饮，其人喘满，心下痞坚，面色黧黑，其脉沉紧，得之数十日，医吐下之不愈，木防己汤主之。虚者即愈，实者三日复发，复与不愈者，宜木防己汤去石膏加茯苓芒硝汤主之。（二十四）

2）胸满

支饮胸满者，厚朴大黄汤主之。（二十六）

3）喘甚

支饮不得息，葶苈大枣泻肺汤主之。方见肺痈中。（二十七）

4）外寒内饮

咳逆倚息不得卧，小青龙汤主之。方见上。（三十五）

3．治验

（1）冲气上逆

青龙汤下已，多唾口燥，寸脉沉，尺脉微，手足厥逆，气从小腹上冲胸咽，手足痹，其面翕热如醉状，因复下流阴股，小便难，时复冒者，与茯苓桂枝五味子甘草汤，治其气冲。（三十六）

（2）支饮复作

冲气即低，而反更咳、胸满者，用桂苓五味甘草汤去桂加干姜、细辛，以治其咳满。（三十七）

（3）饮气上逆

咳满即止，而更复渴，冲气复发者，以细辛、干姜为热药也。服之当遂渴，而渴反止者，为支饮也。支饮者法当冒，冒者必呕，呕者复内半夏，以去其水。（三十八）

（4）水去形肿

水去呕止，其人形肿者，加杏仁主之。其证应内麻黄，以其人遂痹，故不内之。若逆而内之者，必厥。所以然者，以其人血虚，麻黄发其阳故也。（三十九）

（5）水饮挟热

若面热如醉，此为胃热上冲熏其面，加大黄以利之。（四十）

【串讲】

下面我给大家讲《金匮要略》的痰饮病。痰饮后面，作为篇名有咳嗽两个字，痰饮咳嗽病，可见咳嗽是痰饮病证比较常见的症状，一般我们把咳嗽两个字去掉。咳嗽，另外有肺痿、肺痈、咳嗽上气，咳喘专门有一个病证。所以我们简略一点，一般只提痰饮病。痰饮是一个大篇，我们可以看一下，它的内容很多，原文也多，方也比较多，一共有将近 40 条，有论有方。

这里，我们来思考一下，痰饮和我们后来概念中的痰和饮有哪些不一样。后来的一般的讲法，痰是比较稠厚的，饮是比较清稀的，甚至会说怪病皆属痰，痰有时候看不见了。在内科中，或者在我们的一些理解上，那么《金匮要略》中的这个痰饮两个字，重点在饮。这个痰字，《黄帝内经》中没有。痰，我们看《脉经》，是用一个三点水的一个淡。淡，通澹泊明志的澹，也是三点水，《说文解字注》有一个讲法，澹澹，水摇貌，是水在晃动这样的一种状态。我们还要了解痰是一个后起字，在《黄帝内经》时代，也许在张仲景的书中，在《神农本草经》中，不应该出现。如果有，那么也许有其他的一些可能性。

痰饮，这个痰字，我们现在确实用得比较多。吐痰，喉咙、呼吸道的分泌物吐出来了，叫痰。原文中不是这么用的，我前面交代过，我们现在讲的咳喘，痰比较多，这个痰，浊唾涎沫四个字。比较稠厚的，浊唾，比较清稀的，涎沫。有时候不讲浊唾，说吐涎沫，这个涎沫，我们可以做一些理解的，把它扩张一下，原文中的表述，我们要理解它。

《金匮要略》中对痰饮的描述，对痰饮病的证治，对后世的影响非常大，内科教材中几乎都用，有的用饮证，有的用痰饮两个字，大都原封不动把《金匮要略》中的分类与方药搬上去。为什么要这么做？《金匮要略》的痰饮证治，对我们今天为什么影响那么深？我们还是要照搬，要照用，它有什么临床的价值？这个我们要思考。

痰饮病主要的表现，要讲一个主症，好像没有。我们看呕吐、咳嗽、气喘、胀满、疼痛、水肿，还有心悸，悸动感，眩晕等，我们可以罗列很多。这些都是痰饮常见的症状。所以痰饮病的话，它有一个总貌，痰饮下面要分类，篇名的痰饮是一个广义的，然后它要分成四种：痰饮、支饮、溢饮、悬饮，四饮中还有一个痰饮。所以痰饮有时候在文字中出现的话，你要思考，它指的是一个怎么回事？是广义的还是狭义的？痰饮为什么要这么分？它是根据部位来分的，这个水饮，水停留在哪里？我给它一个大概的说法，有的在胃肠，有的在胸膈，有的跑到四肢，有的在胸胁。后面我们会讲到，另外还有留饮、伏饮这样的一种提法，相应的还有一个微饮，同时还提到五脏饮。饮在哪里？也许我们会进一步去想，这个水饮停留在局部，身体某一个地方有水了，这个叫痰饮病。

关于病因病机，怎么认识？原文中展开不太多，我们要参考一下后世的讲法，做一些联络。《黄帝内经》中也有水，津液是怎么代谢的？怎么分布的？怎么排泄？和哪些脏器相关？我想这一方面大家很熟悉，肺、脾、肾、三焦的气化。这个水停，和气机有关，气机紊乱，阳气虚衰，水容易停下来，所以肺、脾、肾、三焦，这样的说法相对比较全面，那么我们后来的一些医家在这方面的阐述比较明确了。水在局部停下来以后，你用什么方面去解除它？有很多症状，你怎么缓解它？大家很熟悉《金匮要略》中的温药和之，治本的方法，关键是一个阳气的运行。阳气衰弱，水要停下来，阳气的运行有障碍，不能够伸展，津液不能够四布，在局部，它要停。所以“温药和之”是一个基本的根本的治本的方法。那么我们又要考虑了，比如说水已经停了，你要温药和之，这个过程太长。停留在什么地方，用什么方法能够尽快地排除已经停留的水饮？也是临床上必须要考虑的，这是治标的方法，标本都要考虑。治标，尽快地把已经停留的水液排除出去，那么要有发汗的方法、攻下的方法、通利小便的方法，所以我们对痰饮的治疗要有这样的一个基本的认识。

如果稍微延伸一下，我们也可以把痰饮和水气合在一起讲。我们注意到在《金匮要略》的篇章中，痰饮是一个大篇，水气也是大篇。水湿泛滥全身，水液停留在局部，在整个《金匮要略》的论述中好像占了相当重要的一个地位。我前面也有一些展开，我们会去想伤寒这个病，我们联系出血热的临床，小便的问题，大便的问题，少尿的问题，多尿的问题，各式各样的表现，水液泛滥。所以我们要沟通古今，我们要站稳临床的立场，很多问题你不要停留在原文上，不要仅仅仍留在理论。我们要想具体的问题，在临床上是什么病？大概怎么解决？用什么方法能够缓解的？这个很要紧。所以我们要做一些疏通，古今要做一些联系，这个我讲到具体疾病，具体的原文，我还会做一些扩展。

我们往下可以看原文了，首先有一部分的也是专门做一些论述的，还没有出方。对痰饮病，我们有一些什么需要先要了解一下的？就是分类脉症、病因、治则、预后，我把它全部放在一起。我们看一下原文第一条、第二条。第一条，饮有四，痰饮一分为四，叫四饮。然后第二条接着展开，四饮何以为异？根据什么来划分的？老师回答，我们看第一个痰饮，“素盛今瘦，水走肠间，沥沥有声”。患者过去形体比较丰满，现在比较羸瘦，很明显地体形有变化了。水走肠间，这个水走肠间，也许是大脑的一个判断，你根据什么判断呢？沥沥有声，肚子里面，肠腔、肠道里好像有水在流动了。沥沥是一个形容词，有时会发出声音来，水在流动，水在晃动，产生了这样的情况。那么这个极端的情况，我们在门诊上也许碰不到，那么在那个年代，在原文中留下这样的一个描述。它提示这里的痰饮，是一个狭义的痰饮，篇名是一个广义的，这里狭义的。“水走肠间，沥沥有声”，是怎么一回事？水停留在哪里呢？停留在胃肠道、肠腔，肠道里水很多，影响到这个患者的消化吸收。我们现在都会说，肯定是脾胃的运化，脾不健运了，水湿内停了，消化吸收有问题，那么素盛今瘦。这里没有展开，我们可以联想，脾胃的运化有问题，水湿停留在肠道，还可以有什么症状呢？肚子的胀满，胸脘部或者上腹部的胀满，有呕吐，或许也有下利呢？消化道的症状比较明显了。原文没有交代，我们可以进一步地想，联系临床要做一些展开补充。

第二个“饮后水流在胁下，咳唾引痛，谓之悬饮”。饮了水以后，水流动到胁下，主要的症状是咳唾引痛。有咳嗽，有痰，引痛是疼痛在胁肋部有放射感，一咳嗽这个地方很痛，疼痛向其他的部位放射，后面有一句话叫“痛引缺盆”，锁骨凹陷的地方。咳嗽、疼痛一直放射到上面来，悬饮的描述很形象。古人推断这个是水停留在胁下，这样的情况叫悬饮。悬饮现在直接地就和胸腔积水、胸腔积液联系起来了，后面会提到用十枣汤，用泻下逐水的方法来缓解它，这是悬饮的情况。胁肋这个部位和肝有关，所以原则上一个是肺，一个是肝，病机是肺失肃降，肝络不和，部位在胁下。

再看，“饮水流行，归于四肢，当汗出而不汗出，身体疼重，谓之溢饮”。溢，是满出来，饮下去的水跑到四肢。按照这样的一个描述，也许四肢有肿胀，应该汗出，但是不汗出，身体疼重，整个关节，肢体的关节有疼痛，有沉重，有肿胀。如果联系当汗出不汗出的问题，也许会有表证，像太阳表证，这里没有明说，我们可以联系。这个溢饮，怎么会溢出来的？水停在哪里？我们要思考。按照溢饮的一个治法，大小青龙汤，还是在肺，肺失通调，通调的功能受到影响，水液跑到外面来了，也许伴有表证和肺有关，主要跑到四肢来了。

最后提到支饮，支饮是“咳逆倚息，短气不得卧”。这个患者咳喘，不能够平卧了。倚息，要靠在某处，或者是现在讲的半卧位，呼吸受到影响，困难了。其形如肿，也许外形有一些肿胀，我们在临床上看到咳喘的患者，有水肿，呼吸困难，不能够平卧的，我前面提到过，我们会联想到哪一张方？用什么方法去解决？后面我们会看到肺痈中的葶苈大枣泻肺汤，在痰饮病中会出来，也会用小青龙啊这一类的方子。支饮，现在可以肯定地讲，也是肺部的疾患，容易和支气管、慢性支气管炎、肺气肿、肺心病这样的情况联系起来，因为这个患者主要是咳喘，呼吸困难，也会有身肿，也许有心力衰竭的问题，在《金匮要略》中有一些方剂都可以参考。所以原文第一条、第二条是打一个基础，给我们一个初步的印象，什么叫痰饮病，痰饮要细说必须要分类，分类的依据在哪里？停在什么地方你先要了解一下。那么这四个地方，胃肠道、胸膈、胁肋部、四肢，同时会影响到全身，在病机上我们也会给它一个表述，以上是我们认识痰饮病的基础。

然后再往下看，水饮停留在五脏。这里出现的五条原文，它是在第二条的基础上再做补充和展开。水在心，水在肺，水在五脏的，我们从文字的角度不要直接去理解，就是说真的水饮在心里面了，或者在肺倒还可以理解。在肝肾？不要硬套，主要提示和五脏相关，这样理解。五脏六腑，从我们今天的一个认识，水停留在局部，一般是在管道中，消化道比较多，在腔隙中，比如我们现在讲胸腔、腹腔，那么这个水饮也许和水气病、水肿也有关，所以讲四肢肿。也就是说水，痰饮、水气不能够绝然划分，往往互有联系。所以我们换一个角度，原文从另外一个角度，对前面讲的四饮做一些展开，做一些补充，比如说“水在心，心下坚筑，短气，恶水不欲饮”。像还是在胃肠道，心下这个部位。水在肺，吐涎沫，想饮水，吐涎沫，痰多，肺呢，这个地方理解为支饮。水在脾，少气身重，在脾胃，这个患者比较倦乏，身体有一些肿了，或许是和溢饮有关，和痰饮有关，也许做一些这方面的补充。水在肝，胁下支满，嚏而痛。打个喷嚏都要痛，后面还会讲到，这个也许和悬饮有关，胁肋部。水在肾，心下悸，心下还是痰饮，胃肠道。所以这些原文我们理解，在临床的表现上做一个补充，和前面讲的四饮不要绝然分开。

再看原文第八条，“心下有留饮”。留是停留，水饮停留在局部，就是留饮。那么你前面不是这个表述，是根据部位，比如说痰饮、悬饮、支饮、溢饮。现在换一个角度，说心下有留饮，那么我们根据部位，心下还是胃肠道，痰饮病的患者，背寒冷如手大，这个也蛮有意思，背后有一个冷感，像一个手掌那么大小。有时候我们在临床上，患者他没有读过金匮伤寒，他会有这种描述给你说，医生，我背冷。那么我们现在会想，他为什么这样？痰饮病的患者阳气虚衰，阳气不通，那么背后也许是经络的关系，经气不舒，相应的穴位，背部的地方会有一个冷感，和它的病因病机相关。

原文第九条，“留饮者，胁下痛引缺盆，咳嗽则辄已”。有留饮的患者，他胁下这个部位，我们前面讲过胁肋部，悬饮。痛引缺盆，它有一个前提，后面讲的咳嗽，一咳嗽，疼痛。咳嗽则辄已，马上就不敢咳了，因为咳得厉害，震动，疼痛加剧。所以后面有几个小字，一作转甚，这个也对，可以帮助我们理解。悬饮的患者不敢咳嗽，它有咳唾引痛，一咳嗽的话很难受，有放射疼痛，这个都是做补充的。

原文第十条，“胸中有留饮，其人短气而渴，四肢历节痛”。胸中是胸膈部，短气，呼吸受到限制。咳喘，气短，嘴巴干。痰饮的患者，我们后面还会议论，有渴和不渴这样的一个问题。四肢历节痛，有的这个地方把它断开，四肢历节痛是讲另外一个问题，是溢饮，溢饮的患者有身痛，也许有一些表证，所以到这里为止，四肢历节痛，还是一个补充，强调了留饮。最后有一句话，脉沉者有留饮，脉象沉，要注意，这是留饮的问题。那么痰饮病的脉象，一个沉，在这里提出来。

原文第十一条，“膈上病痰”。这个痰字，我前面讲过不应该出现，有的版本不是膈上病痰，是膈上之病。胸膈这个地方的病，“满喘咳吐，发则寒热，背痛腰疼，目泣自出，其人振振身瞤剧，必有伏饮”。这个患者，他胸膈这个地方有水饮停留，主要的证候，胸满，气喘，咳嗽，痰多，吐是吐涎沫，吐痰。满喘咳吐，四个字把支饮主症给描述了。后面讲的发则寒热，发是发作，如果这个疾病突然加重了，或者是发作性的，它会出现发热，背痛，腰痛，身痛。目泣自出，目泣，眼泪，咳喘非常厉害，眼泪都出来了。其人振振身瞤剧，前后摇动身体，非常难受，前俯后仰，身体不断地晃动，这个时候给它一个判断，叫必有伏饮。前面讲留，这个地方讲伏，伏是潜伏。那么这个痰饮病的患者，也许有时缓解，有时发作，现在描述的是发作，那么发作了你怎么处理？我们看后来有一些医家，对本条原文有一些引申，像这样的一个发作，很容易联想支饮的发作，支饮后面是小青龙汤，急性的发作期小青龙汤，这个有点像后来讲的哮喘，是不是不要紧的，我们可以联想。这个情况倒是像哮喘发作的，我们用小青龙汤，小青龙汤可以平喘，这个也对。在这里作为痰饮病的一个发作性的情况，没有出方，那么我们做一些联系也可以。原文的这些提法，留饮、伏饮、微饮，从症情的程度轻重来做把握，对四饮做一些补充，所以到这里为止，我们可以理解，基本上都是对痰饮病的分类、临床主症的描述。

再往下看，讲病因和脉象，原文第十二条。"病人饮水多，必暴喘满"。水喝得太多，一下子，突然之间，喘啊满的问题来了。为什么患者会饮水多？我们可能不大理解，这个患者是痰饮病还是什么病？我前面做过插入，这个病也许是外感病，也许是伤寒病，他饮水多，一下子不能够运化，喘啊满的问题来了。凡食少饮多，水停心下，消化也不好，食少，脾胃不能够运化的，你要饮水，水停心下，甚者则悸，微者短气。一个悸，一个短气出来了，严重的是悸动感。这个我们从临床上可以做联想，轻微的一点，影响到呼吸，因为水停在肺，这一条的上半这个地方是提示的病因，没有直接讲，我们可以推测阳气的运化有问题，食少饮多，在中焦，中焦脾胃的一个运化有问题了，水饮不能四布了，我们可以考虑了要用什么方法解决？中焦在太阴，在脾胃，我们要用温燥、温补、温通这样的一个方法，《金匮要略》、《伤寒论》中有基本方的，我们这个地方要做一些联想，下面也要出来的，应该是苓桂剂这一类方药。

那么十二条，我们可以看一下，"脉双弦者，寒也，皆大下后善虚；脉偏弦者，饮也"。双弦，偏弦，在文字上，或者我们在临床上怎么理解？怎么把握？这里看法会有分歧，有的这么说，有的那么说。一般双弦，两手的脉。单弦或者偏弦，这里讲偏于一侧的脉象。不管怎么说，它都说一个弦脉，我们现在讲到痰饮病，也都会说痰饮的主脉是弦。我们要想，前面讲留饮是沉脉，这个脉象是沉而弦的，肯定是那样的吗？如果不是，强调弦是为什么？一定要讲是弦脉吗？这是个问题。

我们可以先看下去，原文第十三、十四、十九、二十条，我把它都引过来。第十三条讲的"肺饮不弦"，也是一个饮病。痰饮病，前面第十二条说是弦，马上又说不弦，什么道理？但苦喘短气，症状有气短，咳喘。第十四条，"支饮亦喘而不能卧，加短气"。短气，这个反复出现，前面有一个胸痹心痛短气，也是短气，呼吸困难。其脉平也，脉是平的，平如果理解为正常的话，那么脉象是比较正常状态，正常状态的脉象是什么？比较弦滑。我们又要联想了，你想想什么叫平脉？正常其实也是一个抽象的。

原文第十九条，"脉浮而细滑，伤饮"。第二十条，"脉弦数，有寒饮，冬夏难治"。前面讲脉是沉，脉是弦，后面讲不弦，后面讲脉平，然后这两条又做一些补充，好像对预后做一些判断的话，浮而细滑，弦数。所以综合起来看，我们只取一个弦的说法，在临床上就有点极端了。痰饮病肯定是一个弦脉？不一定。我们要考虑弦的含义是什么？我后面还会提到，和它的治疗有关，因为痰饮病我们有时候要用一些治标的方法，比如说发汗、攻逐通利，患者如果不是一个弦脉，整体的情况很差，是一个细沉脉，就要考虑，要谨慎，我是这样理解，我们不能一概而论。痰饮病是弦脉，这句话就讲完了，我们考试可以这样考，但是临床上大概不是这么一回事，变化很多，价值何在？往往一定要联系到治疗，所以它的价值是指导你临床治疗的，你该用哪一类药，所以脉象表现的确定和不确定，脉象作为治法的一个主要参考，强调弦，道理何在？这个问题我们要把它想明白，不是一个简单的理论问题，以为痰饮病肯定是一个弦脉。从临床表现，脉象方面，我这里提出一些问题，我们还可以进一步去思考。

关于痰饮病的治疗，原文第十五条，“病痰饮者，当以温药和之”。温，容易理解，有两方面的意思。因为饮，水饮是一个阴邪，另外水之所以停，就是阳气有所虚衰。温可以散寒，温可以助阳，这个毫无疑问。我们有的书上这样表达，说温药可以振奋阳气，开发腠理，通行水道，也对的。在这里，和之，和这个字，在《金匮要略》原文中出现的频率高，经常出现。我们现在讲和，和解，和谐，可以理解的。这个和呢，是正常的意思，或者作为一个治法，和是一个相对比较缓和一点。当然也未必，有时候我们用承气汤也是和，让它回到正常状态，和之和之，在我们的临床上，如果进一步去发挥的话，和温药联系起来的话，这个和，我们一般理解为温药温燥，你这个和，你要注意一个度的问题，不要过用刚燥的药，要恰到好处。过用了以后有弊端，后面我们会分析，小青龙汤产生一些变化，你用温药的话，把握一个度。那么也许痰饮病，有时要用一些调补的药，比如你要滋阴，或者怎么样，就是这种药比较滋腻，那么你也要注意把握，不要过。所以这个是痰饮病的一个治疗大法，或者是治则。

温药和之，我们一般都了解的，作为它的代表方我们都会举苓桂术甘汤和肾气丸。那么在这里我们要把它打通的，是温药和之的代表方。我们举了苓桂术甘汤和肾气，一个健脾，一个温肾，我前面提到过对它的一个病机的理解，肺、脾、肾。肺怎么样？有没有温药？温肺化饮，温肺复气，所以按照六经的一个框架，我们把上中下，肺、脾、肾讲全了。那么也可以补充了，温药和之，温肺。前面肺痿有一张甘草干姜汤，厉害一点的小青龙汤，温肺化饮。这样的话，一个肺，一个脾，一个肾，比较全面的。温药和之，后来的医家，行消开导，用温运温行的方法治本，从根本上消除痰饮。开导，用开泄的方法治标，开是打开，泄是排泄，发汗、攻逐、利尿，导邪外出。我们用行消开导四个字，可以把痰饮病的标本的治法，包括温药和之放在一起，四个字比较全面的，治本治标，这样呢比较全面。预后方面的原文，我们作为一个参考，课后去看一下就可以了。

下面我们要看具体的治疗，痰饮的治疗，首先我们把它分成四饮来讲，在归类上可能不一样，比如我把它放在痰饮这个地方讲，有的把它放到支饮讲，这个问题不大，在归类分类上面也许每个老师，每本书会有一些差距，这个不要紧，不是关键的地方。我们先看痰饮，原文第十六条，短气的一个健脾，苓桂术甘汤，心下有痰饮，心下，我们理解为胃肠道，胸胁支满，目眩。眩，眩冒，头眩。胸胁这个地方，有一种支撑胀满的感觉，心下这个地方有水饮停留，一般我们作为胃肠道，是一个狭义痰饮。苓桂术甘汤，我们很熟悉，苓桂剂，茯苓和桂枝，苓桂术甘，白术和甘草，我们有时候和五苓联在一起看，也不要紧。通阳化气利水，健脾化饮，这个是它的一个基本的立点，临床上也许小便不利。

我们再往下看，原文第十七条，“短气有微饮，当从小便去之，苓桂术甘汤主之，肾气丸主之”。一条原文出两张方，给你有一个选择的考虑。短气有微饮，不厉害了，或者是一个缓解期。这个微饮，水饮停留在里面了，影响到呼吸了，气有一点短。那么原文讲的，当从小便去之。意思是告诉我们，这个饮邪还没有去除，我们要利小便，利小便和要温助阳气，苓桂术甘、肾气丸都可以选择。这两张方，我们很熟悉，一个健脾，一个温肾，健脾和温肾都可以达到通利小便这样的一个目的。小便的问题，小便的调整和脾肾有相当的关系，这个我们容易理解。所以这两张方，一个叫健脾，一个是温肾的，我们作为一个基本方，温药和之的代表方，我们做一些理解，作为一个基础。

那么这一节课就讲到这里，还有一些内容放在后面，我给大家留几个思考题，这个四饮你是怎么理解的？为什么主症、病机是这样表述？除了四饮之外，五脏饮，还有留饮、伏饮、微饮这样的一个提法，为什么有必要？能给我们一些什么启发？温药和之，为什么作为原文特别强调？和整个痰饮水液的紊乱你是怎么理解的？你是怎么延伸的？相关的方药，比如说苓桂术甘、肾气之外的你还可以想到什么样的方药？

串讲 28　痰饮

【串讲】

这节课我接着前面的痰饮病，继续给大家做一些原文的讲解。上节课我们讨论一般的认识，一般的描述，临床的症状、病机，做了一些分类方面的探讨，我们议论到具体的治疗，讲了微饮有苓桂术甘和肾气这两张方，它有短气，那么请大家注意，我们的提纲中，基本上是跟着主要的症状走的。

我们看下去，原文第十八条，是下利。原文是这么讲，“病者脉伏，其人欲自利，利反快，虽利，心下续坚满，此为留饮欲去故也，甘遂半夏汤主之”。主要的症状，这个患者有利，腹泻，泻了以后觉得轻快，利反快。中间的这一句话，此为留饮欲去故也，我们可以把它提到前面来，容易理解。"利反快"，什么道理呢？下利以后，留饮欲去，留在胃肠道的水饮呢，有所排除，症状会减轻，身体会觉得比较轻快。但是问题在这里，叫虽利，尽管下利，心下续坚满。下利以后，减轻了，过了一会又复旧了，老样子又来了。什么症状呢？伴随着下利，有一个心下坚满，心下在上面，心下，上腹部，有点硬，有点胀满，这样的一个问题，你怎么解决？这里出一张方甘遂半夏汤。甘遂这一味药，我们一般会想到后面，《伤寒论》、《金匮要略》都有十枣汤，甘遂、芫花、大戟，我们现在叫逐水，攻逐，它的一个通便的力量，所谓的泻下的力量特别强，属于峻下逐水的这样的一种做法。毫无疑问，比承气要厉害了，不是一般的我用大黄芒硝通一下便，它会造成一个比较厉害的腹泻。我就是要它这样，泻一下以后，患者的症状有所减轻。所以这个甘遂半夏汤，也许现在用的机会不大多，但是我们要了解。甘遂半夏汤，另外有芍药、甘草，此处甘遂好像作为一个煎剂，我们现在会有这样的认识，甘遂的有效成分不溶于水，所以现在临床上，甘遂一般用甘遂末，直接口服。十枣汤，我们后来十枣丸，甘遂是直接吞下去，这个煮服法中的一些变化，我们有兴趣可以展开，看看当时的一些医书，相关的这一张方，是怎么服用？什么煮法？我们现在临床上，如果要取得泻下的作用，一般有变化了，跟这张古方的用法不一样了，这个我们也要了解。那么这张方的一个主症有腹泻，心下坚满，用这张方主要是攻逐水饮的。

那么我们按照甘遂半夏汤的症状的描述，我们要展开，这张方给了我们一些什么启发？有一些什么可能性？心下坚这个地方，我们要把它扩展一下。在《金匮要略》中，后面痰饮病还会提到木防己汤，还有水气病中桂枝去芍药加麻辛附子汤，同时还有一张枳实白术汤。我们可以看一下木防己汤，原文提支饮，"膈间支饮，其人喘满，心下痞坚"在这个原文中出现。所以木防己汤也有针对，心下痞坚，那么它和甘遂半夏汤放在一起的话，应该怎么理解？我们再往后看水气病中，"气分，心下坚"，描述得很仔细，"大如盘，边如旋杯，水饮所作"。很明显，水饮停留在那里，那么用的一张方桂枝去芍药加麻辛附子汤，好像又是为开一条思路。还有一张方，后面讲也是气分的，枳实白术汤，气分，心下坚。所以心下坚这个地方我们要把它打开，扩展一下，去想一下有什么可能性？为什么有这样的几种情况？或者是这样的一个罗列，在什么情况下用甘遂半夏？什么情况下用木防己汤？什么情况下用桂枝去芍药加麻辛附子汤？作为临床医生，很有意思的，我们现在也会做一些联想推测。也许是胃肠道的问题，也许这个后面还有问题，是心脏或者什么的问题，它的一个应对，有的是我们现在讲温阳散寒行气，有的就是一个通利的方法，有的是混杂在一起用。所以我这里把它做一些关联，作为一个引申，我们课后可以做一些思考。

再往下看，原文第二十五条"心下有支饮，其人苦冒眩"。心下，所以我把它放在痰饮病。心下，是胃肠道，有水饮停留。胃肠道，升清降浊，有水饮停留，浊气不能够降下,清气不能够上升。那么有时候我们讲,叫浊阴上冒,清阳应该上升,清阳在头。现在阴邪,饮邪往上走,会出现眩冒,其人苦冒眩。眩晕的问题,用泽泻汤,我们看一下,泽泻、白术两味药,健脾化湿利水,泽泻用量大,白术跟在后面,那么方药通利的力量大一点。所以这个支饮会造成眩冒,这个眩冒我们可以考虑用泽泻汤,利水健脾的。那么这样的做法,我们现在会想,如梅尼埃病,临床会用苓桂术甘、五苓,这里的泽泻,通阳化气行水,这样的一些方和药作为基础,不要绝对化,说我只能用泽泻白术,不见得。比如加桂枝行不行?用五苓行不行?苓桂术甘也可以,阳虚厉害的加附子行不行?都可以,所以我们不要被条文的描述所框限,我们思路要打开。这个地方要打开,一般这个眩冒是偏于阳气虚衰,气虚湿停的,用这样的一些方药比较合适。

这里举一个病案,40 岁左右的男性,我们现在讲的梅尼埃病,反复发作,1 个月发作好多次。发作的时候头晕得不能站立,必须要躺平,想要呕吐,要恶心,一般要持续两三天才能平复。那么缓解的时候,没有什么太大问题,上班做点事情都没事。那么通过西医一些治疗以后,没有彻底的明显的好转,到中医这里来找我。我看这个患者一般的情况还可以,体格也还可以,其他找不出什么毛病。处方是这样,桂枝、茯苓、泽泻、苍术、白术,苓桂术甘,当归、川芎活血,另外我用了附子、黄芪,适当的用了一点苦寒药黄芩,往下走一走,薏苡仁、车前子利水,这个患者治疗了一段时间,服用了这样的药物以后,好像发作的情况有所缓解,时间拉长了一点,不是那么频繁了。然后这个患者的体格还可以,所以我考虑很多药加重,然后这个患者呢,他比较稳定,这个药吃的时间比较长,后来告诉我,发作越来越稀,情况的改善比较理想了,有时候基本不发了。作为预防,适当的还是用一些像五苓散这样的一些药,所以我印象很深刻。《金匮要略》这个地方泽泻汤,我们要把它打开,你现在临床上用两味药,好像不大有了,两味药是一个方法,具体药物我们可以把其他的一些拿过来,注意方药之间的沟通。

原文第二十九条,腹满,肚子胀满,口舌干燥,肠间有水气,己椒苈黄丸。“肠间有水气”,是一个推断。为什么它会腹满,会口舌干燥呢?“肠间有水气”,前面讲的痰饮病,水走肠间,沥沥有声。这里的肠间有水气,我们不大好把握,是沥沥有声,水在肠管?还是这个水气停留在腹腔中?都可以。如果在肠管中,也许下利的情况会比较明显,这里只讲腹满,腹部的胀满为主,水停。用的药我们可以看一下,防己、椒目、葶苈、大黄,大黄通利大便,防己、椒目、葶苈通利小便。所以这一张方,我们有时候讲它是前后分消、通利二便的方。做成的一个丸药,比较方便,跟前面的甘遂半夏不一样,甘遂半夏通利大便为主。我们注意一下它的原文后面,讲口中有津液,前面讲的口舌干燥,煮服法在这个地方提示你,用药有效没有效,你注意一下,原来口舌干燥,如果用了药,口中有津液,好现象。渴者,继续嘴巴干,没有改善,口舌干燥没有改善的,要注意了,加芒硝半两。加芒硝,大黄、芒硝,通利的力量加强了，也许还有改善。那么我们可以体会到，痰饮病水停阻碍了气机，气机受到了障碍，水津不能四布。那么我们有时候津液不能上承，不是真正的缺水，是阳气的一个郁滞，停滞，水液的分布受到影响，那么通利的方法把水停解除了，阳气能够通达了，口渴缓解了，这样理解。这个口渴和痰饮的停留有关，那么和五苓散我们可以做一些联系，五苓通阳化气利水，也有这样的联系，五苓也有消渴。

往下再看，原文第三十一条，悸动感，"假令瘦人脐下有悸，吐涎沫而癫眩"。癫是头顶，头眩，吐涎沫，这个比较清稀的痰。脐下有悸，水停在下，我们有时候讲膀胱，不一定的。这个悸动感，此水也。用五苓散，五苓散我们很熟悉了，通阳化气，这个患者脐下有悸，有水停的话，吐涎沫而癫眩的话，心下痞有的原文提到，整个气机会有一些紊乱，那么这个时候用五苓散，达到一个调整的目的，所以五苓散在痰饮病的一个治疗中，也是一个基本的常用的方。

下面我们看呕吐，原文第二十三条，小半夏汤。"呕家本渴，渴者为欲解"，这个容易理解。"今反不渴，心下有支饮"。痰饮造成的呕吐，小半夏汤是一张基本治疗方，其中半夏生姜是一个药对，我们在呕吐的情况下，都可以加进去用。然后我们看原文第三十、四十一条，突然的呕吐，"心下痞，膈间有水，眩悸者，小半夏汤加茯苓"。也许水停比较多一点，单纯的用小半夏力量不够。加茯苓，一味药的一个加减，好像表面上我们可以理解，通利的力量可以加强一些，比如加上茯苓，加上猪苓，加上泽泻等。作为一个方向了，力量不够了，我要加重一点。先咳后呕，水停心下，还是水停心下，此属饮家，小半夏加茯苓汤主之。这里的原文，二十三条的小半夏汤，三十条的小半夏加茯苓，还有四十一条，这个关联性比较密切的，我把它集中在一起。一个是呕吐，另外我们注意一下，有一个渴，有一个不渴。小半夏加茯苓汤，好像先渴后呕，有渴。痰饮病不渴，饮为阴邪，容易理解。痰饮病，怎么又口渴呢？嘴巴干，要饮水，饮了又呕吐了。这个渴，我们要做一个思考，做一些理解。它的解决的方法，我们要注意，用小半夏汤，小半夏和胃降逆，小半夏汤本身偏于辛温，我们前面呕吐提到小半夏、半夏干姜、半夏生姜这样的三张方，大家有印象。这个生姜、干姜、姜汁，我曾经提到辛是行，再想下去，那辛可以润，这个痰饮的口渴，我用一些辛温的药，推动了气机，我们这里做一个引申，辛行，辛润，辛温能够行气布津，所以临床上我们有时候看到有一些患者，阳气虚衰，舌质比较淡的，特别有一些年老的人，不一定是阴虚内热，它也会说嘴巴干，看看舌头不是那么干燥，我们不一定全部都用增液汤。嘴巴干了，我要用生津的药，这个想法是对的。但有一些年纪大的人，阳气虚衰的，水液停滞的，也会出现口渴的情况，这个时候的解决的方法，大概要用桂枝、附子，要用一些辛温的药，也许效果会好一些。这个是痰饮病给我们治法上的提示，痰饮的方，大体上讲到这里，要注意在《金匮要略》的痰饮病中，占的篇幅最大，为什么？你要去想胃肠道的问题，为什么这么大？内容为什么这么多？它都是有一些针对性的呕吐，或者有悸动感的，有眩晕的，有胀满的等，我们要去做一些联想。

然后看悬饮，原文第二十一条、第二十二条，十枣汤。前面讲的悬饮，咳唾引痛，有咳嗽，有疼痛，水停在胁肋部，我想我们一般学过中医的人，了解《金匮要略》的人，都知道悬饮。悬饮两个字很形象，悬在空中的，在季肋部，躯干的中间，水停了。也是很有意思的，我们几乎把它和现在讲的胸腔积液对应起来。用的十枣汤，我们可以看一下芫花、甘遂、大戟，它是用粉末，大枣护胃，纳药末，强人，羸人，服用的剂量需要把握住。临床上大概也是要注意一个度，不要太过。一般是在平旦，早上用，让他白天有泻，晚上可以安睡，让他休息。不下者，明日更加半钱，好像是一个少量递增的。第一次你没把握，少量用一些试试看，怎么样？得快下后，糜粥自养。很厉害的腹泻，这个甘遂。我们现在用的经验都没有了，中医特别是在门诊上，也不大会用，如果在病房里面，也许我随时观察着，一般也许用西医的方法多一点。因为不用，经验无法积累，所以大家没有体会。但是要了解，在古代对悬饮，或者我们现在直接讲胸腔积液，用这个方法，有一些西医都觉得惊奇，胸腔的水怎么通过大便会排出去？我们要想这个道理，中医的经验在临床上是有效的，在理论上我们现在怎么解释？中医过去是这么说的，我们现在会想到怎么解释更加合适一些？

十枣汤的治疗，后面还有原文第三十二条、第三十三条，我们可以去看一下，除了悬饮，或者是其他的情况，为什么还是要用十枣？我们可以看到三十二条，“咳家其脉弦，为有水”，提到弦脉，弦脉一般是有力的，我前面提到，作为用药的依据，这个患者的脉象比较有力，体力还可以的，你放心，十枣汤可以用。反过来这个患者脉是细微的，脉沉绝了，这个时候不能冒然直接地用十枣去攻下，可能我们临床上有一个做法，我先用一些调养的药，然后再攻一下，十枣。我们后来在腹水也用，所以过去的临床，今天的临床有变化，有变化不等于中药完全无效。因为有了可能更加方便或者患者更加容易接受的方法，那么中医原来的药物的方法相对的使用的频率就下去了，所以我们在临床上可以去注意这样的一些问题，悬饮的一个治疗，十枣汤。

再往下看，溢饮，原文第二十三条。悬饮很简单，十枣汤。溢饮也简单，大小青龙汤。这个地方二十三条，叫“病溢饮者，当发其汗”。当发其汗，发汗走表，大青龙小青龙，大家很熟悉，大青龙发汗的力量大一点，小青龙发汗的力量小一点。这两张方，在《伤寒论》、《金匮要略》中，特别是在《伤寒论》中，六经病证中，是一个基本方。有的它和麻黄汤并列在一起，因为麻桂同用，有一定的发散的力量。这两张方的一个区别，请大家注意把握，同样都有表寒，大青龙偏于里热，小青龙偏于里寒，小青龙更加靠近痰饮，温肺化饮，后面还会提到。那么如果是肢体的浮肿，肿的情况比较明显，要取汗，要减轻，也许大青龙的一个使用的机会更加多一些，所以这里供选择的有大小青龙。大青龙发汗的力量强一些，溢饮因为存在这个问题，放在痰饮病中。我们有时候搞不清楚，你说水是停留在局部，局部在哪里？是在肺吗？是在四肢吗？如果是在四肢，水跑到四肢肿起来了，应该是水肿，后面要讲的水气病，为什么不放在水气病中？你要放到这里来？水气病后面有一个风水、皮水，四肢也会肿，也许这个痰饮和水气可以分，有时候就分不清楚，我是这样理解的。他肺里面有饮，他会有咳喘，但是也会有肿，“支饮其形有肿”。这个地方一个溢饮，可能要和水肿联系，要和支饮做一些联系，现代的一些病名中很难对应。前面讲的悬饮，我们讲胸腔积水，或者后面我们谈到支饮是一个肺腑心脏病，这样做一个联系可以。溢饮找不到恰当的，相对比较模糊一点。那么根据这样的两张方，多少还是可以做一些判断把握，如果讲到溢饮的话，《金匮要略》中那么走表的，要用汗法的，大小青龙都可以选择的，偏于里，里饮，小青龙汤。那么如果用小青龙的话，走到支饮去。如果用大青龙的话，也许走到水气病，临床上的一个不典型，临床上的一个模糊的地方，在原文中会做一些举例，我觉得这个也符合临床，我们要注意病证之间的沟通。

最后这个四饮的治疗，我们看一下支饮。我前面提到过木防己汤，原文第二十四条。“膈间有支饮”，胸膈间这个支饮，“其人喘满”，胸满，气喘，“心下痞坚”。有的把这一条放在痰饮病，为什么呢？因为心下痞坚。前面甘遂半夏汤，心下续坚满，心下，胃肠道。面色黧黑，面黑不是一个急性的情况，也许时间比较久了，所以得之数十日，几十天病程比较长了。医吐下之不愈，用过吐法下法，效果不太理想，也许用过甘遂半夏，心下还是满。木防己汤，木防己我们可以看一下，防己利水，桂枝通阳，人参补虚，石膏清热。为什么要用人参、石膏，过去清代医家讲的：“吐下之余定无完气”，因为用过吐下了，伤了正了，所以我用人参。“痞坚之处必有伏阳”，伏阳，伏热，郁热，所以要用石膏。石膏清热，人参补气，还有一个利水，一个通阳。所以这一张方，我们可以看它的药物分布，用药的配伍好像有几个方向，有补，有利，有温阳，也有清热的，考虑的面比较多。我前面和甘遂半夏汤对举，你如果用了通利的方法不理想，那么你试试看，木防己汤也是一个用法。后来我们在临床上这一张方用在心衰，也作为一个基础方代表方。心衰的病，你要利水，你要温阳，你要通阳，你要补虚，也对。

我们再看原文，原文有一个交代，用了木防己汤以后，“虚者即愈，实者三日复发”。身体虚的，这个地方的虚，如果我们理解为身体虚，好像不太合适。虚实两个字，很明显，实者三日复发，虚者即愈，这个虚，我前面腹满病也提到虚和实的问题，实是有形的，这个地方实是比较硬，虚是比较软的意思，用了木防己汤以后，这个心下痞坚，摸上去比较柔软了，局部症状改善了，那么这个是一个好的兆头。如果没有动静，还是那么痞坚发硬，三日复发，这个喘满又要厉害了。复与不愈者，你再给它用木防己汤，效果不理想，那么这个时候应该木防己汤去石膏加上茯苓芒硝。去石膏，石膏是寒性的，也许不太合适，我暂时去掉，不用，去掉石膏。人参、桂枝、防己，补气温阳通利水，加上茯苓芒硝，也是提示要加强通利的力量。这个通利的力量不够，那么石膏把它拿掉，再加上茯苓芒硝，这一张方大概提示了这样的治法，我们对心下痞坚，可以这样去考虑。

再看原文第二十六条，“支饮胸满者，厚朴大黄汤”。厚朴大黄，我们讲厚朴三物的时候提到过，做过对照。腹满，痛而闭者，厚朴三物汤。都是厚朴、枳实、大黄，小承气汤。那么原文的一个表述，我们有时候又犯难了，支饮胸满，胸满怎么用厚朴大黄汤？你前面不是腹满吗？腹满我用厚朴三物汤，理所当然，用承气了，行气除满，通便了。胸满怎么用承气？这个问题。厚朴也是强调，厚朴是行气除满，厚朴苦温，大黄、枳实这两味药还在，通便的力量有，行气消痞的力量有，那么结合临床，我想大概是否我们可以这样推断，这样理解。支饮的患者，前面有个帽子，如果是肺部的疾患，有胸满，这个是对的。胸满咳喘，我们现在讲，比如说是气管或者是肺部有什么感染，这个患者情况加重了，用承气，肯定腹部症状也许有大便闭结，或者胀满，用了承气的通下，支饮胸满的情况能够减轻了，并不一定你用厚朴大黄汤一定是腹满病，不一定的。我们现在讲，叫肺部疾患，感染，特别是我们要了解这个患者的排便情况怎么样，如果有问题，你要用承气。承气这样的行气除满的方法，我们拿到支饮，水饮内停，也可以用。那么当然有的注家说，支饮胸满不对，应该是腹满，腹满更加直接一些。从临床上我想，胸满和腹满不矛盾，不需要把它对立起来，都可以参考。当然还可以有一些其他的伴随的症状，通便的方法可以缓解支饮的喘满，临床上也要有这样的一个思路。所以这里我们举了小承气汤、厚朴三物汤，我们在药量上可以做一些对照，都是提到厚朴，大黄的用量有一些什么变化？这个我们课后可以展开一些思考。

支饮提到葶苈大枣泻肺汤，原文第二十七条，“支饮不得息，葶苈大枣泻肺汤主之”。这个地方不展开，我在讲肺痈的时候已经讲得比较多了，葶苈大枣泻肺汤是怎么回事，什么情况下用泻肺，讲得已经到位了。水饮停留在肺，你要减轻，你要排除，那么用葶苈子，关于葶苈子的现代的药理也很明确的，给我们做一些提示，过去是那么讲，今天是这样理解。

原文第三十五条，小青龙汤。“咳逆倚息不得卧，小青龙汤主之”。小青龙汤的治疗，支饮，可能比葶苈大枣泻肺汤更加频繁一点，我们都会理解。小青龙汤的平喘，小青龙汤在肺系疾患中，我们前面举到咳嗽上气，也是一张基本方。小青龙加石膏，外寒内饮，重点在内饮，温肺化饮，我们现在药理也有很多这方面的提示，我们有兴趣，都可以去看一下。那么作为一张古方，小青龙的主症，咳喘为主的，它提示的是一个温化的，温的方法，温运肺气。展开了，肺气能够温行了，那么咳喘的问题就容易解决了。所以小青龙汤和葶苈大枣泻肺汤，在支饮中也是占据了比较主要的位置。前面还提到了木防己汤，我们也可以把它作为支饮的一个治疗，这样的一些方药，我们可以把它对照起来看一下。

最后我提一些思考的问题，甘遂半夏汤的配物特点，它和己椒苈黄丸、五苓散这样的一些用法，你在临床上会有一些什么把握？怎么区别？怎么把握它？另外像十枣汤，尽管我们现在不大用了，主症病机方面，你是怎么认识的？还有木防己汤的主症分析，在临床上什么情况用比较合适？为什么配伍是这样？

串讲 29　痰饮、水气

【水气提纲】

根据不同的病程阶段，有四水之分，同时提出气分、水分、血分以及五脏水。

发病与感受外邪，或阳气虚弱，肺脾肾三脏功能减退有关，由此而水泛肌肤为肿。

治疗明确提出发汗、利小便和逐水，也提到温运阳气，活血利水等法。

水气病可以与痰饮证治互参，其治法方药可相互借鉴。

1. 分类、主症、病机、治则及预后

(1) 分类与主症

师曰：病有风水、有皮水、有正水、有石水、有黄汗。风水其脉自浮，外证骨节疼痛，恶风；皮水其脉亦浮，外证胕肿，按之没指，不恶风，其腹如鼓，不渴。当发其汗。正水，其脉沉迟，外证自喘；石水其脉自沉。外证腹满不喘。黄汗其脉沉迟，身发热，胸满，四肢头面肿，久不愈，必致痈脓。（一）

寸口脉沉滑者，中有水气，面目肿大，有热，名曰风水。视人之目窠上微拥，如蚕新卧起状，其颈脉动，时时咳，按其手足上，陷而不起者，风水。（三）

太阳病，脉浮而紧，法当骨节疼痛，反不疼，身体反重而酸，其人不渴，汗出则愈，此为风水。恶寒者，此为极虚发汗得之。

渴而不恶寒者，此为皮水，身肿而冷。

状如周痹，胸中窒，不能食，反聚痛，暮躁不得眠，此为黄汗，痛在骨节。

咳而喘，不渴者，此为脾胀，其状如肿，发汗则愈。

然诸病此者，渴而下利，小便数者，皆不可发汗。（四）

(2) 五脏水

心水者，其身重而少气，不得卧，烦而躁，其人阴肿。（十三）

肝水者，其腹大，不能自转侧，胁下腹痛，时时津液微生，小便续通。（十四）

肺水者，其身肿，小便难，时时鸭溏。（十五）

脾水者，其腹大，四肢苦重，津液不生，但苦少气，小便难。（十六）

肾水者，其腹大，脐肿腰痛，不得溺，阴下湿如牛鼻上汗，其足逆冷，面反瘦。（十七）

(3) 血分、水分与气分

问曰：病有血分水分，何也？师曰：经水前断，后病水，名曰血分，此病难治；先病水，后经水断，名曰水分，此病易治。何以故？去水，其经自下。(二十)

师曰：寸口脉迟而涩，迟则为寒，涩为血不足。趺阳脉微而迟，微则为气，迟则为寒。寒气不足，则手足逆冷；手足逆冷，则营卫不利；营卫不利，则腹满胁鸣相逐，气转膀胱，营卫俱劳；阳气不通即身冷，阴气不通即骨疼；阳前通则恶寒，阴前通则痹不仁。阴阳相得，其气乃行，大气一转，其气乃散。实则失气，虚则遗尿，名曰气分。(三十)

(4) 病机

1) 感受外邪，水为风激

脉浮而洪，浮则为风，洪则为气，风气相搏，风强则为隐疹，身体为痒，痒为泄风，久为痂癞；气强则为水，难以俯仰。风气相击，身体洪肿，汗出乃愈。恶风则虚，此为风水；不恶风者，小便通利，上焦有寒，其口多涎，此为黄汗。(二)

2) 肺失通调与肾虚水泛

寸口脉弦而紧，弦则卫气不行，即恶寒，水不沾流，走于肠间。

少阴脉紧而沉，紧则为痛，沉则为水，小便即难。(九)

3) 脾肾阳虚

问曰：病下利后，渴饮水，小便不利，腹满因肿者，何也？答曰：此法当病水，若小便自利及汗出者，自当愈。(十二)

4) 肺脾肾三焦功能失司

师曰：寸口脉沉而迟，沉则为水，迟则为寒，寒水相搏。趺阳脉伏，水谷不化，脾气衰则鹜溏，胃气衰则身肿。少阳脉卑，少阴脉细，男子则小便不利，女子则经水不通；经为血，血不利则为水，名曰血分。(十九)

5) 其他

趺阳脉当伏，今反紧，本自有寒，疝，瘕，腹中痛，医反下之，下之即胸满短气。(六)

趺阳脉当伏，今反数，本自有热，消谷，小便数，今反不利，此欲作水。(七)

寸口脉浮而迟，浮脉则热，迟脉则潜，热潜相搏，名曰沉。趺阳脉浮而数，浮脉即热，数脉即止，热止相搏，名曰伏。沉伏相搏，名曰水。沉则络脉虚。伏则小便难，虚难相搏，水走皮肤，即为水矣。(八)

(5) 治则

夫水病人，目下有卧蚕，面目鲜泽，脉伏，其人消渴。病水腹大，小便不利，其脉沉绝者，有水，可下之。(十一)

师曰：诸有水者，腰以上肿，当利小便；腰以下肿，当发汗乃愈。(十八)

(6) 脉症与预后

脉得诸沉，当责有水，身体肿重。水病脉出者，死。(十)

2. 证治

(1) 风水

1) 表虚

风水，脉浮身重，汗出恶风者，防己黄芪汤主之。腹痛加芍药。(二十二)

2) 热郁

风水恶风，一身悉肿，脉浮不渴，续自汗出，无大热，越婢汤主之。(二十三)

3) 其他

水之为病，其脉沉小，属少阴；浮者为风，无水虚胀者，为气。水，发其汗即已。脉沉者宜麻黄附子汤；浮者宜杏子汤。(二十六)

(2) 皮水

1) 夹热

里水者，一身面目黄肿，其脉沉，小便不利，故令病水。假如小便自利，此亡津液，故令渴也。越婢加术汤主之。方见下。(五)

2) 肿甚

皮水为病，四肢肿，水气在皮肤中，四肢聂聂动者，防己茯苓汤主之。(二十四)

3) 其他

里水，越婢加术汤主之；甘草麻黄汤亦主之。(二十五)

4) 阳郁

厥而皮水者，蒲灰散主之。方见消渴中。(二十七)

(3) 治验

问曰：病者苦水，面目身体四肢皆肿，小便不利，脉之，不言水，反言胸中痛，气上冲咽，状如炙肉，当微咳喘，审如师言，其脉何类？

师曰：寸口脉沉而紧，沉为水，紧为寒，沉紧相搏，结在关元，始时尚微，年盛不觉，阳衰之后，营卫相干，阳损阴盛，结寒微动，肾气上冲，喉咽塞噎，胁下急痛。医以为留饮而大下之，气击不去，其病不除。后重吐之，胃家虚烦，咽燥欲饮水，小便不利，水谷不化，面目手足浮肿。又与葶苈丸下水，当时如小差，食饮过度，肿复如前，胸胁苦痛，象若奔豚，其水扬溢，则浮咳喘逆。当先攻击冲气，令止，乃治咳；咳止，其喘自差。先治新病，病当在后。(二十一)

(4) 气分

1) 阳虚寒凝

师曰：寸口脉迟而涩，迟则为寒，涩为血不足。趺阳脉微而迟，微则为气，迟则为寒。寒气不足，则手足逆冷；手足逆冷，则营卫不利；营卫不利，则腹满胁鸣相逐，气转膀胱，营卫俱劳；阳气不通即身冷，阴气不通即骨疼；阳前通则恶寒，阴前通则痹不仁。阴阳相得，其气乃行，大气一转，其气乃散。实则失气，虚则遗尿，名曰气分。(三十)

气分，心下坚，大如盘，边如旋杯，水饮所作，桂枝去芍药加麻辛附子汤主之。（三十一）

2）饮停气滞

心下坚，大如盘，边如旋盘，水饮所作，枳术汤主之。（三十二）

【串讲】

这节课我将把痰饮病的最后一部分讲完，然后再讲解水气病。痰饮病的主要内容分两次给大家做了介绍，相信大家会有所体会。痰饮病在《金匮要略》中占的篇幅很大，内容很多，作为一个证治体系也比较完整，它的分类、治则，以及具体的方药，是《金匮要略》整本书中的主要内容，内科学中也尽量保留了《金匮要略》中的这一部分内容，很受启发。那么其主要的方和内容，在上两次课中已经讲了，还剩下最后一部分。痰饮病很有意思，他的内容最后有五六条原文，像是临床的一个治疗过程，或是医案，但是我们现在讲的医案一般很完整。那么，我们来看一下这个过程中是怎么应对的？会给我们一些什么启发？

原文第三十六条之前，是支饮的小青龙汤。所以原文一开始讲，“青龙汤下已”，用了小青龙汤以后，患者出现了问题。“多唾口燥”，唾，浊唾涎沫，痰及分泌物比较多，嘴巴比较干燥。“寸脉沉，尺脉微”，指脉象沉而微弱。“手足厥逆”，四肢有点发冷。“气从小腹上冲胸咽”，这一句话可以联想到前面讲的奔豚气，冲气往上走。“手足痹”，手脚有点麻木，有点冷。“其面翕热如醉状”，好像喝醉了酒那样，脸一阵阵地微微发红。“因复下流阴股”，往上走的热象有时候又有一些反复。“小便难”，又出现往下的症状。“时复冒”，冒是眩冒，痰饮病中常见的证象。原文叙述到这里，出方，用茯苓桂枝五味甘草汤，苓桂味甘。大家比较熟悉的是用苓桂剂，茯苓、桂枝。“治其气冲”，最后的这一句话是点睛之笔。这个轻重缓急，我们在应对治疗上，该怎么考虑？毫无疑问，“气从小腹上冲胸咽”，是很要紧的问题。青龙汤（小青龙汤）用了以后，出现这样的情况，这个辛温剂有一些弊端，发散太过，耗散了肾阳，尤其是有一些身体虚弱、年龄大、本身阳气不足的人，用了麻桂以后，就会出现这样的情况。那么，就用苓桂味甘来应对，要把阳气留住。

往下看原文第三十七条，用了苓桂味甘以后，冲气的情况缓解了，而反更咳，仍然回到小青龙汤的原位，有咳，有喘，胸满，这个时候的应对容易理解，用苓桂味甘者要去桂，因为冲气，而桂枝平冲，但要加上干姜、细辛。最后这句话也是解释，“治其咳满”，干姜、细辛在小青龙汤中也是基本的药物。第二步冲气缓解，咳喘又来了，我就要做这样的调整。

原文第三十八条，“咳满即止，而更复渴”，咳满的问题也许缓解了，却出现了嘴巴干，“冲气复发”，也有可能冲气又要发作了。原文自己作了回答，因为细辛、干姜是辛热、温热的药，“服之当遂渴”。吃了温燥的、辛温的药，嘴巴会干，这也是常识。

“而渴反止者”，这个渴又不那么明显，那么这就是支饮的问题。“支饮者，法当冒”，冒是冒眩，患者有一些眩冒的感觉，同时也许会伴有呕吐。“呕者复纳半夏以去其水”，如果患者出现呕吐的情况，那么上面的方子中要加上半夏。半夏、细辛、干姜，逐渐地又往小青龙汤的方向靠，因为病根还是水饮停在里面，所以要用温燥的药来化解，药物的加减一步一步起变化。

再看原文第三十九条，“水去呕止”，水饮化解了或者减少了，呕吐即会缓解。“其人形肿”，新的问题又来了，患者也许四肢、身体出现水肿，“加杏仁主之”。这个时候你可以考虑是否可以用杏仁。原文后面进行了分析，按照这样的情况，我们一般可以用麻黄，“以其人遂痹”，前面已经有这样的一个经验，我用了麻桂、麻黄，患者出现了一些意想不到的情况，所以这里“故不纳之”，这里暂时不用麻黄。“若逆而纳之者”，如果没有注意到这样的问题而放了麻黄，“必厥”。这个“必”字好像口气很肯定，但在临床上只能讲说是或许，或许用了麻黄以后，患者又会出现其他问题。“所以然者”，这是总结，之所以会这样，“以其人血虚”。血虚，我们马上会想到现代的一个概念——气虚血虚。原文这个地方是说，这个血虚我们要考虑怎么去理解？“麻黄发其阳故也”，麻黄很好，辛温发散，能够退肿，但有时候存在弊端。所以最后的这句话，提出了对药物的选择上要很谨慎，要斟酌，要考虑，用什么药比较合适？用麻黄，思路是对的，但是这里暂时不用，而是用了杏仁，对药物的把握，体现出在临床上是非常细致的，考虑得比较周密。这是我们中医在临床上的每一个医生都应该学习的，我们都要这样周密地考虑问题。原文第三十九提出的关于肿的问题，可以用麻黄，却用杏仁。但是对原文这样的叙述，我们也不要绝对化。在临床上该用麻黄的，或者适合用的，还是要用，这不是绝对的，理解原文的精神就可以了。我们可以想到后世，比如在江南叶天士的一些医案中，江南的人身体比较弱一点，和北方人不一样，比如我们更多的可能是用杏仁一类的药物，避免直接使用麻桂。

往下再看原文第四十条，最后的一步。“若面热如醉”，如果这个患者出现颜面发热的情况，就像喝醉酒那样，此为胃热上冲熏其面。这句话既是分析也是判断，可能是里面有热——胃热。胃是阳明，这样考虑的话，和前面的“面热如醉”可能有不一样的地方。所以在处理上，“加大黄以利之”。利是通利，直接地来说，大黄可清热泻下。前面提到有冲气，用苓桂味甘，但这个时候看到面热如醉的话，就不是苓桂味甘了，可以考虑阳明的做法，用通泄的方法试试看，也许症状会得到改善。我们讲到这里大家应该有所体会了，在这里我要展开一点，就像一个治疗过程，也像一个医案。本来是对的或者说方向没错，用小青龙汤应对支饮，有咳喘，里面有水饮，温肺化饮。方向是对的，可为什么用了小青龙汤出现这样的波折？一步一步应对下来，最后要用大黄。临床上大概是这么理解的，有时候我们提出一个治法、考虑一个治法，方向对了，应该要这么做，但问题却没解决。这是怎么回事呢？用什么方，用什么药，或者说力度上的把握都要注意，辛温是对的，温肺也是对的，但温到什么程度？这是一个实际问题，需要经验。我认为临床医生，在这方面大概不难理解。所以，小青龙汤的治法，方药是对了，但是在力度上要掌握分寸，如果没有掌握好，辛温太过，可能有一些患者会出现一些变化。这样再看咳嗽上气用小青龙汤加石膏这样的治法就可以理解了。小青龙汤换成射干麻黄汤、厚朴麻黄汤，甚至用越婢加半夏汤，前后是要联系起来看的。咳喘往往和肺里面有水饮有关的，有时候用葶苈子，有时候小青龙汤，也是这个道理。

读完上面的这些原文，我在这里还要提出一个问题的。这个病案一开始提出，"面热如醉"的处理方法，因为有气冲，所以要苓桂味甘汤，要平它的冲气，要温它的阳，要用温法，要用收敛的方法，那么为什么最后也是"面热如醉"，提出的治法却反过来，要用大黄，要用清的方法、泻的方法。我们会想到支饮胸满，用厚朴大黄汤，阳明病的一个泻法。这里讲的是肺，不受这个限制，我们用清肺的方法当然是可以的。五脏六腑是互相关联的，我们用了通下的方法，肺部的症状有时候也会缓解，特别要注意排便的问题，有便秘的人，应该优先考虑排便的问题。北京有位老师对《金匮要略》很感兴趣，谈到痰饮病这样的一个波折的应对过程，他对"面热如醉"的理解提出了一些看法，对我很有启发。我认为现代的知识和古代的记载要相互联系，比如这位老师提出，这是不是有点像我们现在讲的肺功能不全，肺功能衰竭，也许心脏也有一些问题，用现在的话讲，就是氧分压的问题，二氧化碳太多了，有些中毒的症状。在这种情况下，中医的这个办法很好，要用大黄，用应对阳明病的方法，通腑泻热。我们做临床工作的医生思路要开阔一点，同样是原文描述的"面热如醉"，应对的方法却完全不同。

痰饮病就讲到这里，暂告一个段落。那么我们看看后来的有一些方，比如《外台秘要》、《三因极一病证方论》、《丹溪心法》、《济生方》中的方药，甚至温病中相关的一些方药，我们都可以去思考，与《金匮要略》有联系的，对临床有补充、有发展的。所以，用药的选择，是有很大余地的。但是，应对原则在《金匮要略》中已经确立，基本的框架基础没有动摇，应对的方法会有很多扩展。关于痰饮，在此简单地总结几句，是水停留在局部，根据部位分为在胃肠道、在胁肋部，或者在胸膈，或者在四肢，要做区分。痰饮的常见状我们也要了解，呕吐、腹满、下利、咳喘、心悸、头眩等，包括水肿，涉及面很宽。对于它的治疗，"温药和之"，这一句话是经典名言，我们要充分地理解它。然后要补充，在标本方面做一些理解，水已经停留下来，在《金匮要略》中是怎么处理的？是用开泄的方法来发汗、利尿、通大便。在《金匮要略》中，痰饮病是一个专篇，痰饮相关的内容，在其他篇章里也有，比如咳喘上气和痰饮有关，这个胸痹心痛短气的和水饮有没有关系？然后呕吐下利这一部分都会有一定的联系，我们把思路打开，互相贯通了以后，这个痰饮病的证治方药就动起来，我们可以看到它的面很宽，这是《金匮要略》的痰饮病的一个重要的问题。

下面我们换个话题，讲解水气病。在《金匮要略》的篇章顺序上，痰饮水气中是隔开的，隔了一个消渴小便不利淋病，内容比较少。现在我们来议论水气，我把痰饮水气放在一起，看起来才比较方便，也容易理解。它是一个姐妹篇，是互相补充的，以今天的认识来看，痰饮就是水停留在局部，水气作为一个主症——水肿，从体表上我们用肉眼一看就知道，一个人脸肿，或者下肢肿，还有长期卧床的人，腰背部用手一按就看出是肿的，这种直接的观察，不需要通过化验。所以要和痰饮病联系起来看看的，水气强调身体的肿，对于这个肿，我们怎么应对？怎么理解？

“水气病”这个篇名，文字上叫水气，我们现在不这么讲，叫水肿。水肿，大概“肿”一个字，我们就可以理解了，是一个症状。水气中的“水”也是一个概念。水、饮、湿、痰，有人强调对此四者要区别，要联系。水，很明显的，偏重于体表的停留，有“水湿泛滥、水犯肌肤”这样的表述。那么《金匮要略》中的水气两个字，我觉得有其独到之处，不是仅仅强调一个症状，而是从病机的角度来把握的。水是阴、阴寒，气是阳，水湿、水饮得阳化为气，气得阴则为水。水和气有这样的内在的关系，从病因病机的角度上来理解的话，总的问题和气直接相关。所以我们在治疗的时候，要注意阳气的。那么这样的话呢，我们把这个病机的角度来理解的痰饮病，肺脾肾，三焦气化，把它移过来，水肿也是这样的。肺脾肾，和三焦气化有关。

我们看一下《金匮要略》中这一篇章的结构，具体有些什么内容？它也有一般的论述，很多原文只是泛论，没有出方子，有一些强调的是病机方面的内容，痰饮病中比较少，在水气病中做了补充，也有治则方面和预后方面的叙述。然后是具体的治疗，即方和药，我们可以注意到水气病的方药和痰饮病比，比较少一点。痰饮、水气二者，我们有时候要做一些贯通。从整个篇章来看，痰饮和水气的原文中，痰饮病有将近四十条，水气病有三十多条，加在一起有七十多条原文，这个篇幅相当大，可见当时在临床上对“水”的问题的应对，非常重要。

下面我们可以看具体的原文，第一部分是对水气的描述，包括水气病的分类、主症、病机、治则和预后。第一条原文讲的是分类，水气病和痰饮一样分为四类，也有人说水气病有五类，第一句话：“风水、皮水、正水、石水、黄汗”。在我的理解中，黄汗有点特殊，把它撇开后，水气分为四水，和痰饮的四饮正好相匹配。我们需要考虑的问题是，痰饮根据部位分，那水气的分类依据何在？为什么要这么分？

我们一边读原文，一边来思考。原文讲风水，“风水其脉自浮，外证骨节疼痛，恶风”。脉浮，说明是表证，或者是太阳病，在外表现为体表可以见到的症状，关节疼痛，有点怕风，原文似乎没有直接提到肿的问题。所以在这个地方，我们要思考风水，原文的第一条强调表证或太阳病的问题。我们理解为风水最初的表现和六经病证中的太阳病有关，表证比较明显。“皮水其脉亦浮”，皮水的脉也浮。“外证胕肿”，外表有肿的表现了。“按之没指”，这是在讲凹陷性的水肿。“不恶风，其腹如鼓”，已经不恶风了，也许是表证的情况减轻，或者已经不受影响了，主要是肿腹如鼓。鼓，在《诸病源候论》中是一个“故”，就是说和原来一样，没有什么太大的变化，也许《诸病源候论》更容易理解一点。“不渴”，没有很明显的口渴。“当发其汗”，发汗是针对风水和皮水而言的，皮水、风水都可以考虑用汗的方法来应对。这两者的鉴别，虽都在体表，都有肿，但风水有表证的问题，皮水表证却没有，只有肿的问题，处理上因为在表，都可以汗。

再来看原文，对正水、石水讲得比较简单。正水“其脉沉迟，外证自喘”，正水有喘的问题，脉沉迟，表明阳虚。沉主里，阳气或者肾阳不足，水湿泛滥。前面讲的风水容易理解，即外感风邪，皮水也容易理解，就是肌表肿甚的意思。这里“正水”二字中，正，不大好理解，现在也很少这样称呼，而风水经常可以听到、看到，书中提到的很多，有的还引用了《黄帝内经》中的内容。对正水就不了解了，为什么叫正水？石水“其脉自沉”，也是沉。“外证腹满不喘”，腹部胀满，但是没有喘的问题。所以正水、石水的区别在于，石水不喘，正水要喘。我们在理解上正水、石水都会有腹满，但是一个喘，一个不喘。不喘的话，其满主要是局部问题，石，即像一个石块，比较硬，我们推断也许腹腔中或腹部有一些具体的问题，如癥瘕积聚这样的问题，和水肿也有关。原文最后讲到黄汗，后面将作为一个专题来议论，这里先不讲。

原文第三条是一个补充：“寸口脉沉滑者，中有水气，面目肿大，有热，名曰风水”。第一条没有讲肿，第三条补充风水的肿是怎么一回事？临床上表现是怎么样的？“视人之目窠上微拥”，眼泡浮肿。“如蚕新卧起状”，好像蜕了皮的蚕，表面看上去亮晶晶，皮肤薄，绷得很紧，肿得有点光亮。然后“其颈脉动，时时咳，按其手足上，陷而不起者”，四肢也会有肿，头面肿，也许一开始是头面肿。所以第三条的描述，也是临床上理解把握风水的一个关键的地方，是对肿的描述。

原文第四条再作补充和展开。开始有太阳病，从风水议论到皮水，议论到黄汗，再议论到肺胀。原文中的脾胀，这个文字也许有错误，肺胀在咳喘，咳嗽上气中提到过，如小青龙汤加石膏汤、越婢加半夏汤的部分，这种肺胀也会有肿，我们有印象的话想想越婢加半夏汤的内容，目如突状，很明显是指眼部肿得很厉害。第四条的具体的文字，我这里就不具体展开了，因为文字比较通俗，所以第一条、第三条、第四条都是整体上对四水的描述，课后可以仔细去阅读，去理解。原文中最初提出来的风水、皮水我们简单归纳一下的话，比如脱离原文，用现在的文字整理一下，就比较清楚，在病机方面怎么理解？像风水主要在肺，和肿有关，我们也许会问，风水是现在的什么病？习惯上我们会想到比如有表证的初期，出现眼泡肿，也许也有小便的问题等，我们现在遇到比较多的是急性肾小球肾炎，与其联系在一起比较多，我们可以思考，这个不一定的。这样的对应，有它合理的地方，但也可能和原来的初衷有一些分离，我们课后去思考。皮水的肿，不光是肺，脾主四肢，脾主健运，水湿泛滥，可以从肺和脾的方面来认识。正水，肾阳亏虚，石水不光是肾的问题，而是肝肾的问题，水寒凝聚。所以第一部分的原文，写的是水气病的临床表现、分类，分类比如风水皮水偏于上，正水石水偏于下，偏于上的是阳，偏于下的是阴，那么很自然的我们后来对水肿习惯上有阳水、阴水的提法。临床上的应对也简便。阳，我们要用发散的方法，可以祛邪的方法要考虑得多一点。阴水的话，反过来用温阳利水，要注意脾肾、肝肾的问题在处理上、临床表现上，都会有一些不一样。

除了对四水的论述外，原文还对五脏水进行了展开。对于五脏水没有处方，只是议论。原文我不念了，把它归纳一下我们可以看到，肝水、脾水、肾水、心水、肺水，我们可以注意到原文的描述，肝、脾、肾这五脏水都强调腹大。腹大，肚子大，腹部胀满。这个腹大和前文中的腹满有什么联系？有没有不一样？这个腹大可能是什么原因？为什么在水肿的地方要提出腹腔、腹部这样的一些问题？同时还伴有小便的问题，小便难，不得溺，小便续通，小便的问题让我们联想一下，思考一下，临床上大概是什么问题？一般应该是病情比较严重，所以有人说，这个五脏水也许是对正水和石水的一个补充，一个展开。我们看心水、肺水，身重，身肿，体表肿，少气，也有小便难，有的大便比较稀溏，有的比较严重的比如阴部也有肿等。所以五脏水在《金匮要略》的水气病中是一个话题，我看有很多感兴趣的人，可以回去探讨。我们临床医生，也要考虑这个问题，五脏水的应对，在处理上应该用什么方？治法上我们该怎么考虑？用什么方药比较好？这个比较实际的问题在后面还会议论到。这个地方我稍微展开一下，我这里提示难治性的水肿，五脏水，正水石水，都偏在这里。所以正水石水，可以理解，几乎没有方药。但是临床上还是可以应对的，我稍后会说到，要把思路要打开，另外可以理解的，就是水肿和痰饮会有重叠，前面讲的腹满、腹大，如果真的是腹腔中有水停留，痰饮病中是有描述、有应对的，我们要把这些内容贯通。

下面也是一个补充，有水分、血分、气分。原文第二十条提出血分、水分，直接把话题转到妇女的月经，经水前断后病水，血分，难治。先病水后经水断，水分。水和血的概念和水肿有关，水容易治，最后的一句话问，为什么是这样啊？他说“去水，其经自下”。把水调整好了，经血就自然贯通，水和血是互相关联的。原文第三十条很有意思，文字太长，我不逐字逐句地解释，它最后提出“名曰气分”。水分、血分、气分，在《金匮要略》水气病中提出来，强调这个和临床有什么关系呢？我们如果把三十条简单地归纳一下的话，它提出一些什么症状呢？有手足逆冷，腹满肠鸣，身体发凉，发冷，关节有疼痛，有恶寒，怕冷，肌肤肢体关节这些地方有一些麻痹、麻木，这种感觉好像身冷的感觉。那么是阳虚有内寒，阳气不能够温煦，体表很明显有寒象，腹满肠鸣，也许是指体内，那么联系后面的原文第三十一条、第三十二条的两张方，桂枝去芍药加麻辛附子。两条原文补充了一个症状——心下坚，后面我们会具体讲。外部有症状，体表冷，内部也有症状，有水饮停留，这样的一个内外交困的状态，我们怎么应对？这里暂时不讲具体方药。

我们看原文第三十条有一句很精彩的结语，最后的十六个字："阴阳相得，其气乃行。大气一转，其气乃散"。这十六个字，就像一个指导纲领，点出气分要理解什么。阴阳要和谐，阳气要运行。"大气一转"，人的元气、真气、阳气能够转动起来的话，"其气乃散"，水气、阴寒之气，可以散除。原文只是表达的方式不一样，我们现在换成常用的话讲，温阳利水，温助阳气，停留的水、泛滥于肌表的水，可以化解掉。那么我们就会想到真武汤这样的一些方药，要用附子，要用通利的药，所以第三十条提出的最后的这样一句也是经典名言，特别是"大气一转，其气乃散"，可作为治疗方法、治疗原则。所以水分、血分和气分，作为水气病的一个补充，有点像痰饮病提出有留饮、伏饮、微饮，痰饮也有一个五脏饮，这两个篇章互相对照一下，有很多类似的地方，强调五脏，我过去曾经写过文章，这样表达过：气、水、血，我们把它打开，在临床上是一个普遍的原则，我们要行气，要温阳行气，要治气，要治水，水泛滥，水停留，标本都可以考虑。然后要治血，血发展到最后，我们后面会讲，《金匮要略》中专门有个瘀血病，目的在这里。"通畅五脏元真"这一句话，是在总论中出现的，在《金匮要略》的脏腑经络先后病，我们后面还会议论。所以气、水、血这样的问题提出来，好像偏重于病机方面的表述。

那么这一节课我们讲到这里，我留下几个思考题，我们可以进一步思考，痰饮有一个治疗的病案，怎么理解？你有什么体会？它提示了什么？水气病的分类和主要脉象、临床表现，回去要做一些归类，进行思考，看看它是依据什么来分的？为什么要提出五脏水？血分、水分、气分，我们从临床的角度怎么来理解比较合适？它的临床价值和后面的治疗有什么联系？

串讲 30　水气

【串讲】

我们接着讲水气病，在上节课的讲解中，我们了解到水气是一个大篇，水气分为四水，水气的临床表现，那么我们议论到，这个四水是一个基础。然后有补充，五脏水，都是从临床的一个描述上，症状表现，一般我们把五脏水定在难治性水肿，那么主要好像是对正水、石水的一个展开。然后有水分、血分，有一个气分的这样的一个描述，好像也是从临床表现强调的。但是它的背后，为什么要这么展开补充？也许我们从病机的角度去想更加合适。这里我稍微展开几句，前面我提到过痰饮是部位，那么你前面听了四水的这样的一个描述之后，阳水、阴水，这个没问题，你会考虑这个水肿、水气它的一个分类，为什么分成这样一二三四？它的依据？我是这样理解的，痰饮注重的是一个部位，那么水肿呢？它强调有一个过程，也许和发热有关，一开始是个太阳，后来太阳的情况没有，表证没有了，是一个身体肿，肿得不那么厉害，或者内脏问题不大。然后往里走了，是一个正水，是一个石水，气、水、血，一开始太阳是个气。然后到中间皮水、正水，水停留，水泛滥。然后到最后，石水，我们会联想，血瘀了，寒凝了。这样的一个一二三，好像是一个过程。所以我们在临床上，也许水肿特别和外感有关。哪怕现在讲的慢性，它也有一个过程，有一个阶段，怎么从阶段上来认识和把握？应该是水气病的一个要点，和痰饮不一样了，痰饮是个部位，水气它有阶段性的变化。

下面我们把内容切换到水气和痰饮不一样的地方，痰饮病的原文中对病机的相关论述，怎么说？怎么理解？没有展开，很少。仅仅强调了脾虚，食少饮多，水停心下。那么水气病篇，你看化了很多的笔墨，原文很多。我们看有第二条、第九条，我们再看第十二条，完了还有第十九条。我想因为时间的关系，我们费很多的口舌把文字逐字逐句的去解释，可能来不及，我们原则上做一个整体的了解，我们课后可以作为一个单元，如果你有兴趣，你仔细地去品味品味这些原文，到底是讲的一个什么问题。

那么我在这里呢，只选原文第十九条，主要强调了肺脾肾，三焦功能，具有代表性的，我们来看一下。“师曰：寸口脉沉而迟，沉则为水，迟则为寒，寒水相搏”。原文通过脉象，寸口，寸口和肺，在上。趺阳脉伏，趺阳，脾胃。水谷不化，脾气衰则鹜溏，大便稀薄，有点像腹泻那样，胃气衰则身肿，这样的句子你要对应起来看，联系起来看，脾胃虚弱的人，排便会有问题，同时会有肿。少阳脉卑，少阴脉细，少阳、少阴，又往下走了一步。所以从脉象的一个强调，你看，寸口、趺阳到少阴，肺脾肾，上中下，少阴脉，男子则小便不利，脉细、脉微、脉无力。这个男，你要考虑，有小便不利了，女子则经水不通。男女或许做一些区别，在表现上也有所侧重。最后的这一句话，经为血，我们记得前面讲过的二十条，提出了水分、血分。那么这里十九条，它应该在二十前面的，你看它提出来的一个观点，叫经为血，血不利则为水，名曰血分，血分的问题。这一句话是经典名言，血不利则为水，我想读过《金匮要略》的，特别对水气病留有印象的，血不利则为水，一定会记住。你可以把它扩张开来，在临床上你可以联系具体的治法方药。

所以肺脾肾，三焦的气化，毫无疑问的，这个阳气虚衰了，阳气运行有障碍了，那么水它要泛滥了。肺是通调的，脾是健运的，肾是温化的，就这样一二三，不难理解。那么有时候我们抽象一点，三焦气化，原文十九条比较全面的，它做了一个补充，血不利则为水，你考虑到肺脾肾对了，这是一个最基础的东西，但是，血不利也会造成水肿，这个血不利呢，我们一般考虑瘀血停滞了，有瘀血的问题了，也会出现肿，从临床上提示我们，水肿的问题，我们用温阳、行气这个是一般。但是有一些难治性的水肿，你用了一般的方法效果不明显，你要考虑到血的问题。那么从药物治疗的角度，我们现在会想，你用一些活血化瘀的药怎么样？像我们现在临床上，肾病、水肿，也许有专科，我们可以去注意这一些专科的有一些基本的方药，每个老师手头都会有，那么长时间积累下来，看看它里面的一些方药的配伍，相对复杂一点，它是怎么变化的？用《金匮要略》这条原文，提出的这样的一个基本的观点，血和水的问题，那么在病机上我举了十九条，相对比较完整一点，我们品味一下，讲得比较到位。

还可以补充一句的，我前面提到的第三十条，作为一个病机、作为一个治法，直接关联的就是，大气一转，其气乃散。痰饮病中提出的温药，温药能够温通，温药能够振奋，是一个治本。我们也会想到水肿，你马上会想到《伤寒论》的方真武汤这一类，温阳利水，也对应的，所以在这地方不妨把相关的内容串一串，理解了这个思路，就比较方便了，比较宽广了。临床上就是这样，治法方药互相有联系。这条原文在病机上的一个表述，我们就看到这里，其他原文我们留在课后去思考。

接下来我们看治疗原则，原文第十八条："诸有水者，腰以下肿，当利小便，腰以上肿，当发汗乃愈"。这个上、下，是上半身、下半身，比较容易理解。我们上半身的汗腺多，用发汗的方法可以减轻水肿，那么头面部的肿，我的理解是和风水有关，风水、皮水，特别是风水，强调太阳，用汗法是理所当然的，在开始的阶段，我们要用汗法。然后腰以下肿，特别是下肢肿，我们会考虑利小便，温阳利水我们已经很熟悉了。对原文这样的提法，我这里要提醒，不应该这么绝对化，不要这么刻板地去理解，上半身难道不能够利尿吗？下半身不能够用发汗的方法吗？我们了解到，发汗的药其实也可以通利小便。这个地方我举一张方——五苓散，服用之后，微微汗出，我们讲的表里分消。我再举一味药，麻黄可以平喘，这个我们很熟悉，麻黄发汗，麻黄也利尿。这样一想的话，人体的表里是一回事，是贯通的，你何必这么刻板呢？但是作为原文的一个表述，作为一般的规矩，在临床上有主有次，你首先要想到什么？是常和变的问题。所以对原文提出的发汗利小便，表和里的问题，上半身和下半身的问题，希望大家不要太拘泥，作为治法，水肿常用。

我们再看原文第十一条，"水病"，水肿的患者，"目下有卧蚕"，前面第三条提到过的风水，"目裹上微拥，如蚕新卧起状"。把原文互相一对照，就容易明白了。"面目鲜泽"，脸面部、头面部肿的比较厉害，有光泽，皮肤绷得紧，薄薄的。"脉伏，其人消渴"。这个伏，不要理解为伏而绝，这个脉很快要没有了，很微弱、脉微细的。其实不是，这个脉伏一般是有力的。"其人消渴"，读到这个地方请大家注意，原文的分段是后人所为，我们在理解上要做一个把握。依我的理解，到这里为止，"其人消渴"，也许重点是在风水，对头面部肿的问题，它做了一个议论。原文的后半句，"病水腹大"，腹大我们前面有五脏水，肝水、脾水、肾水都有腹大，小便不利。所以这里小便不利，这个患者腹满，腹部胀大，或者如我们现在讲叫有腹水，小便是不通利的。"其脉沉绝者"，沉绝、沉伏，应该贯穿起来看，这个地方的沉绝，不要理解为要回阳救逆，而用姜附的这样的一个状态，不是的。"有水"，还是水气，水饮停留在内，是水液泛滥，或者水停留在局部的问题。然后提出"可下之"，这个下，理解为通大便，理解为用峻下逐水的方法。如果你要说具体用什么方药，那么痰饮病中的甘遂、甘遂半夏汤或者十枣汤，可以用。

在水气病的治法方面，我们注意，第十一条，前面还有第十八条，很明确的，发汗、利小便，然后通大便，都是通利的方法，或走表，或走里，也许我们会说主要是治标。那么我们回过去看一下痰饮，提出的一个治法，一句话："病痰饮者，当以温药和之"。然后对应第三十条，"大气一转，其气乃散"。标本，这个治则治法，这样考虑，这样去看，很完整了。所以这个篇章中，水气病强调的发汗、利小便、攻逐的方法，在临床上也是一个常用的方法，具体的方药我们可以和痰饮病的相关内容联系起来看。

我们注意到汉唐之间，或者唐宋时期，治疗水肿用泻下逐水的这一类方药相对比较多。我们看《备急千金要方》、《太平圣惠方》，或者后来的《普济方》等。明代张景岳《景岳全书》中有这样的一个讲法：古法治肿，张景岳讲的古代，即汉唐时期，大多不用补剂，我们现在临床上应该有变化，攻逐的、力量比较猛的较少用，一般用调补的方法比较多，所以他说那个年代多用利水的、分利的方法，这是有变化的。为什么会有这样的变化？大家可以去考虑，临床上到底是怎么一回事？水气病的一个治则，发汗、利小便、攻逐，和痰饮病的治则要做对照，这样在理解上我们容易把握。关于水气病的脉症和预后，见原文第十条。很简略，"脉得诸沉，当责有水，身体肿重"。这是一层意思，脉沉的，毫无疑问，水肿的患者脉沉可以理解。那么前面说的风水、皮水、脉浮，大概主要是指在最初太阳病的阶段，到后来沉滑，风水也会沉滑，真的有肿得很明显的情况出现，沉滑或者是沉伏表现得比较多，那么应该考虑水肿。从对身体的观察——身体肿重，即临床症状有水肿。那么最后的一句话，"水病脉出者死"，这是个预后。沉的脉象是对了，脉和证是相应的，这不要紧。如果这个水肿的患者，他的脉象原来脉是沉的，它往上走了，比如浮、大，或者有点中空，具体的脉象原文没有讲，就是脉改变了，往相反的方向变化了，叫水病脉出，浮起来了，是脉症不相符合，特别是久病或者重病的人，突然出现像一个实脉的情况，这就不可思议了，怎么会这样？那么就要特别警觉，这种患者也许病情马上会有变化，临床上要多加注意。那么，我们把水气病的一般议论，它的分类、临床表现、病机、治法治则、预后，就讲到这里为止。

接着我们看一下具体的治疗，原文第二十二条，"风水，脉浮身重，汗出恶风者，防己黄芪汤"。这张方前面出现过，原文换了一个字，这里是风水，前面湿病叫风湿，其余文字是一样的，"脉浮身重，汗出恶风"。这一张方中，黄芪、防己主要是益气利水，白术则能健脾。这样一个表达，它的力度怎样？比如湿病中有三附子汤，力量要强一点，我们叫助阳温阳、散寒祛湿。本方没有用附子这一类，而是用黄芪、白术、防己。临床上，我前面也提到过，这作为一张代表方、基础方，我们用来应对气虚水肿、脾虚水肿。一般 50 岁左右的中年妇女，到门诊来找中医的比较多。做过一般的检查，没有发现什么大问题，但是身体容易肿，头面部，或者到了下午下肢会肿，那么用防己黄芪汤，或者我们可以考虑和苓桂剂合在一起，苓桂术甘也可以，这是一个基本的做法，一般会有疗效。这里讲的是风水，如果是用这张方，病机还是定位在表虚上。

然后再看原文第二十二条："风水恶风，一身悉肿，脉浮而渴"。原文给这个病一个定位，套了一个帽子——风水，那么有恶风了，也许会发热，全身都有一些肿。按照原文的描述，或许一开始是一个表证，然后头面部，乃至全身，"一身悉肿，脉浮而渴"，还有一些体表的问题。"续自汗出，无大热"。无大热不等于没有热，无大热，我们理解是在临床上，没有到阳明病高热那个程度，一般的有点恶风、发热，也许用体温计量，这个患者是有些发热了，那么可以考虑用越婢汤。

越婢汤我们很了解，我在六经的定位中把它定在麻黄汤的对面，麻黄汤辛温、发散、温散，越婢汤则是凉，有石膏，但还是有发散，我们用一个"泄"字，凉泄。它变化了，不是麻桂了，是麻黄、石膏、姜枣草配在一起，主要是两味药，偏于寒凉，还是要开泄。它的煮服法中，恶风者要加附子，后面有什么风水要加白术了。这么一个提法，药物的加减我们还可以考虑越婢加术，后面我们会提到，这里要思考风水在太阳，太阳在六经中，我们最熟悉的，太阳伤寒、太阳中风，用麻黄汤、桂枝汤，到《金匮要略》的水气病，风水出了越婢汤。这个越婢汤和麻黄汤、桂枝汤的一个相互关系要做一个把握，我们现在讲叫偏向于辛凉。辛温、辛凉，我们读过教科书的，对这个印象非常深刻。一开始的表证，要分清楚，应辛温还是辛凉。那么辛凉呢，我们往往在经方中不考虑，辛凉解表，比如银翘，马上想到的是温病方。如果进一步思考的话，这个地方的越婢汤，是经方。经方中的辛凉有具体的方药，如果展开一点，那么应该是麻杏甘石这样的做法，位置还是偏上，也是在初期。我们再展开联想，我前面提到，这个风水我们现在不熟悉了，也许是一个急性肾小球肾炎。那么，急性肾小球肾炎一开始也许也有外感，也有表证，那么该怎么用药？你们去想。用麻桂行不行？也许不行。有咽喉疼痛，舌质比较红的，或者是舌比较干燥，有发热、热象，已经发热有汗出，用麻桂肯定不合适，用桂枝汤也许也不那么合适，那么该用什么？这个地方，越婢汤是一个定位，是太阳病初期的一个用法，这里的风水做了一个补充，即肿的问题，所以麻黄和石膏的配伍，我们有时讲可发越水气，也许和《金匮要略》中水气病的治疗相关。所以这个越婢汤是水气病的一张基本方，我们在临床上可以加减变化。

然后再往下看，原文第二十六条："水之为病，其脉沉小，属少阴"。少阴是肾，这里没有明讲，我们看四水的一个分类，也许是正水，那和少阴肾相关了。"浮者为风"，我们根据这个脉象，可以做一个判断，如果这个患者有水肿的话，脉是浮的，临床上初期，那么是风，风即是风水。插入一句话，"无水虚胀者为气"。这个也许是指腹部的症状，这个患者有腹满了，我们就可以做判断，做腹诊，里面比较空虚的，那么是一个气的问题。如果是水，“发其汗即已”。如果真的是由于水饮内停、水湿内滞，伴有肿的这样的一个情况的，我们用汗法可以取效。最后文中给你指明了，“脉沉者宜麻黄附子汤，浮者宜杏子汤”。麻黄附子汤，和《伤寒论》中少阴太少两感的麻辛附的用法合起来，要考虑到肾，也就是这个患者的全身情况有点问题，光用麻桂不行，要用附子，要温阳，要推动，要帮助全身的阳气。

那么如果这个风水，比较轻浅一点的呢？浮者用杏子汤。问题是杏子汤我们不了解，后面我们有一些推断，有一种说法，是麻黄、杏仁、甘草，后来我们叫三拗汤。也有人说，这个杏子汤也许是麻杏甘石汤，那么还是用越婢，是越婢汤的一个变化加减。原文没有具体的方子，我们只能做一些联系推断。所以原文第二十六条，给了我们一个思路，水肿，一个走太阳，走肺走表的；一个往里走，考虑到少阴，考虑到肾。对水肿的表里、寒热、虚实的把握，我们还是要有一些思考。关于风水的治疗，原文比较简练，到这个地方就收住了，还涉及正水的情况，然后我们再去看皮水。

原文第二十三条，“皮水者，一身面目黄肿”。这个黄，有时候我们换一个字——洪，洪水的洪，强调肿得很厉害。“其脉沉，小便不利，故令病水”。小便不利和水肿的关联特别密切。前面提到利小便可以减轻水肿，这个病我们在临床上观察，就是水的问题，你看排尿少了，就肿了，那么后面的有一句话跟着，假如“小便自利，此亡津液，故令渴也”。这个讲的是另外一回事，我们把它分开。“越婢加术汤主之”，要把它放到前面去看，“故令病水”，越婢加术汤解决的是一个水的问题，还是越婢汤，因为是皮水，所以和脾相关，脾主四肢，肿的问题要和脾胃、中焦联系。前面那个风水是肺，也涉及肾，肺脾肾用越婢加术就可以理解了。越婢定位在肺的话，那么加术，白术健脾燥湿，药物比较简练，方向或者方法已经点到，我们在临床上，可以做一些扩展。因为皮水是接着风水过来的，所以越婢汤仍然保留着，但是在治疗上要做一些调整。

原文第二十四条，还是皮水。“皮水为病，四肢肿，水气在皮肤中”。水湿，水停留在肌表。“四肢聂聂动”，手脚有时候不由自主地抽动，我们现在在临床上观察，或许有或许没有，这个不要紧，强调的是肢体的肿，水湿停留，阳气不能够伸展，我们往往是这样来解释“聂聂动”的。防己茯苓汤，我们看前面有防己黄芪汤、五苓散、苓桂术甘汤这样的用法，那么在这一张方中几者汇合，有点像合方，五苓散中有一些药物我们暂时去掉，可能我们会想，不去掉行不行啊？比如白术还是用了，泽泻还是用了，五苓散的一些药物全部都用，把这个两张方合起来。如果说《金匮要略》水气病的防己茯苓汤，要你原封不动地把它说出来，你不能随意。但在临床上的一个变化我想是允许的，我们每一个人都可以发挥自己的一个主观能动，不一定要这么死板，它提示应对这个肿的问题，比如防己黄芪、苓桂术甘，有一些方可以合方，合方的目的加强力量，在药物上可以做一些扩展。这个方子还是通阳化气，表里分消的一个做法，所以从利水方药扩展开来，益气、通阳、温阳，比如我看到这个患者怕冷，或者阳虚比较明显，我再加附子可以吗？也可以。药物的一个加减，我们要根据临证的具体情况去把握。

再看原文第二十七条，"厥而皮水"。皮水前面有定位，主要是体表肿得厉害，按之没指，凹陷性。那么皮水前面加一个字——厥。这个厥理解为厥冷，四肢有点发凉。为什么会这样呢？这个厥是不是要回阳救逆，要用姜附剂了？对这个厥要具体分析。厥在水肿中出现，后面用的是蒲灰散。水气病有消渴、小便不利，小便不利用蒲灰散，我前面提到过，它主要是通利。蒲灰散，是活血的、清热的、利尿的，清热利小便。所以它又从另外一个角度提示我们，治肿并非全都是一派温阳益气，才能够通小便的。如果现在反过来，我用通利的药，甚至偏于凉性，清热的、清利的，水肿去除了，这个患者厥的情况也会改善。原文表述比较简单，所以我们要在临床上做一些联想，可以有这样的一些可能性。

最后原文第二十五条提出，皮水，越婢加术汤和甘草麻黄汤，两张方并列在一起。我觉得最后，我们要注意甘草麻黄汤，只有两味药。我一直是这样提的，经方中的两味药，是临床上的一个立点，一个出发，我从两味药变成三味药、四味药、五味药，是从两味药开始扩展，想想经方中的两味药不得了，大黄甘草汤、甘草干姜汤、桂枝甘草汤等，大家可以想想这个问题。那么这里的两味药，给我们一个什么提示？甘草、麻黄两味药，加一味杏仁，前面讲杏子汤，再加一个桂枝麻黄汤，是这样的一个变化。那么如果这个两味药加了杏仁再加石膏呢？麻杏甘石汤。甘草麻黄汤是一个出发，出发以后有两个走向，要注意，它的一个出发点是表，我们要发表，两个不同的方向呢，一个是温散，一个是凉泄。力度比较大的、发散的力量要强一点的，我要用麻黄桂枝，麻桂同用，这个是常识，一般针对无汗，体表收得比较紧的，这个时候，你用药力度大一点，让患者出汗，症状会缓解。反过来这个患者体表有点汗，或者有点热象，你还用麻桂，好像不合适，麻黄的发散我要用，但我这里不用桂枝，我要用石膏，石膏是清热的，这个凉泄的做法在经方中已给你指明——麻黄石膏。有时候麻黄桂枝石膏一起用了，像青龙、大青龙也有，小青龙加石膏也是这样，就看怎么归纳。如果是麻桂同用的，大家课后可以去试试看，能够归出纳多少方子来？麻黄、石膏同用的，它是怎么发展下去呢？这样一串连的话，思路就比较清楚了。在《金匮要略》中，因为风水、皮水，我这里做一些引申，主要都是要发汗，麻桂剂、麻石剂，麻黄汤、越婢汤，我们要去做整理。它的一个出发点，我们在这里找到了，是汗法。

那么接下来有一个治验，原文第二十一条。在痰饮病中我已经具体分析过，有几条原文串在一起，提示了一个具体的问题。水气病中的这一条原文，大概也是这样，没有出方，里面议论了一些具体的治法和药物，我们可以对照。原文讲的意思，前后是这么关联的，痰饮病要注意，水气病一样也要注意。就是说你用攻逐，用力度比较大、力量比较猛的药物的时候，要特别谨慎一些，这种患者往往体虚，容易发生意外，其他的一些意想不到的问题一出现，就比较麻烦。我们有时候讲误治，错误地运用了药物，这个患者的病情就波折比较大，这也是一个类似病案的讨论。

水气病的讲解，大体上的内容到这里为止。我们注意到，议论很广泛，具体的治疗很有效，重点在风水、皮水，正水、石水，几乎没有展开，所以我要结合痰饮一起看，我们要去联系，比如五脏水，在治疗上要怎么考虑？原文提到利小便、发汗、攻逐，那么痰饮病中的具体方药都可以联系起来，比如十汤、已椒苈黄丸、木防己汤、五苓散、苓桂术甘汤，包括肾气丸等。因为痰饮在前，也许后面做了省略，实际上方法、方药还是有的，并不是说肯定是难治了，我们就放弃治疗，不是的。

这一节课就讲到这里，我留下几个问题，我们可以看一下。我们怎么来理解“血不利则为水”？怎么展开它？临床上的治法、方药，怎么去理解？原文中提到的水气病的治法，三者是相关的。另外，比如“血不利则为水，大气一转，其气乃散”，这些内容要展开，临床上的一些具体的方药要联系起来。风水、皮水的主症、病机、治法，这个毫无疑问，是水气病的重点，要有所把握，要理解两者的关联、两者的区别。

串讲 31　水气、黄汗

【黄汗提纲】

主症：汗出色黄如柏汁，也可伴有发热、身肿痛等。

病机：寒湿内侵，郁而化热，湿热壅滞于营卫。

治法：调和营卫，清热利湿。

1. 营郁湿阻

问曰：黄汗之为病，身体肿，一作重，发热，汗出而渴，状如风水，汗沾衣，色正黄如柏汁，脉自沉，何从得之？师曰：以汗出入水中浴，水从汗孔入得之，宜芪芍桂酒汤主之。（二十八）

2. 气虚湿盛

黄汗之病，两胫自冷；假令发热，此属历节。食已汗出，又身常暮卧盗汗出者，此劳气也。若汗出已反发热者，久久其身必甲错；发热不止者，必生恶疮。

若身重，汗出已辄轻者，久久必身瞤，瞤即胸中痛，又从腰以上必汗出，下无汗，腰髋弛痛，如有物在皮中状，剧者不能食，身疼重，烦躁，小便不利，此为黄汗，桂枝加黄芪汤主之。（二十九）

【串讲】

这节课我们继续把水气病剩下的部分讲完。我们先看这里，水气病的具体的证治，我上一节课讲了，主要的证治在风水、皮水。正水、石水我们要扩展，我们要联系，我们要从其他的篇章去找，特别是痰饮病，治法是有的。

现在我们要换个话题了，看一下气分，原文有两条。我们看第三十一条，“气分，心下坚”。气分这样的一个名称，前面第三十条我们分析过，最后说“名曰气分”。它的一个主症是心下坚。我们看一下这里的第三十一条，有一种讲法，第三十条、第三十一条原来贯穿在一起，我们把它分开了，原文的分段请大家注意，这个分段，标上一个序号，都是后人所为，你也可以有自己的理解。那么我们看原文，“心下坚”，心下，心窝部、上腹部，坚是硬，这地方有点发硬了。我前面讲甘遂半夏汤的时候，曾经提到过，心下续坚满，还有木防己汤证的心下痞坚，大概都是和这个有关。那么这里又提到心下坚，原文的描述相对比较仔细，你看心下坚是怎么一回事呢？“大如盘，边如旋杯”。旋杯，我们一般理解为把它倒扣过来的杯子，盘也好，杯也好，形容大小，或许有边缘，盘子杯子边缘很明显的。那么这里大概是一个腹诊的情况，我们现在让患者躺下来，我们用手按一下，现在也许可以借助B超或者其他一些设备仪器来了解，过去都用手，这个也是一个基本功。原文的归纳，叫“水饮所作”。水饮，没有讲水气，饮是痰饮，水是局部有水停留。我前面再三强调，请大家联系，痰饮、水气有重叠，有内在联系。那么用的药我们看一下，这张方是桂枝去芍药，桂枝汤不用芍药，加麻黄细辛附子汤。麻辛附子是一张方，桂枝汤是一张方，在合方的时候，芍药的苦寒暂时拿掉，苦寒药拿掉，桂枝汤剩下桂枝，主要的药物是辛温的，那么桂枝麻黄就合在一起了。麻桂，辛温的力量加强了，如果不够，还有附子、细辛，整个一张方就一边倒，偏向温散，或者说偏向少阴那一边，助阳散寒，那么我们联系前面第三十条原文的描述，患者整个身体发冷、关节疼痛、有点恶风等，肠鸣，有点腹满，这样的情况我们把它联系起来，叫做内外皆寒，所以这一张方很典型。后来我注意到临床上的一个用法，桂枝去芍药加麻辛附子汤治疗心衰用得比较多一些。心衰的水肿，比如很明显下肢有水肿，一般我们想到真武汤的比较多。

《金匮要略》在这里提出，可以用这样的一张方，那么正好是应对了第三十条所讲的，“大气一转，其气乃散”。用今天比较通俗的话讲，就是温阳利水。所以我们如果和《伤寒论》的方连在一起看的话，看临床上微妙的变化，那么这一张方我们就可以体会了。那么如果再扩展一点的话，你们会想，这个大如盘，边如旋杯，心下发硬的是什么？从现代怎么去理解把握？是内脏哪一个地方？出了一些什么问题？为什么会这样？中医是这么看，比如现代医学又会怎么考虑？这些都可以进一步去思考。所以这一张方是毫无疑问的温阳散寒，是通利气机、通达阳气的，为临床上提供了一个治法方药的加减变化。

我在这里提供一个治疗经验，印象非常深刻，一位 32 岁的女性，是从国外来的，在我这里接受过一段时间的治疗。整个身体就是怕冷，倒不一定有很明显的心下坚，她就是全身冷，西医没有什么办法，到我这里看看中医有什么治疗的方法。下半身冷，大便秘结，常常要用泻药，月经有时也有些紊乱，整个身体就有一些不舒服，没有很明显的水肿。这样的一个冷症，身体发冷的这样的一种情况，来看中医的比较多。这个女性比较年轻，她也做过一些临床检查，比如查甲状腺素，提示偏低。从中医的角度考虑，阳虚内寒，这毫无疑问。所以我想到“大气一转，其气乃散”。处方是这样的：附子、肉桂、桂枝、麻黄、细辛，加一些活血的药如当归、川芎，再加人参，行气的，因为有便秘，同时用了枳实、厚朴、大黄，有点像承气的用法，合在一起给她。整个治疗的过程比较长，一个温阳，一个活血，一个行气，药物的量也是逐渐地加上去，这个患者慢慢地有一些改善。有时候我们用了这个药，患者会出现一些什么问题，这要注意，然后考虑怎么应对它，最后效果还是有的，症情改善了。患者因为要回国，所以后来没有长期观察。

再举一个案例，47 岁的一位女性，从北方过来看中医，也是一个很明显的冷感，穿的衣服很多，夏天也是那样，面色晦暗。胃脘部、腹部也有冷感，她没有便秘，大便比较稀溏，舌比较暗，偏紫黯。这样的话我还是考虑这样的一张方加减变化，跟前面的那张方稍微有一些相近。这个方法我们注意，桂枝去芍药加麻黄附子细辛，那么麻黄细辛附子，我们把它看成一味药也可以，它是一个配方，有时原封不动地用。桂枝汤去芍药还是不去芍药有时不要太拘泥，有时候就用白芍，桂枝芍药本身是通达气血、调和营卫的，可以做一些变化，应该加一些什么药你们可以尝试一下，只是基本的方法在这。我后来用一些补肾的药，这个患者我印象非常深刻，后来用过膏方调理，效果更好、更明显，很高兴地回老家了。

原文第三十二条，另外开出一条路。文字描述，和前面的几乎差不多，“心下坚，大如盘，边如旋盘”，差一个字，前面是边如旋杯，杯小盘大。后面的这个结论也是这样，“水饮所作”。枳术汤，枳实、白术，用药比较简单，又是两味药，它提示了什么？和前面我讲治疗心衰的桂枝去芍药加麻辛附子汤比较，有的也有这方面的运用经验，提出白术重用，或者是治疗心衰也有这样用，但是我们现在只考虑一般，不讲特殊。一般枳实白术中，枳实是消痞的，白术是燥湿健脾的，一个行气，枳实偏凉一点。“心下坚”，这个坚是不是和前面一样，真的是摸上去那么硬？也许不是，也许是患者的自觉症状，上腹部这个地方满啊胀啊，比较难受，我们用手去摸的话，没有那么明显的边缘的感觉，反而是比较弥漫的。那么前面那张方也许是客观的，用手一摸就很清楚，是有一个边缘的感觉。但这里讲的边如旋盘，也许不是那么明显的有边缘了，不是那么硬的问题了，所以考虑用枳实白术汤。

我们看后来的一个变化，毫无疑问，枳实白术，就做成丸剂运用了，金元时期的枳术丸，加点荷叶，荷叶升清、偏凉一点，主要起什么作用呢？主要是消痞、行气散结。那么这里我们还可以看一下外台茯苓饮，这一张方出自《外台秘要》，茯苓饮一共有六味药，橘皮、生姜、枳实，这三味药行气。橘枳姜汤，用于胸痹轻症。另外有茯苓、人参、白术，白术也在里面，益气健脾化湿。所以这一张方中的两味药，到外台茯苓饮变成六味药，这六味药我们现在在临床上，是一张基础方。关于这个外台茯苓饮，最后的三个字我印象很深刻，叫"令能食"。心下痞闷，食欲比较差，比较胀满的，你用了这样的一些药物以后食欲来了，消化好了。我们现在临床上会讲功能性消化不良，查下来没什么问题，就是消化功能比较差一点，那么你考虑治疗时，这个地方提供给你一个参考。当然，枳实和白术作为一个药对，在其他的一些方剂中也出现很频繁，如果说要针对一个病情，我把这里外台茯苓饮提供给大家。要注意方和方之间的一个联系，我在后面括号中写了，这个叫胃肠动力药。我们用现代的一些思维来想古代的事情，也是很有意思。在几十年前，因我研究《金匮要略》，有一个医生他写信给我，表达他的一个看法，说外台茯苓饮是我们中医的吗丁啉。吗丁啉，胃肠动力药，我们用西药大家都知道吗丁啉，很有意思，我们可以做一些联想，推动胃肠道蠕动，中医叫健脾和胃，行气消痞除满。水气病的一个基本的情况就讲到这里。水气，后面可以参考，用参苓白术散，《太平惠民和剂局方》的方，还有实脾饮、济生肾气丸，或者有一些风水的，特别是我提到的，不是伤寒这个病了，比如我们换一个角度，是急性肾小球肾炎了，那么毫无疑问，我们现代的经验也比较多，老师都有一些经验方，我们杂志中也会有一些报道的，我们可以注意一下，古方今方有一些什么变化。《金匮要略》讲到这个地方，四水讲完了，最后两张方是讲气分，和水气也有关系。所以从整体上来说痰饮水气，我们作为一个篇章来考虑未尝不可，因为这个水，水液泛滥，水不走肠道，可以停留在局部，可以泛滥于全身，治疗的话有标有本，在病机上我们后世讲得更加完整，或者我们从《黄帝内经》中都可以找到根据，关键在临床上的基本思路、基本方药，《金匮要略》中不足的部分，你们要注意后世是怎么补充的？《金匮要略》在这一篇中欠缺的内容，也许在另一篇中会有。所以我们学习经典不要很刻板，要学会贯通。

下面我们看黄汗，因为是在水气病中提到，也是一个比较醒目的内容，所以放在这里讨论。那么有人提问了，黄汗为什么不放在黄疸中呢？也许和黄疸有关呢？也有人反对，说黄汗和黄疸无关。在《金匮要略》中黄汗是一个绕不开的问题，我因为教《金匮要略》这门课，老是要被问到，说张老师，这个黄汗你再解释一下，到底是怎么一回事？现在我们在临床上见不到了还是常见的？

黄汗，在《金匮要略》中其实也只是点到为止，没有太多的展开。所以我这里稍微把话题展开一点，有兴趣的话，课后可以继续思考和摸索下去。黄汗到底是怎么一回事？作为主症，毫无疑问，出汗黄，很明显的，穿上白的衬衣或者内衣一看，染黄了，所以看原文表述，汗出色黄如柏汁。用现在的话讲，黄汗就是出汗黄，西医叫色汗症，出的汗应该没有颜色，水是透明的，怎么会有颜色呢？色汗，有的出汗蓝，有的出汗是别的颜色，很多是和吃的食物或药物有关。那么从《金匮要略》主要的两条原文、两张方来推断，它主要是从病机的角度强调了湿和热，强调了营卫的问题，在体表。那么治疗呢？我们可以看芪芍桂酒汤、桂枝加黄芪汤，原则上是桂枝、芍药、黄芪，这个三味药为主用来调和营卫，也可益气固表。

我们可以先看一下原文，特别重要的是第二十八条。原文提出，"黄汗之为病"，黄汗这样的一种病，"身体肿"，所以和水气放在一起，"发热，汗出而渴，状如风水"，提示黄汗和风水要鉴别。"汗沾衣，色正黄，如柏汁"，九个字突出了主症，出的汗沾在衣服上，颜色是蜡黄的，像黄柏的汁。"脉自沉"，脉象是沉的，而风水是脉浮。"何从得之?"怎么会得黄汗的？老师回答了，因为"汗出入水中浴"，文字简单，出汗的时候，进入到水中洗澡了。这个水，我们一般理解为冷水，古代社会也许出汗了，马上到水塘、河流中去冲，"水从汗孔入得之"。这个描述很形象，因为出汗的时候，汗孔张开，腠理比较疏松，水寒之气从表入里，停留在肌肤中，那么针对水寒、水湿，"宜芪芍桂酒汤"，我们可以考虑用黄芪、芍药、桂枝、苦酒这四味药。这里要注意一下这个苦酒，这个苦酒是醋。前面有一个白酒，白酒是清酒，它们是有区别的。清酒，酒偏温一点，酒性清扬，也许偏甜一点。这个苦酒，是醋，我们也许会想，醋是酸的，酸是收敛的，水湿停留在肌肤，要用苦酒干什么？我们现在临床上也许碰不到黄汗，也许碰到了，不一定会想到用醋。但醋在过去的年代，汉唐时期大概也是常用的，它是走泄、开泄的，不是收。这样理解的话，我用黄芪益气，芍药桂枝调和营卫，一个向外，一个向内，让营卫能够活动起来、调和，另外要用苦酒。这个苦酒如果不用的话，那么要采取一些变化，比如我用一些清热通利的药怎么样？比如黄疸病中茵陈蒿汤之类，比如像枳实、大黄这种做法也可以的。我看有一些老中医的经验，把它和黄疸的一些具体的方药贯通起来用，也未尝不可，我们要学会变化。《金匮要略》中这个地方，提出的黄芪、芍药、桂枝、苦酒，给我们一个思路，出汗在表，水湿在表，要注意营卫的通达。水从汗孔入，阳气有所抑遏，表卫有所低下，那么要用黄芪益气固表，这是一个常法。另外要用祛水散湿的方法，用通利的方法，比如我们讲的通利小便，除了桂枝芍药，我另外用一些清热利水药物，合在一起也可以。所以这个地方提出的一个基本方法，芪芍桂酒。

然后我们看原文第二十九条，文字叙述比较长，我这里不做逐字逐句的解释。我们可以理解一下，它对第二十八条是一个补充，黄汗的临床表现比较宽泛，在水气病的第一条的最后，也提到黄汗的问题，在第三条的中间也提到黄汗，那么这些提到黄汗的地方，把它们对照起来看，黄汗是很复杂的，不是很简单的一个出汗黄的问题。也就是说，水湿停留在内，患者身体各方面会有这样那样的不舒服。那么我们看第二十九条的最后，"此为黄汗，桂枝加黄芪汤主之"。桂枝加黄芪这一张方，在黄疸中也出现过，在黄汗这个地方又出现，它代表着一个基本方法，桂枝汤调和营卫，黄芪益气。如果我们再扩展一下的话，前面有一张血痹病的黄芪桂枝五物汤，也可以放在一起想，总的是提示要益气，通达气血。那么它和芪芍桂酒汤的区别在哪儿？我们可以做一些对照，桂枝芍药是共同的地方，区别就是它没有用苦酒，黄芪还是用的，所以我前面提到这三味药是主角。这两张方中的三味药，看看有没有必要，你在临床上也许要清热呢？要通利二便呢？特别是通利小便的方法，属于水湿内停，或者出现肿的问题等。在这个基本方、基础方的后面，你们要学会怎么变化，那么我这里可以提示一下，比如后来的龙胆泻肝汤，后来的经验方如黄芪茵陈蒿汤，也是这样的一个用法。

最后我对这个黄汗，想再做一些扩展。我们一定会思考，这个黄汗到底是什么？有兴趣的话我们可以看看相关的文献。就在几年前，我写过一篇文章，对于黄汗、服石以及其他的一些问题做过一些议论。黄汗的出现，黄汗这样一个病证，从现代的角度考虑，也许原文讲得对，汗出入水中，那么汗出，汗孔中有病原进去，感染了，感染以后造成出汗黄，所以有的老师提出来，这个黄汗也许是汗腺感染。后来又在不断阅读文献的过程中，看到有的学者提出这样的见解，说黄汗和重金属中毒有关，好像在现代社会无法理解，我们又不会去吃重金属，那么我这里就要提到服石。石药，石类的药，同时的或者稍微靠前一点的，有服丹、丹药，炼丹和道家也有一定的关系。那么目的是为了什么呢？是为了延年益寿，为了成仙不死，我们古代确实有过那样的一个经验和经历。我们服丹药、服石药，主要的目的，吃下去以后身体强壮了，疾病减少了，能够延年益寿。

那么这样的一些资料，如果大家有兴趣的话，可以查一下这位余嘉锡，他不是医生，是专门研究历史的，他对魏晋南北朝那个年代有关的一些社会现象比较感兴趣，他的一些论文、学术观点，涉及这方面的一些资料。因为时间关系，我在这里不做太多的展开，我们熟悉的，比如寒食散，服石以后要寒食、寒衣，你不是吃那种温热的东西吗？你不能穿得那么多，你要注意凉。那么这种石药也许就对人体有一种刺激，人会发热，甚至觉得热得受不了，就要用凉水给他冲。我们现代社会不大好理解，但在过去服石也是一个风气。那么像这种历史上的误区，往往是付出了很大的代价，吃了以后反而短命了，中毒以后死了，出现了很多弊端。所以在那个年代里，我们注意医书中都有应对的方法，比如《备急千金要》、《外台秘要》，肯定有这方面的一些痕迹，包括像隋朝的《诸病源候论》，我们翻开资料，查找资料，这方面好像是一个大问题。

在《金匮要略》中应该也有痕迹，在后面的杂疗方中，有寒石散的痕迹，比如中风的附方侯氏黑散，矾石可能是一个礜石，也和矿石药物有关。我这里不展开，我们大家感兴趣可以去看一下。当时的一些做法，造成了急性的中毒，黄汗是它的表现之一，不是全部，也许不是人人都会黄汗，只是有一部分人出现黄汗，那么这样的一个应对，在《金匮要略》也出现了，我前面讲到金匮是跟在伤寒后面的，伤寒是一个特殊的病，那么你这里怎么议论黄汗？黄汗是因为服石，和外感又有什么关系呢？我们这样理解，因为《金匮要略》最后是在宋代定下来的，张仲景的那个年代也许已经有服石，也许还没有成风。所以有很多历史上的痕迹在原文中会有体现，过程也好，因为《金匮要略》很明显是在宋代定下来的，相关的有一些临床的内容也会包含在里面，那么黄汗也许真正是一个杂病，和外感病没有直接的关联。

所以这方面的问题我在这里提一下呢，也是给大家提供一个参考。我们是医生，搞药物治疗的，药物在古代、在今天是一样的，还要承担日常生活中保健的作用。比如我前面提到虚劳病，我们要用膏方，虚劳病的方药中有一个薯蓣丸，它是一个调理药，增强体质少生病。我们现在的医生，中医也面对这个情况，患者想增强体质，想调理一下，他到医生这里来，求个处方，那么该用什么方？怎么回应他？这个是一个具体的问题。在历史上我们走过的误区，比如炼丹、服石，到后来宋代有香药，我这里提的香料药，到明代有一个更大的误区，还好时间不太长。我们现代社会中也有风行一时的，叫保健，吃这个好吃那个好，吃了可以怎么样怎么样，人们很容易就发展到迷信的地步。那么我们做医生的要恰当地把握好，在临床上要承担责任，要进行指导，这也是我们当今中医必须注意的问题。

水气病就讲到这里，基本的内容全部都讲完了。重点在四水的分类、临床表现、病机，我们要深刻理解，方药我们要做适当拓展。留下一个话题——黄汗，我们课后还可以去进一步思考。我这里提一下的，我们可以进一步去想，气分为什么要有两张方？它的异同是什么？对黄汗是怎么理解的？有兴趣的话可以翻翻相关的文献，然后思考一下，对黄汗病的治疗，为什么是以芪芍桂为主？还可以有其他的治法方药吗？

串讲 32 瘀血

【提纲】

原文提出临床表现以(胸)满、(口)燥、(舌)青、(脉)涩为特点。

具体治法方药散见于其他各篇，也可以和《伤寒论》相关内容对照。

1. 判断基准

病人胸满，唇痿舌青，口燥，但欲漱水不欲咽，无寒热，脉微大来迟，腹不满，其人言我满，为有瘀血。(十)

2. 脉症治法

病者如热状，烦满，口干燥而渴，其脉反无热，此为阴伏，是瘀血也，当下之。(十一)

【串讲】

这一节课我们要议论一下《金匮要略》中的瘀血病。这一篇的瘀血不是独立的，前面有惊悸、吐衄下血、胸满这样的一些文字，最后是瘀血。惊悸我前面已经给大家介绍过，吐衄下血作为一个独立的内容，我们也已经议论过关于出血的证治，最后剩下一个瘀血。从篇名上，我们可以有这样的体会，中间吐衄下血的内容是主要的，前面有惊悸，后面有瘀血，瘀血的前面有“胸满”两个字，为什么胸满不作为一个病，而是放在瘀血的前面强调一下？那么等一下我们看了原文也许就容易理解了。

我们在看到瘀血两个字的时候，我想这里要提醒，《金匮要略》中的内容不太多，在这一篇中很少有展开，我们今天的临床上，对瘀血会很重视，相关的方药有很多，那么在《金匮要略》中的这个瘀血，我们怎么把握？怎么理解呢？和瘀血对照、对应的，我们可以看到，前面那么大篇章讲水的问题，水停留了、泛滥了，比如我讲痰饮水气，原文加起来七十多条，而在瘀血在这个地方，主要只有两条原文。我们今天讲中医基础，痰饮也好，瘀血也好，也会提到，也许是作为一个病理的产物，然后它引起一些什么？我们一定会印象非常深刻，诊断上我们会讲，遇到什么样的情况我们要考虑到瘀血？带着这样的一些认识，我们今天来讲瘀血。这里讲的是血的瘀滞，瘀血的这些问题，我们放在脑海中，然后慢慢地看下去。

《金匮要略》的原文，对瘀血的临床表现强调了四点，这里我归纳了。相关的方药、治法，我们可以看其他的一些篇章。原文只是提出了一个诊断，具体的治法方药散在于其他各篇，这个大概是一个基本的概况。原文只有两条，第十条、第十一条。我们可以先看一下原文第十条，“病人胸满，唇痿舌青”。舌青，我们现在讲，叫青紫色，或者有的人讲，舌有青紫瘀斑，这个毫无疑问。临床上患者有时自己都会觉得有问题，说医生你看一下，好像这个颜色不对，那么是不是有瘀，一般的常识都会往那方面想。“口燥，但欲漱水不欲咽”，嘴巴比较干，但真的不是缺水，所以但欲漱水不欲咽，漱漱口，舒服一点，水又吐掉了，不会咽下去。为什么会这样？我们现在临床上有的老师提出，这个有点像口腔中有黏腻感，老觉得不自在，不舒服，不是热病的过程中白虎汤那样出现渴的问题，这个我们要思考。“无寒热”，这个时候寒热已经不要紧了，临床上也许前面有发热，现在没有了，到了这个阶段，没有寒热。

“脉微大来迟”，这个脉象很有意思，好像稍微有点大，脉形有一些夸张，脉管比较扩张。来迟，来往不流利，有手感的，流动得不是那么弦滑流畅。我们今天会换成这个字——涩，叫涩脉。青紫舌、涩脉，是瘀血诊断上舌诊、脉诊的一个基本的根据，我们看到或者听到这样的一个表述，肯定会和瘀血联系起来的。这个涩脉的涩，往往表示虚，我们前面讲虚劳病中也有，人体的气血亏虚，脉象是涩，但跟我们今天诊断上用的这个涩，有点不一样。所以《金匮要略》瘀血的一个脉象描述，“微大来迟”，我们作为一个表述可以做一个转换，可以讲是涩脉，不流利。

最后，“腹不满，其人言我满”。从外观上看，这个患者并没有很明显的腹部胀大，那么“其人言我满”，患者说自己胀满得厉害，难受。这段原文，我们把它归纳一下的话，强调了什么？胸满、腹满，是满的问题，所以在篇名上，瘀血前面有一个胸满，也许因为篇名文字太多，所以只用一个胸满，但我们还可以到原文中强调腹满，这个腹满在这里的原文中出现，在其他的一些篇章也有，我们可以做一些联系，这个腹满和瘀血是否有关？这个腹满，从病机上怎么去把握？瘀血会有满，那么容易理解，瘀滞、瘀阻，气机的一个流畅，肯定受到影响，气滞、青紫舌可以理解，脉涩也可以理解。“但欲漱水不欲咽”，嘴巴干燥，瘀血内阻、气机受阻，津液不能够上承，可以这么去说。这个病会有这样的一个表现，和气机有关。所以《金匮要略》的这个第十条很重要，它是一个基本的认识，归纳起来，从病机上去想，血病碍气，气机肯定会受到影响。气机受影响，水液、津液不能畅行，不能上承，口燥，瘀血不去，新血不生，出现舌色青紫，或者我们在临床上还可以做一些发挥补充，如肌肤甲错，两目黯黑，面色晦滞、黧黑等。那么这样看下来以后，我们大概就可以理解了。

《金匮要略》中对瘀血的强调，和我们现今讲的会有一些差异，我们现在的中医诊断中，讲瘀血的诊断，大概一开始不会讲满的问题，也不会讲口燥的问题，那么原文为什么这么讲？我前面提到过，它有一个特定的前提，我们要想想看，金匮是跟在伤寒后面的，伤寒是一个热病，这个前提请大家不要忘记。再看下去，比如胸满、腹满的这个地方，比如痞坚这个问题，和瘀血有没有关系？前面讲的胸痹是强调水停的，那么胸痹是和瘀血有关吗？我们今天看问题的角度也许会有改变，是什么原因？联系一下水气病中水分、血分、气分的问题，那么在这个地方可以联想到，事物是互相关联的，气机阻碍了，水液停聚了，水津不能够四布了，那么瘀血内阻了等，以上是第十条讲的一个基础。

然后看原文第十一条，再做一些补充。“病者如热状”，好像有热。“烦满”，心烦、胀满，又是一个满，这个满没有说胸满、腹满。“口干燥而渴”，嘴巴渴，比较干燥。“其脉反无热”，脉象上好像不是典型的阳明的、实热的、里热的脉象，反无热。“此为阴伏”，阴伏作为一个名词，阴在里，伏指热，伏于阴。“是瘀血也”，注意瘀血两个字，“当下之”，要用攻下的方法、通利的方法，把这个瘀血去除掉。根据原文，我们会想到应对阳明病的承气汤，或者桃核承气汤、抵当汤这样的一个做法，那么也许《金匮要略》中的这个杂病，主要是跟在伤寒后面的，所以我们思考这个瘀血的时候，不能够脱离伤寒，和伤寒的有一些原文、一些治法，要联系起来。你想想看，当时他临床上见到的就是这样，当时的具体的治法方药，就这样传承下来了。

原文第十一条和第十条，这两条合在一起呢，我们如果猛地一看，《金匮要略》的瘀血病好像很简略，甚至容易把它忽略过去，并不放在眼里，这个好像跟我们现在临床上无关，最多在诊断上有一些参考，大概这样想的人不少。所以在这个地方我们要做一些展开，两条原文不够，但作为一个病证点到位了。瘀血和痰饮应该是对应的，这里为什么没有进一步展开？作为一个疾病的转归，有时候这么想，瘀血不见得在疾病的初期就出现，一般都靠后，一般是出现瘀血了，就放到相关的病证中去议论。我们看一下，比如《金匮要略》中的虚劳干血，黄疸中有女劳疸、有黑疸，比如疟病中有疟母，这个毫无疑问，都和瘀血有关，我们用鳖甲煎丸、大黄䗪虫丸、硝石矾石散等，这样想也对。在瘀血病这一个篇章，有两条原文，或者主要是第十条提出一个概念，提出一个基础，相关的证治、临床的处理和痰饮病不一样了，这里我不收在一起，你自己去联想，到其他的一些相关的篇章中去看看，这个也是瘀血，那个也是瘀血，实际上《金匮要略》中，和瘀血相关的方和药很多。有的一归纳，一总结，这个相关病证、相关方药，举出来可以有十几种，也有和其他的一些方法合在一起用的。所以这方面，我们课后可以去做一些思考、归纳，瘀血方面的具体的问题，比如这个瘀血和热病有什么关系？瘀血这个病证和伤寒这个病，我们应该怎么看？在伤寒中有关瘀血有一些什么样的内容？这样我们一定会有收获。

伤寒中的这个瘀血相关的，我这里主要举一个蓄血。很明显的，蓄是停留的意思，瘀，实际上也是停留，那么原文是怎么讲的呢？因为文字比较长，所以我们课后可以去仔细推敲，我这里只要提一下就可以了。太阳病中热结膀胱，血自下，下者愈。这个是作为瘀血、蓄血的一条言论，用桃核承气汤。它有腹部症状，这个血自下，有出血，是热结在膀胱，这个结我们也可以理解为瘀，把这个瘀排除掉了，症状也可以缓解了，要用下的方法。瘀血，当下，《金匮要略》的十一条是这么提的。

然后再看抵当汤，上面举的这些症状，“热在下焦，下血乃愈”，这个血排出来了，或者我们用了抵当汤，病情缓解了，“瘀热在里故也”，瘀和热结在一起，部位在下，用抵当汤。再往下看，“血证谛也”，原文第125条，这个确实是一个血证，那这个血证和瘀血有关吗？再往下看，“为有血也，当下之”，也是用抵当汤应对这个瘀血。再往下看，原文第237条，“必有蓄血……本有久瘀血”，瘀血两个字在六经的阳明出现，和外感有关，要用下法。接下来的描述很形象，大便反易，其色必黑，我们会想到消化道出血，要用抵当汤，它是在一个热病的过程中出现的。原文第257条，有瘀血，可下之。所以这个地方我们理解，《金匮要略》的原文第十一条是瘀血，要用下，可下之，联系《伤寒论》的一个情况，联系热病的治疗，我们也许容易理解了。那么这里我举的这个《诸病源候论》，伤寒内有瘀血，大体上也是这样的一个意思，有血瘀。所以血证，《金匮要略》是跟在伤寒后面，这是一个前提，有一些问题，我们可以从热病的角度去思考。这样的原文表述，结在膀胱、热在下焦、瘀热在里、有久瘀血等，一个热、一个瘀，联系在一起，通过下的方法来排除它，那么因为瘀血内滞、内停，腹部症状，比如腹痛、腹满，也许胸满也有，这些症状都是伴随出现的，也许有小便的情况，那么一般我们讲小便自利，也许不一定呢？小便不利呢？也许有黄疸呢？也许有寒热呢？这个地方我们必须把思路打开，才能够理解。

那么在热病过程中可以体会，要用抵当汤，要用桃核承气汤，毫无疑问是应对一个急性的情况，所谓的新瘀，这个过程比较短，在热病发热的过程中出现。如果换成我们现在讲的慢性病，像虚劳，用大黄䗪虫丸，像疟病，有疟母了用鳖甲煎丸，好像跟热病又没有直接的关系了，我们会想到肝硬化脾肿大，或者肝硬化腹水，另外可能还有其他的应对等，复杂起来了。那么《金匮要略》的瘀血和伤寒的关联，和我们现在慢性病的关联，这个需要思考，是不是完全对应？这个瘀血是不是我们现在讲的癥瘕积聚？是一个肿瘤肿块？不一定的。所以我刚才要把《伤寒论》的原文简单地提一下，我们思路才能打开，能够理解为什么要下？为什么要用下？久瘀与新瘀要做一些区别。慢性病化以后，有一些肝硬化、脾肿大，或者肿瘤肿块，包括后面会讲到的，妇科的桂枝茯苓汤、温经汤，都会提到这个问题，说有癥病、有瘀的这种情况，在妇科中很多，那么从临床的角度怎么去理解呢？因为临床直接关系到用什么方法，用什么方药，怎么治疗，这是很现实的。一个是新瘀，一个是久瘀，这个要做区别。刚刚造成的，新停留下来的，症状比较明显的，我们要用攻下的方法，把瘀血排除出去，这个有点像抵当汤，还有后面会讲到的下瘀血汤等这样的做法。如果真的是我们今天讲的，一些慢性病的过程中出现的一个瘀的问题，那么要缓消瘀血，要软坚散结，就不能够急于求成，甚至要同时用一点补虚的药等，问题相对复杂，不是用攻下的方法马上可以取效的。所以这样的认识，我们通过瘀血的原文展开，希望大家能够充分注意。

我这里举一个瘀血证治，《金匮要略》中，我们归纳了一下有很多方药，这些方药、这些病证，我们回去做一些整理，和哪一些疾病相关？那么今天我们对瘀血的一个认识呢，毫无疑问，讲到瘀血两个字，肿块、疼痛，出血、舌诊、脉诊，伴随的症状如肌肤甲错等，这些我们都会提出来。现代临床比如中西医结合，我印象很深，二三十前年中西医结合，我们就做一些探讨研究，而我们现在有临床检验，那么这些临床检验的数值，或者异常的数值，对中医瘀血的诊断有什么用？我觉得也是一个基本标准，也有参考，主要的是什么？次要的是什么？符合了几项？那么诊断大概可以成立了，多少可以提供一些参考。我想我们一般做临床的中医师，大概都会这么去挂靠、思考，这不要紧。我们的视野，我们看问题，也许觉得这个视野更大，看得更加全面、深刻。所以瘀血病证的一个相关的方治，我们要考虑的，化瘀的方药所谓活血化瘀，以及瘀血具体的方药，我要考虑。作为一个治法，活血化瘀，我们也要考虑。作为瘀血的一个诊断，我们也要把握。

这里有一点要注意，我们习惯的思维有一个定式，我们教科书、相关的一些书，给大家归纳得很好，这个药是活血化瘀的，那个方是活血化瘀的，我们的思维被局限在那里，那么我要反问一句，不是活血化瘀的药，有没有活血化瘀的作用呢？我看现在有一些学术上的探讨，比如讲到麻黄，讲到附子，过去的书中，也讲去癥瘕、瘀血，麻黄不是宣肺、平喘、利水的吗？也可以去癥瘕？也能活血吗？有的人提出，附子也是活血药,思路很好,我们要展开。我们在临床上应对瘀血,要活血化瘀,但是不要限定在我们现在讲的活血化瘀药或者方的范围中。辛温发表的药活血吗?行气的药能活血吗?当然作为一般的归纳我们要重视,不能太乱,但是我们自己想问题、理解问题,一定要灵活一点,不要被经验,不要被前面的一些说法完全束缚住,那样不行。

比如王清任在《医林改错》说的活血化瘀,他的方和经方有没有联系?经方中,我前面提到黄芪桂枝五物汤,也有四逆散。临床上还有桃红四物,这个桃红四物汤是后来提的。那么我们看一下,王清任的活血解毒汤、急救回阳汤,和张仲景的方有一些什么联系?唐宗海的《血证论》很有名,清末他有一个整体的归纳,是关于出血的。我们注意到出血的上中下以后,你看有瘀血、蓄血、血鼓、经闭、胎气、血中瘀,《金匮要略》中的表述也是这样的,吐衄下血,这个出血后面,是胸满瘀血。后来的医家在这方面做了一些展开,也许不限定在伤寒这个病,临床上也许稍微有了一点体系,如果有兴趣的话,比如《医林改错》,王清任的书,很薄,可以去看看。唐宗海的《血证论》,也不太厚,拿来和《金匮要略》的一些论述、方药,做一些对照,我觉得很有意思。我这里可以提一下的,南京的周老师,研究热病,也涉及出血热,他后来有一些临床的总结,有专门的书,也有文章。我前面讲的《金匮要略》的瘀血,如果和伤寒联系起来,原文中强调一个是瘀,一个是热,瘀和热的问题,周老作了发挥,做了扩展,不限定在经方中,他的用药有经方的一些影子,但是也有后来明清时期的经验。经方、时方在那个地方我们可以合看,作为临床研究,毫无疑问,你先得有认识,怎么理解这个瘀和热的问题?用药上为什么有这样的一些变化?现在的总结和中医的辨证论治、证型,应该注意一些什么问题?从现在的一个认识来说,各个系统都会累及,或者我们现在相关的一些病证,都可以从瘀和热的角度去认识。瘀热,从热病的一个过程,发展到今天的慢性病或者说杂病,提供了基础,后世在临床上做了很多补充,几十年的一个研究,在这方面积累了相当多的经验。各位如果有兴趣,我建议你们关注南京周老师这方面的一些经验,可以补充《金匮要略》,补充《伤寒论》。我们上海颜老颜德馨,也是很有名的,提出对瘀的问题,用衡法,对《金匮要略》或者它的一些用药,我们去注意一下,也有专门的总结,专门的传承,我们看看颜老的一个方药是什么?有没有经方的一些痕迹?

瘀血的话题就讲到这里,两条原文很简单,内容散见于其他的篇章,甚至在《伤寒论》中,最初的本意是什么?原文为什么这么强调?后来有什么变化?我们可以补充什么?这样的一条线,从汉唐一直可以拉到金元,拉到明清,拉到我们今天的临床,内容很丰富,《金匮要略》的内容不足,必须要扩展开来。那么后来的有一些方,我们可以看一下,复元活血汤、桃红四物汤、补阳还五汤,这些大家很熟悉了,特别是王清任的方,比如血府逐瘀汤,《医林改错》的方,唐宗海的方,还有他们之前的李东垣的方,有兴趣的话,都可以关心一下,对照一下。

最后我留几个问题，瘀血的主症和病机，原文是怎么讲的？我们应该怎么理解？《金匮要略》中与瘀血相关的证治，要做一些归纳，如果让你把相关的内容收集在一起，整理得像痰饮病那样，行不行？然后从古至今，比如从《伤寒论》、《金匮要略》到今天的临床，我们中医的诊断，对瘀血的证和治，为什么有很大的差距？它的异、它的同，我们课后可以做进一步的思考。

串讲33　插入话题3：杂病论治的专门领域在后世逐步完善

【提纲】

1.《伤寒论》以后热病证治的完善

明清时期对《伤寒论》文本的注释研究，特别在清代形成局面。同时临床对热病证治的归纳总结，这也可以视为对《伤寒论》的补充，医家、医著中每有新意，这也是与时俱进的《伤寒论》，伤寒的概念走向广义，这可以一直延伸到今天。

《伤寒指掌》，作者吴贞，成书于1796年。1912年何炳元重订，易名为《感症宝筏》。《感症宝筏》中的热病证治体系立足伤寒，归纳如下：

类伤寒：冬温、春温、寒疫、热病、湿温、风温、霍乱、痉、湿痹、风湿、中暍；伤食、痰、脚气、内痈、虚烦、蓄血；黄耳、赤胸；察舌辨证法。

正伤寒：六经病证（述古、新法）；救逆（述古、新法）；差后（述古、新法）；六经古方；六经新方。

伤寒变证：血症、痞症、结胸、下利、小便、斑疹、发黄、痉、狂、躁、悸、停饮、呕吐、噫嗳、呃逆、喘、奔豚、动气、战振栗、筋惕肉瞤、循衣摸床最空、百合、狐惑、阴阳毒。

伤寒类证：风温、温热、瘟疫、暑证、湿证、湿温、霍乱、伏暑晚发、脚气、虚烦、痰证、痰饮、伤食、蓄血、痧秽。

变证、类证药方。

如何从临床证治的角度把握热病，能够反映人们的认识的深度，中医与西医不同，可以互相对照，发现问题的所在。

《中医外感病辨治》（柯雪帆主编）的主要篇章：

总论篇（简史、病因与发病、主要辨证方法、诊断方法、治则治法、预防与护理）。

症状篇（全身、精神神经、头身、胸腹、脏腑）。

证候篇（肌表、胸膈、膜原、肺、肝胆、肠胃、下焦、气分、营血、伤阴、伤阳、伤气血、心包、厥脱）。

疾病篇（西医病名，44种）。

2. 从《金匮要略》到《内科学》

杂病离开了本义（突发、随机而难以预料），概念的逐渐改变，走向七情内伤，体现在宋代《三因极一病证方论》，对某些难治性病证的重视。出于这样的情况，《金匮要略》的内容会有所增补，原来的详略不一也容易理解。杂病的内容脱离了热病以后，会有更多其他的发挥，会从脏腑理论方面用力，最终导致将六经证治局限在伤寒热病中的做法。从后来的《杂病源流犀烛》、《杂病广要》，到现在的《中医内科学》。

《实用中医内科学》现代中医内科的做法，除去外感热病以后的病证，以五脏归纳病证，以脏腑辨证表述证型，留给我们的问题是，如何从整体上把握好六经证治与脏腑证型的关系，注意二者的交融，而不应并立或隔离。

《备急千金要方》中的内伤以脏腑划分：（必先有脉论和虚实）

肝脏：肝劳、筋极、坚症积聚；胆腑：咽门、髓虚实、风虚、吐血。

心脏：心劳、脉极、脉虚实、心腹痛、胸痹、头面风（头眩、面风、发白、生发、白赤秃）；小肠腑：舌论、风眩、风癫、心风、惊悸、好忘。

脾脏：脾劳、肉极、肉虚实、秘涩（大便失禁、大小便不通）热痢、冷痢、疳湿痢、小儿痢；胃腑：喉咙论、反胃、呕吐哕逆、壹塞、胀满、痼冷积热。

肺脏：肺劳、气极、积气、肺痿、肺痈、飞尸鬼疰；大肠腑：肛门论、皮虚实、咳嗽、痰饮、九虫。

肾脏：肾劳、精极、骨极、骨虚实、腰痛、补肾；膀胱腑：胞囊论、三焦脉论、三焦虚实、霍乱、杂补。

其他（脚气、诸风、消渴、淋闭、尿血、水肿）。

诸风：杂风（痹、痉）、诸风（风热、风寒）、贼风（历节）、偏风、风痱、风懿（口噤、失音、口㖞、尸厥）角弓反张、风痹；消渴：消中、强中、渴利、不渴而利、渴兼他病；淋闭：遗尿、失禁、尿床。

《备急千金要方》对内伤杂病以脏腑来归纳，对脏腑各有脉论、虚实论治，又有脏腑经络所属部位的证治，以脏腑难以归纳者，则另立篇章，如诸风、消渴、淋闭、尿血、水肿等。《备急千金要方》这样的做法，突出了脏腑经络，以脏腑经络的虚实寒热辨证作为基础，展开对具体病证的治疗，对后世影响很大。

所谓辨证中所必需的基本因素，如病因、病性、病位、病势等，只有落到脏腑经络，才有意义。以后进一步有脏腑经络用药的总结归纳，使临证的遣方用药更加有规矩可循。

现代医学对疾病的归类：① 传染病；② 职业病（其他物理化学等）；③ 营养缺乏疾病；④ 新陈代谢疾病；⑤ 免疫性疾病；⑥ 结缔组织疾病；⑦ 呼吸系统疾病；⑧ 循环系统疾病；⑨ 消化系统疾病；⑩ 泌尿系统疾病；⑪ 造血系统疾病；⑫ 内分泌系统疾病；⑬ 神经系统疾病；⑭ 精神疾病；⑮ 其他。以解剖定位比较明确的如呼吸、消化、循环、泌尿系统疾病，但还是有困难的地方，有些从病因角度来认识和归纳的疾病则不受这样框架的限制。

可见，中医的病证按照脏腑分类，也许表面上比较整齐，实际上因为走的是症状，脏腑界限难以绝然划分，最后还是要回到辨证，脏腑证治提供了一些用药的经验，是对六经九分的细化，两相对照，更加便捷。

新世纪《中医内科学》教材（1997年6月）对病证（55个）有如下归纳：

外感病证：① 感冒；② 外感发热；③ 湿阻；④ 痢疾；⑤ 疟疾。

肺病证：⑥ 咳嗽；⑦ 哮病；⑧ 喘证；⑨ 肺胀；⑩ 肺痈；⑪ 肺痨；⑫ 肺癌。

心脑病证：⑬ 心悸；⑭ 胸痹心痛；⑮ 眩晕；⑯ 中风病；⑰ 失眠（附：健忘）；⑱ 痴呆；⑲ 痫病；⑳ 癫病；㉑ 狂病。

脾胃肠病证：㉒ 胃痛；㉓ 痞满；㉔ 腹痛；㉕ 呕吐（附：吐酸、嘈杂）；㉖ 呃逆；㉗ 噎膈（附：反胃）；㉘ 泄泻；㉙ 便秘。

肝胆病证：；㉚ 黄疸；㉛ 胁痛；㉜ 胆胀；㉝ 鼓胀；㉞ 肝癌。

肾膀胱病证：㉟ 水肿；㊱ 淋证（附：尿浊）；㊲ 癃闭；㊳ 关格；㊴ 遗精（附：早泄）；㊵ 阳痿。

气血津液病证：㊶ 郁病；㊷ 血证；㊸ 汗证；㊹ 消渴；㊺ 内伤发热；㊻ 虚劳；㊼ 积聚；㊽ 厥证；㊾ 肥胖。

经络肢体病证：㊿ 头痛；51 痹病；52 痉病；53 痿病；54 颤震；55 腰痛。

从《金匮要略》到《备急千金要方》，再到现今的《内科学》，继承发展的轨迹十分明显。《备急千金要方》中有《金匮要略》的痕迹，而《内科学》中有《备急千金要方》的痕迹，中医临床就是这样一步步走过来的。

3. 脏腑辨证是对六经证治的细化

杂病是对伤寒的延伸、补充，脏腑辨证是对六经证治的扩展、细化。六经证治与脏腑辨证，外感与内伤的并立、对立、主从等问题，应该如何认识？

对事物（病和人）的认知：① 症状（鉴别诊断；辨病、辨证）；② 证候（病机分析；辨病、主症）；③ 疾病（探究病因，把握过程；辨证、对症）。

对问题的处理（或重病，或重人）：① 治法（病、证、症）；② 方药（基本方、通用方、常用药）。

从辨证论治的角度考虑：① 基本方（代表方，基础治法）；② 类变方（类似但已有变通，有所偏向）；③ 加减方（面对症情，最后拟定）。

论理如此，现实中未必按此顺序。经方奠基，时方扩展；经方中有基本方、类变方、加减方；经方成为基础，衍生出类变的时方；以时方为基本，然后也可以有类变方、加减方。

《笔花医镜》（清，江涵暾，1824年）详参前人成就，将各脏腑生理特点、病证及处方用药予以系统总结。尤其第二卷《脏腑证治》篇对脏腑辨证理论作了系统发挥对脏腑辨证用药，作出了简要而全面的概括。也涉及各脏腑所络属的经脉循行所过及其外在的病候表现，使脏腑病证涵盖了经脉病证。《笔花医镜·例论》："数页书岂能疗千万病，然有纲举目张之法。盖病总由脏腑，总不外虚实寒热，审知其为何脏何腑之虚症实症、寒症热症，而联其病类以集之，则药归同路，疗一病可，疗千万病亦无不可。固不在多立病名，多立方书也。此所谓镜也。"

对于方剂有从病证的角度加以归纳的：《五十二病方》、《伤寒杂病论》、《外台秘要》、《太平圣惠方》、《普济方》(1390 年，载方 61 739 首)等都是按病证分类方剂的代表作。《医方考》按主治病证 72 门归纳相应方剂。《证治准绳·类方》(1602 年，载方 2 925 首)按主治病证 128 类归纳，《张氏医通》按方剂主治病证分类有 128 门。

以病统方，临证便于翻检，但较难反映出方剂之间内在的联系和规律。

对于方剂有从脏腑或体位的角度加以归纳的：《备急千金要方》按五脏六腑分类，《医学纲目》(1565 年，分为五部)，《医部全录·脏腑身形》按头、面、耳、目、鼻、唇口、齿、舌、咽喉、须发、颈项、肩、腋、胁、背脊、胸腹、腰、四肢、前阴、后阴、皮、肉、筋、骨髓等 24 类。按图可以索骥，和依病检方一样，为临证提供了一定的方便，但分割了方剂之间的有机联系。

【串讲】

到这里，《金匮要略》的主要内容全部讲完了，三个板块：一个热病，一个卒病，一个难病。或者说主要是内科方面的一些病证讲完了，那么我们平时习惯上说，《伤寒论》讲外感热病，讲六经辨证；《金匮要略》是讲杂病，好像主要是慢性的一些内伤杂病。那么这样的一个表述，和它的本意有没有区别？和我们现在的临床有一些什么关系？在我们这堂课中，我们要做一些思考，我的主要题目：杂病论治的专门领域在后世逐步完善。这个杂病，如果你理解的范围小一点、窄一点，那么就是伤寒杂病。我在前面有过说明，为什么《金匮要略》的杂病，必须跟在伤寒后面才容易理解。那么我们现实中理解的杂病，内伤，七情，好像这样套上去的，比较多脏腑经络，脏腑辨证，这样的一些内在的联系。我们看看是怎么一回事？在历史上它是有个过程，怎么发展到今天的？所以我们还要思考的，比如《金匮要略》的杂病，它的内容为什么有详有略详略不一？有的地方比较详细，好像重点强调，展开比较多，有的地方比较忽略，一带而过，有的被忽略的地方在其他的篇章会有涉及等，这样的一个问题，我们也要思考。另外，我们怎么从《金匮要略》来看今天的内科？我们上《金匮要略》这门课的时候，在本科阶段，往往和内科是同步的，既在听内科又在听《金匮要略》，那么听来听去，你有一些什么感觉？内科和《金匮要略》，有什么内在的关联？另外可能要思考的，是这个热病(外感热病)和杂病(内伤杂病)为什么在最初，是和《伤寒论》合在一起的？而后来又分开了？伤寒是伤寒，杂病是杂病，所谓分道扬镳，各走各的路，到后来又是什么样子了呢？这都是问题。

我们可以一边思考，一边来看看历史上的变化。这节课主要有三个小题目，第一个，《伤寒论》以后热病证治的完善。伤寒卒病，伤寒杂病，伤寒总病，可能还有其他的一些表述，然后我们再看《杂病源流犀烛》，或者《杂病心法要诀》、《杂病广要》，再到我们今天的中医内科学中，外感热病基本上是另立。外感热病专门形成一个体系，我们现在有专门的外感热病学，有的把古今的一些临床的内容都合在一起，我们也会考虑到。社会变化以后，疾病谱也有所变化，特别在今天，我们讲的传染病还是有，有时候也会暴发，但是大体上我们和过去比较，我们的能力、我们的见解提高了很多，生活安定，卫生条件改善，有更多的方法和能力来把握。

疾病谱发生变化了，比如我们现在讲的生活习惯病，那么在这样的一个情况下，我们回过头来看古代的一些医籍，就可能会产生一些问题，因为我们没有那个时代的经历，社会背景这方面的一些知识也不具备，那么在认识上就会产生一些偏差，觉得不容易理解。也会用今天的眼光去思考过去的事情，有时候免不了会有一些误解，或者生搬硬套。杂病偏离了热病以后，必然有一个趋向更加系统化的过程，收罗的内容也更加广泛，也就真的朝内伤杂病这个方向发展下去了。那么到现在，你看现在临床上杂病的概念，是不是和《金匮要略》产生了一些距离，《金匮要略》讲的内容和今天我们在临床上遇到的一些问题，或者疾病、病证是不是拉开了一些距离，这个中间，我们要做一些分析和理解，前面我提到过的，作为一个医生，如果你不懂外感热病的证治，换一句话说不懂六经，就必不能治杂病。杂病原来也是以六经为基础，是跟着伤寒走的。我们讲的中医辨证论治，它主要是怎么取效的，它的一个原理，它对人体的调整的一些基本方法，在《伤寒论》中奠定了基础，然后用到其他方面，也是一个基础。但是有一些方药，毫无疑问，会有扩展。对有一些病证的处理，也会有独到之处，所以《金匮要略》在这方面可以讲是《伤寒论》后面的一个扩展。

有几点我们应该注意的，《金匮要略方论》这一本书，我们现在在读的，新编、改编或者校订是在宋代，是作为一个杂病另立出来的，它最初的本意，它的社会背景，我们要理解它，脱离了伤寒热病以后，肯定有自己的走向。那么有很多相关的病证，或者是医家，或者医书中，用在临床上特别有效的，比如《金匮要略》中有很多附方，也是这个道理，必须提供参考。然后再往后，对原文我们前面提到有注家，那么根据医经的理论，我们现在讲的中医基础理论，或者《黄帝内经》的一些论述，我们要对原文进行理解、解释，这又是一个方向。杂病的证治源头是在《金匮要略方论》，杂病的扩充，应该是在后世的各家，那么现实中我们有很多人就把外感热病和内伤杂病并立和对立起来，有时候忽略了它们的一个内在联系，所以我这里举出五点大家可以仔细地琢磨一下。

那么我们来看看，《伤寒论》以后对热病证治的完善，我们在外感热病的一个治疗中，伤寒、温病是毫无疑问的，我前面也再三强调，伤寒在前，温病在后，这个一寒一温，用一条线贯穿起来，将近2000年临床上都是这样的。伤寒的概念的走向，温病的变化等，这里面的内容很丰富，有一些规律性的东西，我们必须要明白，那么我们才不至于把这个寒温对立起来，或产生一些误解。同时也能够理解，它作为一个证治的体系，更加符合临床的实际运用。或者原来伤寒针对的是主要的一个病，后来主要不是一个病，相对的要宽泛一点，那么它应该补充什么？怎么才会更加体系化？我这里举一本离现在比较近的书，最初叫《伤寒指掌》，1796年的，和吴鞠通的《温病条辨》年代相近，那么到了清末民初，1912年的时候又被修订，现在重新出版了，叫《感症宝筏》。这一本书很有意思的，它应该走在温病的最后，在清末，在民国初年了。我们看它的一个编排，对外感热病你怎么来改编、来归纳？我把它的目录在这个地方提示给大家，两大类的，一个是类伤寒，另一个是正伤寒。

伤寒还是伤寒，是外感热病，是正伤寒，我认为这个是正统的、传统的、过去的、历史上的。所以你看，正伤寒，六经病证，有救逆，有差后，有古方，有新方。你注意括号中的述古、新法，很有意思的，古代的东西你不要轻视，你不要丢掉，但是新的方法你要注意补充。所以我觉得它的一个处理，过去的比如《伤寒论》中讲的伤寒，你看前面加一个字，叫正伤寒。然后和伤寒有关的，在临床上也发热，或者也是传染病，我们现在来讲是毫无疑问的，也是感染了，那么伤寒前面加一个字，叫类伤寒，类似于伤寒。这两者可以并立在一起，但是你又往下一看呢，冬温、春温等，这样的表述，过去也有，但是内容肯定有扩展了，原来《伤寒论》中有的，比如霍乱、痉、湿、中暍、伤食等，比如痰、虚烦、蓄血，这些内容原来也有，但是归到类伤寒了，实际上有一些像并发症，有的甚至出现在《金匮要略》中，补充了一个察舌辨证法，舌诊在后来的临床上有了相应的，或者说相当的补充，不一样了，我们在临床上积累的经验更多了。再往下的伤寒变证，变证有血证、痞证、结胸、下利、小便、斑疹、发黄等，可见《伤寒论》、《金匮要略》重叠的内容比较多，有一些是对临床症状的强调，你在热病过程中必然会遇到，必须要处理，伤寒类证一个，变证一个。

另外看一下类证，类证方面还有风温、温热、瘟疫、暑证等，这个好像温病学讲得比较多，然后看类证的药、方的一些问题，所以我看到这本书，我研究得不够，但是我有了一个感觉，《伤寒杂病论》可以说是最初最早的，我们算那个年代是汉末，到清末1912年，这样的一个变化，我们会怎么思考？也许《伤寒杂病论》中的基本的线条有了，但是不太细致，热病的证治，在历史发展的过程中有很多地方得到了补充，尽管在表述上有一些变化，但是伤寒原来的内容无可非议，你丢不掉，还是要的。然后补充的内容，我们要放进去。因为我们现在已经形成了一个伤寒，一个温病，都是很有体系的，但两者之间的一个沟通有时候不够，所以我们在学习的时候容易把它们对立起来，或者并立起来，而没有注意到它们之间的内在联系，我觉得有兴趣的话，可以去看看这一本《感症宝筏》，有利于我们贯通，发现问题。

我下面再举几本书，这方面的书太多了，举不胜举。那么我们看看这个柯雪帆老师，是我们上海的，原来编过《中医外感病辨治》，他的一个编排，有总论，总论下面有症状，这个症状从部位来走，从脏腑来走；再看证候，辨证论治证候；再看疾病，疾病走现代医学，都是现在临床上疾病的诊断定名，然后从中医的角度展开，他是这样来编排的。下面这个是四川一个研究温病的张老师的《现代中医感染性疾病学》，大概也是这样编排的，现代中医感染性疾病的基本理论，从中医的理论、中医的角度做一些展开，它的下篇，常见的这些疾病从临床的角度展开，有的从各个系统，呼吸系统、循环系统、消化系统、泌尿系统、神经系统展开的，从临床各科展开的比较多，然后再把中医的内容放进去。还有《现代中医疫病学》，也是将传染病进行这样的一个编排，有理论，然后有临床，有文献，临床的话，它将呼吸道、消化道的传染，疫病，呼吸和消化等临床上比较多见、常见的疾病另立出来，然后从另外的角度，比如虫媒、动物源性这样现代的一个认识再做一些补充，最后归纳一些过去的医论医案，古代的、现代的都有。

这个上面列举的几本书，我们可以思考，可以参考，我们今天怎么回过头来看过去的这些内容？从今天的角度，我们怎么来认识把握？每个老师都有一些自己独到的认识。那么我们看看，比如不讲中医的，西医方面的比如《传染病学》，它是怎么来归纳的？这个跟我们的差距就比较大，那么《现代感染病学》，它是怎么来归纳的？然后再看，我们会想，按照中医的这个证（证候）、症（症状）、病（病证）、病证症，辨证是一个基础，六经，卫气营血，三焦，这个没有疑问。症状，是指常见症状，中医也有病名，中医的病名比较多的是和症状混在一起的，难分难解，分辨不清，有的是呕吐，有的是咳嗽，说它是一个症状也可以，作为一个病证也可以。到我们今天，这个病的概念细化了，那么我们在临床上也能够理解，进行疾病的鉴别诊断，光靠肉眼不行，我们要做一些检验，需要检查，我们要掌握一定的数值，要有一个微观认识，我们现在能够做到过去做不到的事情。那么中医也有病的概念，过去我们曾经努力，今天我们借助现代医学来了解。那么在治疗上，毫无疑问，可以作为一个参考，对我们是有一定的帮助。所以整个分类，哪怕我们是外感热病，也是病证症。所以我们可以体会到时代的进步，不光是现代，还有古代，也是在不断地向前走，总的一个临床的趋向，是越走越细。这个范围会越走越大的，所以从伤寒一直走到温病，或者走到今天的临床，我们要把它全部贯通起来，做一个一元化的理解。

第二个，从金匮到内科。我前面强调过，这个杂病的概念有一些变化，我们外感上讲六淫，从病因上容易理解。感受了外邪，特别是和自然界的气候变化有关，比如春夏秋冬，六淫。那么内伤的话，我们习惯上讲七情，七情内伤，在不知不觉的过程中，产生了一些慢性的疾病，是这样的一个概念。在今天的社会中容易理解，那么我们前面强调，《金匮要略》讲的杂病，如果是和伤寒分不开的话，实际上还是走在外感热病。这个杂病有点像并发症的意思，除了六经之外，出现了一些问题，该怎么应对？后来的这个杂病就有一些离开了它的本意，《金匮要略》就有一些变化，如果我们看它的一个本原，《金匮要略》是一本最早的内科书，我们有时候这么讲，那么这本内科书也许不太完整，内容不够丰满，尽管大部分的问题都会点到，但是我们光看《金匮要略》，你能够把现在的临床整个拿下来吗？好像是感觉到欠缺，不够的。所以我们要理解《金匮要略》为什么是这样。然后看看，后来杂病它是怎么走法，那么后来的医家，比如作为一个书名，印象比较深刻的——《杂病源流犀烛》，这些杂病，它最初是怎样的？后来又是怎样的？这个《杂病广要》，曾经也有这方面的一些归纳，我们现在最权威的，比如《中医内科学》。上海科学技术出版社在几十年前，大概是20世纪80年代末90年代初吧，出版了《实用中医内科学》，汇集了很多老专家，聚集了全国的力量，出版了这样的一本比较实用的中医内科学著作，作为一个文献资料，作为临床上辨证论治、辨病论治的依据，作为临床经验的一个归纳，包括现代的一个角度，怎么去思考一些问题，这一本书确实比较实用。年代比较久了，我们在用的时候可能最近临床上的一些东西都需要补充进去。我们在学习《金匮要略》的时候，可以参照这样的一些后来的医书。

我这里要提一下的，是《备急千金要方》对杂病或者对临床病证的归纳，它从脏腑的划分来归纳，跟《金匮要略》不一样。《金匮要略》的二十几篇，从第二篇到第十七篇讲的是内科，基本上是两三个病证合在一起，比较相近的、关联比较密切的，靠在一起。《备急千金要方》中，按照五脏来分病证，已经有了这样的一个发端，我们按照脏腑来分分看，脏腑的理论，我们现在内科中有的时候大概还是这样做，心的病证，或者有的叫心系病证疾病，然后是肝等。《金匮要略》中的一些病证，我们在《备急千金要方》中可以看到它的一些归类，心肝脾肺肾，那么有一些不便于归类的，比如它比较强调诸风，可能当时在临床上比较多见，合在一起，我们课后可以再翻翻这些古书，它这样的一个归类，是有道理还是没道理？和我们今天的临床有什么联系？

那么我们现代医学对疾病的一个归类，我这里不细讲，我们看到都是按照系统走，但是也有走不通的地方，所以不大好归类的也有，所以有时候也要跟一个其他，换一句话说，就是临床上有很多东西，或者哪怕不是临床的，我们做理论，我们要编一本书，你要那么清楚地把它全部都划分，有时有一定的困难。所以《金匮要略》中没有按照系统走，它是比较实用的，按照临床的一个主要的病证靠在一起的，走在一篇，偏重于鉴别，偏重于实用。那么从解剖的一个定位，比如呼吸系统、消化系统、循环系统、泌尿系统，这些我们现在都容易总结，那么有一些不便于归类的，有一些归类困难的地方，我们去思考一下，要怎么处理。哪怕中医的一些病证，我们按照五脏归类完了，也许有一些病证归类困难，放在哪儿都不合适，那么有时候把它另立出来也有。那么这样的一个分类，是为了便于我们把握、认识。在理解上，在临床上我们看一下，我这里举了内科学，中医的内科学，外感病证另立，这个另立的外感病证，我们可以把它扩展，甚至可以成为一本书，伤寒温病的内容，都可以放进去。然后是肺的病证、心脑病证、肠胃脾胃肝胆的病证、肾和膀胱的病证，不完整，那么气血津液，经络肢体，这样的一直要到55，内容比较庞杂，相对比较体系化，我们可以和金匮对照，《金匮要略》最初有多少病证，大概40个左右，走到我们现在内科学，比较丰满了，所以从《金匮要略》到《备急千金要方》，到现在的内科学，一路走过来的一个轨迹，我们去思考一下，中医的临床杂病的一个证治不是一下子，也不是一天就完成的，或者我们讲某一个医家一举成功，不是的。它是随着我们的临床经验不断地丰富积累，认识也好，治疗也好，在这方面不断地堆积，然后走到今天，我们有了一个比较体系化的东西，也许已经离开了它的本来的位置，不是《伤寒论》的这个病了，是我们整个临床的经验总结了，走到内科。但是你还是不能够推翻掉《伤寒论》、《金匮要略》的东西，为什么？就是《伤寒论》、《金匮要略》如果原来只是一个病，我前面强调过，这个病很特殊，是一个临床基础，它提供了这样的一个平台，产生了这样的一本书，这一本书搭建的框架没问题，内容有很多地方不到位，有欠缺，我们要谅解它，要理解它，然后我们要下一点工夫，把后来的东西填充进去，把后来的东西和它联系起来，整个历史这样的话，就会给我们一个充实的感觉。

第三个，我们可以议论一下脏腑辨证，我这里讲，脏腑辨证是对六经证治的一个细化，六经是辨证论治的一个基础，我们如果不这样讲，那么换一句话，八纲辨证是所有辨证论治的基础，所以在中医诊断学，我们讲到辨证第一步，必然要讲八纲辨证。我们习惯上把六经、卫气营血、三焦放边上不讲，为什么呢？这个原来是针对外感热病的，我们今天临床上看病，不面对外感热病了，那么这样的方法，我们可以放一放，我们讲八纲吧。如果大家学习了《伤寒论》、《金匮要略》以后，对六经有了比较深切的理解之后，你会感觉到，六经是一个基础，六经中有八纲，八纲是一个现代化的表述，六经是一个传统化的表述。我想作为高层次的、中医的、有内涵的、有修养的人才，我们还是用六经的一个表述，更加到位一点，能够体现我们的传统，它的内涵比较丰富。直接用八纲，作为入门可以，入了门，我们要走深，那么这样一理解的话，你可以知道，《伤寒论》、《金匮要略》的东西，在今天仍然是基础，不能放到一边，你不要把六经放到边上去，以为这个是外感热病的辨证论治的方法，这个不对。卫气营血也是这样，都要放到这个基础上，都在六经的范围内，所以这个外感和内伤，我要打一个问号，是并立的？是对立的？还是一个主一个从？这个我们要思考。

六经和脏腑，脏腑辨证、六经辨证，我们要把位置弄清楚，那么我这里回到前面讲过的这个六经的框架。回顾一下，六经九分基本方，是基本的治法和六经的一个关联，它的这个上中下、左中右的格局，我认为是基本的、不可动摇的。我们看看现在讲的脏腑辨证，其中有一些比较细化的治法，和五脏六腑相关的治法，我这里适当地把它填充进去，所以这一张表格比较简练，也没有太多的东西，这个我们稍微细化一点，我还没有把方放进去，课后你们有兴趣，可以把相关的药和方填进去怎么样？

在这个六经的九分基本方中，应该都可以找到位置，如果大家手里的这张方找不到位置，但是临床也很有效的，我是这样想的，或许因为这个框架，这个六经，它主要是管辨证论治，临床上除了辨证论治，还有对其他问题的应对，比如我们现在讲的，对疾病的一个常用的基本方药，是什么病，我这里有一张什么方，我有经验，大部分是有效的，那么这个叫治病的通用方。也有一些是对症状进行调整的、缓解的，有一些专门的药对、药物，那么我们也要做一些补充，所以这个六经的内容呢，它的基本立点在辨证，展开的话，我们可以理解脏腑辨证在里面，气血津液辨证在里面，病邪辨证也在里面，这是一个基础，我们可以做无限地扩展，它是一个根，那么这样理解的话，我想伤寒金匮的重要性，特别是伤寒六经的一个奠基——辨证论治，我们不会小看它，我们从临床的角度，就容易把握住它，我们在临床上运用就比较容易，比如陆九芝的话，我前面也许也提到过，“故凡不能治伤寒者，亦必不能治杂病”。伤寒杂病，互相是有关联的，莫枚士讲的杂病和伤寒有关，不是所有的杂病，杂病是对伤寒的一个延伸、补充，后来的比如脏腑辨证是对六经的扩展、细化，这方面的问题我们都可以进一步想下去。

中医的治疗，症状、证候、疾病、具体的治法、具体的方药，这方面展开的话，有很多话题可以讲的。从基本的一个辨证论治来看，辨证论治有基本方，然后有类变方，就是我们讲的类方，然后有加减，所以作为临床上的一个具体的方法，有时我们讲方证相对，方和证，这是从辨证的角度来讲，原文叙证出方，什么证，什么方主之，大概也是这样的一个意思，换句话讲，叫做方证。方证这样的一个概念，有时我们叫汤方辨证也可以，但是汤方辨证你要注意，它的一个落点，根基还是在六经，六经是一个最基本的地方，然后再做扩展。所以我这里举了一下《笔花医镜》，也是清代的人写的，对脏腑用药有一些归类，我们去看一下，会觉得比较容易理解，它也是找到一些规律性的东西，从脏腑的角度归类，我们可以从方剂的角度，按病证加以归纳，那么也可以从脏腑，或者体位的角度加以归纳，方法很多很多。脏腑和病证的关系，有时候我们重视病，比如张仲景的书。那么后来重视脏腑，从脏腑的角度归纳，后来又回到病，在病症下面我们展开脏腑的辨证论治，这是历史的一个沿革脉络。然后各种辨证论治方法的一个长处、短处，我们会做一些权衡，然后做一些把握。

最后我给大家两句话，这是画家吴冠中先生讲的，我印象也是很深刻，他说：“我们从传统中受害的是模仿，从传统中得益的是启发。”他不是医师，但是画画有传统，也有现代，他到欧洲去过，现代的东西也了解，回过头来看传统，然后从传统中他要出新，所以一个是模仿继承，一个是启发创新。我想移用到我们中医这里来，也是这样，古书、经典有很多启发给我们，我们不要光是模仿，生搬硬套，没有自己的理解就没有发展。

第五章　妇人病及总论

串讲 34　妊娠病

【提纲】

内容涉及妊娠诊断、癥胎鉴别以及呕吐、下血、腹痛、小便不利等，也有养胎方药。

以妊娠腹痛和下血的证治为重点。

本着“有故无殒”的精神，临证用药较少禁忌。

1．恶阻

（1）阴阳不和

师曰：妇人得平脉，阴脉小弱，其人渴，不能食，无寒热，名妊娠，桂枝汤主之。方见下利中。于法六十日当有此证，设有医治逆者，却一月加吐下者，则绝之。

（2）胃虚饮停

妊娠呕吐不止，干姜人参半夏丸主之。（六）

2．下血

（1）癥病

妇人宿有癥病，经断未及三月，而得漏下不止，胎动在脐上者，为癥痼害。妊娠六月动者，前三月经水利时，胎也。下血者，后断三月衃也。所以血不止者，其癥不去故也，当下其癥，桂枝茯苓丸主之。（二）

（2）胞阻

师曰：妇人有漏下者，有半产后因续下血都不绝者，有妊娠下血者。假令妊娠腹中痛，为胞阻，胶艾汤主之。（四）

3．腹痛

（1）阳虚寒盛

妇人怀娠六七月，脉弦发热，其胎愈胀，腹痛恶寒者，少腹如扇。所以然者，子

脏开故也，当以附子汤温其脏。方未见。（三）

（2）肝脾不和

妇人怀娠，腹中㽲痛，当归芍药散主之。（五）

4. 小便不利

（1）血虚郁热

妊娠，小便难，饮食如故，当归贝母苦参丸主之。（七）

（2）气化不行

妊娠有水气，身重，小便不利，洒淅恶寒，起即头眩，葵子茯苓散主之。（八）

5. 养胎安胎

（1）血虚湿热

妇人妊娠，宜常服当归散主之。（九）

（2）脾虚寒湿

妊娠养胎，白术散主之。（十）

【串讲】

现在串讲金匮的最后的一个板块，前面的三大块，主要是跟着内科、伤寒走，这一个板块内容不是太多，《金匮要略》在最后的部分有妇人病。其中从篇名妊娠、产后、杂病三篇来看，内容都是比较完整的。可以说有关妇科病证的临床治疗最早的记载在《金匮要略》中，尽管它不是一本专书。后来有妇科的专书出现了，那个是在张仲景以后，就是专门有这方面的一个体系，或者专门的临床的记载。《金匮要略》中有妇科相关的内容，这些内容很重要，和我们今天的临床息息相关。尤其是桂枝茯苓丸、半夏厚朴汤、当归芍药散、温经汤等方药，现在临床上经常在使用，而且效果显著。所以这些病证，这些认识，我们有必要进行学习、参考和研究。

这一部分除了妇人病的三篇，我还把《金匮要略》一开始的脏腑经络先后病，作为一个总论，放在最后压阵，也就是所有的临床证治内容讲完后，我们再来回味总论，看对这个发病、诊断、治疗，有一些什么基本的论述，最后把《金匮要略》的内容收住，下面我们按照顺序，先讲妇人病，最后讲总论。

首先是妇人妊娠病。妊娠，《说文解字》解释道："妊，孕也"，怀孕的孕。妊娠，我们连在一起讲，就是怀孕了，但是文字上有区别，"娠，女妊身动也"，身动，胎动。所以把文字拆开来理解的话，好像还是有一些不一样的地方，一个指怀孕了，一个指怀孕以后有胎动了，但是我们现在在文字上几乎不会做这样仔细的区别。

我们先了解一下这一篇的内容，整个原文不太多，包括了有关妊娠以后的恶阻，妊娠反应，妊娠以后见到下血，妊娠以后出现腹痛、小便不利，养胎安胎，我们应该考虑一些什么方药。这个原文都是两条两条出现的，好像也比较对称，内容上有这样几个方面。那么要注意的是，因为我们现在有妇科，怀孕以后有问题，也可以去产科，比如中医妇科，对怀孕以后的一些用药，会比较谨慎，甚至规定哪些药不应该用，应该忌，也是一个慎重的意思。而在《金匮要略》中的有一些治法方药，我们可以去体会，也许一开始没有那么多的规矩，或者后来我们定的这些规矩，应该怎么理解？也许临床上不能够那么绝对化，不要那么绝对化。所以《金匮要略》中妊娠病提出的一些问题，它的一些主要的原则，主要的精神，我们通过原文的学习以后，希望大家能够有所体会。

原文第一条是恶阻。提出，“妇人得平脉，阴脉小弱，其人渴，不能食，无寒热，名妊娠”。那怎么知道这个妇女怀孕了呢？原文说平脉，平脉是正常的脉，后面补充，“阴脉小弱”。阴脉阳脉，这个阴，我们说寸口、寸关尺，那么一般认为阴指尺部，尺部的脉稍微有点弱，那么是虚脉。那么又有问题了，按照我们一般的理解，谁都知道孕脉是滑脉。但滑是什么意思？这个我们要思考。为什么《金匮要略》这个地方，和它反过来，不是滑脉，阴脉小弱和怀孕也有关系吗？从理论上，我们要把这件事情说通。平脉，大体上正常，但是仔细去体察的话，尺部的脉象有所不足，这个有所不足，也许是怀孕以后，阴血要入胞宫养胎，那么全身会有这样的一个提示。

理论上这样说，可以成立，临床上未必。我们根据这样的一个脉象，去判断是不是怀孕，大概是成问题的。要注意的是古代社会和现代社会的不同，在今天的临床上，也有一些女同志有时她会要你判断一下，“我月经没来，你号号脉，我是怀孕了吗？”医生怎么办？应该怎么应对她？我们了解，我们现代的社会有变化，有方便的地方，跟古代社会不一样。我是这样想的，因为我们不做，这件事情天长日久，也许这方面的经验会有所不足，偶然的来一个人，猛地要医生判断一下，医生不具备这方面的经验了。像我在临床上，有时候也会遇到，她伸出一个手，让号号脉，有没有怀孕。我说这样的，还是到妇科方便，我们做一个检查比较靠谱。过去的社会，比如没有这样的一个简便的方法，我们按照脉象来做一些了解，也是可以理解的。这里妊娠的诊断，还提到“其人渴”，有的注家说不是渴，是呕吐，把这个字改了。如果从妊娠反应来看的话，符合临床。我们一般怀孕到一定的阶段，有妊娠反应，出现有一些胃肠道症状，呕吐，泛恶，吃东西有一些困难，“不能食”，呕不能食。“无寒热”，提示和外感没关系，不要靠到外感去，是妊娠。

用桂枝汤，问题又来了，妊娠的恶阻，可以用桂枝汤吗？桂枝汤不是偏温吗？怀孕以后，比如我们有时候可能适当的要用一些凉的药物、化湿的药物、行气的药，桂枝汤能够应对妊娠的反应吗？这也是问题。大家如果对六经，对太阳病的布局，麻黄汤、桂枝汤、越婢汤有所了解以后，就会觉得桂枝汤还是一张相对比较平稳的方，在《金匮要略》这个地方桂枝汤又出现了，桂枝汤是一张调和的方，调和营卫，调和营卫走表，那么它走里吗？我调和胃肠道可以吗？也可以。桂枝辛温，辛温对胃肠道也有调理作用，芍药苦寒，一个升，一个降，有点像辛开苦降，所以尽管对桂枝汤会有疑问，但是临床上用没问题。

我们从桂枝汤这里走开，它给你一个平台，如果这个患者偏热的，那么用桂枝汤加黄芩，我想没问题。如果这个患者寒象比较明显的，那么在桂枝那个地方加重一点，辛温药要用一点，后面会跟一张方出来，所以对妊娠反应的处理，没有绝对的、固定的，我们临床上要做一些权衡。那么我这里顺便提几句，我们在临床上，怀孕以后再来吃中药的人毕竟少，相反是怀孕之前，有一些年轻人也有这个意识，也许身体有什么问题，到中医那里号号脉，调理一下，花一个月，或者吃个几个星期中药，叫备孕。如果这个人我们观察下来，没有什么太大问题的，我说你安心，身体蛮好的，但她坚持要用一些中药调理调理，也没有什么特殊的不舒服的地方，用桂枝汤加减一般都能够接受。如果稍微再下的重一点，后面我会讲到当归芍药散，当归、川芎、芍药，然后白术、茯苓、泽泻，也是蛮平衡的，可以作为一个调整的方。古今有一些不一样，但我们经方仍然可以应对。

这一条原文的后半段，"于法六十日当有此证"。六十日，大概是这样想，月经不来六十天，两个月，应该出现所谓的恶阻，"其人呕，不能食"这样的一种情况。"设"，如果，"有医治逆者"，治疗了一下反而乱套了，或者说误治了，这个患者更加不舒服了。"却一月加吐下者"，过了一个月，吐啊下啊，越来越严重了，"则绝之"。原文讲得比较抽象，"绝"，杜绝，终止。这个之，是什么意思呢？绝之，什么叫绝之呢？这里产生了一个歧义，我们可以分两条路去理解。一个是如果乱治，这个患者如果身体比较虚弱的话，也许会流产，那么妊娠会终止的，叫绝之。另外，这对医生发出一个忠告，妊娠的恶阻并不是一件了不起的大事，有时候过一段时间，自然就好了呢？可以不要用药物过多地去干扰她，那么这个绝之，我们理解为绝止医药。也就是说不要治了，随她去，试试看，过两天再看看。我们现在也许这个患者，会到西医那里打点滴，进行其他的一些疗法，都有可能。所以对这个妊娠的恶阻第一条，提出一个桂枝汤，我觉得也是一个原则，要用调和的方法，这比较靠谱，临床上可以去加减变化，千万不要过用，或者误治了，给患者添乱。

我们再看一下，也是恶阻，原文第六条。"妊娠，呕吐不止"，这个很明确，反复地呕吐，不能够停下来，"干姜人参半夏丸主之"，干姜能够理解，人参能够理解，干姜人参走的是太阴，太阴是一个虚寒，中焦有一些虚寒，要用温补的方法，那么是一个温中补虚。用半夏，半夏和胃，我们在呕吐那个篇章中，有半夏干姜这样的用法，有呕吐、吐涎沫的话，用得轻一点。半夏生姜，因为这个患者可能反复吐这样的一个过程比较长了，那么我们适当的用一点人参。那么要注意的是一个半夏，后来也许有一些说法，说半夏不行的，妊娠以后不要用半夏，特别是生半夏，有毒的，妊娠怎么能用半夏？考虑到这样的一些问题，后来会作为一个说法提出来，那么像我们临床医生如果谨慎一点的话，或许我就避开半夏，我用理中的，或者用其他的，药尽量选得平稳一点的，我用点砂仁，用点苏叶苏梗，用点白术化湿、和胃、行气都可以。这个地方不绝对。你看在张仲景的原文中，干姜人参半夏，很明确，妊娠呕吐不是那么绝对说不能够用。所以这两条，我们合在一起议论，提出了妊娠的恶阻的应对，第一条很有意思的，对妊娠的诊断一个脉象问题，也要相对的去看它，不要绝对化，对于脉象我们要做一些思考。

往下看是妊娠的下血，原文第二条提出一个癥病。癥病，癥瘕的癥。“妇人宿有癥病”。宿，过去，她既往是有这个病的，叫癥病。这个癥，癥瘕积聚，我前面讲过，比如我们现在很习惯从瘀血的角度来理解。什么问题呢？“经断未及三月，而得漏下不止”。月经不来，不到三个月，现在漏下不止。“胎动在脐上者”，胎动在三个月出现的可能性不大，胎动出现在肚脐以上，好像也有问题。但是胎动这两个字没错，原文提出来了，为什么会漏下不止，胎动又到脐上了呢？那么它的结论，“为癥痼害”，癥痼造成的。痼是一个痼疾，癥是癥瘕，那么想象中，是有瘀血堵塞在那里。我们要思考的是，古人他凭什么诊断为癥病？我们现在有仪器，可以用超声波，子宫肌瘤什么的，都可以描述出来，在古代不可能的，古代凭肉眼，你怎么知道他有癥病？我们往下看，“妊娠六月动者，前三月经水利时，胎也”。这一句话插在中间，妊娠，应该怀孕到第六个月，或者第五、第六个月的时候，出现“动”。这个动，是胎动。那么根据这样的一个判断，上面的一句话，胎动在脐上者，如果真的是胎动，那怀孕有五六个月了。在一开始的怀孕那个阶段，一两个月之间，也许有反复的出血，现在停止了一段时间又出现。那么这样的话再看下去，“下血者”，言归正传，现在我们议论下血的问题了，“后断三月，衃也”。这个怀孕以后一开始有出血，完了现在呢？后断三月，这个衃，衃是一个很形象的，瘀血停留在那里，坏了，这个血就变了，黑了，紫了，好像是这样的一个概念，“所以血不止者，其癥不去故也”。这个下血，医生要考虑，如果是癥病，是一个瘀，那么要把它的癥的问题解决，癥不去，血不止。所以原文最后的一句话，“当下其癥”。要把癥解决了，那么症状就可以缓解了，用什么方药呢？桂枝茯苓丸。

桂枝茯苓丸，这一张是名方，我想我们学过中医的人，特别是妇科的不会不知道。桂枝茯苓丸，我们现在有成药，胶囊、冲剂都有，我们在这一张方的基础上，会有很多加减变化，一张方出在这个地方。第二条文字那么长，用的药有桂枝、茯苓、丹皮、芍药、桃仁，桂枝茯苓，有点像苓桂剂，桂枝可以通阳，或者我们讲活血也可以，茯苓化湿，丹皮、芍药、桃仁，活血化瘀，所以这一张方偏重在活血化瘀这个方面。桂枝是偏于温，丹皮、芍药偏凉一点，桃仁也是常用的。它的一个服法，炼蜜和丸，是用丸药，如兔屎大，一颗一颗的不是太大，每日食前服一丸，很谨慎，不知，加至三丸。如果吃了一段时间，没有感觉，再加量。那么我们现在讲叫少量递增，采取一个比较谨慎的态度，桂枝茯苓丸，要去它的癥，这个癥造成了下血。

但是问题又来了，原文描述的这个癥病，是单独的癥病？还是怀孕胎和癥同时存在？那么有的把这一张方后来做了一些变化，用在其他方面，有的叫催生丸，有这样的一个做法。那么有的根据原文的描述，有胎动又有下血，又有癥病，是一个复杂情况，叫癥胎并见。那么要下她的癥，又要护她的胎，在用法上就不能太猛，要做一些把握，做一些调整。所以采取的一个丸药的服法，这一张桂枝茯苓丸，消瘀化癥，作为《金匮要略》中的瘀血的证治也是一张基本方，出在妊娠病中。那么我们现在要扩展，要做一些思考的话，课后有兴趣，你们去注意一下子宫肌瘤的临床治疗，这方面也许综述很多，有的人他会做一些整理，有的老师这么用药，有的老师那么用药，或者讲到古方谁也跨不过去，必须讲一下桂枝茯苓丸。那么桂枝茯苓丸和子宫肌瘤的治疗，有原封不动地用，也有加减变化地用，我们去看看它们之间的关联，加减变化会做一些什么加减？这个很有意思。那么至于为什么把这里的一个癥病和子宫肌瘤放在一起讲，这个仅供参考。因为古代的病名，现在的病名，不能够绝对的对应，也许有关联，或者这样的一个关联对我们临床思路有启发，我想这样也就足够了，不能够绝对地画等号。那么我们可以看一下，后世的一些变化，比如后来的香棱丸、散聚汤，我们有经验方，化瘀消坚方等，在药物的一个使用上选择上，毫无疑问要拓展开。

再往下看，这个也是下血，原文第四条。老师说，妇人有漏下，有半产后因续下血，都不绝，有妊娠下血。原文提出有三种情况。妇人漏下，也许在杂病中，我们现在讲叫崩漏，不规则了，月经紊乱了，这个是一种。第二个，有半产后下血，半产即流产，下血不止。第三个，妊娠出现下血了。这三种情况，医生都要面对，要处理。“假令”，这个口气一转，因为我这一篇讨论妊娠的，那么回到这里来。“假令妊娠腹中痛，为胞阻”。胞阻和恶阻，注意这个文字的表述上不一样。恶阻，妊娠反应。胞阻，《金匮要略》中这里提到的，比较特殊，妊娠以后有下血，有腹痛，这样的一个情况叫胞阻。为什么叫胞阻，胞是胞宫，阻是阻碍，这个胞宫内的胎儿的养育孕育受到阻碍了。用的一张方叫胶艾汤，我们看一下，有川芎、当归、芍药、地黄，现在我们很熟悉，四物汤，活血养血，阿胶、艾叶暖宫，阿胶养血，所以这样的一张方，用来应对妊娠下血，可以考虑，它在临床上也是一张基本的方剂，我们这里讲的，叫活血止血、暖宫调经，我们可以做适当的加减。这个主要的病机，用现在的一个表达，就是冲任失调了，阴血下漏，不能够入胞养胎，叫胞阻。那么这个是妊娠的下血腹痛的一个情况，我们引申一下的话，我们现在讲的四物汤，在《金匮要略》的妇人病篇中出现，虽不是这样的提法，但药物配伍实际上已经存在。

再往下看腹痛，腹痛有两条。原文第三条，“妇人怀娠六七月，脉弦发热，其胎愈胀，腹痛恶寒者，少腹如扇，所以然者，子脏开故也，当以附子汤温其脏”。这个意思可能容易明白，这个怀孕到六七月的时候，胎儿应该相当大了，“脉弦发热”，脉是弦的，这个患者有一些发热，“其胎愈胀”，胎胀，腹胀，腹部胀，有腹痛恶寒，也许是全身，也许是局部。如果是局部，那么后面跟的这一句话，“少腹如扇”，这不大好理解。扇，夏天用的扇子，太热了，我扇一下，有凉风。那么我的理解是，这个地方少腹如扇，是不是指局部有一个冷感，或者一阵一阵的，是这样的一种情况。“所以然者”,之所以会这样,“子脏开故也”。子脏,如果理解为子宫的话,肉眼直接看不到宫颈口张开,你怎么知道?我们现在可能产房里待产的,她也要用手去感知,宫口开了没有,已经开了多大了,那么赶快去待产。所以这个地方讲的子脏开,也许更加严重一点,这个怀孕到六七个月的时候,胎儿比较大,好像就像要下来那样的一种比较危急的情况。那么这个时候,当以附子温其脏。因为前面有恶寒,有这个少腹如扇,或者整个人的一个状态偏于寒的,要用附子。但是我们不了解这个附子汤,所以有的把《伤寒论》的附子汤拿过来用,附子、茯苓、芍药、白术、人参,那么这个附子汤,温阳散寒,暖宫安胎,这样的一个说法就是这样遗留下来了。

这个第三条描述的,我们站在今天的立场,你怎么理解?是怎么一回事?是常见的还是少见的?我这里提出一个病名,叫子宫颈松弛症,也许我们还比较陌生,临床不一定遇得到,但是它是一个客观存在的疾病。所以这个条文,有时候我遇到妇科的医生,我请他们看看,有没有这种情况。回答是医学上能够成立,临床上也能够成立,有这回事。要是胎儿比较小,问题不太大,胎儿大了以后,子宫颈它的力度不够,它的收缩乏力,容易造成流产。西医也有处理办法,那么我们这里讲的第三条,是不是这么一回事?附子汤是用了什么具体的药物?管用不管用?都是一个谜。但是原文讲的,当温其脏,这个是对的。在古代社会中,也许会碰到这样的一些问题,当时是这样考虑,这么处理的,放在妊娠中,也许不是常见,但是能够遇到。

再往下看,当归芍药散,原文第五条。“妇人怀娠,腹中㽲痛”,这个字注意一下,这个“㽲”,痛得比较厉害,当归芍药散。当归芍药散是一张名方,这一张方我在临床上作为一张基础方经常使用,加减变化很方便,它的一个药物,我前面提到过,当归、芍药、川芎,有点像四物汤,入血。茯苓、泽泻、白术健脾利湿,这个走脾,走湿。一个是活血,一个是利水,一个是肝,一个是脾。所以我们讲这一张方,调和肝脾。那么这一张方,也有把它和后来的逍遥散联系在一起,说逍遥散的最初的一个原形就在这里,也可以。这里没有用柴胡,那么我们可以加减变化的。我前面讲水气病,血不利则为水,那么我们要用活血利水的,当归芍药散这一张方也合适。所以在妇科中,在临床上它是一个广泛的基础方。后世的逍遥散,我这里举一个病案,她是有一些情绪方面的问题,我一般都会想到逍遥散,当归芍药散的一个加减,这里一般都合了一个甘麦大枣汤,还有几张方,仅做一般的了解。

原文第七条,小便不利,用当归贝母苦参丸。这一张方是小便难,这个小便难,很难推测,什么叫小便难?具体一点,比如我们从用的药物当归、贝母、苦参推测,苦参是清热的,当归活血补血,那么贝母化痰散结。所以这里的小便难,也许是一个淋的概念。怀孕以后,小便有问题了,淋,淋病,小便淋漓涩痛,那么叫子淋,治疗可以参考当归贝母苦参丸,清热利湿,理气解郁,活血润燥。

通利小便,另外还有一张方,原文第八条,葵子茯苓散。葵子,冬葵子。茯苓渗利，利水健脾，原文讲有水气。水气，水肿。身重，身体重。小便不利，洒淅恶寒，站起来头要眩，有点像水气病，水饮，身体有肿，那么叫子肿。怀孕以后出现肿的问题，用冬葵子，好像不可思议。是不是有点担心，用冬葵子滑利的药，对她的妊娠会不会有影响？所以我们可以体会到张仲景的这个原文，这个地方好像禁忌比较少，不会左右为难，或者是非常谨慎，其实不是这样的。该用就用，通利的药也不要紧，但是要注意把握患者的体质情况。有时候这个患者，身体整体上没问题，体质比较强壮，可以稍微放胆一点，用一点，反过来身体比较虚弱的，或者以前有过这样的一个禁用经验，那么要千万注意，像葵子这一类要谨慎，不可随便用，这两条都是和小便有关的。

最后讲一个养胎安胎，原文的第九条、第十条，这个作为一般的参考就可以。一个当归散，药用当归、黄芩、芍药、川芎、白术。另外有一张白术散，药用白术、川芎、蜀椒、牡蛎。一个偏温一点，或者我们讲治疗寒湿胎动不安。一个偏于寒凉一点，我们治疗湿热胎动不安。怀孕以后作为一般的调理，我前面提到过，我们现在临床上相对比较少用了一点，可能过去还是经常会碰到这样的一个情况，需要应对，特别是经常有流产的，值得注意。

以上是这一篇的一个大概的情况，原文不太多十条左右，我给大家做了一个简单的介绍。我们可以体会到，在张仲景的书中，怀孕以后用药，不是那么顾忌，可用冬葵子，或者用半夏等，包括用附子，没有什么特别多的禁忌。那么后来会有变化，我们现在临床上也要谨慎，这个我们要充分的理解和把握。最后给大家提几个思考题，妊娠恶阻，它的病机和证治如何？桂枝茯苓丸这一个方证，或者这一个配伍，这一条原文，应该怎么理解？它的临床的一个实际价值如何？还有就是怀孕以后的一个腹痛，胶艾汤和后来妇科的一些证治，或者基本的治法有什么关联？

串讲 35　产后病

【提纲】

内容涉及产后三大病证以及腹痛、中风、下利、烦乱呕逆等。

以产后三病和产后腹痛为重点。

在治疗中既注意到产后体虚的一面，也注意不失时机地祛除病邪。

1. 新产三病

问曰：新产妇人有三病，一者病痉，二者病郁冒，三者大便难，何谓也？师曰：新产血虚，多汗出，喜中风，故令病痉；亡血复汗，寒多，故令郁冒；亡津液胃燥，故大便难。（一）

产妇郁冒，其脉微弱，呕不能食，大便反坚，但头汗出。所以然者，血虚而厥，厥而必冒，冒家欲解，必大汗出。以血虚下厥，孤阳上出，故头汗出。所以产妇喜汗出者，亡阴血虚，阳气独盛，故当汗出，阴阳乃复。大便坚，呕不能食，小柴胡汤主之。方见呕吐中。（二）

病解能食，七八日更发热者，此为胃实，大承气汤主之。方见痉中。（三）

2. 腹痛

(1) 血虚里寒

产后腹中㽲痛，当归生姜羊肉汤主之；並治腹中寒疝，虚劳不足。（四）

(2) 气血郁滞

产后腹痛，烦满不得卧，枳实芍药散主之。（五）

(3) 瘀血内着

师曰：产妇腹痛，法当以枳实芍药散。假令不愈者，此为腹中有干血着脐下，宜下血汤主之。亦主经水不利。（六）

(4) 瘀热互结

产后七八日，无太阳证，少腹坚痛，此恶露不尽，不大便，烦躁发热，切脉微实，再倍发热，日晡时烦躁者，不食，食则谵语，至夜即愈，宜大承气汤主之。热在里，结在膀胱也。方见痉病中。（七）

3. 发热

(1) 中风

产后风续之数十日不解，头微痛，恶寒，时时有热，心下闷，干呕，汗出虽久，阳旦证续在耳，可与阳旦汤。即桂枝汤，方见下利中。（八）

(2) 热盛

产后中风，发热，面正赤，喘而头痛，竹叶汤主之。（九）

4. 烦呕

妇人乳中虚，烦乱呕逆，安中益气，竹皮大丸主之。（十）

5. 热利

产后下利虚极，白头翁加甘草阿胶汤主之。（十一）

【串讲】

上节课我们讲了妇人病中的妊娠病，怀孕以后出现的一些问题，我们怎么处理。那么现在我们来看妇人产后病，产，生产以后，生了孩子以后，出现的一些问题，我们怎么来面对？原文它给了我们一些什么启示？我们现在生了孩子，大概都会知道，坐月子。现在有月嫂，这一个月怎么样把身体调理好。如果没搞好，那么会得月子病，大概有这样的一个概念。产后如果要用药，应该注意什么？那么产后的一个概念，身体虚了，要如何补，要用温的这样的一种方法，也对。

那么我们一边看原文，一边来想这一些问题。这一篇大概是这样的一个布局，首先提出一个新产妇人有三病，三个病证，用三条原文，做一些展开。然后产后比较多见的疾病，一个腹痛，第二个发热，然后有一个烦呕，有一个热利。原文也不是太多，大概十一条，跟妊娠病差不多，但有一些地方对于我们今天临床上还是有很大启发的。

我们可以看下去，原文的第一条。问曰，新产妇人有三病，刚刚生完孩子的妇女，容易出现三种病证。一病痉，二郁冒，三大便难，何谓也？这个发问了，为什么这么说？老师回答，新产血虚，刚刚生完孩子，阴血亏虚，多汗出，腠理空虚，汗出较多，喜中风。这个喜，不应理解为喜欢的意思了。这个喜，应该是善，容易，这两个字有时候在条文中意思相通。我们注意，容易中受风邪，那么这个和外感有关了。故令病痉，受了外邪，所以会出现痉的问题。痉，《金匮要略》的一开始有讲痉、湿、暍，在伤寒热病的过程中，我们要去治疗的。在临床上用什么方药？我们如果还有记忆的话，《金匮要略》的痉病，有栝蒌桂枝汤、葛根汤、大承气汤，在《伤寒论》中也提到痉。那么这个地方的痉，在妇人产后作为一个病证提出来，我们应该怎么理解？怎么思考？用什么方？方药没有出来，但是病机上有一个描述，血虚汗出，容易中受外邪，这样的话呢，痉的问题来了，那么这是第一个。第二个，亡血复汗。出血，阴血亏虚，又出很多汗。汗，津液，津血同源，出血又多，出汗又多。寒多，寒我们可以理解为外界的风寒，再感受到外寒的话，故令郁冒。这个郁和冒放在一起，冒，眩冒，郁，郁闷。人的不舒服，头眩。郁冒两个字，我们现在临床上用郁冒作为一个病证名的很少，这个原文中提出来，后面还会议论的。“亡津液，胃燥，故大便难”。产后比较多见的还有一个问题，排便困难了，便秘。它的一个病机上的描述，叫亡津液。是不是因为出汗太多了，水分不够，津液亏耗，肠液枯耗，肠胃道比较干燥，那么大便难，排便困难。这个第一条费了一点口舌，文字上提出新产妇人比较容易见到的问题，作为病证有三个，在临床上也许是常见，它做了一些展开。从病因病机上做了一些推测，有一个共同的地方，好像是和阴血亏虚，和亡血，和津液亏耗有关。阴液亏耗，阴血不足，这是一个虚的问题。第二个，和外邪也有关联，喜中风，寒多。风和寒在产后容易侵犯，容易受影响，这样的一个问题。简单地我们可以称为正虚邪中。

那么问题这样提出来，我们今天怎么去治疗？它没有提出具体的方，比如痉用什么方？郁冒用什么方？大便难用什么方？没有讲到，所以我们在临床上在具体应对的时候大概要注意，这个地方讲得比较抽象，那么在临床上的话，比如痉为什么提出来？我们现在在临床上，产后痉大概几乎不存在，古代社会或者农业社会，生孩子，特别在农村，卫生条件较差或者由于某些习俗，比如我们讲产伤，脐带要割断的，常容易发生问题。我们更多的会想到过去的社会中出现的新生儿破伤风，因为破伤风也是痉。这样一个死亡率很高，那么也许对产妇有没有影响呢？我们想下去的话，这里的痉，我用前面的栝蒌桂枝汤行不行呢？用葛根汤、大承气汤是不是靠谱呢？这个问题可以这样想，也许是另外一条路，万一如果是破伤风，那么它又有它的一些治疗的方法，《金匮要略》给大家留下假想的余地，我们可以去思考这个痉的问题。

在产后提到郁冒，后面还有，这个郁冒呢，我们会想很多。比如这个冒是眩冒，这个患者产后有很厉害的眩晕，或者有很厉害的晕厥。有的情况比较极端，那么我们现在会做一些判断，那么根据后面出的这个郁冒的应对，后面原文出小柴胡汤，如果是用小柴胡汤治疗，那么也许这个情况不是那么厉害，症情不是那么危重的。如果是用小柴胡汤治疗，那么也许她会有发热。发热，头眩，或者有些呕吐，或者有些这里那里的不舒服，是一个少阳，接近少阳病，用小柴胡汤可以调整过来的。那么这个郁冒有发热的话，我们更多的可能会想到产后的感染，过去的一个表述叫产褥热。这个产后比较常见，局部感染以后，全身会有症状，那么产后的身体也比较虚，我们不走阳明，或许我们先走少阳，先用小柴胡汤观察。

最后大便难，大便难会想到阳明病。阳明病有大便难的问题，腑行不畅。那么它的一个解决，比较极端的要用大承气，如果轻缓一点，或者用其他的一些方法也有。《伤寒论》中也有，比如脾约麻仁丸，或者用灌肠的方法等，通导大便。那么产后的大便难，怎么理解？我是这样想的，我们现在临床上也许不会作为一个常见的问题提出来，我们现在的一个医疗条件有了很大的改善，所以如果是在古代，或许会有产伤，局部会有损伤，产后就碰到了具体的问题，有疼痛，它有一个恢复的过程，那么往往这个患者她会强忍便意，这个排便会受到影响，时间久了，大便排出来是比较干燥。我们反推，那么毫无疑问是津液亏耗，是胃燥，津液不够。那么有时候因为出汗比较多，我们把它联系起来，有出血的话，阴血亏耗，造成了胃肠道的干燥。其实它还有另外的一些原因可以去思考。所以临床上的一个问题相对比较复杂，不是原文讲得这么简单。一个是出血，出汗，这个出得比较多了，正气亏了，那么产后三大病来了。这里的一个三大病提出是有临床价值的，我们在临床上，在产后经常要遇到的，要处理的，是什么问题？应该怎么去认识它？必须提出来。

然后我们看下去，具体的处理。原文第二条，"产妇郁冒"。前面讲的三大病，第二个郁冒，其"脉微弱，不能食，大便反坚"。不能食，食欲受影响了，或者有心烦，喜呕。大便反坚，大便硬。头汗出，汗出比较多，那么中间这么长的一段话，都是解释的，所以然者，之所以会这样，前面提出一个症状，"郁冒，不能食，大便坚，头汗出"。那么血虚而厥，厥而必冒，冒家欲解，必大汗出。阴血不足，阳要浮，阴虚阳浮，阳浮于上，要眩冒。这个冒家，眩冒的情况要改善，必大汗出。这个大汗不理解为大汗淋漓，不是说出汗出得很多很多。而是全身微微的出汗，阴阳协调，眩冒可以解除了。以血虚下厥，孤阳上出，故头汗出。这个容易懂，都是解释这个具体的症状，为什么会头汗出。产妇喜汗出者，亡阴血虚，阴血亏虚，阳气独盛，故当汗出，阴阳乃复。你让她微微的全身很协调地出点汗，那么阴阳乃复，气血阴阳能够恢复。最后大便坚，呕不能食，又回到最初提出的，如果这个患者郁冒，看到有大便偏硬一点，呕不能够饮食的，那么不妨考虑小柴胡汤。

小柴胡汤在这里提出来，大家一定还记得，妊娠那个地方一开始提出桂枝，按照六经的一个框架，桂枝在上，柴胡在中，桂枝是调和，柴胡也是调和。小柴胡汤，柴胡、黄芩、半夏、生姜，一个偏凉一个偏温，偏温的升，偏凉的降，我们讲辛开苦降也可以。另外有人参、大枣、甘草温中，甘温的。这样的三方面的一个配伍，很协调。我们这里用在产后的一个郁冒，因为阴阳失和，阴阳气血有问题，那么表现在临床的一个症状上，比如大便坚。大便坚我们能想到，会问怎么不用承气汤？或者增液承气汤不是更好嘛？用麻子仁丸行不行？又有呕吐了，呕吐你是不是想到要用像半夏生姜？呕，消化道的症状，那么这里出手比较平稳，用的是小柴胡汤。那么小柴胡汤能够解决大便坚吗？能够解决呕的问题吗？能够调整食欲吗？小柴胡汤是调和的方出在中间，上下左右，少阳是个枢，枢纽，枢机。小柴胡汤用了以后，参照伤寒 230 条，会微微的出一点汗了，或者小便也通利了，大便也通畅了，整个身体的一个气机恢复了。不一定要死抠字，大便坚，一定要通便。小柴胡汤居中，它把所有的问题都管，整个气机通畅，大小便的问题就解决了，消化道的问题也能够调整。所以小柴胡汤在这里作为一个基本的选择，气血阴阳，寒热表里都能够调整。所以对小柴胡汤的应用，我们能够在这里再做一个体会。到产后郁冒，按照郁冒的话，主要是一个眩冒，按照小柴胡汤的用法，也许有发热，呕而发热，小柴胡汤。我们要做一些补充，和《伤寒论》的原文对照也可以。那么有的比如提出一些加减，像《医宗金鉴》什么，或者像陆渊雷提出一些见解，我刚才提到的产褥热，产道的一个损伤、感染，这个呢我们均可以参考。

原文第三条，接在第二条下面讲病解。病解能食，用了小柴胡以后，大便坚，呕不能食，缓解了，他能够饮食了。七八日，过了一周，更发热，又出现发热了，此为胃实，胃家实，大承气汤主之。如果小柴胡汤用了以后，大体上情况改善，但是这个患者过几天又发热了，有大便不通，那么这个时候要选择大承气汤。大承气汤走的是阳明，小柴胡汤走的是少阳，郁冒，我们第一步考虑小柴胡，情况缓解，有所反复，那么这个患者不排除阳明的疾病，用大承气也可以。在临床上很灵活，没有这么刻板，第一步必定是这样，第二步肯定是那样。少阳的柴胡汤，阳明的承气汤，六经的框架仍然是一个指导，我们可以参考的。疾病到哪里就用什么，大承气汤也可以的。大承气汤的一个力度比较大，通便除热，我们做一些引申的话，这个地方我特别要强调小柴胡汤的一个证治，这是一张最基本的，在六经中处在中间位置的，你把小柴胡汤用好了，在临证上会非常方便，它可以变化，朝阳明病变，朝太阴病变，朝太阳病也可以变，这个加减变化非常灵活。

腹痛是第二个话题，有好几张方。原文第四条，当归生姜羊肉汤。这一张方容易理解，产后腹中㽲痛，这个字这里念 xiu，隐隐的痛，当归生姜羊肉汤，在前面的寒疝出现过，我们已经议论过，有一点像食疗，羊肉温补，当归也是温的，温补阴血，生姜散寒。这是一张改善体质的方，所以血虚里寒，提纲上这么表述我们可以通过这个药膳，给患者做一些调整。

往下是原文第五条，气血郁滞的“产后腹痛，烦满不得卧，枳实芍药散”。枳实和芍药，枳实消痞行气，芍药是活血，苦寒清热，这样理解。那么这两味药我们看一下，这个患者的一个腹痛，一个行气一个活血，那么气滞血瘀，所以一般的腹痛，这两味药是一个基本的应对。那么问题是我们在临床上应如何加减变化？可以拓展。行气的药怎么加强？活血的药怎么加强？这个我们要动脑筋。那么这个两味药的功效，行气散结，或者讲的重一点，破气散结，活血止痛，是一张基础方，一般的腹痛，都要以它为一个基础进行加减变化。

再往下看，原文第六条。“师曰：产妇腹痛，法当以枳实芍药散”。这一句话，一般产后的腹痛，枳实芍药散是一个基本的治疗方剂。如果用了这一张方，假令不愈者，此为腹中有干血着脐下。这是一个推断，干血是瘀血，你用一般的药物行气止血，效果不理想，那么也许是有大问题，叫腹中有干血，着，附着，黏着在脐下。脐下是一个部位，我们直接一点，胞宫中还有瘀滞停留，宜下瘀血汤主之。我们看一下这一张方。下瘀血汤，大黄、桃仁、䗪虫，好像应该接近抵当汤这一类，力量、力度较大。我们看一下它的一个煮服法，顿服之，这个药煎煮以后，这个力度要注意，力量较猛的，顿服，一下子，全部让患者服下去。最后有一个交待，新血下如豚肝，这个新血，新瘀，这个瘀块排下来了，豚，猪，豚肝，猪肝，那个血块排出来了很形象。那么说明下瘀血汤这一张方，是有一定的力度的。那么我们联系临床产后腹痛不减，用一般的药物解决不了，改一下用下瘀血汤，像抵当汤那样，攻逐瘀血，有一定的力度，把瘀血排下来，我们这里可以看一下，新血下如豚肝，我自己喜欢推测的，这个地方豚肝，像猪肝那样，实际是指血块，结合产后，也许她这个腹痛持续的不减，用一般的行气化瘀药无效，是由于胞宫之内还有残留的比如像我们现在讲胎盘，宫缩无力，那么你这个时候要加强力度了，用下瘀血汤，或者抵当汤，力量猛一点，属于活血化瘀，这个瘀是新瘀，要逐瘀，攻逐。所以下瘀血汤和抵当汤是放在一起的，这个《伤寒论》中也有这样的一个用法，这个药物，由大黄、桃仁、䗪虫组成。

那么我们再往下看，原文第七条，瘀热互结。产后七八日，无太阳证。生产一周以后，没有太阳表证出现的，症状是少腹坚痛，坚是硬，疼痛，此恶露不尽。恶露，我们都懂，产后的一个排泄、出血，没有完全停止。不大便，便秘，“烦躁发热，切脉微实，再倍发热，日晡时烦躁者，不食，食则谵语，至夜即愈”用大承气汤。所以这样的一些描述，从症状上我们来看是腹痛，有恶露不尽，有便秘，有发热。切脉，脉象偏实，实而有力。发热如果再加重的话，日晡时烦躁的话，有谵语，那么这样的话，给我们的一个印象，毫无疑问，阳明实热，阳明里热，很明显是一个承气汤证。那么用大承气汤没问题，这个时候我们用承气汤攻下，承气汤攻下能够解热。这个地方原文最后讲的，热在里，结在膀胱。结是瘀滞，或者说有停滞，这个结，比如大便，这个便秘是结，瘀血停滞也是结，热和瘀在一起，承气汤可以解决这个问题，攻下，有时候我们这么讲，叫一举两得。承气是攻热的，那么随着大便的通畅，可能瘀血也会排出来，瘀热互结，造成的一个腹痛即可治疗。

那么讲到这里，这个产后的一个腹痛提出四张方。我们可以做一个回顾，基本方枳实芍药散，这个行气活血方剂的是一个基本。然后力量比较猛的下瘀血汤、比较和缓调养的当归生姜羊肉汤，如果遇到极端的情况，是走到六经中，那么明显的是一个阳明腑实，阳明里热，在产后也不排除大承气汤。这个大承气汤第二次出现了，郁冒的第三条用了小柴胡以后，大便又有一些坚了，或者又有一些发热了，用大承气汤。这个地方又是大承气汤，所以承气汤的一个用法，下瘀血汤也可以理解为承气汤的一个变法，用下瘀血汤，攻逐瘀血，可见下法在产后是一个基本的方法。

然后我们看产后发热，原文第八条。“产后风，续之数十日不解”。产后中风，持续了很长一段时间，没有彻底的好。“头微痛，恶寒，时时有热，心下闷，干呕，汗出”，虽久，时间尽管很久了，阳旦证续在耳，可与阳旦汤。注意这个地方的阳旦汤，我们现在几乎不用这样的方剂了，但是要看懂过去的文字表述，桂枝汤一个说法。阳旦另外有这样的讲法，比如桂枝汤加上什么药，比如加黄芩，也是阳旦汤，因为这个可以参考，那么立点至少在桂枝汤，那么我们这里不妨就作为桂枝汤来理解中风。作为一个提纲，产后风，产后中风，桂枝汤。太阳中风，在外感热病的过程中，常用桂枝汤治疗，我们移动到产后的发热，也许不一定是伤寒这个病，但是桂枝汤不要紧，我们可以拉过来治疗症状比较轻微，头微痛，恶寒，不时地有一些热感，心下闷，干呕的症状，汗出桂枝汤来调和营卫，阳旦证，我想这个是一个选择。

接着原文第九条提出，产后中风，很明确的又是中风，“发热，面正赤，喘而头痛，竹叶汤”。发热，面正赤，那么按照临床上你怎么去理解呢？这个发热的患者，脸面很红，也许是高热，有喘，呼吸频率比较快，有头痛。竹叶汤的这个用药，我们可以看一下，竹叶汤，疏风清热，散邪扶正，那么有竹叶、葛根，竹叶是清热，葛根不是温性，稍微偏凉一点，那么有桂枝，有防风，这样的药，竹叶、桂枝、葛根、防风，这个走表有一点叫凉泄，疏散外邪，人参、附子，益气助阳。生姜、甘草调和营卫，或处理和桂枝汤有一些什么不一样呢？毫无疑问，第九条的这个情况比桂枝汤要严重一点，不是一般的太阳了，所以我们提纲上给它一个热盛，热偏盛也许靠向阳明，没有用石膏，白虎的影子没有，石膏知母没有。但是凉的意思已经有了，但是就产后有一些虚，所以人参、附子放在一起，那么在对这一条原文的解释和理解上，因为用了附子、人参，虚的问题比较突出了，那么也有一个考虑，比如这个发热，这个面正赤，也许是虚阳上浮等，也会这样去理解。我想作为一个学术方面的探讨，不要紧。从临床的角度，真的是一个虚阳上浮，应该是比较危重的情况，也许我们在处理上不会用药这么杂乱，要赶快把这个虚阳的问题解决了。那么像《伤寒论》中，通脉四逆而回阳，要收住这个阳气，所以在理解上，我们可以留有余地，在临床上，我们要做好把握的。我理解，阳旦偏于太阳这一张方靠向阳明，但还没有那么极端，因为产后虚，所以可以考虑用一些人参附子的这样的药物。那么也许这个患者一般情况还可以，或者我们在临床上可以减少，或者不用，都可以作为一个思路提出来，产后的发热一个太阳一个阳明，要对药物有一个把握。

那么我们再往下看，原文第十条，烦呕。“妇人乳中虚，烦乱呕逆，安中益气，竹皮大丸”。竹皮大丸，竹皮、竹茹，这里用石膏了，清热。有桂枝、甘草、白薇。那么原文讲的妇人乳，这个乳，我们马上会想到哺乳，喂奶的乳。要了解乳这个字，在古代，生子，生产，乳。这个妇女生产以后，中虚，中焦虚寒，这是一个病机。烦乱呕逆。这个是一个症，心烦，有一些呕，有一些胃气上逆，那么安中益气，是一个治法，所以竹皮大丸，安中益气，清热降。竹茹、石膏，清热。降逆、止呕没有用半夏。桂枝、甘草，辛甘化气，大枣补中，白薇也是清热。所以这个是一个应对，在生产以后出现烦乱呕逆的，可选择竹皮大丸。

最后原文第十一条，提出产后下利虚极。下利，白头翁，我们马上又会联想，那么白头翁治疗的下利靠近痢疾，下利便脓血，里急后重，这个我们大家很熟悉。走到产后，加了两个字，虚极。用文字来强调，但是不要理解为这个患者所谓虚弱到了极点，大概有问题。极，有时候理解为疲劳的疲，这个患者，身体虚，很疲惫，但是又有白头翁汤证，有下利的问题。那么在治疗上要调整，甘草、阿胶加上去，如果是一个湿热，里急后重的急性的痢疾，也许我们觉得有点别扭的，白头翁汤这个几味药都是苦寒的，清热的，燥湿的，凉血的，止痢的，你加点阿胶、甘草干什么？但是不要紧，白头翁汤是一个偏于祛邪清利的，针对性特别强，产后又是一个特殊阶段，如果你不加甘草、阿胶，用其他的一些方法，加一些其他的药物也可以的，我想主要是思路，我们在这里理解它，不一定原封不动地照搬它，在临床上自己做一些变化调整，或许不要变化，我就用白头翁汤，也有可能。

我们看一下整个产后病的原文，我们讲完了产后三大病，有小柴胡汤、大承气汤。产后腹痛是一个重点，然后产后的发热，最后有一些比较零碎的问题。所以整个产后病，你要注意到产后的虚是一个实际问题，但是不完全是这样，比如大承气汤的一个应用，比如用下瘀血汤，力度也蛮猛的，临床上还是要注意把握具体的情况，该用什么就用什么，并非产后只能用补药。

那么最后我给大家提几个问题，产后三大病的病因证治，或者我们今天怎么去理解它？为什么《金匮要略》会提出这样的三大病，和我们今天产后有什么不同？产后腹痛的辨证论治，基本方是什么？怎么变化应用？除了这四张方，还有什么思考？产后病的一个治疗在《金匮要略》中，整体上体现了一些什么？这些方我们怎么把握应用？

串讲 36　妇人杂病

【提纲】

强调了妇人杂病虚、冷、结气三大要因。

论及热入血室、梅核气、脏躁、腹痛、转胞、阴吹、带下等证治。

治疗剂型多样化，内服有汤、散、丸、酒、膏等，外用有洗剂、坐药等。

1. 病因病机及见症

妇人之病，因虚、积冷、结气，为诸经水断绝，至有历年，血寒积结，胞门寒伤，经络凝坚。

在上呕吐涎唾，久成肺痈，形体损分；在中盘结，绕脐寒疝；或两胁疼痛，与脏相连；或结热中，痛在关元。脉数无疮，肌若鱼鳞，时着男子，非止女身。在下未多，经候不匀。令阴掣痛，少腹恶寒；或引腰脊，下根气街，气冲急痛，膝胫疼烦，奄忽眩冒，状如厥癫；或有忧惨，悲伤多嗔，此皆带下，非有鬼神。

久则羸瘦，脉虚多寒。三十六病，千变万端，审脉阴阳，虚实紧弦，行其针药，治危得安，其虽同病，脉各异源，子当辨记，勿谓不然。（八）

2. 热入血室

妇人中风，七八日续来寒热，发作有时，经水适断，此为热入血室，其血必结，故使如疟状，发作有时，小柴胡汤主之。方见呕吐中。（一）

妇人伤寒发热，经水适来，昼日明了，暮则谵语，如见鬼状者，此为热入血室，治之无犯胃气及上二焦，必自愈。（二）

妇人中风，发热恶寒，经水适来，得之七八日，热除脉迟，身凉和，胸胁满，如结胸状，谵语者，此为热入血室也，当刺期门，随其实而取之。（三）

阳明病，下血谵语者，此为热入血室，但头汗出，当刺期门，随其实而泻之，濈然汗出者愈。（四）

3. 情志疾患

(1) 咽中炙脔

妇人咽中如有炙脔，半夏厚朴汤主之。（五）

(2) 脏躁

妇人脏躁，喜悲伤欲哭，象如神灵所作，数欠伸，甘麦大枣汤主之。（六）

4. 月经病变

(1) 虚寒兼瘀

问曰：妇人年五十所，病下利，数十日不止，暮即发热，少腹里急，腹满，手掌烦热，唇口干燥，何也？师曰：此病属带下。何以故？曾经半产，瘀血在少腹不去。何以知之？其证唇口干燥，故知之。当以温经汤主之。（九）

（2）瘀阻

带下经水不利，少腹满痛，经一月再见者，土瓜根散主之。（十）

妇人经水不利下，抵当汤主之。亦治男子膀胱满急有瘀血者。（十四）

（3）虚寒

妇人陷经，漏下，黑不解，胶姜汤主之。臣亿等校诸本无胶姜汤方，想是前妊娠中胶艾汤。（十二）

5. 带下

（1）湿热

妇人经水闭不利，脏坚癖不止，中有干血，下白物，矾石丸主之。（十五）

（2）寒湿

蛇床子散方，温阴中坐药。

6. 腹痛

（1）血凝气滞

妇人六十二种风，及腹中血气刺痛，红蓝花酒主之。（十六）

（2）肝脾不调

妇人腹中诸疾痛，当归芍药散主之。（十七）

（3）中焦虚寒

妇人腹中痛，小建中汤主之。（十八）

（4）水血俱结

妇人少腹满如敦状，小便微难而不渴，生后者，此为水与血俱结在血室也，大黄甘遂汤主之。（十三）

7. 转胞

问曰：妇人病，饮食如故，烦热不得卧，而反倚息者，何也？师曰：此名转胞，不得溺也，以胞系了戾，故致此病。但利小便则愈，宜肾气丸主之。方见虚劳中。（十九）

8. 阴吹

胃气下泄，阴吹而正喧，此谷气之实也，膏发煎导之。（二十二）

9. 误治

妇人吐涎沫，医反下之，心下即痞，当先治其吐涎沫，小青龙汤主之；涎沫止，乃治痞，泻心汤主之。（七）

【串讲】

妇人病的内容，我们这节课讲杂病。大体上前面是妊娠、产后，那么现在进入到杂病。这个杂病的内容稍微多一点，我们现在习惯上讲到妇人病呢，即经、带、胎、产，胎是怀孕，产是产后，经指月经，带指带下。我们过去带下医，这个带下是广义的，指妇人。那么如果是狭义的，我们讲白带，白带的问题，月经紊乱的问题是比较复杂，比较繁杂的，这样的一些相对比较零零碎碎的，有很多具体的问题，跑在妇人杂病。换一句话说，经、带、胎、产，胎产的问题除外，剩下的一些临床上的问题，即是我们讲的妇人杂病。那么我们可以看一下这个杂病的原文，它的篇章中有一条原文，是一般的机理的描述，我们把它拉到前面来的。然后是一个具体的讨论，有一些《伤寒论》的内容也拉过来了。情志疾患，月经的病变，带下的问题，腹痛的问题。最后有一些特殊的问题，转胞、阴吹等。所以整个篇章内容比较多，我们分两次来把它讲完，这堂课只能讨论一半。

我们先看有关病因病机的论述，原文第八条。第一段，“妇人之病，因虚，积冷，结气”，这个一二三是主要的，要强调这样的一个观点。虚容易理解，虚弱，或者阴阳虚弱，气血虚弱，虚的问题。积冷，换一个字，寒。这个积，也许时间比较久，不是一下子。结气，停留下来了，气机不畅，也许和情志有关，也许没有关系。所以虚、冷、结气，我们这样讲，在原文的上面一段首先把它提出来，我们作为病因病机的一个基本认识。就是用这个大体上可以归纳杂病的基本的病机，无非是这样虚的问题，寒的问题，气机郁滞的问题。

然后下面讲，为诸经水断绝。“经水断绝”，月经不来了，从字面上我们可以这样理解，那么也许从临床上，月经紊乱。“至有历年”，不是一年、两年了，有好多年，断断续续的，就是这样的一个状态。“血寒积结，胞门寒伤”。血寒，寒入阴血了，血流凝滞了，结，停住了。我们会想到前面讲的瘀血病。血液瘀滞了，血得寒则凝，凝固了。“胞门寒伤”，这个比较具体，胞，胞宫，这个地方有寒邪停留。“经络凝坚”，经络、血脉凝坚，停住了，停滞了，凝滞了，发硬。那么我们讲了，这个瘀血，气滞血瘀和寒有关，它是有一个过程的，这是月经紊乱的，或者月经不调的一个基础。所以这一段文字很重要的，从病因病机的角度强调了虚的问题，寒的问题，还有气机郁滞的问题。

下面进行展开，讲的这样的一个病机，那么要再分析一下，在临床上会造成什么情况呢？在上，上焦，心肺，呕吐涎唾，也许有呕吐，涎唾是痰多。久成肺痈，肺痈两个字有争议了，这个涎唾比较多的话呢，一般应该是肺痿，所以有的主张这里不是肺痈。那么是否应该是肺痿，我们可以参考一下。肺痿是一个虚弱性的病证，就外形看上去比较羸瘦、消瘦，这是在上。在中盘结，中，中焦，绕脐寒疝，寒疝绕脐痛，有腹痛了，气机郁滞，或两胁疼痛，胁肋部有疼痛。与脏相连，和五脏有所关联，和里面，这个腹部感到有拘急。或结热中，痛在关元，关元是个部位，这个强调腹痛的问题。脉数无疮，肌若鱼鳞。鱼鳞，比较粗糙，我们会想到肌肤甲错。脉跳得比较快。时着男子，非止女身。在上和在中，由于这样的一个病机，会有具体的表现，那么上和中的话呢，叫时着男子，非止女身。男女一样的，可能都有这样的一个问题。

然后在下，下指下焦。在下未多，经候不匀。这个未字呢，有的人认为文字上是否推敲一下，也许有问题吧。在下应该是来多，来多我们就理解为月经的量比较多了。经候不匀，月经有一些失调，那么这样的一个解释理解也可以。再看下去，令阴掣痛，下身有一些痛感。“少腹恶寒，或引腰脊，下根气街，气冲急痛，膝胫疼烦”。有的时候有眩冒，“奄忽眩冒，状如厥癫”。那么看到这里呢，在下，偏向于妇人杂病的月经的问题提出来了，腹痛的问题提出来了。有时候可以伴有眩冒了，或者厥癫，一下子这个人晕倒了，到这里还没有完，再展开，“或有忧惨，悲伤多嗔”，多嗔，容易发怒。悲伤这个情绪问题，悲伤欲哭，一会儿又发怒了，一会儿又忧愁了。此皆带下，非有鬼神。这里的带下是一个广义的，这都是妇人杂病中应该经常可以看到的碰到的问题，不是鬼神，“久则羸瘦，脉虚多寒”，时间久了，经常这样反反复复的话呢，这个患者身体会比较消瘦羸弱。脉虚多寒，脉象是虚，身体多有寒气，阳虚内寒。

最后“三十六病，千变万端，审脉阴阳，虚实紧弦，行其针药，治危得安”等，后面都是四个字四个字这样展开的，讲得比较抽象，比较原则。注意后面说，子当辨记，勿谓不然。你不要不以为然，你要牢牢地记住这样的一些准则，那么三十六病，千变万端了什么，这里讲妇人杂病了，我这里会想起我们陕西搞《金匮要略》的老师，专门就三十六病做了一个发挥，写了一本书。我们有兴趣的，可以去翻翻，有关的所谓妇人杂病，这个怎么把它细化的，三十六病到底是指哪一些病。那么这一条原文的重点不在这，我们把它跳过去体会妇人杂病。

原文讲到有两个方向我们要注意的，一个是月经的问题，月经紊乱，局部的症状，腹部症状，腹痛等。然后有一个叫悲伤多嗔，奄忽眩冒，状如厥癫，或有忧惨，好像情绪方面的一些问题，我们后面会有展开，会有补充。所以这个问题我们从临床上去理解，情志方面的一些问题也许在古代社会，在妇人杂病，在临床上占据了一个位置。一个月经紊乱，一个情绪上面的一些问题，那么后面我们看会有具体的应对，从病机上，上面第一段我们看一下强调的虚、积冷、结气，这个是第八条，照理在中间，那么我们把它拉上，先来理解一下，在病因病机、具体的临床表现有哪些论述。

然后展开治疗，那么我们看下面的这个具体的治疗。第一部分，热入血室。这个热入血室，在《金匮要略》的妇人病中有这样四条原文。那么这里的四条原文，大家注意在《伤寒论》中都有，所以照理我可以把它省略掉，我们因为伤寒这方面已经讲过了，我们把它就从简，大家有兴趣看看伤寒。但是还有一个问题，伤寒有的，在《金匮要略》中为什么要重复出现？是不是这个问题比较重要？我们做医生的经常会遇到，要面对的，所以我们还是简单地议论一下。

原文第一条、第二条，是讲用小柴胡汤治疗的热入血室。第二条中，此为热入血室。它的一个应对，是小柴胡汤。热入血室的一个概念，血室是什么？我们会有很多自己的看法，有的说这个是什么肝啊，或者有的说这个是子宫，或者有的说是什么，都会有一些自己的想法。那么放在妇人杂病中，血室它的原文描述和月经有关，经水适断，经水适来。这个血室直接的我想可以理解为胞宫，和月经有关。那么热入血室，这个热是一个邪热，外邪，这个外邪怎么会直接跑到血室中去呢？是一个概念，是一个理解，或者是一个推测。妇女在月经期，相对身体容易出现问题，或者说正气比较亏虚，我们现在临床上会说经期综合征，有的月经来了头痛，或者有的痛经，或者有的有消化道症状，有的会腹泻，有的腰酸，有的整个状态均不行，有的没有什么明显变化，这是一个实际问题，我们现在会了解得比较多，为什么会这样？那么古人是一个观察，在热病的过程中，外感病和妇女有关的，有具体问题的，那么这里提到热入血室，发热过程中，比如正好月经来了，或者影响到月经了，出现了一些问题，有腹痛。这个发热，或者是有变化了等，这样的一些问题，我们在临床上要如何治疗。

那么原文第一条提出一个小柴胡汤，小柴胡汤又出现了，产后病郁冒，也是小柴胡汤，这个小柴胡汤，我们可以体会，出现的一个频率比较高，它是一张基础方，用的范围比较大。那么小柴胡汤要加减，如果这个发热偏向于阳明了，或者如果这个发热伴有瘀血内滞的，那么你清热的力量要加强，或者活血的力量要加强，这个我们都可以做一些调整，那么基本方还是小柴胡汤。

原文第三条，也是讲热入血室，好像相对病情比较重，如结胸状，有谵语，当刺期门，随其实而取之。用针刺的方法，要泄他的热。如结胸状，结胸，我前面涉及到急腹症，腹满腹痛的那个地方，我们都了解，结胸是一个很危重的情况，马上要处理，有点像我们现在讲的急性的腹膜炎，腹膜炎要用大陷胸汤这样的一个攻逐的方法来解决。那么这里也提到，你要理解，它是在热病的过程中出现。

再往下看，原文第四条。阳明，下血谵语，热入血室，当刺期门，随其实而泻之，濈然汗出而愈。作为这个原文的文字，我不多解释，我们可以看看《伤寒论》中相关的这方面的一些分析，那么在《金匮要略》中作为妇人的杂病，也许在临床上和外感热病直接相关，我们作为一个医生在临床上也要去面对，那么你要知道基本方在哪里，怎么去应对它，小柴胡汤和热入血室，我想简单地做一个提示，在《金匮要略》的妇人杂病中有四条原文首先提出来。

然后我们看原文第五条，我提纲上给它一个称呼，情志疾患、情志病。第一个“咽中炙脔”，原文讲的妇人咽中如有炙脔，如果这个患者咽喉的那个地方，像有炙脔的，脔是肉块，炙是烤的意思，烤肉块。换一个讲法，那么我们讲异物感，异物堵在那里了。我这样一讲，大家马上会想到中医过去不是一直讲梅核气？其实这个是张仲景以后的事情。最初它的一个描述叫咽中如有炙脔，是一个闷，堵，异物感的这样的一种状态，其他没有交待，还有什么不知道。半夏厚朴汤这一张方，半夏、厚朴、茯苓、生姜、苏叶。用的药，半夏、生姜，小半夏，和胃降逆化痰，厚朴苦温，行气除满降逆，茯苓化痰健脾，苏叶注意一下，苏叶偏温一点，苏叶是发表的，发表的药放在这里干什么？紫苏的叶子温散，温散可以行气，在这个地方主要是推动气机。叶，树叶，升散的，把气机往上升。厚朴苦温，往下走，茯苓，如果是淡渗，药性偏平一点，半夏生姜偏温的。整体上看，这一张方来解决这个咽中炙脔，我们用病机的一个表述，气机郁结，津液凝聚，痰和气搏结于喉。那么这张方呢，开结化痰，顺气降逆，整个用药偏温的。

我们在讲肺痿的时候，讲到麦门冬汤，我曾经把半夏厚朴汤这一张方拿出来，和麦门冬汤可以对立在一起讲，麦门冬汤偏于凉润，养阴药为主，温燥药少用，少量的用一点半夏，化痰降逆，主要是寒凉药麦门冬养阴。那么这个地方偏于温性的药，温燥的药，像厚朴什么稍微带点苦，苦是降，我想如果在临床上要变化，怎么变？这个患者原则上我们想象，这个半夏厚朴汤偏于温燥的话，舌头是偏淡的，舌苔也许是腻的，但是偏白一点，这个脸也不会那么红，这个异物感很明显的，我们现在在临床上见的蛮多，这样的一些问题，必定是找中医来解决，他也知道找西医那里没有办法，吃点中药调理一下，有的就好了。那么反过来我们要想的，方子是死的，半夏厚朴汤，如果这个患者，比如舌质是红的，嘴巴干的，热象倒比较明显了呢？那怎么办？怎么变化？那么这一张方偏于温的，要加重它的苦寒，我用点黄连行不行？或者我用点黄芩，或者用点什么，或者用点偏凉一点的，前面的胸痹有瓜蒌、薤白、半夏，那么我用一点瓜蒌怎么样？宽胸理气或者我用一点枳壳怎么样？也可以，所以这个方药呢是可以变化的。

《金匮要略》中这个地方提出的，我们现在叫梅核气，临床上也许和咽喉部的慢性咽炎有关，也许无关。有的我们现在讲情志郁结，痰凝气滞，那么有时候和运动不够，老是坐在那儿，有的是贪凉，喜欢吃冷的东西，导致气机不太通畅有关，所以我在临床上应用半夏厚朴汤的一个体会，好像比麦门冬汤用得要比较多一些，我们胸咽部的一个调气的方药，我提到麦门冬汤，除了麦门冬汤，如果我们再想的话偏于治疗咽喉炎的，慢性的炎症，或者急性的有发作，那么也不是麦门冬汤一张方了，如增液汤加上金银花、连翘，也是一条思路，一种选择，你要注意养阴，甘寒养阴，加一点清热解毒的也可以。《金匮要略》的一个麦门冬汤，它提出一个方法，我们要展开去想，后来的比如柴胡疏肝散，顺气导痰汤等都可以参考。

我这里举一个自己的医案，也是印象非常深刻。好多年以前，患者很年轻的，27 岁左右，就是梅核气。胸咽部，遇冷特别明显，两三年效果不好。没有咳嗽，分泌物也不多，一般的情况都可以，正常工作。但是总觉得哪里不顺畅，特前来求诊，我仿照半夏厚朴汤，改生姜为干姜，厚朴、苏叶这样的一些药物都有，射干(射干麻黄汤，射干利咽)，我刚才讲的凉药要给一点的，加瓜蒌、川连、麦冬，行气的药，加枳壳、桔梗在一起，可见我们在用一张方的时候，不一定要原封不动，当然原封不动也是一个方法，更多的是改变它。看到这个患者，医生要想到做一些调整加减，所以这一张方在临床上用得很多。这个患者用了以后很明显的有改善，那么后来他的爸爸又来找我，要看胃不舒服。还有一个是44岁的男性，也是这样的，曾经到精神卫生中心都去诊疗，就是难受，胸咽部有气，好像是在走动，自己讲是戒烟以后出现的。他自己都知道，这个叫梅核气。那么我给他处方也是这样，方药这个里面药物相对比较杂，除了半夏厚朴汤，还有一些加减，那么方和方之间实际上互相有串联，有时候你看既有苦寒药，又有温燥药，中医讲的叫辛开苦降，既有治疗胸痹的一些药，如瓜蒌，有点像这个小陷胸汤，也在里面，行气的药、化痰的药作为一个基础，是这样。这个半夏厚朴汤是一张基础方，我们在这里通过《金匮要略》的一个原文，把它展开，临床上要变化加减。

情志疾患的第二个，原文第六条，讲妇人脏躁。“喜悲伤欲哭，象如神灵所作，数欠伸，甘麦大枣汤主之”。这一张方也是经典名方，看上去好像轻描淡写，甘草、淮小麦、大枣，一般的食品，怎么用来治疗这样的一个问题？脏躁，什么叫脏躁？主要是情绪不稳定，喜悲伤欲哭，因为经常出现，一会儿悲伤了，一会儿要哭了，情绪不稳定了，象如神灵所作，好像有神灵附着在他的身上。发作以后，数欠伸，人很疲倦。那么我们看一下，对这样的一个病证，我们原则上，从情志的角度，思虑过度，肝郁化火，伤阴耗液，心脾两虚。这个脏，有的说五脏，有的说心脾，有的说心肝等，我们可以联想。我们可以去分析，可以有自己的主张，不要紧。那么它的一个治疗，补脾养心，缓急安神。这个药物偏于甘，甘入脾的，那么是调补脾胃，滋养脾胃。甘入脾，所以补脾养心，缓急安神。甘者缓也，这样去想也可以。那么在临床上，我们看看尤在泾的著作和《医宗金鉴》对这个脏都有一些什么发挥，那么在临床上我们把它展开，表现丰富多彩，也许还会伴有很多具体的症状，我们现在会做一些补充，在治疗上不限于甘麦大枣，那么有的比如加一些安神药，有的比如合并百合知母汤和酸枣仁汤，和其他的一些方药合在一起用，有的把甘麦大枣放在最后，做一个补充也可以。

在《金匮要略》这个地方，针对这个脏躁病，提出的一个方法。看上去轻描淡写，有的医师甚至于怀疑是不是有点像心理暗示的意思在里面了，我觉得你这样去想也可以，临床上的方法太多，都有可能。那么后来的比如逍遥散，或者竹茹汤，也有一些补充。那么我最后要议论一下脏躁，这个脏，子脏，子宫。后来我们又名歇斯底里，现在又叫癔病，用中文的表述，直接翻过来，歇斯底里，大家不会陌生。这个歇斯底里是一个直接的发音，是外语的一个的表述，我因为是念日语的，叫歇斯底里，这样的一个发音。歇斯底里，它的语源希腊语，很有意思，你仔细去一查找，歇斯底里是什么？在希腊语中是子宫。那么我讲在这个地方倒是蛮有意思的，东方西方，不谋而合。东方讲脏躁，脏，子脏，子宫，西方讲歇斯底里，也是强调妇女，子宫。那么也许有社会背景，也许是什么。在那个时代，女性出现情志方面的问题比较多，那么把它放到妇人杂病中来，实际上不限于妇人的，歇斯底里的话，我们讲男性也有。所以在病机的第八条中，看在上，在中，在下，男女，它也都会有一些议论。那么由于时代的关系，我们在表述上，比如梅核气，男的也有的，怎么放到妇人杂病中来呢？有它一定的原因。那么情志病大概是这样两条，如果再理一下的话，脏躁，如果是歇斯底里的话，那么甘麦大枣是一个基础方，然后半夏厚朴汤，咽中如有炙脔，是它的一个延伸，我们有时候讲咽中如有炙脔，梅核气，换一种讲法叫癔病，也是歇斯底里的一种表现，现代的医书上也有这方面的描述，《金匮要略》是一个起点，是一个出发，我们去看看后来的一些方，后来的一些认识。

这一节课我们讲到这里，暂时告一段落，还有一些内容下一次讲。我提几个问题，妇人杂病的总纲对我们现在的临床指导在哪里？应该怎么理解？热入血室为什么在妇人杂病中还要强调一下？脏躁和百合病、奔豚、咽中如有炙脔这样的一些病证罗列在一起，可以怎么联想它们？内在的联系有没有？不同的地方在哪里？

串讲37　妇人杂病

【串讲】

这节课，我们接着上一次的内容妇人杂病继续讲。上节课，我们讨论了妇人杂病一般的病因病机，然后有热入血室，有情志方面的一些病变。那么今天我们看第四个内容，月经的病变，我们现在讲月经不调。看看相关的一些原文、方剂有哪一些内容？

首先我们看原文第九条，温经汤。文字比较长，但容易懂的。这个叙述“妇人年五十所”，五十岁前后的一个妇女，病下利，下利两个字，产生一些问题，有的说对，有的说不对。五十岁左右的一个妇女，月经会有变化了，这个下利，有的认为从临床的角度，应该下血。那么我想这样去理解，也可以的。我们从临床的一个实际出发，更年期月经紊乱，有的叫下血不止，数十日不止。暮即发热，少腹里急，有腹满，手掌烦热，唇口干燥。这是具体的症状，这个患者有一些热感，到傍晚的时候比较明显，腹部有一些不舒服，也许是腹痛、胀满，手掌烦热，我们现在会理解，有点像五心烦热那样。那么从更年期来讲，我们现在临床上描写症状，或者讲是有点像烘热，一阵一阵的这种热感，患者也许伴有出汗，伴有烦躁，伴有失眠，原文强调唇口干燥，嘴巴干，何也？这是什么道理呢？老师回答，此病属带下，这个就是妇科方面的病证了，属于妇科的领域了。何以故？追根刨底，什么原因呢？老师又回答，曾经半产，半产即流产，瘀血在少腹不去，瘀血，两个字又出现。前面我们讲过瘀血病，舌青唇痿，然后有一个口燥，但漱水不欲咽。这个地方，唇口干燥，好像和前面的一个描述，瘀血病证有呼应，前呼后应的这样的一个感觉。那么为什么瘀血在少腹不去，因为有过流产，故知之。我们凭唇口干燥，大概可以推测，是不是和瘀血相关呢？然后治疗，当以温经汤主之。这个地方出了一张方，温经汤。原文好像对这个症状进行强调，描述上强调唇口干燥，强调瘀血，那么年龄是一个五十岁左右更年期，月经要有变化了的患者，七七四十九，天癸要竭了，冲任虚寒，这个身体的体质，或者整体上把握，冲任有所亏虚。但是原文强调有瘀，那么这个瘀的问题，通过唇口干燥来强调，从今天的临床上应该怎么理解？怎么把握？我们课后可以做一些思考，去再做一些相关文献的一个查阅，看看《金匮要略》这里讲的是针对什么情况，那么我们主要理解温经汤这一张方，在临床上我们都很了解。这一张方的用药，相对不是很简单，不是几味药，那么我们也经常提到这个温经汤，调理月经的一张基础方。我们也常用于治疗不孕症，所以有时我们讲调经种子，它的一个基本特点，就是它在临床上的运用很广泛，那么这个和它的一个方药具体的配伍有关，我们可以举出来是这样几张方的一个合方，第一个桂枝汤，第二个吴茱萸汤，第三个麦门冬汤，第四个我们现在讲的前面也提到的妇科方面的最基本的一张方四物汤，经方中没有这样的提出，但是已经有这样的运用。活血养血的这样的一个基础打底，所以如果说温经汤作为调理月经的一张基础方，和它的一个配伍相关联，整体上这一张方偏于温，那么温补冲任，温能够助阳，助阳能够推动气血的运行，那么还不够，这个适当的要注意活血的问题。那么如果就这个患者五十，更年期，那么我们在临床上，现在碰到这样的一个情况比较多的，就是用温经汤还是用其他的一些方法？那么温经汤能不能把它拆开来考虑？它也有养阴，也有化瘀，麦门冬汤也在里面，桂枝汤也在里面，所以它可以是一个双向调节的作用。我们从这张方呢可以领悟到，经方可以合方，经方也可以拆方，我把它拆开来，有的地方我去掉一点，有的地方我再调整一下，都可以。

那么我们可以看一下这一张方，如果针对月经不调的，我这里举一个病案。我自己经历的，患者年纪还很轻，月经不来了，前来求治于中医。还是一个学生，高考以后月经不来，吃了十全大补什么，一年来了一次。来找张老师想想办法看，一般的情况还可以，她的体质稍微偏寒一点，或者讲虚寒也可以，不是那么明显，所以想到《金匮要略》中的温经汤，但是没有完全照搬，适当地做一些调整，里面也用了一些温补的，还有像四逆散那样行气的药，清热的药、通利的药都用了一些。这个学生因为本身是学中医的，很有信心，那么照这个方子服用了一段时间，效果还可以。第二例，也是一个二十几岁的留学生，人比较干瘦一点，体质更加差一点，气色也不好。那么这样的话，就变化比较大，我们可能调补肝肾，调补脾肾，补肾的药可能更加多一些，但是也适当地用一些通利的药，通利的药针对瘀滞，《金匮要略》的原文瘀血，也就是这个调整月经，这个活血的，通利的药物，应该也是一个基础，必须要用一些的，那么用到什么程度？因为冲任虚寒在前，所以体质的情况不可忽略。所以这一张温经汤，我想大家很熟悉《金匮要略》中的出处，在这里原文的描述也许和我们临床的见症会有一些不一样，这个不要紧。我们理解这一张方的一个构造，那么我们自己可以做一些调整变化，临床上作为一张基础方进行加减。

原文第十条讲的月经不调，瘀血内阻，用土瓜根散。带下，经水不利，少腹满痛，经一月再见者。再，两次，一个月月经来两次，土瓜根散主之。土瓜根，我们现在处方几乎不用，我们看下面的药，芍药、桂枝、䗪虫，也是一张活血化瘀的方，通利的方。一般月经一个月来两次，可以考虑用活血化瘀的方法，这个方有一些接近，比如像大黄牡丹、桂枝茯苓丸，或者是靠近抵当汤、下瘀血汤这一类，力量力度是有一点。活血化瘀，不是像这个大黄䗪虫、鳖甲煎丸这种缓消瘀血的方，那么在临床上提供一个思路而已，我们不能一个月月经来两次的，都用土瓜根散，这个不行。我们还是要做一些辨证，有的患者也许一月再见的，你要反过来，不是用活血化瘀，要调补的方，也有可能。有时候我们在临床上反而倒要用补中益气的一个加减来治疗了，作为一个思路。在原文中，这个土瓜根散，行气活血的，这样的一张方，那么我们要注意它和温经汤比较，温经汤的药物多，温经汤的问题也许有点作用慢，时间比较久。这一张土瓜根散，也许是一个临时的一个应对，临床一般用了以后再看。

原文第十四条的抵当汤。“妇人经水不利下，抵当汤”，见于《伤寒论》中的蓄血证，也是一个治疗瘀血的方剂。和前面的土瓜根散有点接近，用药上有点变化，那么我想这里不多展开的，也是一张像攻逐瘀血的方子，它的原文讲的“不利下”，这个“不利下”，月经闭经了，月经不来了，或许也是一个不太顺畅的。那么我们反推，用抵当汤，攻逐的力量比较强，那么毫无疑问，应该符合瘀血的蓄血的血瘀的这样的一个机理，我们可以用用看，抵当汤它有力度的，和温经汤不一样了。

原文第十二条，属于虚寒的，“妇人陷经，漏下黑不解”。陷经两个字，具体的表现是漏下，这个漏和下有区别，那么这里偏重在漏，崩漏崩漏偏重在漏，黑不解，黑是强调了一个临床的见症，这个漏下，颜色比较黯黑，从这里我们可以了解，她的出血不厉害，出血的量不太大，量比较少。陷经两个字呢，经气下陷，经络之气，经脉之气，下沉了，不能往上走了，那么人体的一个整体状态，也许不太振奋，其他的症状没有描述。那么我们在临床上大概要去把握的，她是属于一个虚寒的状态，冲任虚寒。冲任虚寒和前面的温经汤可以做一个联系，温经汤，冲任虚寒偏有瘀，兼顾的面比较大。那么这一张方，胶姜汤，具体的方没有出来，那么也是治疗冲任虚寒的，我们现在给它补充一下，有点像气不摄血，漏下这个叫滴沥不尽，前来求治中医时，我们可以考虑用胶姜汤。那么我在临床上见到这种患者往往中气虚寒，脾胃虚寒，靠在太阴这样的一个体质比较多。所以我这里要补充，临床上我习惯比较多的用补中益气汤，中气充实了，脾能够统血了，整体的一个情况调整了，局部的症状就会改善。所以和胶姜汤并列在一起的，我们后来有一些方法，现在临床上常用的一些方法，我们也要了解。

以上所举的月经病变，大概是这样的几个方面，有这样几个选择，那么基本的，好像我们看下来冲任虚寒，然后有瘀血，然后冲任虚寒和瘀血合在一起，温经汤，我们记住了温经汤，那么温经汤，可以把它展开，怎么用？要化瘀为主的，用土瓜根散、抵当汤，这样化瘀的力度出来了。调补为主的用胶姜汤，或者我们现在也可以补充其他的一些方。

然后我们往下看，带下病。这个带下是具体的，狭义的，白带的问题怎么处理？《金匮要略》中有几张方。原文第十五条经水闭，不利，月经不来。脏坚癖不止，这个是一个推测，脏，子宫，子脏。中有干血，干血是瘀血。下白物，这是一个主症，这个我们应该叫阴道的分泌物，白的，有的说像豆腐渣那样，我们现在都会做具体的检查，妇科方面是什么菌，是什么问题，都可以化验，古代我们凭肉眼观察。下白物，这个白物，如果真的是像那个叫豆腐渣那样白色的，是很明显，那么我们可能会推断为霉菌，或者是什么，有的比如不是白的，黄的，那么我们换一种推断，都可以。现在临床，我们应该做一些检查，更加准确一点，那么它的一个治疗，矾石丸。矾石、杏仁，矾石我们一般理解为明矾，收敛，它的一个用法，注意不是内服了，局部用药，炼蜜和丸枣核大，纳脏中。纳，是放进去的意思，脏，不是子脏，是阴道。把它做成这样的一个像枣核那么大小形状的，要局部把它塞进去的。我们后来应该叫栓剂，过去也叫坐药，把它塞进去，体位不要改变，让它在里面待一段时间发生作用，那么局部的症状也许会改善。剧者再纳之，没有好的，要再用一段时间，我们会想到现代西医的做法，阴道炎局部的一个用药，在古代也是这样，临床上中、西医都是可以沟通的。这个古今我们把要它贯穿起来，变化了的是我们的认识和药物的选择，现在有科技方面的一个更加精确的一个把握，我们会做一些选择，同样是一个局部的用药，你要做一些区别，那么古代是凭经验，下白物的，要用矾石丸。

原文第二十一条，狼牙汤。“少阴脉滑而数者，阴中即生疮，阴中蚀疮烂者”，这个原文讲得很明确，阴部、阴道或者黏膜这个地方有一些溃烂，脉滑而数，也许是一个湿热，也许是一个什么，其他的症状没有讲，分泌物是什么状态也不了解。那么出一张方，狼牙汤。狼牙草，是一个植物，它是一个外用药，这个药煮取半升以后，以缠莇，一个木棒，像筷子那样，我们现在有点像棉签，那么大的，然后把它蘸了药汁，局部的一个叫洗，日四遍，一天一次还不够，要频繁一点，三到四次。局部的一个洗净，沥阴中。前面讲的是一个栓剂，这里讲的是一个洗剂，那么洗剂也许我们不会想到狼牙草了，我们现在比较习惯的，阴部、局部有一些症状的，我们会想到前面有一个狐惑病外用的，用什么？用苦参。这个狐惑病，咽喉部、二阴它也有一些变化的，那么用苦参。我们现在还会讲，加点地肤子，加点黄柏，甚至于加一点明矾，局部的一个症状会缓解。这样的一个做法，在古代，在《金匮要略》中也提出来了。再往下看，我们这里可以展开一点的，局部用药和整体调整，我要补充一下的，是这样的，有一些妇女同志，她经过西医的一个治疗，局部用药效果不太理想，反反复复的很苦恼，跑到中医这里来。那么我们就在局部用药的同时，会给她一些整体调整，特别是有一些患者很明显，偏于虚寒，或者偏于实热，或者偏于肝肾、脾肾亏损的话，一般年纪稍微大一点的比较多，那么在局部用药的同时，要发挥中医的一个特长，做整体调整，整体的情况上去了，改善了，局部的问题就容易解决了，这个思路。因为在《金匮要略》这里就强调了一个局部，我们在临床上要全面来看。

原文第二十条，也是这样，蛇床子散也是一个局部的用药，叫温阴中坐药。阴中容易理解，坐药，我前面提到，我们现在叫栓剂。蛇床子，做成粉末，然后像枣那么大小，绵裹纳之，我们现在讲，叫用一个纱布，把这个药粉包住，然后塞进去，和前面的矾石丸相近的，一个局部用药，蛇床子散。那么蛇床子，我们现在也做内服，古代你看外用方面也用蛇床子。原文讲得很清楚，叫温阴中坐药。那么反过来推断，这个患者也许有局部的冷感，蛇床子偏于温的，所以我们提纲上给它寒湿两个字，患者可以伴有白带比较多，腰酸很明显，阴部有一些不舒服的感觉，有冷感等。那么这个时候，我们可以用蛇床子。蛇床子以前的一个作用一个是温，另外有杀虫止痒的作用，局部用药，我们可以考虑，那么带下一二三，都是局部的，局部和整体，我前面讲过，你现在在临床上要做一个把握，现在西医，我们在临床上也有局部用药，那么中医可以做整体的调整，我们不可忽视。

我们往下看腹痛，腹痛也是一个常见的问题在妇科方面。我们看一下原文第十六条，“妇人六十二种风，及腹中血气刺痛，红蓝花酒主之”。六十二，不懂，我们不大会解释为什么是六十二？或者换一个说法，六十二不是多嘛，不是二，不是六，它是六十二，数不过来了，形容多，一般我们把它带过去。“腹中血气刺痛”，这一句话关键。这个腹痛，刺痛，和血有关，那么是血瘀了，瘀血造成的，是比较厉害的痛，不是一般的，不像当归生姜羊肉汤那样的隐痛。那么厉害的刺痛用红蓝花。红蓝花，做成酒剂，这个酒作为一个溶媒，是煎的，我们前面会注意到栝蒌薤白白酒，酒。那么用红蓝花，这个红蓝花我们一般理解为红花，红花现在在临床上也有运用，我们开在煎药里面，我有时候单独用，比如我们用得好一点，西红花，价钱稍微高一点，我们在妇科方面都会用。那么在《金匮要略》这个地方给你提示，活血化瘀，血凝气滞的一个腹痛，要注意可以用红花。

那么我这里要稍微打开一点的，就这个六十二，也是好多年以前看一些资料，日本的有一些学者，几十年前，我看到他们有这方面的一个探讨，六十二种风是怎么解释呢？它是与古印度的一个医说有关，医学的一个解说，从前，妇女开始妊娠到生产这样的一个过程中，每一周七天，有一个变化，有一种风，那么作为母亲非常辛苦，这个过程中备尝苦难，折磨她了，她的负担很重，会产生这样那样的问题，那么是从这个角度，从印度医学的一个角度来讲的，我这里不多解释。它的一个对应是用红蓝花。那么一个考证，这个红蓝花也许是从那个地方过来的，就我们现在讲的西红花，那种东西是从克什米尔、西亚、印度那个地方传过来的，我们有时候讲叫藏红花，也有这样的一个提法。我们感兴趣的，这方面的一些知识，可以去了解。那么这样的一个痕迹，在《金匮要略》的原文中有所流露，我们可以理解的，就是这个医学的一个交流融汇，中原地区和外域进来的一些知识或者做法，在临床上不会拒绝的。我们的目的就是求疗效，什么好用什么，所以作为医生方法越多越好，我们在这个地方可以了解到，这个思路也可以打开，在古代也有一个交流汇通的，我们前面讲这个下利的时候，提到过诃梨勒，大概也是这样，从外域过来。后来有很多香料药，从东南亚，从海上过来，从宋以后很兴盛，这个在《金匮要略》的一个阅读中，我们可以理解。

我们继续看这个腹痛的问题，原文第十七条，当归芍药散。“妇人腹中诸疾痛”，这个疼痛，我们提当归芍药散，是一张基础方，也许比红蓝花更加重要，它给你一个提示，你看它是一张方，它的配伍一二三，当归、川芎、芍药是疏肝活血的，白术、茯苓、泽泻健脾化湿，用下去很稳，我们可以变化，比如活血的力量可以加重一点，健脾补气的可以再加重一点，或者再加一点其他的药物，有点像四物汤那样，作为一个基础方是完全可以。所以我们讲调和肝脾，由当归芍药散这一张方走到后来的逍遥散，还可以变化，如丹栀逍遥加点清热的药，或者加点其他的药物，这个方药的一个变化在于医生自己，医生一定要理解，所以在这个地方出一张当归芍药散。当归芍药散前面已经出现过，妊娠病也有，在杂病中又出来。

然后再看小建中汤，原文第十八条。“妇人腹中痛，小建中汤主之”。小建中汤频繁出现的，虚劳小建中汤，黄疸男子黄，小便自利，小建中汤。这个地方妇人腹痛，又用小建中汤，我们可以体会，小建中汤也是一张基础方，好像针对性不是那么强，小建中汤不是妇科病的常用药，但是要理解中医治病，以人体为主，小建中汤是调整人体，或者讲是缓解症状的一张基础方，虚劳中的主症，也是一个腹痛，现在这里的妇人杂病，也是腹痛那么一般理解，小建中汤的这个腹痛，偏于虚寒的，喜温喜按，不是那么厉害的剧痛，它的一个服用过程，也许时间要长一点，由小建中我们往下看的话，可以再推，同样是虚寒的话，那么还有很多选择，用胶姜汤怎么样？用当归生姜羊肉汤怎么样？都可以。一定要打开，不要拘泥在一张方。

然后我们再往下看大黄甘遂汤，原文第十三条，也是一个腹痛。“妇人少腹满如敦状”，敦，像我们现在讲的农村中放水的一个缸，把它倒扣过来，这样的一个敦状，鼓起来了，或者我们讲水缸，口稍微小一点，这个周围是鼓的，它能够放更多的东西，下面比较小一点。总之，这个敦是形容腹满的一个状态，腹部有一些鼓，胀。小便微难而不渴，小便微难，排尿少，嘴巴不干。生后者，生理解为生产，也许是生产以后。生产以后是不是应该放到产后病中去？我们会这样想。或者以前和这个生产中的问题相关的，放在杂病，也许不那么明显了，不是一个产后直接的问题。中间的一句话，推断，此为水与血俱结在血室。血室，下焦，血室，子宫。这个有一些像推测，在这个部位，是水停，血停了，解决的办法，大黄甘遂汤。大黄、甘遂，大黄甘遂你一看这个方名，大黄是泻下，甘遂是攻逐的，所以它是有力度的，我们看一下大黄甘遂汤，有阿胶，那么原文描述的这样的一种情况，我们也许现在难以把握，到底是什么情况？跑在妇科病中是一个腹部胀满，里面是到底有还是没有水？是一般性的气滞的胀？还是什么？不了解。那么这个地方我们把它打开，那么要分析，要做一些贯通。后来我们在急腹症的一个治疗中，有甘遂通结汤，我们看一下，甘遂、大黄，阿胶不用的，加什么呢？桃仁、赤芍、牛膝，加行气的药厚朴、木香，治疗有点像肠腔的积液或者肠梗阻这一类的一个情况，它是阳明攻下方法的一个变化，那么妇科的方，我们拿到外科或者拿到内科其他的一些病证，完全可以。也许我们在妇科中不一定能够找到很合适的一个对应，但是作为一个方法我们要记住，这个甘遂通结汤和古方大黄甘遂汤之间会有联系。我这里举一下，比如月经不调的，痛经的，腹痛的有一些基本的用法，那么像我在临床上碰到的这个叫第一选择，一般的这个患者，如果其他的一些症状不太明显的，那么大概是这样，这个我们也看到经方的一些影子，临床上已经有变通。

再往下看，有几个病证我们要议论一下的。原文第十九条，讲"转胞"。转胞，注意发音，我这里这个字，前面我都念胞宫的胞(bao)，我们指子宫。这个地方念pao，这个胞，我们看一下文字，主要是指膀胱。转胞，因为原文的一个描述，"饮食如故，烦热不得卧，而反倚息者，何也?"这个患者为什么有一些不安，不能够安静，坐立不稳的？这个患者反倚息者，要靠在那里。"师曰，此名转胞"，主症，不得溺，她排尿有问题了，或者小便不出来了，原因在哪里？"胞系了戾，故致此病"。胞系了戾四个字，是一个推想，这个胞系我们会想到膀胱的输尿管啦什么，了戾不顺，就搞在一起了，纠缠在一起了，那么小便排不出来。但利小便则愈，如果小便通了，她就没问题了，宜肾气丸。这个地方，我们一般是这样反过来推的，肾气丸治疗小便不利，前面都提到痰饮病小便不利，虚劳小便不利，都可以考虑用肾气丸的。温，温肾，肾和膀胱，膀胱的气化背后有个肾，这样容易理解。道理从这个地方把它说通，那么这个转胞呢，我们如果讲到《金匮要略》的转胞，那么用的是肾气丸，主要是肾不能够温煦，那么我们要温振肾气，小便通利了，转胞可以解决了。

那么问题在这里，临床上我们对转胞，小便不出来，不得溺，你光想到一个肾气丸，大概不够了，思路也要展开。有两种可能，一个确实是肾脏那里有问题，这个小便没有了，我们现在讲的，叫这个小便的一个生成的问题，这个是肾脏。还有一个可能是膀胱里面有水，我们现在讲的尿滞留，排尿一下子排不出来，很难受，这个我们要考虑真的是尿滞留，肾气丸怎么样？还有其他方法？有兴趣的这里要打开，历史文献上我们看看古书中有其他的一些什么解决的办法没有？局部的刺激，或者用点其他的药，那么我们注意到转胞，后来的医书中也经常出现，那么用其他的一些方法也有的。所以我们在这里从临床的角度，不要死在原文下面，要活动起来，如果自己感兴趣，可以看其他的文献。

再往下，原文第二十二条，讲“阴吹”。阴吹，我看杂志上提到的也蛮多，特别像在农村中，我们有一些个案的报道也蛮多的。那么我们在临床上，比如我在城市里，在上海好像妇科方面走到我这里来，阴吹比较少。原文讲的胃气下泄，这个是一个谷道，胃肠道，胃气往下走了，阴吹而正喧。那么用通俗的话来讲，阴道排出气体，不时的，频繁的。它的推断，谷气实。也许大便不通了，膏发煎导之。猪膏发煎，我们有印象，前面的黄疸，诸黄，猪膏发煎，润燥化瘀通便，如果这样的一个推断能够成立，比如是大便不通的，我们要通导大便，那么阴吹的一个情况，能够解决，能够改善。同样的这里我们要打开了，要从现代的一个角度做一些推断，那么不是现在，早在几十年以前，我们上海的陆渊雷《金匮要略今释》中，阴吹从现代医学的这样的一个角度，解剖，你想想看，有什么可能性啊？为什么女同志，妇女在古代或者现在临床上也有，是什么道理造成的？局部到底有什么变化？不是很简单的谷气实，我觉得这个是可以参考的，那么有兴趣我们可以看看陆渊雷的解说。

再往下看，有一个误治的用小青龙汤，用泻心汤的。那么时间关系，我这里不作展开，这个原文不重要，我们了解就可以，也许不是和妇科直接相关的。小青龙汤和泻心汤，在经方中都是基本方，大家看看原文出现这样的一个情况，好像还是靠在心下痞，用小青龙汤，吐涎沫用小青龙汤。这个两张方，泻心汤、小青龙汤，临床应用选择怎么把握？

妇人的杂病讲到这里都讲完了，我们有一些印象了。这个妊娠病、产后病，内容不太多，都是将近十条前后，这个原文都有一些具体的方，不是长篇大论做论述，那个临床上不管用，都是具体的方药出来，杂病也是这样。杂病的内容比较多，一共有二十一条。原文第八条是论，其他都是方和具体临床表现。所以我们可以体会，中医药在临床上的治疗效果是他最基本的作用，我们做医生的也是这样。理论是后来逐步发展的，理论指导实践，但是更重要的是实践经验，理论暂时你不知道也不要紧，我有这个经验，我碰到这种情况，我管用了，这个是我们医生的立场。那么我们现在发展迅速了，我们在理论上，或者通过其他的一些方法要去做一些研究，反过来再推动临床，这个也对。在古代社会，都是落脚在临床，所以妇人杂病中的这些方法，要注意到药物，有汤剂，药物有其他的一些剂型，洗剂、栓剂等，都是为了临床的取效。

那么最后我留几个问题，我们可以看看的，整个妇人病都讲完了，那么我们做一个比较，妊娠、产后、杂病，有一个病证比如像腹痛都会遇到，它的一个解决的方法，治法方药我们把它连起来，你看看有什么变化？有什么相通的地方？第二个对温经汤，这是一个重点，你要去理解它，原文这么说，我们在临床上怎么把握？最后转胞的问题，我没有展开太多，我们感兴趣，课后可以查找一些文献，做一些思考，在今天的临床上大概是怎么一回事？

串讲38　脏腑经络先后病

【提纲】

作为全书的总论，从发病、诊断和治则三个方面展开，首尾相贯，形成较完整的体系。

在发病方面强调正虚邪中、邪正相争和有阳无阴、阴阳失调。

在诊断方面举例望诊、切诊等，强调四诊合参，重视对虚实的把握。

在治则方面涉及的面也广，有表里治则，有标本治则，有审因论治，特别列举肝病传脾，提出了治未病的原则。

1. 发病

（1）病因、预防及早治

夫人禀五常，因风气而生长，风气虽能生万物，亦能害万物，如水能浮舟、亦能覆舟。若五脏元真通畅，人即安和。客气邪风，中人多死。千般疢难，不越三条：一者，经络受邪。入脏腑，为内所因也；二者，四肢九窍，血脉相传，壅塞不通，为外皮肤所中也；三者，房室、金刃、虫兽所伤。以此详之，病由都尽。

若人能养慎，不令邪风干忤经络；适中经络，未流传脏腑，即医治之。四肢才觉重滞，即导引、吐纳、针灸、膏摩，勿令九窍闭塞，更能无犯王法，禽兽灾伤，房室勿令竭乏，服食节其冷热苦酸辛甘，不遗形体有衰，病则无由入其腠理。腠者，是三焦通会元真之处，为血气所注；理者，是皮肤脏腑之文理也。（二）

（2）疾病分类与五邪中人

问曰：阳病十八，何谓也？师曰：头痛、项、腰、脊、臂、脚掣痛。阴病十八，何谓也？师曰：咳、上气、喘、哕、咽、肠鸣、胀满、心痛、拘急。五脏病各有十八，合为九十病；人又有六微，微有十八病，合为一百八病。五劳、七伤、六极，妇人三十六病，不在其中。

清邪居上，浊邪居下，大邪中表，小邪中里，槃饪之邪，从口入者，宿食也。五邪中人，各有法度，风中于前，寒中于暮，湿伤于下，雾伤于上，风令脉浮，寒令脉急，雾伤皮腠，湿流关节，食伤脾胃，极寒伤经，极热伤络。（十三）

（3）气候反常

问曰：有未至而至，有至而不至，有至而不去，有至而太过，何谓也？师曰：冬至之后，甲子夜半少阳起，少阳之时，阳始生，天得温和。以未得甲子，天因温和，此为未而至也；以得甲子，而天未温和，为至而不至也；以得甲子，而天大寒不解，此为至而不去也；以得甲子，而天温如盛夏五六月时，此为至而太过也。（八）

(4) 阴阳失衡

问曰：经云厥阳独行，何谓也？师曰：此为有阳无阴，故称厥阳。(十)

2. 诊断

(1) 面部望诊

问曰：病人有气色见于面部，愿闻其说。师曰：鼻头色青，腹中痛，苦冷者死；一云腹中冷苦痛者死。鼻头色微黑者，有水气；色黄者，胸上有寒；色白者，亡血也，设微赤，非时者死。其目正圆者痓，不治。又色青为痛，色黑为劳，色赤为风，色黄者便难，色鲜明者有留饮。(三)

(2) 闻诊举例

师曰：病人语声寂然喜惊呼者，骨节间病；语声喑喑然不彻者，心膈间病；语声啾啾然细而长者，头中病。一作痛。(四)

(3) 观察呼吸

师曰：息摇肩者，心中坚；息引胸中上气者，咳；息张口短气者，肺痿唾沫。(五)

师曰：吸而微数，其病在中焦实也，当下之，即愈；虚者不治。在上焦者，其吸促，在下焦者，其吸远，此皆难治。呼吸动摇振振者，不治。(六)

(4) 脉诊举要

师曰：寸口脉动者，因其王时而动。假令肝王色青，四时各随其色。肝色青而反色白，非其时色脉，皆当病。(七)

师曰：病人脉浮者在前，其病在表；浮者在后，其病在里，腰痛背强不能行，必短气而极也。(九)

(5) 预后判断

问曰：寸脉沉大而滑，沉则为实，滑则为气，实气相搏，血气入脏即死；入腑即愈。此为卒厥。何谓也？师曰：唇口青，身冷，为入脏即死；如身和，汗自出，为入腑即愈。(十一)

问曰：脉脱，入脏即死，入腑即愈，何谓也？师曰：非为一病，百病皆然。譬如浸淫疮从口起流向四肢者，可治；从四肢流来入口者，不可治。病在外者，可治，入里者，即死。(十二)

3. 治则

(1) 已病防传和虚实异治

问曰：上工治未病，何也？师曰：夫治未病者，见肝之病，知肝传脾，当先实脾，四季脾王不受邪，即勿补之。中工不晓相传，见肝之病，不解实脾，惟治肝也。

夫肝之病，补用酸，助用焦苦，益用甘味之药调之。酸入肝，焦苦入心，甘入脾；脾能伤肾；肾气微弱则水不行，水不行则心火气盛；心火气盛，则伤肺；肺被伤则金气不行，金气不行则肝气盛，故实脾，则肝自愈，此治肝补脾之要妙也。肝虚则用此法，实则不在用之。

经曰：虚虚实实，补不足，损有余，是其义也，余脏准此。（一）

（2）表里同病，宜分缓急

问曰：病有急当救里救表者，何谓也？师曰：病，医下之，续得下利清谷不止，身体疼痛者，急当救里。后身体疼痛，清便自调者，急当救表也。（十四）

（3）新病痼疾，治有先后

夫病痼疾，加以卒病，当先治其卒病，后乃治其痼疾也。（十五）

（4）审视五脏喜恶

师曰：五脏病各有得者愈；五脏病各有所恶，各随其所不喜者为病。病者素不应食，而反暴思之，必发热也。（十六）

（5）治当随其所得

夫诸病在脏，欲攻之，当随其所得而攻之。如渴者，与猪苓汤，余皆仿此。（十七）

【串讲】

这节课我们要讲《金匮要略》的脏腑经络先后病，大家也许会感到奇怪了，这一篇在《金匮要略》中是一个总论，是放在前面的，那么我为什么把它放到最后来了。我把《金匮要略》中的这些主要的病证先讲，讲完以后，再来看这个总论怎么样？那么大概是这样理解的，这个是总论，放在前面像个帽子，《伤寒论》也是这样，前面也有总论的，讲脉讲伤寒的一般的议论，伤寒例，有辨脉，有平脉，我们《伤寒论》的这些内容，在课堂上可能把它忽略，我们直接讲六经病证。那么《金匮要略》我们一般在课堂上，毫无疑问，按着顺序会先讲脏腑经络先后病。

那么这里有一个问题，我简单交待一下。杂病如果是接着伤寒的内容在后面做补充的话，作为一本书的话，那么也无所谓总论了。《伤寒论》的总论，就可以了嘛。但是分成两本书以后，作为《金匮要略》杂病这一部分的内容要单独放，作为一个体系，就像我们现在讲的中医内科学，你前面要有一个总论、绪论，把一般的情况交待一下，大家是可以理解的。变成一本书的话，那么它是很必要的。如果是原来和伤寒在一起的话，那么这个总论可以省略。再补充一句，这个总论也许不是张仲景的，民国时期有一些大家提出这个观点，从文气、文字的表述上，阅读原文时可以注意到表述上的不一样，和汉唐时期的文风好像有一些距离。我们看王叔和的《脉经》，会发现杂病方面的这些内容，但前面的这个脏腑经络先后病的议论几乎没有的，只有一个卒厥。卒厥我等一下会讲，原文中有的。所以对《金匮要略》的这个总论，我们大概要有一个把握。如果我们从临床的角度，从医学的角度，不管它是不是张仲景的，我们不搞这个具体的研究，我们只要原文对我们临床的思路，对我们的学习有帮助，我们得到启发了就可以了。所以本着这样的一个立场，我们进入到原文中去。我把病证都交待以后，我们看看这个总论，这样的一个整体把握作为一个收尾，不放在最前，而放在最后。我们从总论的角度，也可以回味一下《金匮要略》讲的这些病证，做一些思考，所以我把次序颠倒了一下。

这一篇主要的内容比较有体系化，它论述了这样三个方面的问题。第一是发病，疾病的发生你怎么理解？怎么思考？第二个疾病发生以后，它的一个诊断有什么要注意的？包括预后怎么把握？第三个诊断了以后，要治疗，治疗的具体方法，在病证中治法方药都有，那么整体上我们讲的所谓临床思维，也许还没有做到面面俱到，讲得那么详细，但是有一些问题，它涉及的也提出了。我觉得这一篇总论的框架，倒是蛮好的。那么原文的归类我们可以看一下，关于发病、诊断、治则，原文总共不到二十条，但是每一条原文都去细细理解的话，都很精彩。

我们先看第一部分的内容，议论发病的问题。原文第二条，文字比较长，应该也不是很难理解的。原文是这样提的，“人禀五常，因风气而生长，风气虽能生万物，亦能害万物”。后面再打一个比如，水能浮舟，亦能覆舟。我们人在自然界中，自然界的变化给我们提供了生存的条件，但是变化过分，过于剧烈，那么也能影响，或者说加害于我们。这个道理很容易懂。它后面的这句话很重要的，“若五脏元真通畅，人即安和五脏”。五脏六腑，这个脏，中心。元，元气。真，真气。通畅，没有障碍。如果我们翻成现在的话，内脏的功能比较协调，没有虚弱，没有障碍，那么人即安和。后面补充，客气邪风，这个指外面的外界的前面讲的风气，我们现在讲六气六淫，风、寒、暑、湿、燥、火。外界过于剧烈的这样的一个气候变化，那么会影响，叫“中人多死”。中，打中，侵袭，侵犯。那么如果这样的话，就容易产生临床上的问题了。这里讲的多死，不一定真的是死亡了，就是要生病了。那么这样一看的话，发病呢一个是正，一个是邪，邪正相争。我们都会讲《黄帝内经》的话，“正气存内，邪不可干”最后大概都是这样的一个意思。

然后说“千般疢难，不越三条”，一者、二者、三者，最后的一句话，以此详之，病由都尽。病由，疾病的一个原因。我们读到这里，会想到我们中医基础，我们后来的一些医家的一些阐述。我们中医里面有所谓三因，三因学说。《三因方》，外因、内因、不内外因。《金匮要略》在这个地方讲的和后来的三因，我们可以做一个对照，是不是一回事？重点是不是不一样？有区别的。我在这里不多展开，课后我们去思考。我们在三因这方面的一个认识或者归纳，从张仲景走到后来，走到现在，是怎么一回事？为什么会有这样的一个变化？原来的重心在哪里？后来的体系为什么是这样的？那么在张仲景的原文中有没有一开始的痕迹？

再往下看的话，大概的意思，人能养慎，养，是内养正气，慎是外慎风寒。前面不是讲了吗？五脏元真通畅，人即安和。五脏的元气、真气要保持好，要调养好。慎，客气邪风，外界的变化要注意预防。后面讲的都是这样的一个意思，要养生，对疾病要注意预防，有了一些问题要及时的处理。那么这个是第二条强调的几个重点，在发病的上面强调预防，强调早治，在疾病的发生上有邪和正两个方面需要考虑。我觉得这样的一个思路，这样的一个认识，和我们整体上中医讲的一个疾病的病因病机什么是一个最精简的最基础的，因为运用到后面的治疗，无非就是一个要扶正，一个要祛邪，然后或者是兼顾，这个理论不是空洞的，是一个原则性，具有指导性。那么我们再往下看的话，刚才讲的这个邪正相争的问题，补泻的问题作为临床的一个思维等，课后均可以做一些扩展的，还有关于后世的三因学说等。

然后看原文第十三条，关于病证的分类和五邪。阴阳，体表，体内，这样的一个对病证的一个分类。还有具体的数字，18、90、36、108等，我们有兴趣可以做一些梳理，但是临床上变化很大，实用价值不太大。我们看后面的半段，下面的一段，清邪、浊邪、大邪、小邪、槃饪之邪，这个叫五邪。我们把它换一个表述，清邪在上，浊邪在下，清偏于雾，雾气，容易上浮。浊是一个湿浊，水往下，比较重。所以原文讲的雾伤于上，雾伤皮腠，在体表。浊邪居下，湿伤于下，湿流关节。然后大邪、小邪，有一些争议，因为太抽象，什么叫大？什么叫小？那么大和风关联在一起，小和寒关联在一起。风中于前，午前，上午。寒中于暮，暮是傍晚，或者晚上。风令脉浮，中受风邪，风为主，脉浮，这个是一个表证。寒令脉急，脉比较紧急、弦紧，紧脉，那么也许和疼痛有关，寒主痛。槃饪之邪的槃，注意就这个字，我们有的认为这个槃也许是另外一个字，穀，我们现在讲的谷物的谷，是一个繁体字，字形相近而误。那么有的说是谷饪之邪，谷，谷物类的，我们理解为饮食，食物。饪是加工，煮熟的饮食，这样的一个东西，有时候也会成为邪，和前面的四者并立在一起，从口入，食伤脾胃，如过去比较多见的，宿食积滞，腹满、腹胀、腹痛等，《金匮要略》专门还有一个宿食病。这一句话在现代还是有指导价值，叫从口入者，谷饪之邪，饮食会伤害你的，如暴饮暴食，过去是食物粮食不够，容易闹灾荒，容易发生饥饿灾荒，那么人的一个营养状态不好，一下子暴饮暴食，食物停滞了，是要生病的。那么现在食物丰富了，跟过去不一样了，反过来也是从口入，这个地方我们可以发挥的，这个有一个临床思维的，食物是必需的必要的，是好的。但是如果把握不好，有时候也会带来问题，跟原文前面的第二条讲的风、水，水能浮舟亦能覆舟，道理是一样的。

五邪中人，我们讲有这样的一些规律性的东西，如果和我们现在的认识连在一起，中医基础里面大概主要是指病邪辨证，即我们现在归纳整理得风、寒、暑、湿、燥、火。那么它的一个原形是见于《金匮要略》的这一条，前面讲的客气邪风太抽象，我这里做一个补充，清邪、浊邪、大邪、小邪，另外和饮食相关。这个可以看作是第二条某一个局部的一个扩展，帮助我们来认识一些问题。如果你进一步扩展，扩展到今天，我们有很多定下来的病邪辨证，那个内容也很多，可以去对照一下，是不是这么一回事？历史上是这样一路走下来的。那么我们关于病邪的这样的一个思考，季节的问题，地域的问题，体质的问题，疾病的问题，然后联系证候、症状，中医的东西都是来自临床上或者生活中的观察和总结，和我们现代医学的一个情况有点不一样，不是先在实验室做了一个研究以后，然后再推广。所以有时候我们对这个病因会进行推敲，叫审证求因，从临床表现来推导病因的，这是一个基本的方法。

再看原文第八条，还是气候问题。文字也比较长，提出了这样的四个问题，“未至而至”，“至而不至”，“至而不去”，“至而太过”。原文中没有具体的讲到临床表现，具体的什么病证，是一般的泛论，主要议论气候。他说的这个一二三四是怎么一回事呢？一般解释，冬至之后，冬至 12 月 21 日前后，甲子夜半少阳起，甲子 60，冬至往后 60 天，从节气来讲，2 月份。冬至 12 月底，过两个月，2 月底的这个时候，那么也是 2 月 20 日前后的这个节气，叫雨水。雨水前面立春，2 月初。雨水的时候，少阳起，少阳之时，阳始生。整个自然界到了这个时候，天气逐渐的温暖，阳气开始生发，开始萌动，所以天得温和。这是一个前提，先把它设定好，然后开始议论了。

原文提出的四种情况是怎么一回事？我们做一个归纳，“未至而至”，“至而不至”，你看这个一句话中，基本上都有两个至，一个在前，一个在后。至，是到的意思，比如“未至而至”，没有到而到了。比较抽象，那么我们把它说完整，前面的这个至，是指节气时令，时令节气到了。那么未至，没有到那个节气的那个时间，而至，和这个节气相应的一个气候变化倒已经到了，也就提前了。气候的一个变化，提前出现了，这个叫“未至而至”。所以原文中讲的，叫未得甲子，不满 60 天，天因温和。下面的第二种情况，“至而不至”，已经到了 60 天，天未温和，延迟了。“至而不去”，以得甲子，天大寒不解。已经过了 60 天，应该暖和一点了，但是“至而不去”，这个不去是指冬天的寒冷还没有消除，阳气不能够萌动生发出来，受到压抑了。至而太过，以得甲子，已经到了 60 天，但是这个天气，你看它的一个原文的描述，叫天热如盛夏，有点夸张。盛夏的话气温要 30℃，二十几度，不知道大家有没有体验过，在二月底气温能够飙升到那么高吗？会有疑问。这个是很例外，很异常，如果它有飙升，一天两天，或者半天而已了。春天这个时候，它的一个主要的地域，发生的一个地域你要理解，在黄河流域，在中原地区，我们上海有时候也会有这个体验的。在元宵节，二月底的时候，气温一下子升上去到二十几度，走在外面真的很热，衣服都拿在手里，这样的一种情况。

那么这一条原文，它是补充了一个什么问题？前面讲的，比如五邪中人也好，客气邪风也好，我们最敏感的，自然界的气候，气温上升下降差距太大，有时候突然上升，突然下降，所以我们有一句话，春天气温变化大，乍暖还寒，春天最难将息。所以我们特别要当心，春天要捂一下，不要急于把那些衣服都收藏起来，气温上去了，说不定马上一下子又下来。所以表面上看，这一条原文，跟这个临床毫无关系。但是和发病和治疗有一定的联系，我们要做联想。这个是原文告诉我们的，这个地理环境地域、气候和我们疾病的发生、临证的用药均有关，我们至少要考虑两个地方，黄河流域，中原地区，和江南地区，不一样。过去对外感病的认识，强调六淫，后来要有补充，也同时要强调时行、天行、杂气、戾气。有的和气温、气候不那么合拍，也许有的有关系，有的特别厉害的，我们会从另外一个角度去思考，所以从这个地方，我们可以理解中医的基础理论，基本的说法，为什么？

发病这一部分的最后，有原文的第四条。前面都是议论邪正的，我们都知道了，五脏元真通畅，人没有问题，人即安和。客气邪风，五邪，气候的变化和临床的疾病的发生，和我们人体直接相关，这个都了解，邪正。现在换一个话题，做一个补充，问曰，"经云：厥阳独行，何谓也？"四个字，"厥阳独行"。这个厥，我们有时候理解为手脚冷，叫厥冷。有时候理解为晕厥，我们后面会讲到卒厥。那么这个地方的厥，一般理解为逆上，上逆，往上走了，阳跑到上面来了。独，单独的，这个文字的一个表述上，为了强调，阴阳分开了，阳在上了。师曰：此为有阳无阴。这个情况就叫有阳无阴，故称厥阳。阳浮在上面，后面没有继续说。临床怎么一回事？什么情况搞不懂，用什么方法来解决它？有阳无阴，也许文字的表述过于夸张，阴和阳完全脱离了，阳在上，阴在下，那么上面是有阳无阴，整体上我们去看，是阴虚阳亢的这种情况。如果真的在临床上发生一些问题，那么我们现在会比较多的和高血压这种危象，或者是什么联系在一起，后来我们讲的是这种厥，叫肝阳上亢，肝风内动，或者这个人突然地倒在地上了等，都有这种情况，没有细说。那么也是给你一个思路，就是关于发病，我们变化一下角度看看，一个可以从邪正来理解，第二个阴阳的情况怎么样？所以我觉得这个补充也蛮有意思，我们看问题有时候要换角度的，阴阳气血在人体中的一个协调性，是疾病发生的一个基础，不协调了，阴阳有所偏颇了，阴盛阳盛等。所以我们从病机的角度，从脏腑气血的角度，我们对这个阴阳也许会讲得具体一点，从用药上我们也可以考虑的，这个地方仅仅提供一个视角，提供一个思路，换一句话说，我们中医在临床上用药，治法方药我可以从邪正的角度考虑吗？可以，扶正祛邪。换一个角度，也可以从阴阳的角度，我们用药就是调整阴阳，阳亢的要下去，阴虚的要补充，阴寒内盛的驱散它，阳虚的我们要助阳等等，或者阴阳并调了等，这样的一个问题是我们临床上，或者从理论上也是这样，认识发病的或者讲病因病机的一个最精简的最重要的最原始的一个立点，邪正和阴阳。

那么我们再往下看，讲诊断的部分。要注意，诊断不是一个很有体系的面面俱到的，因为原文的关系，没有几条，都是举例，临床上也许有价值。我们对这样的一个问题，可以做这样的一个认识或者归纳，给你一点启示，但是并不完整。

我们先看原文的第三条，关于面部望诊。患者有气色见于面部，这个很实在的，我们和患者接触，患者来了，医生和他面对面。要观察，第一个肯定看脸的，他的气色怎么样？愿闻其说，请老师讲一下。老师说了，"鼻头色青，腹中痛，苦冷者死"。鼻子发青了，腹中痛，腹痛。这个我感觉腹痛是一个主症，这个患者有腹痛，鼻子的颜色发青。青，如果从五行的角度，青是肝。鼻，鼻在中央，面部的中央是脾。那么肝和脾的问题，肝寒，肝气影响到脾了。后面讲的"苦冷者死"，冷，也许是肢冷，也许是身冷，腹痛的患者如果见到整个身体凉了，冷了，要注意很危重，赶快要急救的。讲完了《金匮要略》的病证，这个地方可以去回想一下，和哪一个病可以对应起来？怎么处理？临床上是一个急性的腹痛，这个患者来了，也许是脉也微弱了，手脚也凉了，整个身体不动了，或者是怎么样了，很厉害的一个情况，怎么处理？我们现在会送急诊的，肯定是急救，那么中医过去的一个应对，要想是不是和寒疝有关？绕脐痛，发则白汗出，手脚要发凉的，很厉害的疼痛，先缓解疼痛，用什么？用大乌头煎，要用乌头缓解一下再说。也许如果这个人的脉象没有了，在止痛的时候，我们现在也会想到血压下降，那么是不是要回阳了？温阳散寒止痛，乌头、附子这一类药物，过去肯定会考虑。那么《金匮要略》中还有一个心痛，心痛彻背，背痛彻心，乌头赤石脂丸，还是乌头。所以痛的问题，这里首先提出来。

鼻头色微黑者，有水气。鼻子发黑，黑是肾，鼻是脾的话，脾肾两败。有水气，水肿。这样的一个水肿，也许不是在初期阶段的，不是风水、皮水，也许是个石水，也许是个正水，整体情况差，那么我们现在讲温补脾肾。再往下看，色黄，胸上有寒。一般认为，寒后面加一个字，寒饮，水饮停留在上。色黄，这个色黄是指整个脸色，不是鼻子，整个面部脸色黄，黄是脾，那么也许脾胃不能够健运，要注意了，这个水饮也许有停留。色白者，亡血，这个容易理解，出血，特别是大出血的患者。色白，原文中虚劳病，面色薄者，也有这样的一个描述。我们通过面色的一个望诊，大概可以推断这个患者有什么可能性。设“微赤非时者死”，如果面色是有点红的，不是在那个季节，比如夏天，不要紧。毛细血管扩张一点，周围血管扩张一点，面色红很正常。在冬天呢？在秋天呢？在寒冷期出现这样的一个情况，要考虑可能是个病态。“其目正圆者痉”，这个讲到痉病的，不治。最后有一个归纳，“又色青为痛，色黑为劳，色赤为风”，这个都容易理解。色青为痛，跟前面的鼻头色青，腹中痛，青紫，瘀滞，气滞血凝，血瘀，疼痛，主寒，寒主痛。色黑为劳，面色黧黑，《金匮要略》中有女劳疸、黑疸，这个黑的问题和虚有关。色赤为风，发热，这个也容易理解。风邪，风寒之邪，在疾病的初期，高热，脸色红。色黄者便难，大便困难。色黄是脾，脾虚会腹泻，脾虚会便秘，这是一个问题的两个方面，在临床上大家注意，有的人需要是从脾胃的角度去考虑。色鲜明者有留饮，这个患者的脸色比较鲜明，有光泽的，这里可以理解为脸面有一些浮肿，跟我们前面讲过面目鲜泽，风水，也许有点发热，头面部肿了，眼部那个地方特别明显的，这个是和留饮，和水停留在体内有关。所以这个是第三条的一个描述，这个我们做一般的理解也就可以了，临床上我们也要注意把它打开，做一些分析理解。

望诊是中医临床诊断的基础，一定要和患者面对面，要去观察。然后我们往下看原文第五条，呼吸的问题。“师曰，息摇肩者，心中坚”。坚是硬的意思，息引胸中上气，上气，要喘，呼吸困难，会咳嗽。“息张口短气，肺痿唾沫”。呼吸困难，上气不接下气了，那么这样的一个情况，肺痿，我们前面讲过了，是一个虚弱性的病证，咳，咳嗽，唾沫，痰比较多，我们会用甘草干姜汤，偏于热的麦门冬汤。那么这里要注意的，“息摇肩者，心中坚”，和后面的“息张口短气，肺痿唾沫”，这两个情况，一个偏于实，一个偏于虚。心中坚，坚是硬，有形的东西停留在那里。

我们可以看一下呼吸的另外的一条描述，原文第六条。“吸而微数，其病在中焦，实也，当下之”。前面讲心中坚，这里就出治法，当下之即愈。有形的东西，停留在这个心中，上腹部有这样的一种感觉，那么应该用下法，阳明泻下的方法，把这个实邪去除掉，比如是宿食，或者我们叫痰饮这样的一些东西排出去，呼吸会改变。“虚者不治”，这一句话是针对前面这个实。这个实和虚，我们往往容易理解为实证、虚证，有的地方我们变换一下，从临床的角度，实是有形，虚是无形。虚者不治，如果从虚证的角度，那么慢性化的时间很久的这种呼吸困难，当然我们可以理解，特别年纪大的人，治疗效果差一些。

“在上焦者其吸促，在下焦者其吸远，此皆难治”。上焦下焦，上是肺，下是肾。吸促，我这里做了一些发挥，促是短，短促，那么吸是短的话，呼是长。反过来，吸远，吸是费力，吸长呼短，我们现在也许有时候会做这样的一个考虑，呼出性的困难，吸入性的困难，现代医学或者我们讲西医也会做这方面的一些思考。那么你看，在过去的临床上，在《金匮要略》的原文中，对呼吸的一个观察描述，是不是很细致？都是难治的，我们一般的讲在上是肺，那么容易治了，那么在肾的话，肾不纳气了，那么是一个慢性的，或者是老年人的疾病，那么是难治的。它这里讲的都难治，呼吸困难，你要注意的有这样的一个问题。那么最后的一句话说，“呼吸动摇振振者，不治”。这个也是一个极端的情况，在临床上我们门诊很难碰到，一般住院患者，有点像濒危或者快病死的，这个患者快不行了，整个呼吸全身都抖动起来了，临床上也有这样的一个观察，所以最后讲不治，这是对呼吸的一个观察描述。

我们还可以看一下原文第四条，有一个闻诊的举例。文字很容易懂，“病人语声寂然喜惊呼者”，这个人讲话很平稳的，怎么突然惊叫起来了？骨节间病，关节也许有问题。语声喑喑然不彻，讲话闷声闷气的，语音不太透彻，心膈间病。“语声啾啾然细而长者”，头中病。讲话不敢声音放大，压低了声音，怕振动了头部，那么也许这个头痛或者头部会有一些什么问题。这是一个闻诊，原文我们念完以后，马上产生一个问题，就是这个患者如果在临床上的话，他来看医生，他直接会告诉你是哪里不舒服，是关节？是胸膈？是头痛？或者是什么。为什么原文这么描述？肯定我们要联系一下实际。

那么这个情况在临床上或者在历史上，我们可以这样把握。作为一个医生，他有各种各样的情况都会面对，比如在古代他要出诊，他走到一般熟悉的人家里，或者不熟悉的，或者地位高的，或者地位低的，这个千变万化，你没法把握，那么有时候患者，我们现在还是这样的，患者什么也不说，给你一个手，你号号脉，你给我说说看，我哪里有问题。那么它这里指的那样的一种闻诊，也许这个医生到了患者的家里，我们以前讲的《红楼梦》里面还有什么牵线搭脉了，特别女同志年轻女性，不能给你直接面对，或者是怎么样，医生会困惑的。遇到这样的一个情况，医生特别要注意竖起耳朵，千方百计地捕捉相关的信息。我们理解它的精神，是提示我们医生在临床上要警觉，不要很刻板，我们现在从字面上这样一看的话，毫无意义了。现在临床上，患者他直接的就告诉医生，或者我们做一个检查，都能够做一些判断。它的精神，我们中医的一个临床，主要是在医生的一个观察，尽量地要把握更加多的信息。然后做一些判断，所以这个闻诊在这里，也是一个举例而已，要举一反三，其他的问题也要注意，这样的一个情况。

《金匮要略》的这一篇内容很多，我们留一部分下次再讲。这里留下几个思考题，这一篇对发病强调了什么？后世的三因说和原文中的一二三，怎么把它联系起来做一些分析？原文所讲的诊断方面的一个举例，在临床上是靠谱的还是不靠谱的？怎么去理解它？和我们今天的中医诊断学怎么联系？试试看哪些地方可以沟通一下的。

串讲 39　脏腑经络先后病

【串讲】

这节课我们接着上一次的内容继续讲。上次我介绍过有三个部分，第一个讲发病，第二个讲诊断，第三个讲治则。上一堂课我们讲了一半，诊断方面还有一些内容，我们继续看下去。

原文第七条，“师曰，寸口脉动者，因其王时而动”。这个字王，兴旺的旺，通假的。假令肝王色青，四时各随其色。四时，四季，春夏秋冬。这个色，是气色，脸色，都会有一些变化，前面讲了人和自然界的一个相通。那么我们注意观察，这方面在《黄帝内经》里面也许论述更加多一些。“肝色青，而反色白”。肝旺于春，颜色靠在这个字，青。现在是反色白，脸色反而是白的，非其时色脉。和这个季节不相吻合的这样的一个脸色、气色，或者脉象，皆当病，都应该作为临床诊断的一个参考，这样理解比较好。皆当病，是不是真的有病了？或者真的是有什么问题了，医生你应该注意这样的一个问题。那么我们看到，这个第七条的这样的一个描述呢，相对比较抽象一点的，《黄帝内经》中有关医学理论这方面的一个展开，阐述比较多一些，那么我这里不多讲，大家也许有兴趣的，参照一下相关的一些论述，我想一般我们学过中医的人不难理解的。这个四季的脉象变动，或者气色、脸色的一个变动，不可绝对化，在临床上要灵活一点，还是提示大家要注意一下这方面的问题。

然后我们看原文第九条。“师曰，病人脉浮者在前，其病在表。浮者在后，其病在里”。表和里，脉象是浮。这个浮，我们会想到表证，太阳表证，很容易理解。这个浮缓，浮紧，那么我们要用麻黄汤、桂枝汤，要发表、发汗的，这个容易理解。那么浮者在前在后，不大好懂，因为这个前后是什么意思？如果从脉象上去理解前后，那么寸口，寸、关、尺，关，关前、关后，那么是一个寸和尺的问题。寸在上，在肺，尺在下，在肾。所以这样从脉象上去联系，好像从人的一个部位可以理解。那么这个浮，如果出现在寸关尺的寸，那么和肺相关，在前的话，是一个表证。在后，在尺部出现的，也许是一个虚证，是一个里证。那么虚劳病中脉大脉浮也有一些描述的，我们可以联系的。另外从我们医生的角度，这个浮是一个形，脉形，那么有力还是没有力？浮大有力的，那么问题不大。浮而中空的，也许有什么问题，你要追根刨底继续想下去。所以原文最后的提示，“腰痛背强不能行，必短气而极也”。它是跟在其病在里后面，光看脉也许还有困惑，那么要脉症合参，再看看这个患者的整体情况怎么样？“腰痛背强不能行”，腰背痛，发硬，不能远行，如果行，他行走必短气，一动的话气接不上来了。极，这个极端的极，有时候我们通这个疲劳的疲。他呼吸困难了，极端的疲乏了，走不动了，那么这样一想的话，我们脑海中会浮现出所谓有一些患者，所谓肾虚的，高年的，年龄比较大，不能远行，动则气喘气急的，身体极度疲乏的。

虽然原文中没有出方，但我们可以想下去，发汗的方，容易理解。这个地方，如果是一个浮而无力的脉象，这个患者有身体这样的一个亏虚，我们可以去想一下，怎么应对它的具体的一个治疗？我们可以想下去，用什么方比较合适？或者和《金匮要略》的其他篇章中的一些病证联系起来，脉象在诊断上很有价值，我们现在会做很多归纳，我们容易理解的。浮是一个表证，容易忽略的它有时候也是一个里证，是一个虚证，我们在临床上要四诊合参。在诊断上有时候不是光靠脉象能够解决问题，综合性的一个判断，整体情况把握以后，做一个判断，所以这个脉诊的问题如果打开的话，议论的范围很大。《金匮要略》中这个第七、第九这样的一个描述，有它一定临床上的价值，我们要展开以后，看看其他相关的文献。

再往后看，原文第十一条，有一个预后判断。前面是通过脉象议论的，“寸脉沉大而滑，沉则为实，滑则为气，实气相搏，血气入脏即死”。血气入脏，血实、气实都是实。入脏即死，这个脏和腑相对，不是一个具体的哪一个脏的概念，脏深腑浅，病情比较危重了。那么像这样的一个情况，预后比较差。所以我们看原文，它有一个展开的，这样的一个情况叫卒厥。卒是突然，这里的厥，晕厥，倒下来，这个患者突然倒在地上。有两种可能一个入脏，一个入腑。脏和腑，脏深腑浅，所以它说，入腑即愈。那么学生要追问了，何谓也？为什么要这么说？老师解释，具体的判断是这样的，“唇口青，身冷，入脏即死”，是这样的一个情况。所谓入脏，即看到一个倒在地上的人，神志不清的人，如果口唇那么青紫了，用手一摸身体都冷了，很危险。我们现在肯定也是这样，要急救了，赶快要采取措施，有生命危险。反过来，如果身和，汗自出，和是正常，观察这个患者脸上的气色还可以，也许用手一摸，肢体身体还是温和的，汗能够微微出一点的，为入腑即愈。这个叫入腑，问题不大。

我们有时候街上也许会碰到这种情况，有时候我们在急诊，送过来的患者也许医生要有一个把握，这个是一个最直观的把握，不要血压计，不要现代检查的。我们人的一个感官感知，医生可以做一个简单的大体上判断。我想在古代也是这样，今天还是这样。当然我们现在靠谱一点，医生量血压，测测心跳，做做什么都可以的，可以有一个帮助诊断。那么像入脏肯定是要急救了，我们会想，入脏是什么情况？用什么方药？这个"脉微细，但欲寐"，或者手脚都凉了，人反应差了，血压下降，或者我们讲休克状态，或者是心衰，或者是其他的一些问题，我们会联想，比较危重，这个讲的对的，没错。那么入腑是什么情况呢？反过来想，也会倒在地上吗？可能有什么情况吗？需要怎么处理吗？从临床的角度，你去推断。我这里不展开，至少在原文中提出这样的一个问题，在临床上很基本，很基础，作为医生你必须要回答，这个患者来了要紧不要紧？所以预后判断，你把握得准不准，是医生的一个临床的基本功，我们从原文中可以体会。

我们再看下去，原文第十二条，"脉脱，入脏即死，入腑即愈"。入脏入腑，反复强调。脉脱，一个讲法，脱，脱漏了，脉一下子摸不到了。那么和前面的第十一条接在一起，我们看下来就懂。老师回答，"非为一病"，我刚才举例而已了，不是一个病，所有的病。都应该这么考虑，百病皆然。譬如，他再举一个例子，叫浸淫疮，从口起流向四肢者，可治。从四肢流来入口者，不可治。这个口，不大好理解，口是嘴巴，那么有的说这也许不是嘴巴，这个口，心口。原文中没这个表述，这个心是心下，心窝部，是一个躯干的最中心，是正中这样的一个部位，那么这样理解也可以。皮肤病，浸淫疮是什么不知道，他皮肤会有表现，疮从心口往外走，或者从外向心口走，有时候我们换一个说法，向心、离心。从外入内，由表入里，好像应该是重。由里向外，离心的，从里往外走了，那么应该是好一点。

这样的一个表述，表示了一个大体的精神，是什么病你也不知道，所以就不能够把它绝对化，我们理解一个精神，这个病比较浅，那个病比较重。我们可以有一些依据去判断它，我们现在可能有更多的依据了，医生可以做一个疾病的鉴别，这个是疾病是要紧的，那个疾病是不要紧的。然后真的是皮肤病的，也需要诊断，然后做一些判断，也许不是皮肤病，是一个外感热病过程中出现的斑啊疹啊等，都有可能。所以运用到临床上的话，就不是这么简单的，我们体会它的精神，所以最后的话，病在外者，入里者，一个可治，一个要死，大概都是这样的一个精神。所以十一、十二对预后的判断，有一个卒厥，入脏入腑，很精彩。这个皮肤病，浸淫疮，我们搞不清楚现在是什么样的一种情况，可以对应什么病。所以它是做一个补充，也是强调表里轻重缓急的问题，那么我们讲到这里的话，大概可以把这个话题收住了。诊断部分的原文，有具体的一些描述，它还是走在临床上，比较客观，有的地方比较抽象，理解一个大体的精神就可以了，充其量是一个举例。但是这个举例，对我们有启发，临床上我们看看蛮有意思的，特别对搞临床的，它不空洞，很具体。

那么这一篇最后的一个部分，是讲治疗原则的，我们看一下原文第一条。原文的文字比较长，我着重把上面的一段，第一段给大家讲得稍微慢一点。“问曰，上工治未病，何也”。上工、中工、下工，古代的一个判断，要求比较严格。那么老师回答了这个学生问的这个治未病是怎么一回事？老师说，“夫治未病者”，治未病这样的一件事，他说“见肝之病，知肝传脾，当先实脾”。到这里可以打住，也是举例。我举一个比如是肝的病证，我们要了解，肝要传脾，那么作为治疗呢，你抢先一步，你要有预见，当先实脾。实，充实。我们一般理解为用一些调补脾胃的方法怎么样？健脾的方法怎么样？那么它后面有一个补充，“四季脾王不受邪，即勿补之”。就也不绝对了，如果这个患者脾气，脾胃的运化还可以的，几乎没有问题的，那么你不要实脾，不要去健脾，也可以呀。带有这样的一个余地，提醒大家用方用药不绝对。中工不晓相传，这样的一个传变的规律，中等水平的医生，或者说水平稍微低一点的，它不了解，见肝之病，不解实脾。他从肝想不到脾，惟治肝也。

这样的一段议论，在《金匮要略》中叫治未病。这个治未病，仔细体会一下，《黄帝内经》中，不治已病治未病，这两者放在一起对照。你要了解《金匮要略》是一本治病的书，所以这个治未病，这个未病和《黄帝内经》讲的有距离了，不是我们讲的预防保健的问题。它是治什么呢？就已经有病了，肝有病了，他要了解它的传变方向，要治疗，要调治未病的脏腑，这个要求比较高。这个规律，你有时候把握不到，那么这个规律怎么把握呢？肝脾这里举例，还是靠在五行生克乘侮这样的一个转圈一个循环的认识上面，对应了五行。对应五行呢有问题了，有的医生，有的学者他要提出问题的说，《伤寒论》、《金匮要略》东西好像不讲五行的，或者原文中，病证中，几乎没有五行的痕迹，那么这样的认识，不能说完全没有道理，有道理的。张仲景的书是讲治疗的，它和《黄帝内经》，它和有一些医论，所谓医经理论，有一定的距离。它不是说理的，我前面提到过，像这样的这一个篇章，也许有人后来添加进来的，也有可能。所以在这一篇中，我们看看医经的内容，理论方面的一个阐述会比较多，这一篇几乎没有方药的，很少提到。它就是说理的，那么说理呢，是不是张仲景的东西，都要打一个问号，那么不要紧，我们重在理解。

这里讲的肝病传脾，当先实脾，肝病治脾，在临床上倒是很有价值。这个肝病不一定是我们现在解剖上的肝病，我们平时会说肝气郁结，这个人会不高兴，抑郁，或者发怒，肝火等。这个肝病，情绪上的问题，毫无疑问，我们都有经验的，情绪不稳定，焦虑，抑郁，不高兴甚至于发怒，影响到消化系统，脾胃的升降，吃不下饭，肚子胀，吃下去难受，毫无疑问的，肯定是这样，厉害的吃下去吐了，厉害的吃下去要拉肚子，这时候会出现这样的问题。所以肝病要考虑到脾，我们习惯上讲的肝气犯胃等，这样的一个表述。中医是这么认识，这么表述，临床上也是这么表现。我们一直要往下想，用什么方法去调整它？用什么药物？一个比如肝，肝气郁结要疏肝，那么疏肝是一个前提。脾运化不行了，那么要健脾。疏肝健脾，这样一讲，我们都会想到后世的逍遥散。

《金匮要略》中肝脾并调的，我前面反复提到我在临床上也是经常用到的，当归芍药散。当归芍药散是一张调和肝脾的基础方，它的原形六味药，一半是肝，一半是血，一半是脾，一半是湿。肝气郁结的人，情绪不稳定的人，食欲不好的人，要用行气药，适当地用一些健脾的开胃的药，对他会有一定的帮助。如果焦虑得太厉害，我们讲的肝，肝火，适当的要用苦寒药，那么后来有丹栀逍遥散。我们这样一路想下来的话，想到临床上具体的应对，就会觉得原文很有道理。中间的这一段，我不解释，我们留在课后大家可以去揣摩，大家去想想看。这样的一个讲法，肝的病要补用酸，助用焦苦，益用甘味之药调之。然后它按照五行的这样的一个规律，做一些解释，最后的话，肝虚则用此法，实则不在用之。最后讲明，肝之病有虚，虚你要补用酸，助用焦苦，益用甘味之药。实，另外一回事。那么根据这个肝虚肝实这样一发挥呢，前面讲的肝病传脾，我们一般的看法，这个肝病偏实，肝实要影响到脾胃，侮脾犯胃。肝虚也许主要在肝，那么要和血养血，柔肝健脾等。用的方法不一样，这样想也对。那么要去考虑我前面讲的比如丹栀逍遥、当归芍药散，那么这个地方肝虚，用什么方？我们课后可以做一些联系。

原文最后的一个总结，“经曰：虚虚实实，补不足，损有余。是其义也”，就是这个意思。余脏准此，我这里只是举例，要举一反三，其他的问题都可以按照这样的基准反推。那么文字上是这样的，虚虚实实，虚证用了虚，这个虚是攻逐的意思，要让它再虚了。实证用了充实的方法，补的方法，那么实证更实了。好像文字上，前面我们看其他的有一些文献，经曰后加个勿，不要的意思，勿虚虚，勿实实。不要虚虚，不要实实。它后面讲得直截了当了，补不足，虚证要补，实证要泻，虚实补泄的问题。肝实要泻吗？脾虚要补吗？肝虚要补吗？这个补泻不要搞反了，这样的一个意思，是其义也。这是一个临床上的基本的立场、原则，不要搞反。所以这个第一条呢，我们重点的理解是原文提出的一个肝病传脾的这样的一个精神，然后，肝虚肝实的一个治法。

关于治未病我们可以做一些拓展。这个现实中的治未病，可能不是《金匮要略》中的治未病。我们很多中医医院都有治未病中心，指导患者日常生活的保健了，健康检查等，这个和《金匮要略》原文专门讲治疗的有一些不一样。稍微发挥一点，我们知道了疾病传变，后来我们有医家提出，特别在传染病中叫极端疗法，我知道了它的一个过程，知道了它的一个规律，比如按照一般的顺序，我也先要汗，然后要用清法，按照六经的传变，或者卫气营血，今天我们有这个能力，有这个把握，能够把握住了，那么稍微早一点运用在后面才能用的方法，比如我后面要用清热解毒药了。今天知道它是一个感染，早一点用清热解毒药行不行？也行的。那么这样一提的话，不是乱套了吗？中医的辨证论治的规律不管用了吗？不是这样的。我是这样理解，我们今天的认识也许更加深入，在临床上我们不一定拘泥于过去讲的这个规律，我们可以稍微变化一点。临床上是什么呢？按照一般是这样，但是这个患者体质还可以，病情还可以，他的反应抵抗能力还可以，我可以少用表药，可以过早的用一些清热解毒药，这个患者只要能够耐受，那么有什么不可以呢？不一定要拘泥于比先用发汗的方法，先用麻黄汤，后用白虎汤。临床上的事情千变万化，我们医生一定要有一个把握，要有变化。

我们再看一下原文第十四条，表里同病，要分一个缓急轻重。病有急当救里救表者，这个救，作为治疗来看，为什么是这样的？老师说病，医下之，这个病也许是一个叫表证，用了下法，下利清谷，伤了里，里面的阳气。身体疼痛，急当救里。身痛，表证。这个里证表证同时存在，要先注意它的里。后身体疼痛，清便自调，排便没问题了，腹泻的问题没了，急当救表。你再用治疗表证的药。那么如果我们前面《伤寒论》也有的这样的条文，救里用四逆汤，救表用桂枝汤。表里同病，是一个话题。按照一般的做法，先表后里，这里反过来，先里后表。我们体会一个精神，下法伤了里面的阳气，得下利清谷不止，比表证更重要，所以你要把这个患者的整个身体的情况拉住，不能再往下走，所以里放在前面来考虑。如果没有这个情况，一般按照顺序，先用汗法，再考虑第二步的。它都有前提的，我们要想明白，当然这在临床上，我表里同治可以吗？比如像腹满里面也会提到这个问题的，我用厚朴七物汤，既有太阳又有阳明的，后来这方面又开出一条思路来。所以临床上不是那么绝对的，轻重缓急，医师要做一个把握。

我们再往下看，新病痼疾，原文第十五条讲，“病痼疾，加以卒病”。痼疾，老毛病。卒病，突然发生的新的问题。当先治其卒病，新发生的问题，也许解决起来比较方便，不解决的话，也许会加重痼疾。那么它有一个先后的顺序，那么新病放在前，痼疾放在后，这个也只能从理论上原则上做一般的理解，也不是那么绝对的。我们平时讲的标本治则，急则治其标，缓则治其本，那么临床上还有标本兼治。如果他有老毛病，临床上也见到相应的有一些表现，也要照顾的，然后新病如果是个发热，是个外感，那么适当的要用一些药也对的，或者单纯的先治新病，或者暂时把他的这个痼疾放一放，临床上的一个变化，我们要权衡，讲的是一个标本问题，也是容易理解。

原文第十六条，讲治病要审视五脏的喜恶。“师曰，五脏病各有得者愈”。五脏病是一个抽象概念，心肝脾肺肾什么病？心病、肝病、肾病，这个原文讲的五脏病，我们不了解具体是什么病，心肝脾肺肾相对抽象。这个各有所得，各有得恶，这个所得、所恶，我们要扩展开来看，比如日常的生活起居、饮食是个问题，那么其他的，比如衣服，卧床的卧具啊，或者其他方面，都有一些调整。所以他说“各随其所不喜者为病”，这个为病，也许对他的病情不利，会加重他的病情。那么这样一想的话，应该是延伸到我们患者的一个护理问题，我们现在临床上，比如特别中医医院护理，大概也是这个意思。我们在门诊上，患者直截了当会问你医生，我还要注意什么？什么能吃？什么不能吃？生活中应该考虑或者注意哪一些问题比较好啊？患者会和你沟通，也许有些疾病无关紧要，没有什么特别的注意，也许有一些病证，疾病很要紧的，你要提醒他什么不能吃的。从这方面展开的话，我想这个临床上的内容很多，这个我看中医方面养生，或者疾病的一个调理方面，日常生活的起居方面，饮食方面，会做很多扩展，和现代的一些疾病相关联，这方面我在这里没法展开，我们感兴趣，我想我们作为一个医生特别是中医，一定会很关心，同时要有一些知识的，或者常识的储备，和患者去做沟通。那么这个原文后面讲的，“病者素不应食，而反暴思之，必发热也”。这是一个极端的情况，这个患者得了病以后，食欲总是不好的，现在突然的，暴，突然。想，思这个字，有的是换成一个食物的食，是让他吃。家属拼命地说，哎呀，要吃这个吃那个，这个好，劝患者要吃，或者让他拼命吃。必发热，也许不是发热，其他的症状出现了，加重病情。那么如果是外感病的话，或许在康复阶段，没有把握好，食欲不太好的时候，拼命地吃了这样那样的东西，又出现发热，反复了，也有可能。也许是一个病危的阶段，突然出现了食欲的一个旺盛，我们有时候会说像回光返照，家属不可太乐观，这个是一个不好的兆头，你要特别当心。所以在临床上护理上遇到这样的一些问题，医师要有所把握。

我们再看本篇的最后，原文第十七条。“夫诸病在脏，欲攻之，当随其所得而攻之”。诸病在脏，脏在里，欲攻之，攻，好像字面上是一个攻下，我们作为治疗来理解。如果要治疗他的话，当随其所得，原文说如渴者与猪苓汤，口渴的患者，消渴，前面有，可能五苓也有渴。这个地方讲的渴，猪苓汤。猪苓汤的渴相对复杂，一个是热，一个是饮，在病机上，我们会说饮热互结，一个要清热，一个要利水化饮的，猪苓汤和五苓散，我们注意不一样，猪苓汤相对复杂一点，那么渴是热的话，对了，我清热。所得，这个我们可以理解为所合，合是重叠，结合，纠缠在一起了，相对复杂一点了，不是一个单纯热，我用白虎清热就可以的。它还有饮的问题，那么比这个清热更重要的，要把这个饮给祛除掉，利尿，利水，饮去除掉了，热容易解决所得，大概是这样理解，它针对的是一个相对复合性的复杂情况。由此展开，比如热和宿食停在一起，那么你要用吐下的方法，如果热和燥屎结合在一起呢，你要用承气的方法攻下，燥屎没了，排出去了，那么热也容易解决了。比如热和瘀结合在一起，是不是要用攻逐的方法？也要下，去它的瘀，热也容易解除。所以这方面，如果我们展开的话，看这个《伤寒论》中，经方中，这方面的一些例子应该很多，它是针对的一个相对复杂的情况，在临床上给我们一个思路，治疗用药选方你要注意这个问题，那么在临床上，比如我刚才举到像承气、抵当等，像桃核承气等，都可以的，这个思路我们在这个地方要打开，要举一反三。

这一篇的内容，大体上到这里原文都讲完了。一个在发病的方面，正虚邪中、阴阳失调的问题是一个重点，特别在正虚邪中方面强调得比较多。在诊断上充其量只是举例，有的举得比较典型，思路独到，我们要理解它的精神。在治则上治未病是一个重点，要把握好。最后留几个思考题，这个治未病，需要回去做一些展开，或者举一反三，在临床上还有哪一些规律性的东西？不光是肝病传脾，还有表里同病、新病痼疾，这个治疗对我们现在临床有什么意义？为什么？最后，治疗当随其所得这一句话，你把它展开想想看如何？

串讲40　插入话题4：经方中的证治规律及诊疗体系是临床各科治疗的基础

【提纲】

1．辨证取效的基本原理

《伤寒质难》中祝味菊先生对六经所作的五段论说，要点如下：

疾病之来，引起体工之反应，不出五种阶段。于义云何？太阳之为病，正气因受邪激而开始合度之抵抗也；阳明之为病，元气贲张，机能旺盛，而抵抗太过也；少阳之为病，抗能时断时续，机能屡进屡退，抵抗之力，未能长相继也；太阴少阴之为病，正气懦怯，全体或局部之抵抗不足也；厥阴之为病，正邪相搏，存亡危急之秋，体工最后之反抗也。一切时感，其体工抵抗之情形，不出此五段范围，此吾三十年来独有之心得也。

伤寒五段者，人为之假定也，制亢扶怯使其合符自然疗能，要言不繁，如是而已。夫疾病之变迁，随自然而发展，消除病原，即可制止病变，把握自然，亦可变更病程。是故良工治病，不能去邪，即当安人，治病若无特效之药，即当维护自然疗能，吾人区分伤寒为五段，欲以明抗力之消长也，利用寒热温凉之药，以调整体力之盛衰，选取辛苦酸甘咸，各种具有特别作用之药物，以解除纷纭之证候，缓和非要之痛苦，开合升降，诱导上下，使其长为适度之抵抗，减少损害，缩短过程，使其早至于康复，此祝氏伤寒心法也。

夫五段为抗力消长之符号，抗力之消长，阳气实主持之，阳气者，抗力之枢纽也，气实则实，气虚则虚，伤寒为战斗行动，故首当重阳，善理阳气，则五段疗法思过半矣。是以太阳伤寒，重在和阳，少阳有障，重在通阳，阳明太过，重在抑阳，少阴不足，重在扶阳，厥阴逆转，重在潜阳，五段疗法，不外扶抑阳气四性之药，无非调整阳用。

中医言机体反应表现有八纲，言邪正相争之势则有五段。祝氏提出：原因疗法，推陈出新，往往昨是而今非，反观人体应付反射之机能，则百年如一日也。故曰病原疗法，仅能适用于狭义之病原，而本体疗法，则应用无穷，历万古而不变者也。吾人既未能直接去其病原，当扶持体力，协调其自然疗能，此一贯之道，凡病皆然，不独伤寒而已也。

祝氏认为："病原多端，本体唯一，认病识证，以探取病原为贵，故分析不嫌其繁，治病处方，须兼顾本体为是，故归纳在于简要。夫分析与归纳，诊断之二大法门也，非分析不知病原之所在，非归纳无以集诊断之大成。”

2. 寒温统一与内外统一

万友生《寒温统一论》，以八纲分证，以六经、三焦、卫气营血分目，纲举目张，力主以八纲统寒温，具体归纳如下：

（1）表寒虚实证治

1）太阳表寒实证治：麻黄汤、大青龙汤、小青龙汤、射干麻黄汤、麻黄加术汤、人参败毒散、参苏饮、香苏散、柴葛解肌汤、九味羌活汤、川芎茶调散、葱豉汤、玉屏风散。

2）太阳表寒虚证治：桂枝汤、麻桂各半汤、桂二麻一汤、桂二越一汤、桂枝加桂汤、三附子汤、黄芪桂枝五物汤。

（2）表热虚实证治

1）卫分表热实证治：银翘散、桑菊饮、桑杏汤；

2）卫分表热虚实证治：加减葳蕤汤、七味葱白饮。

（3）半表半里寒热虚实证治

1）少阳证治：小柴胡汤、青蒿鳖甲汤、达原饮、蒿芩清胆汤；

2）少阳兼太阳证治：柴胡桂枝汤；

3）少阳兼阳明证治：大柴胡汤、柴胡陷胸汤；

4）少阳兼三阴证治：露姜饮、厚朴草果汤、扶阳汤。

（4）里热虚实证治

1）里热实证治：

温热证治：

A. 气分温热证治：白虎汤、承气汤、宣白汤、导赤汤、牛黄承气汤；

B. 营分温热证治：清营汤；

C. 血分温热证治：安宫牛黄丸、紫雪丹、至宝丹、化斑汤、犀角地黄汤。

湿热证治：

A. 上焦湿热证治：三仁汤、藿朴夏苓汤、栀子豉汤类；

B. 中焦湿热证治：五加减正气散、连朴饮、甘露消毒丹、陷胸汤、泻心汤、茵陈蒿汤；

C. 下焦湿热证治：五苓散、猪苓汤、白头翁汤、加减苓芍汤。

2）里热虚证治：

A. 上焦虚热证治：生脉散、沙参麦冬汤、清燥救肺汤；

B. 中焦虚热证治：益胃汤、增液汤、新加黄龙汤、护胃承气汤；

C. 下焦虚热证治：加减复脉汤、大小定风珠、黄连阿胶汤、青蒿鳖甲汤。

（5）里寒虚实证治

1）里寒实证治：

A. 上焦寒实证治：三物白散、桔梗汤、瓜蒂散；

B. 中焦寒实证治：大黄附子汤、三物备急丸；

C. 下焦寒实证治：椒桂汤、天台乌药散。

2）里寒虚证治：

A. 太阴虚寒证治：理中丸；

B. 少阴虚寒证治：四逆汤等；

C. 厥阴虚寒证治：乌梅丸。

俞根初：以六经钤百病为确定之总诀；以三焦赅疫症为变通之捷诀。

六经与八纲并无二致。但是，六经病证是传统认识，八纲辨证是现代表述。八纲比较直露、僵硬、模式，而六经比较含蓄、灵动而富有变化。不要舍弃六经病证，就像必须沿用经络的名称一样。对于六经我们必须达成共识，求同存异。六经体现中医的历史积淀。作为证治框架、基本规律，还是要回到六经的三三六九法，辨证论治的基础不可动摇，六经在这方面有无限的包容。

3. 还应注重治病与对症

病证症与法方药的接点，一般而言：病可以与方（通治方或专用方）、药（特效药）直接关联，但是无法对应某一治法（可以说个大概）；证可以与法（一证必有一法）、方（方证相对）对应，但不可能对应于药（也有药证的提法）；症可以与药物（药物归类有相当一部分是这么做的）对应，但是较难对应到法（可以作主要归属）与方（可以作为主药）。

疾病、症状与治法方药的对应应该是多元的，所以当辨证与治法方药的对应明确以后，还要走一步针对病或症的思考和选择。症、证、病，是面对临床必然会遇到的问题，也是医生必须要考虑的问题。辨症、辨证、辨病，也是临证必须具备的功夫。辨证以调整状态；消除病因以治病；对症以缓解症状。

伤寒、金匮、温病在这方面构筑了中医临床的基础。用最为简单的线条来勾勒，主要就是辨证，病证，方证，症状鉴别和治法方药这些基本要素，也就是由症状鉴别开始的辨证、辨病，以方证为落点，理法如形影相随，首尾相贯。

关于病、证、症是否可以作如下归纳表述：

（1）病呈线状，疾病是个过程，其主轴自始至终表现出该疾病的规律与特点，反映出该疾病的根本矛盾（病因、病理）。疾病的时相性变化可以用若干阶段区分。

（2）证呈片状，证有相对稳定者，也有变化迅速者证候是疾病阶段性变化的概括，也就是对眼前所见疾病症状表现的概括。证候含有病因、病位、病性和病势的因素在内。证候反映出疾病该阶段病理变化的特征。

（3）症呈点状（有主次，有特殊），是认病识证的基本要素。辨病辨证的第一步就是对症状的收集和分析。症状是认识病和证的线索和依据。症状在诊断上有主次不同，有的症状具特殊意义，对症状必须全面把握。

《伤寒论现代解读》:"尽管张仲景没有给病、证、症下定义,但他把病、证、症区分开来,并以它们之间存在的关系建立起病证结合的理论体系,在疾病分类学的历史上是一次突破,这种分类方法与达尔文进化论、动物分类法、门捷列夫元素周期分类法、人类社会历史进化分类法具有同样的思路与光辉。《伤寒论》六经分病,六经传变,病与证之间的关系完全符合上述分类方法的共同点,而近代西医对于疾病的分类方法没有反映出疾病由简单到复杂、由轻到重、由表及里的发生发展的动态变化过程,按照病原体分类、按照人体解剖学分类这种传统的分类方法,还没有进化到综合的系统分类方法。"

【串讲】

《金匮要略》的内容到这里全部讲完了,大家注意,我前面的几个部分最后都有一个插话。最后的一块妇人病,还有一个总论,脏腑经络先后病,作为最后一块也讲完了。那么,我在这里也有一个插话,作为整个《金匮要略》的串讲,全部的内容都讲完以后,我们从临床的角度,从历史的角度,我们还会想到一些什么?所以我这个是插话的最后,它的一个标题,大家注意,经方中的证治规律和诊疗体系是临床各科治疗的基础。

我们做医生的,都有一个自己的岗位,比如我是内科的,我是外科的,我针灸科的,我是妇科的,临床各科现在分得很具体,内科中又会分专科,有的搞心脏,有的搞脾胃,或者是肝、肾等,那么我们现在读经典,注重经方了,它和我们临床各科的一个关系怎么样?所以整个《金匮要略》的内容讲完以后,我想大体上我们会思考的,有经方、伤寒、金匮,我们讲的辨证论治的基础,这个辨证论治是靠什么来取得效果?它的一个原理如何?作为用方,我们都知道小柴胡汤这么用,麻黄汤应该有这样的一些临床的适应证等,这个我们都了解了。我们要进一步思考整个原理,它取效的一个基础。然后我们进一步思考伤寒、温病的统一,外感和内伤的统一,它要一致,一元化,怎么看?这个统一,也许和辨证论治有关。如果离开了辨证论治,我们会做一些什么理解、联想?另外,除了辨证论治之外,我们还有什么可以思考和理解的。所以我的这个插话,大概分成三个小话题:第一个,辨证取效的基本原理是什么;第二个,寒温统一和内外统一如何考虑;第三个,治病和对症的问题临床上应该怎么把握。

第一个辨证取效的基本原理。我只讲一点,请大家举一反三。祝味菊先生,民国时期在上海很活跃,对《伤寒论》、《金匮要略》很有研究,他也有一定的现代医学的基础,当时就写了这本《伤寒质难》,我觉得它里面回答了这个问题,辨证取效是怎么回事。他对六经病证是怎么理解的?他从现代的临床的角度是怎么把握的?我曾经有过文章探讨过。祝味菊先生对六经的一个理解,他有一个五段说,你六经是六,我分成五,那么他这个五,把太阴和少阴合在一起,我有的地方简化一点,两个合一，那么是五。用他的话来讲，这个疾病，人生病了必然会引起体工之反应，体工这个词汇，我们现在不会用，这个理解为机体的一个功能。我们的一个机体会有反应的，这个反应不出五种阶段，超不出这样的范围。那么这个是什么意思呢？他自己有一个解释，太阳、阳明，然后少阳，然后太阴少阴，然后厥阴，这个都和机体的反应联系在一起考虑。他这里讲的叫一切时感，所有的外感热病，机体的一个抗邪，这样的一个情况，不会超出这样的一个范围。这个伤寒的五段，祝味菊，也是人为的假定。其实六经也好，五段也好，都是人从具体的一个临床的过程中已经抽象出来，已经把它提取出来，作为一个规律。这样的一个做法，可以帮助我们来把握住机体的自然状态。人本身要抗病，有这样的一个自然痊愈功能，所以我最前面会提到经方的一句话：有病不治，常得中医。大概也是这样，有时候靠身体的一个自然的疗能抵抗也能够走过来，有时候不能，那么需要我们的医药帮助调整一下。这个五段我们要理解，从这个人体机体的反应来着手的。那么我们要选取药物，有一些比较关键的时刻帮助它，有升降有出入，然后再帮助它缩短这个过程，比如原来靠它自己的一个疗能，要走两个星期，我们用了药以后，缩短了，一个星期就好了。

我觉得祝味菊先生这样的一个认识，是最基本的。他是从人的这个角度来考虑的，人在疾病中，他的一个阴阳，或者邪正的一个消长，这样的一个过程，会出现一些问题，那么我们在这个过程中，比如太阳阶段怎么对付？阳明、少阳应该用什么方法？用什么药物？然后太阴少阴，然后厥阴。这样的一个规律性的东西，把它写下来，我在前面提到过，在热病过程中出现，六经。我把六经和祝味菊不一样的地方，我画一个表格，我们从它一个证治的一个框架，我不说五段，我还是六经。然后我们来看看基本的一个思路，它最基础的东西在哪里？无非是一个调整。他这里强调阳，阳用，为什么强调阳？肯定有前提，我们这个可以做进一步的思考。所以六经也好，五段也好，都是人的大脑的一个加工，是从临床现实中来的，是一个总结，相对比较抽象了。

那么是什么道理，非要把这样的一种调整的方法作为基础呢？中医是一个肉眼的观察，我们能够看到的，临床能够观察的是患者的一个身体的情况，高热或者休克，或者胃肠道问题，或者呼吸道问题，或者有斑疹，或者有出血，然后我们下判断，然后我们找治法。我们阶段性地可以做一些总结，所以这个呢，就是对人体的一种调整的方法，讲得简单一点，就是我们所谓的辨证论治。那么从我们现在医学的一个角度去考虑，临床上的事情不是那么简单，你调整人体的状态是一个方法。而后来西方医学进入，我们认识就更加深入、更加到位了，有了解剖、生理、病理，病原方面有了显微镜，然后我们可以有针对性的研究，针对病原病因的这样的一个治疗。所以从现在的一个角度，我们去考虑的话，病原，还是祝味菊的这个原话讲得好，他说病原多端，比如病原有病毒、有细菌，有其他的一些什么。本体唯一，人的身体只有一个，这个里面有共同点的，认病识证，以探取病原为贵，我们现在研究，要考虑到它的病原，要找到它的根源，这个是现代医学分析的方法，不嫌其繁。治病处方须兼顾本体为是，我们在治疗上，也可以用直接对抗的方法，但是就中医的治病处方，主要考虑到本体，人的机体。所以要归纳，归纳在于简要，如果搞得很繁琐，就不容易摸到门径。所以六经或者五段，都是提供了这样的一个简要的方法。祝先生没有完全排斥西医，不分析的话，不知病原之所在，不归纳的话，不能够叫汇集诊断的大成。所以在临床上无论现代医学和中医，自然而然，有时候就走在一起。我们做中医的也要具备一些现代知识，也要会做疾病诊断，就是这样的一个意思。但是中医的立场，为什么在六经？为什么是在辨证？是我们应该想明白的。尽管你对病原的认识以及对病原的对抗方法都有长进了，但是人的状态的调整从来不会过时，这就是关键所在。

下面我们再看第二个问题，寒温统一和内外统一。江西万友生的《寒温统一论》这本书，对我的触动很大，以前翻，现在有时候还是翻一下，老一辈中医他们在想什么？他们在做什么？我们今天的中医都要思考，都要继承。他们没有做完的事情，我们能接下去做吗？或许他们没有认识完整的问题，我们是不是也可以继续推进一步？这个都是我们应该去思考的。那么我这里提一下万老，是寒温统一，从八纲的角度，六经、卫气营血、三焦，这样的一个外感病的辨证，也许觉得怎么寒温对立，寒温并列，好像不太自然啊。那么我们是不是有一元化的东西。从伤寒角度统一，从温病角度统一，也许当时都有一些问题，也许现在还是那样，因为我们有专业的领域。但是我想，做为一个学术，我们去理解，我们去探讨，有时候可能从现实中要做一些摆脱，现实中的东西不一定都合理，有的还是要逐渐地去改变它，然后使我们整个中医的一个认识体系，更加方便，更加简便，更加实用。

那么我这里很简单地把万老的思想进行一个归纳，从八纲，寒温怎么统一起来。大家知道表寒有虚实，我们注意一下有经方，张仲景的方，也有后世的方，温病的方，都不矛盾，都可以走到一起来，太阳表寒，有虚有实，经方为主，那么适当地时方可以做一些补充，那么走到表热，我们看一下，好像时方的内容就多一点了，在半表半里，还是少阳，柴胡汤为主，那么适当地后世的方也可以加一点进来，里热、阳明、气分、营分、血分，温病的内容都可以放到这一块来了。湿热的内容走三焦，三焦辨证，都是后世的一些方子，但是也有经方的痕迹或者影子，有一些基础方也在这里，所以里热的虚证，这个呢从温病的方面补充更加多一些，偏于寒证的，经方，后来的方，这个里寒的虚证，我们看经方的理中、四逆、乌梅，这个框架也很简便，我们看到了万老的一个努力，寒温不要对立，寒温原来是一回事。

那么作为一个学术探讨，我前面也提到过，八纲毫无疑问是对的，是一个基础。那么我们层次高一点，我们拔高一点，从历史的传统的眼光来看，我们现在提经方，经方是一个基础，是一个发端，我们现在提伤寒、金匮，温病在后面。那么我自己个人的体会，六经的一个提法，六经的一个框架，没有问题的。我们在学术上大家能不能达成一个共识，能不能接受，能不能理解，我想也许需要一个过程，我们在这方面继续可以探讨、交流、磋商，最后是不是用什么方法，我想我个人也许坚持六经，如果大家说八纲很好，那我也没有意见的，反正我们要有一个简便的东西，所以这个是万老的经验。那么最后我看这个，我这里要提一下这个三三六九，这个重复了，我在前面已经提到过，这个我们从中间开始的话，太阴、少阳、阳明，我下面都是一些具体的方，从中间可以走到上面，因为中间走到上面，走到下面，中间可以走到两旁，两旁还有一个上下，所以我这里只是作一个举例了，治法由繁归简，很简单，一个温热药，一个寒凉药，一个寒温并用，用得轻，用得重，上下你可以自如的，自己调整，在疾病的初期，我用得轻一点，到了后期，我用得重一点，六经的一个自如，我这里提的，我们可以考虑一下的。

另外要补充一下，是清代俞根初讲的。六经和卫气营血三焦的关系，怎么理解？怎么把握？这句话到位了，大家要体会一下，他说："以六经钤百病为确定之总诀"，总的纲领，这个是一个基本的，六经乃百病之六经，柯琴《伤寒来苏集》，讲得也很到位。那么三焦是什么呢？它下面展开，叫"以三焦赅疫症为变通之捷诀"。疫，我们印象深刻的，这个疫，疫病，传染病，那么一般是指比较厉害的，实际上伤寒也是个传染病，它这里是讲疫病，疫证，后来讲的温病，我们这样理解也可以。变通之捷诀，捷，捷径，六经这个整体布局，毫无疑问是一个基础，不能动，但是我现在遇到了特殊情况，这个病很特殊，来势很凶猛，我马上出手什么？不能够按照常规的顺序出牌，我还是第一步走麻桂？第二步我走白虎？实际上六经的病证、辨证本来也不是这么呆板的。它出来就阳明，那不是要用白虎吗？所以碰到了特殊情况，有点像我们现在讲特事特办，这个特殊，那么要怎么办？我出手就是寒凉药了，所以我们温病的走法，一开始寒凉药，银翘。伤寒、金匮也有的，六经中，我前面举过，越婢汤也是偏于寒凉的，吴鞠通把白虎拉上来，辛凉重剂，也是这样的一个意思。然后高热的患者要注意，这种情况是一个变通的。

这样一理解的话，六经和卫气营血和三焦，原来是一回事，就是卫气营血、三焦，它是把六经中的某一些部分，走得更加细化一点，填充补充得更加多一些，因为《伤寒论》中的方和药也许不够，是不存在对立，如果温病中，急性的传染病，遇到了手脚冰凉，休克了，还不是要姜附剂？当然也许有一些变化，不像《伤寒论》中那么单纯、那么纯粹地用。它也会碰到寒证，虚寒、寒湿的问题，那么温病它除了《温热论》叶天士的，还要有一个薛生白的《湿热病篇》，也是搞一下平衡，光讲热不行，还有湿，湿在哪里？湿是太阴，湿热是太阴和阳明的一个协调，所以我这里不多展开了，我们可以细细地去体会。

万老最后的一个心愿，要把内外统一起来，我这个地方的几句话，是万老的《寒温统一论》最后的一段文字，外感热病，内伤热病，怎么把张仲景的外感内伤的这样的一个学术思想发扬起来？那么《金匮要略》讲的是杂病，是内伤，《伤寒论》讲的是外感，温病也是讲外感，外和内真的能够分得那么清楚吗？这是一个问题。在外感中也有内伤，内伤的人也有外感，不限于一个发热的问题，所以我们怎么协调好，或者有一个怎样的把握，怎样正确地来认识这样的一个问题？

最后第三个问题，临床上的治病和对症。或者我们讲《伤寒杂病论》奠定了中医的辨证论治的这样的一个临床基础，是对的。那么问题又来了，我们现在对疾病有了更加精确，或者细化的一个认识把握，临床上从疾病的角度我们对症状会做鉴别诊断，如果没有从疾病角度的一个把握，我们在临床上，比如中医的一个治疗，毫无疑问，一个症状，肯定要辨证论治，没有一个专门的方，不会说一张方可以把所有的呕吐治好，这是不可能的。所以它的鉴别会有一个步骤，我们会有一些套路，其他的症状都是这样。中医作为一个病证，作为一个病名，也可以理解，因为是在古代，因为还是要走辨证论治。那么问题是在我们今天有了疾病的一个把握以后，调整状态（我们前面举祝味菊的六经的五段的整调整人体状态）也许有效，也许无效。你从病因的方面有什么把握吗？中医在这方面是不是有所作为，我们怎么来在临床上做一些努力呢？古代应该是有的，今天我想也是有的。所以作为一个中医的一个治疗来看，辨证有基本方，这个基本方你延伸下去，就像我们前面提到过有类方，有加减，这个就是辨证，所以毫无疑问六经就是基础。

那么治病是不是有通用方，我们专科，或者我们临床的分科，一个病，比如子宫肌瘤，或者结石以及肿瘤方面也有，我们可以理解，专科有些地方，每个老师，那么长的一个临床经验，二三十年、四五十年，他在应对的过程中积累下来的，对疾病自己的经验。这种方，我们现在会作为流派也好，作为什么也好，去总结，去归纳，这方面的一个内容，我想我们作为临床，可以理解，是要去注意的。那么从金匮的角度，金匮讲病证，病是不是有偏重，有专方没有？有的有，有的没有。没有的大家要去注意，古代没有做到，那么今天能不能做到？这个病的问题我们现在讲，辨病和辨证相结合了什么？有的是把这个病是放在现代医学的角度上，这个完全都可以理解，那么我们从治疗的角度要思考的，除了辨证之外，这个病的问题也必须面对。

第三个对症，一个症状我辨证了，我也辨病了，我努力了。那么也许还不到位，这个患者有病痛，这个是他的一个主诉，主要问题，比如什么地方疼痛了，或者是其他什么。这样的一个具体症状，医生要缓解它，有没有更好的针对性的药物上的一个选择？这是一个具体问题。我想如果我们跟随的老师年岁或者年数比较长，多多少少这方面都会有一些经验，我们交流，我们作为知识储备，这个用了不好，其他一些药用用看，治法没问题，辨证论治没问题，有时候是药物的选择上，或许没有把握到位。有的意识到，有的没有意识到，我们甚至要参照一些现代的药理研究来理解古代的一些遣方用药都可以，所以有兴趣的，推荐一位叫甄橙（可能是搞医史的吧）的《病和证的对峙》，从历史的角度、从医史的角度，给大家一些启发，我看过这本书，觉得对我们也有帮助，尤其是搞临床的。

这个病证方面我们要做一些把握的，换一句话来说，辨证是调整状态为主的，治病是消除病因为主的，对症的一个处理，是以缓解症状为主的，可以这样认识病、症、证。中医讲辨证，这个是基础，在这个立场上要把它展开，在病因的上也要考虑，在症状的上面也要考虑，那么一个疾病，一个症状，是从药物治疗的角度出发，治法和辨证直接相关，是一个治法问题，然后是方和药的一个调整问题。《金匮要略》杂病的证治是在伤寒六经的这个基础上做补充，做展开，在症状的缓解上做努力，在病证的一个治疗上做努力。古代它有一定的局限，今天我们有了一定的扩展，所以今天我们的临床还是很复杂，有很多知识我们要贯通起来，那么我想大体上，这个叫病症证，治法方药，这个是我们临床医生每天都在考虑的，也是《伤寒论》、《金匮要略》留给我们的一个基本的东西，证治的框架，诊疗的体系，框架偏重要在辨证。所以最后还是回到我最初讲的经方，我们看一下，它的一个目的，通过方药，是什么通闭解结，反之于平。我们用药之所以有效，是有病不治，常得中医。人的自然状态，你要适应它，因势利导，帮患者渡过难关。

然后我们再看两千年前提到的，医经、经方、神仙、房中四者，即我们现在社会中的，临床治病的，医学理论研究的，日常生活保健的，古今，从古代到今天，没有太大的变化。中医的一个优势，中医的一个传统，是临床的一个本原，不同于现代医学。我们有人文的关怀，我们有语言的运用，我这里举的“语言、药物、手术刀”，医生要把语言放在第一步，所以患者喜欢中医，因为中医会更加注意和他们沟通，我们临床上这个要非常明确，西医要向中医看，那么不能够光看检查值，要和患者做一些沟通，让患者在心理上得到安慰，心里比较踏实，病就更容易好。这个是国外的医生说的，我们也很熟，美国的一位医生说“有时去治愈，经常去帮助，总是去安慰。”医生应该和能够做的事情，不过就是这样的。

最后我想讲几句感想，我把《金匮要略》的串讲讲完了，这样是我的一些见解，是从哪里来的？我说是工作的压力。在工作中一个是读书，一个是临证。那么我主要面对学生，面对患者，有时候会有困惑，有了困惑，就要去动脑筋，要去读书，读书是一件好事。在阅读中，大家的一个范围打开，古今中外，可以和他们沟通，不受时空的限制。认识是没有止境的，我们今天认为是对的，也许明天是错了；我们今天认为是错的，也许明天又对了。所以我讲的东西，只是一己之得，一孔之见，我对《金匮要略》的串讲，仅供参考。

感觉我在串讲中，好像是给大家在《金匮要略》的学习中当了一回导游，我发现一个地方，这个地方视角独特，看东西比较清楚，视野比较开阔。那么，我们到这里一看，确实，比如伤寒、金匮、温病的问题，外感、内伤的问题，整个历史脉络，临床治疗的问题，多少我们好像有这样的感觉，视野可以打开一些。那么提供的这样的一些东西，我想如果对大家的一个学习哪怕能够产生一点点这种启发或者帮助，这就是我内心所期待着的最大满足。

后 记

在长期讲授《金匮要略》的过程中，我注意到近年自己的立场已经有了根本的转变。过去出于自己的工作，好像一切都容易从《金匮要略》出发，以原文的叙述和诠释为起点和终点，内心甚至会希望听讲者都成为《金匮要略》的研究者。这样围绕原文引经据典，引申发挥，往往收效甚微，事倍功半。现在我站在了整个中医临床和历史进展的立场上，我十分清楚自己的工作，只是通过《金匮要略》说事而已。《金匮要略》是一个出发，是一个凭借，需要讲清楚的是中医临床证治的方法原理以及历史进展，听讲者的目的决非将来成为《金匮要略》的研究专家，而是要熟悉和理解中医临床的治疗，了解临证乃至医学的历史源流，大家的归宿是在临床的实际诊疗中。

记得过去我曾经讲过这样的一句话："若就金匮论金匮，难免不被金匮拘。"《金匮要略》的产生有特定的环境和过程，它的内容是具体的，是可以品评的，有所到必有所不到。如果我们对此能够大体理解和把握，那么在临床实践中的知法、明理、悟道，离我们就不会太远了。

把《金匮要略》的内容作为一个立点，旁开到《伤寒论》，往后再联系金元、明清的相关医著，或者再关联到今天的临床。不管联系什么，两点成为一线，可以串联起来的东西也是不少。所以串讲真是一个不错的平台，给了讲者一个施展手脚的舞台，也给了听者一个扩展视野的可能。这样，也就容易明白，学习《金匮要略》的最终目的是要理解中医的临床治疗，而不能满足于对原文的自圆其说，也不能止步于书中一方一药的运用。同时，我们应该清楚，对经典原文的理解也不会只有一个标准答案，不同的见解都应有相对的合理性，交流切磋，学术在争鸣中才能够进步前行。

体会经典的重要，离不开临床实际，中医的临床经典尤其如此。我是研究《金匮要略》的，但事实不管是伤寒还是温病，切入到临床以后，必须注意三者之间的融通。既要注意三者之间的异，又要注意三者之间的同。当今我认为不应该过分强调各自的异，而更加应该注重临床中共同规律的总结和概括，因为经典的重要性存在于它的普遍指导价值之中。

作为串讲《金匮要略》的附属产物，有这么一段面对镜头的即兴讲话，我把它引过来作为本书的后记，提供给大家。重点是想强调学习经典的重要性，也许并没有讲到点子上，请大家指正。

各位同道，大家好！我利用一点时间，给大家简单地讲一下中医经典的重要性。中医的经典，说到四大经典必然都会提到《黄帝内经》、《伤寒论》、《金匮要略》、《温病学》。我们作为院校教育，作为中医的人才，必须了解，必须熟悉。那么这样的一个经典，我们可以发现，四大经典中《伤寒论》、《金匮要略》、《温病学》内容占了一半多。

我本人研究《金匮要略》，所以我结合一点个人的经历，给大家作一个介绍，我是怎么认识到中医经典的重要性的。那是几十年以前，我刚刚毕业，跟着老师学习，老师教《金匮要略》，我也感兴趣，我也必须要研究，要阅读，要熟悉《金匮要略》。所以一开始，我也要去上课，那么我的老师殷品之先生，他对经典很熟悉。我当时正好离开上海，要到西藏去工作两年，老师给我一本书，陆渊雷的《伤寒论今释》，然后我再借了一本《金匮要略今释》，带到西藏。读了两年，我没读懂。原文我也读了好多次，不理解。回来马上到教研室任教，《金匮要略》教研室，进行教学工作。那个时候国家非常重视我们年轻的老师，大家都集中在一起，有全国的各类高级师资培训班。我印象非常深刻，我到成都学习，四川的老师连续几个月，每天给我们讲课。尽管我认真听课，我也阅读相关的注本，但是那个时候还是没有搞懂《金匮要略》。那么我回来，教学任务不太重，基本上是照本宣科，人家怎么讲，我也怎么讲，课堂讲授基本也能够完成。这是第一阶段，我没有太多的感觉。

对经典把握的第二个阶段，工作的任务压上来了，不管什么班都要去讲。那个时候我印象特别深刻的，在20世纪90年代中期，持续了十来年，有日本来的留学生，我要给他们讲课。我不能用中文，要用日语讲，不光要讲《金匮要略》，还要讲《伤寒论》，还要讲《温病学》。那几年，对我的压力特别大，我每天都要琢磨这个事。学生来了，他们对经典基本上是完全不懂的，我怎么用最通俗的语言，最现代的表达，把经典中最要紧的东西告诉他们。要动脑筋，一开始不太熟悉，十多年以后，慢慢地我自己觉得在工作中，在压力下面，有了一个贯通，熟能生巧，这是第二步。

第三步走到今天的认识，工作中发现的问题，会马上想去解决。那么我们讲，要去阅读。就是除了工作，要读书。读书是学习，工作也是学习，这个两头都要紧的。阅读打开了视野，那么我个人对历史方面的一些问题比较感兴趣。我搞《金匮要略》，对《伤寒论》也感兴趣，对历史上医学方面的一些变化，不管是东方的，西方的，都要关心一下。这个视野一打开，然后结合一些现代的知识，要去做一些贯通。我想我们搞中医的，我们立足于中医是对的，我们要有更高的一个层次，就要把中医介绍给如我们现在院校中的年轻人，我们中医还需要和西医做沟通，我们东方有一个和西方的沟通，临床上有一个具体治法的问题，方药的问题，有一个伤寒和温病的沟通，有经方和时方的沟通，有古代和现代的沟通，这个工作是我们中医学者义不容辞要去做的。

那么我做为教师，毫无疑问，我的工作，我的责任在这里，我要去贯通。所以在我的讲课中，我会不时地把我的一些见解和大家交流，讲给大家听听看，大家觉得对还是不对，都可以，大家听后可以再去想一些问题，如果大家的立场都是在临床，也许不一定会去看那么多的历史书，那么我想大家具备了一点西医知识的话，中医西医在临床也是容易沟通的。一个问题的不同角度，大家都应该常去想一想。

这样的一个工作做下来，我走到今天，可以说我对中医的临床经典比较熟悉了，在脑海中比较贯通了，我讲解起来也比较自如了。在这样的一个过程中，我真的能够体会到，经典不只是古代的事情，这个经典一直贯通到现代，经典的魅力存在于我们今天的临床实际中，有了经典方面的一个理解，现代的事情就容易懂，容易把握。有了中医的这样一个医学本原的眼光，来看现在的西医，看现在的临床，就更加方便。所以体会经典的魅力是一件非常吸引人的事情，我们每一个人随着自己的学习理解会逐渐到位。大家对经典的理解越到位，经典对大家的吸引力就越大。我想很简单地提供大家这样的一个参考，和大家交流，谢谢大家！

张再良

2015 年 6 月